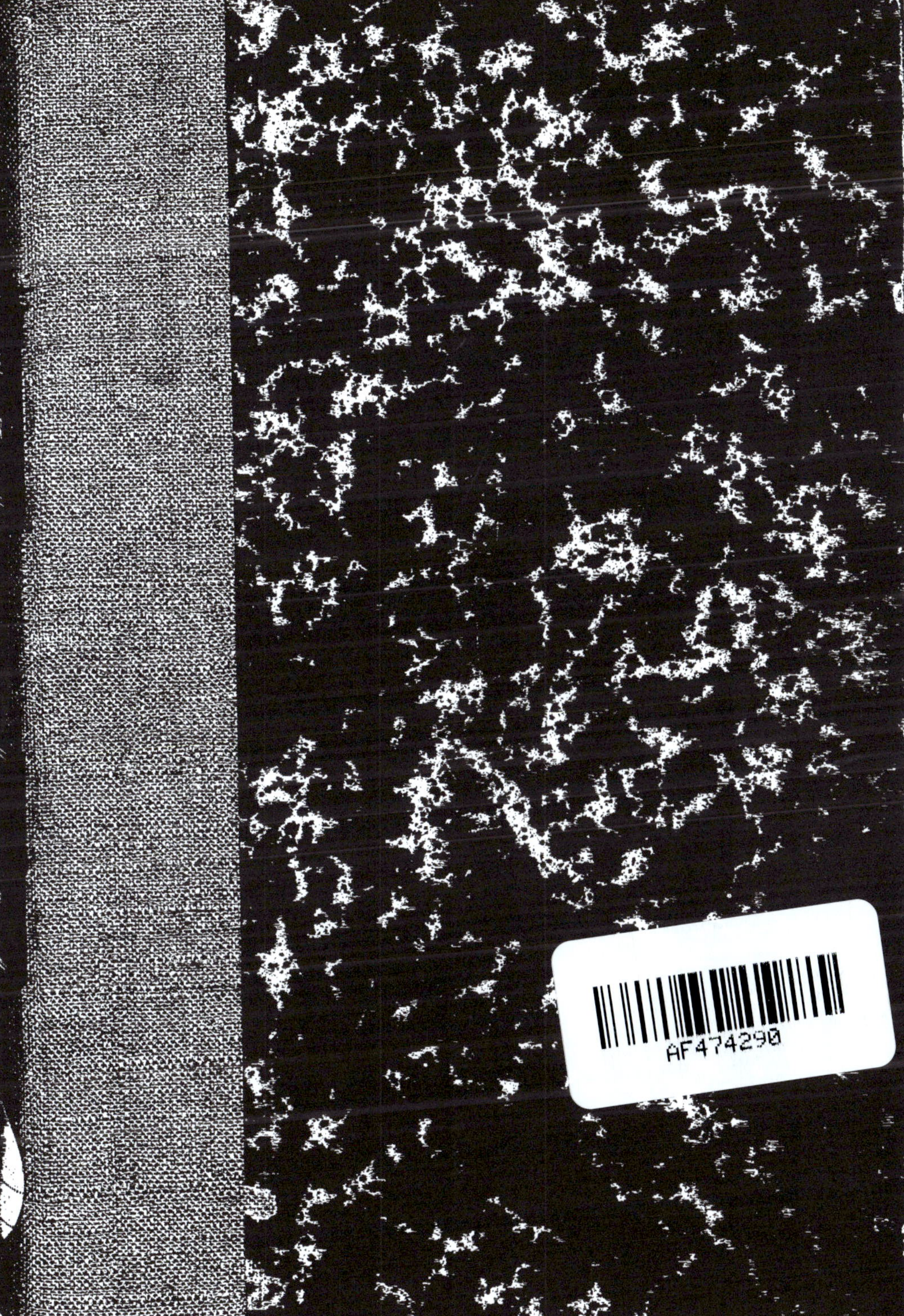

TRAITÉ D'HYGIÈNE

PUBLIÉ EN FASCICULES

SOUS LA DIRECTION DE MM.

P. BROUARDEL
PROFESSEUR A LA FACULTÉ DE MÉDECINE DE PARIS
MEMBRE DE L'INSTITUT

E. MOSNY
MÉDECIN
DE L'HÔPITAL SAINT-ANTOINE

IX

HYGIÈNE MILITAIRE

PAR LES DOCTEURS

J. ROUGET
MÉDECIN-MAJOR DE 1re CLASSE
PROFESSEUR AGRÉGÉ AU VAL-DE-GRÂCE

ET

Ch. DOPTER
MÉDECIN-MAJOR DE 2e CLASSE
PROFESSEUR AGRÉGÉ AU VAL-DE-GRÂCE

Avec 69 figures dans le texte

PARIS
LIBRAIRIE J.-B. BAILLIÈRE ET FILS
19, Rue Hautefeuille, près du boulevard Saint-Germain

1907

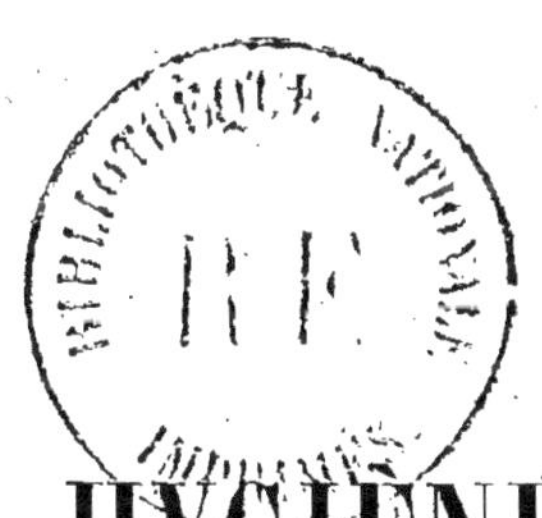

IX

HYGIÈNE MILITAIRE

LISTE DES COLLABORATEURS

ACHALME	Directeur du laboratoire colonial de l'École des Hautes-Études.
ALLIOT	Médecin des Colonies.
ANTHONY	Secrétaire de la Société d'Anthropologie.
BLUZET	Inspecteur général adjoint des Services sanitaires.
BONJEAN	Chef du Laboratoire du Conseil supérieur d'hygiène.
BOREL	Directeur de la IIe Circonscription sanitaire maritime.
BOULAY	Ancien interne des Hôpitaux de Paris.
BROUARDEL (G.)	Médecin des Hôpitaux de Paris.
BROUARDEL (P.)	Professeur à la Faculté de médecine de Paris, membre de l'Institut et de l'Académie de médecine.
CALMETTE	Directeur de l'Institut Pasteur de Lille et professeur à la Faculté de médecine de Lille.
CHANTEMESSE	Professeur d'hygiène à la Faculté de médecine de Paris, médecin des Hôpitaux, membre de l'Académie de médecine.
CLARAC	Médecin-inspecteur du Service de Santé des colonies.
COURMONT (J.)	Professeur d'Hygiène à la Faculté de médecine de Lyon.
COURTOIS-SUFFIT	Médecin en chef des Manufactures de l'État.
DINET	Secrétaire de la Ligue pour l'Hygiène scolaire.
DOPTER	Professeur agrégé à l'École du Val-de-Grâce.
DUCHATEAU	Directeur du Service de Santé de la Marine, à Lorient.
DUPRÉ (E.)	Professeur agrégé à la Faculté de médecine de Paris, médecin de l'Hospice La Rochefoucauld.
FAIVRE (Paul)	Inspecteur général adjoint des Services sanitaires.
FONTOYNONT	Professeur à l'École de médecine de Tananarive.
IMBEAUX	Ingénieur des Ponts et Chaussées, directeur du Service municipal de Nancy.
JAN	Médecin en chef de la Marine.
JEANSELME	Professeur agrégé à la Faculté de médecine de Paris, médecin de l'Hôpital Tenon.
KERMORGANT	Inspecteur général du Service de Santé des Colonies.
LAFEUILLE	Médecin-major de l'Armée.
LAUNAY (de)	Ingénieur en chef des Mines, Professeur à l'École des Mines.
LECLERC DE PULLIGNY	Ingénieur en chef des Ponts et Chaussées, secrétaire de la Commission d'Hygiène industrielle près le ministère du Commerce.
LESIEUR (CH.)	Chef des travaux d'hygiène à la Faculté de médecine de Lyon.
LEVY-SIRUGUE	Ancien interne des Hôpitaux de Paris.
MARCH (L.)	Chef des Services de la Statistique générale de la France.
MARCHOUX	Médecin principal de deuxième classe des troupes coloniales.
MARTEL (E.-A.)	Auditeur au Conseil supérieur d'hygiène.
MARTIN (A.-J.)	Inspecteur général de l'assainissement et de la salubrité de l'habitation de la Ville de Paris.
MARTIN (L.)	Médecin en chef de l'Hôpital Pasteur.
MASSON	Sous-directeur de l'Assainissement de Paris.
MORAX	Ophtalmologiste des Hôpitaux de Paris.
MOSNY (E.)	Médecin de l'Hôpital Saint-Antoine.
NETTER	Professeur agrégé à la Faculté de médecine de Paris, médecin de l'Hôpital Trousseau, membre de l'Académie de médecine.
NOC	Médecin-major de deuxième classe des troupes coloniales.
OGIER (J.)	Chef du Laboratoire de toxicologie de la Faculté de médecine de Paris.
PIETTRE	Inspecteur vétérinaire de la Seine.
PLANTÉ	Médecin principal de la Marine.
PUTZEYS (E.)	Ingénieur en chef de la Ville de Bruxelles.
PUTZEYS (F.)	Professeur à l'Université de Liége.
RIBIERRE	Ancien interne des Hôpitaux de Paris.
ROLANTS	Chef du laboratoire d'Hygiène appliquée à l'Institut Pasteur de Lille.
ROUGET	Professeur agrégé à l'École du Val-de-Grâce.
SERGENT (Ed.)	De l'Institut Pasteur.
SERGENT (Et.)	De l'Institut Pasteur.
SIMOND (L.)	Médecin principal de deuxième classe des troupes coloniales.
THOINOT	Professeur agrégé à la Faculté de médecine de Paris, médecin de l'Hôpital Saint-Antoine.
WIDAL	Professeur agrégé à la Faculté de médecine de Paris, médecin de l'Hôpital Cochin.
WURTZ (R.)	Professeur agrégé à la Faculté de médecine de Paris, médecin des Hôpitaux de Paris.

4652-05. — Corbeil. Imprimerie Éd. Crété.

TRAITÉ D'HYGIÈNE

PUBLIÉ EN FASCICULES

SOUS LA DIRECTION DE MM.

P. BROUARDEL
PROFESSEUR A LA FACULTÉ DE MÉDECINE DE PARIS
MEMBRE DE L'INSTITUT

E. MOSNY
MÉDECIN
DE L'HÔPITAL SAINT-ANTOINE

IX

HYGIÈNE MILITAIRE

PAR

J. ROUGET
MÉDECIN-MAJOR DE 1re CLASSE
PROFESSEUR AGRÉGÉ AU VAL-DE-GRACE

CH. DOPTER
MÉDECIN-MAJOR DE 2e CLASSE
PROFESSEUR AGRÉGÉ AU VAL-DE-GRACE

Avec 69 figures dans le texte.

PARIS
LIBRAIRIE J.-B. BAILLIÈRE ET FILS
19, Rue Hautefeuille, près du Boulevard Saint-Germain

1907

TRAITÉ D'HYGIÈNE

PUBLIÉ SOUS LA DIRECTION DE

MM. P. BROUARDEL ET E. MOSNY

HYGIÈNE MILITAIRE

PAR

J. ROUGET
Médecin-major de 1re classe,
Professeur agrégé au Val-de-Grâce.

ET

CH. DOPTER
Médecin-major de 2e classe,
Professeur agrégé au Val-de-Grâce.

En raison des conditions inhérentes à son état, le soldat réagit d'une façon particulière aux influences morbides. Autrement dit, la pathologie du soldat présente une physionomie spéciale. Pour lutter contre toutes les causes qui la déterminent, une *hygiène militaire* est donc nécessaire.

LA PATHOLOGIE MILITAIRE.

Il est tout d'abord un fait indiscutable, au sujet duquel les statistiques sont éloquentes : c'est que la morbidité et la mortalité générales atteignent des chiffres infiniment plus élevés dans le milieu militaire que dans le milieu civil. Cependant le soldat est passé au crible du conseil de revision ; il a été choisi parmi les jeunes gens les plus vigoureux de la génération soumise au recrutement ; l'armée, en rejetant les réformés, candidats à une mort plus ou moins prochaine, dans la population civile, dégrève par là même son budget mortuaire.

Malgré cette sélection, Laveran, L. Colin, Kelsch ne peuvent que reconnaître la large prédominance qui est acquise à la morbidité dans l'armée.

Cette notion paraît d'autant plus surprenante que, comparant les statistiques civiles et militaires, l'âge du soldat au moment de l'incorporation avoisine celui où, dans la population civile, la morbidité est à son minimum. Voilà donc un premier point spécial à l'armée.

Un autre est connu encore : c'est la prédominance marquée de certains groupes morbides, montrant la fréquence insolite, dans le milieu militaire, des affections de l'appareil respiratoire et digestif; celles-ci « répondent surtout à des phlegmasies superficielles ou profondes des viscères thoraciques et abdominaux, à la bronchite, la pleurésie, la pneumonie, l'angine, l'embarras gastrique, la diarrhée, la dysenterie, en un mot à des maladies qui, au moins par leur caractère anatomique et leur localisation, font groupe (1) » (Kelsch). Enfin le soldat montre une aptitude spéciale pour les maladies infectieuses. Les fièvres éruptives, la fièvre typhoïde représentent le sixième de la morbidité totale. Les oreillons, la rougeole, la scarlatine, la diphtérie, etc., se donnent encore libre cours parmi les soldats. C'est là un des traits les plus caractéristiques de sa pathologie.

L'étude des conditions qui règlent ces particularités montre qu'elles ne sont pas indifférentes dans la détermination de cet aspect spécial; à elles seules, elles sont capables d'influer sur la production de ces véritables stigmates. Les facteurs qui entrent ainsi en jeu sont inhérents au métier des armes; ils sont identiques, mais à des degrés divers, dans les différentes situations où le soldat se trouve, en paix ou en guerre; ils sont indissolublement liés aux effets morbides qu'ils provoquent.

Pathologie en temps de paix. — Les affections qui sévissent avec le plus d'intensité dans les garnisons durant le temps de paix sont celles qui viennent d'être envisagées; nous n'y reviendrons pas: rappelons cependant encore que, si nos statistiques portent comme motif d'admission à l'infirmerie ou à l'hôpital la plupart des affections du cadre nosographique, ce sont les maladies des voies respiratoires et du tube digestif, les maladies infectieuses qui constituent le bilan normal de la pathologie du soldat.

Or cet état de choses ne saurait rester inexpliqué; il est soumis vraisemblablement à certains facteurs spéciaux à l'armée, qui se chargent de le déterminer.

L'*âge* du soldat est précisément celui où la réceptivité paraît le plus marquée à l'éclosion des maladies infectieuses. En ce qui concerne la fièvre typhoïde notamment, dont le taux de morbidité est considérable, le fait est indéniable. D'ailleurs, les statistiques générales montrent que les soldats présentent le taux de morbidité le plus élevé, puis, par ordre de décroissance, les sous-officiers, enfin les officiers; et, parmi les soldats, ce sont ceux qui ont moins d'un an de service qui fournissent le plus fort tribut à la maladie.

On doit tenir un grand compte de l'*origine rurale* de beaucoup de

(1) KELSCH, La pathogénie dans les milieux militaires. *Archives de médecine militaire*, 1891.

nos troupiers. A cet égard, ceux qui viennent des campagnes sont incontestablement plus éprouvés que les citadins. Ceux-ci, par le séjour prolongé à la ville, ont fait connaissance avec les multiples infections qui y règnent en permanence; ils en ont souffert, soit d'une façon sévère, soit d'une façon bénigne passant souvent inaperçue ; mais ils ont bénéficié de l'immunité qu'elles laissent habituellement après elles, quel que soit leur degré de gravité. Le paysan, au contraire, passe brusquement d'une localité saine, où il a pu le plus souvent rester indemne des méfaits microbiens, dans une ville où résident les infections les plus variées, qui vont s'abattre sur un terrain vierge; son premier soin est le plus souvent de contracter, dès son incorporation soit l'une, soit l'autre des affections qui règnent endémiquement dans la garnison qui va l'héberger.

Le *changement de vie* n'est pas sans influer sur l'étiologie de ces infections ; le dépaysement, la dépression morale, la nostalgie, la crainte de la sévérité du régime nouvellement imposé sont autant de conditions qui peuvent favoriser l'éclosion de germes contre lesquels le rural est mal défendu.

Mais l'un des facteurs qui contribuent assurément le plus à assurer la transmission des maladies infectieuses, c'est sans contredit la *vie en commun, l'agglomération.* « Lorsque la rougeole ou la fièvre typhoïde s'introduisent dans une famille, il est rare qu'elles n'en atteignent pas successivement tous les membres réceptifs. Il n'en saurait être autrement quand ces maladies viennent à éclore au milieu de cette grande famille qu'on appelle le régiment, où les chances de contagion se trouvent portées à leur maximum par les contacts incessants de chacun avec tous (1) » (Kelsch).

La suite presque inévitable de l'agglomération est l'*encombrement*, qui, à lui seul, peut expliquer le haut caractère épidémique de certaines infections. Ce qui le prouve, ce sont les recrudescences parfois élevées de la morbidité à l'arrivée de la classe, des réservistes, au moment de la concentration des troupes précédant les événements de guerre. Dans ces conditions, l'aération, la ventilation deviennent insuffisantes; les contacts sont des plus étroits et, en même temps que le nombre des atteintes, la gravité des cas observés s'accroît. En un mot, le germe trouve souvent son maximum de virulence dans un milieu qui présente lui-même le maximum de réceptivité. Ces faits présentent leur maximum d'intensité quand les troupes sont accumulées dans les vieilles casernes, défectueuses à tous égards, où les combles deviennent alors la chambrée normale du soldat.

L'*alimentation* possède sa grosse part d'influence, lorsqu'elle n'est pas suffisamment réparatrice pour la somme de travail et de fatigue imposée aux hommes. De plus, si elle est trop uniforme, trop

(1) Kelsch, *Loc. cit.*

monotone, elle occasionne des troubles digestifs qui sont de nature à préparer l'éclosion des infections. On peut en avoir la preuve dans un même régiment, où, dans une compagnie, l'alimentation peut varier dans des proportions assez notables, en comparaison de l'unité voisine; il est de règle que les compagnies où le chiffre des malades est le plus élevé sont celles où l'alimentation est en quantité ou en qualité insuffisantes.

On a beaucoup incriminé le *surmenage*. A la vérité, les six premiers mois qui suivent l'incorporation sont ceux qui exigent le plus d'effort musculaire et psychique, partant le plus de fatigues; mais l'entraînement est progressif et le surmenage ne se fait que rarement éprouver. La preuve en réside dans ce fait que, dans les régiments de l'Est, où l'entraînement est le plus intensif, la courbe de morbidité suit une marche inverse de celle de la fatigue; son minimum est atteint au printemps, où ont lieu cependant les marches d'épreuve, qui donnent au soldat le maximum d'effort à dépenser. Cependant il est juste d'ajouter que, pour les sujets faibles, le service militaire est une grosse fatigue, et l'on peut tabler que, s'ils étaient restés dans leur famille, ils auraient vraisemblablement pu résister à l'influence morbide. Ce qui vient d'être dit du surmenage ne s'applique qu'au temps de paix; on verra qu'en temps de guerre il est une cause particulièrement prédominante dans l'étiologie des affections qui règnent sur les troupes.

Pathologie dans les marches. — En temps de paix comme en temps de guerre, le soldat qui effectue des marches est exposé à des éléments pathogènes un peu spéciaux : tout dépend, pour les déterminer, des conditions dans lesquelles il est livré à ces exercices.

Tachycardie, syncopes, crises de dyspnée sont assez fréquemment observées; de même, le coup de chaleur, l'insolation, quand les nécessités du métier militaire imposent les marches à des périodes chaudes de la journée. Contrairement, les gelures, la congélation s'observent par certains temps froids. Quant aux autres affections, elles ne diffèrent pas sensiblement de celles qu'on observe en d'autres circonstances.

Pathologie dans les camps. — La pathologie du soldat dans les camps est à peu près identique à celle du temps de paix; on y retrouve surtout les maladies saisonnières, celles qui sont liées habituellement d'une part à la saison froide, d'autre part à la saison chaude; tout dépend du moment où commence la période de la vie sous la tente; quand les troupes campent de bonne heure, dans les premiers mois de l'année, c'est la bronchite, la pneumonie, la pleurésie, le rhumatisme qui dominent; si elles arrivent en été, c'est à la fièvre typhoïde et surtout à la dysenterie qu'elles paient le plus fort tribut. La seule différence avec la pathologie de la garnison, c'est le caractère épidémique que ces affections prennent de préférence dans ces conditions. Pour les affections estivales, on peut en faire résider la cause dans le séjour prolongé des hommes sur un sol qui recèle, en son sein ou à sa surface, des germes disséminés par les régiments qui les ont précédés; c'est ainsi que régulièrement, chaque année, ces infections sévissent à la même époque, leur germe en ayant été conservé depuis la dernière occupation, même très antérieure; tous les régiments qui succèdent au premier qui s'est contaminé contribuent par là même à la contamination de ceux qui leur succèdent sur le même terrain, et ainsi un cycle interminable s'établit, si des mesures hygiéniques énergiques n'interviennent pas. La souillure du sol est donc l'agent incriminable; elle ne tarde pas d'ailleurs à entraîner celle des puits, qui ajoute son action nocive à la précédente, pour créer parfois non seulement l'état épidémique, mais encore l'état endémo-épidémique. En un mot, si l'influence des habitations domine la pathologie des garnisons, c'est l'influence tellurique qui intervient surtout dans l'étiologie des maladies contractées pendant la vie des camps.

Pathologie en temps de guerre. — ***Fréquence des maladies.*** — Ce qui donne en temps de paix à la pathologie du soldat un caractère spécial, c'est surtout la fréquence de certains groupes morbides. En temps de guerre, cette prédominance s'accuse, en même temps que le nombre des malades s'accroît encore. Il s'accroît tellement et si rapidement que, même avant le début véritable des hostilités, le déchet prévu est estimé au quart ou au cinquième de l'effectif. « Avant que le premier coup de canon ait été tiré, l'état sanitaire subit déjà de graves atteintes. Les troupes se mobilisent, marchent, campent; les maladies naissent et se multiplient de jour en jour; les épidémies se préparent et éclatent même (1) » (Kelsch).

Il est d'ailleurs de notion courante en médecine d'armée que le nombre des malades dépasse de beaucoup celui des blessés; à cet égard, les statistiques des guerres modernes sont éloquentes; quelques exemples suffiront :

Dans la guerre de Crimée, on compta 7 000 000 de journées de traitement pour maladies infectieuses, et 1 234 000 seulement pour blessures.

Dans la guerre franco-allemande de 1870, l'armée allemande compta 420 000 malades pour 116 000 blessés. Dans la guerre turco-russe, la guerre hispano-américaine, l'énorme chiffre des malades causa de véritables désastres. Les exemples des guerres de Tunisie et de Madagascar accentuent encore cette proposition.

Ce qui prouve à l'évidence l'influence néfaste de la guerre, c'est le rapport constant qui existe entre le *chiffre des atteintes et la durée des opérations.* Déjà élevé quand il s'agit d'une guerre courte, le taux de morbidité et de mortalité s'exagère quand la durée se prolonge : la guerre de Sécession, la guerre turco-russe, la guerre

(1) Kelsch, *Loc. cit.*

de Crimée, pour lesquelles les opérations ont duré jusqu'à deux et même quatre ans, ont été autrement fécondes en maladies infectieuses que les guerres de Tunisie, d'Italie et de 1870.

Nature des maladies. — Ces affections qui règnent en campagne ne se font pas seulement remarquer par leur fréquence, mais aussi par leur *nature*. Dans chaque guerre, on voit surgir le même genre d'infections : et de même qu'il existe une pathologie du soldat, il existe, en campagne, une pathologie spéciale : la *pathologie des guerres*. Les récits, les rapports des médecins d'armée mentionnent régulièrement et invariablement en effet que c'est la fièvre typhoïde, la dysenterie, la diarrhée, le typhus, le scorbut et, en certaines régions, le paludisme, qui tous s'associent pour constituer à eux seuls le gros de la morbidité et de la mortalité des armées. On le voit, ce sont pour la plupart des affections qui sévissent habituellement durant la saison chaude, et l'on pourrait être tenté d'attribuer uniquement ce fait à ce que les mobilisations ne s'effectuent le plus souvent qu'à cette période favorable de l'année. Mais cet argument tombe devant cette constatation que, même quand les opérations sont conduites ou se prolongent dans la saison froide, les rhumatismes, les bronchites, les pneumonies sont incomparablement moins fréquents, pour laisser toujours le pas aux affections précédentes. Voilà encore un côté très spécial de la pathologie militaire.

La *fièvre typhoïde* est l'affection qui prédomine dans toutes les guerres, quelles qu'elles soient et où qu'elles éclatent; son taux progresse au fur et mesure que la température et la fatigue des troupes s'accroissent; mais elle ne désarme pas dans la saison froide; elle est toujours présente et accomplit toujours son œuvre néfaste.

Comme elle, la *dysenterie* est fatalement liée à la guerre et commence à sévir dès les premiers temps de la mobilisation. Elle est, plus encore que la fièvre typhoïde, liée à l'évolution des saisons; mais si, dans les opérations de courte durée, elle décroît progressivement au fur et à mesure que les temps froids apparaissent, si la guerre se prolonge, elle persiste en hiver; le chiffre de ses atteintes se restreint, il est vrai, mais elle continue ses méfaits pour leur faire subir des recrudescences désastreuses en été ; la guerre de Sécession en est un exemple saisissant, elle s'y est fait remarquer par sa constante continuité; il en est de même de la guerre de Crimée, où c'est même en hiver (décembre 1854) qu'elle a atteint son maximum. L'histoire récente de la guerre russo-japonaise parle dans le même sens.

Quant à la *malaria*, sa fréquence et sa gravité sont en rapport étroit avec la nature du terrain sur lequel la guerre évolue. Elle donne lieu à des manifestations constantes dans les guerres modernes; mais son importance numérique varie : c'est ainsi que dans la guerre de Crimée, dans la guerre de 1870, on l'a vue peu apparaître; au contraire, dans la morbidité et la mortalité des troupes américaines, elle a joué un rôle considérable : les plaines insalubres du Mississipi, de l'Ohio, du Potomac, ne pouvaient que favoriser son extension : il en fut de même de l'armée du Danube, pour laquelle elle a été le fléau dominant, de la conquête de l'Algérie, des expéditions de Tunisie et de Madagascar, etc.

Autrefois, le *typhus* était considéré comme un ennemi terrible : l'histoire de la guerre de Crimée et de la guerre des Balkans est éloquente à ce sujet. Mais depuis, malgré les foyers qui sommeillent encore en certaines régions et avec lesquels il faut cependant compter, le typhus ne semble plus aussi invariablement lié à la guerre que les infections précédentes.

La *peste*, le *choléra* ne sont guère davantage des fléaux des guerres, sauf, toutefois, dans les expéditions lointaines.

Les récits militaires anciens insistent beaucoup sur le *scorbut*, qui paraissait sévir surtout dans les guerres de siège ; actuellement, son importance paraît fort diminuée ; car, depuis la guerre de Crimée, où son chiffre d'atteintes a été considérable, on ne l'a plus vu survenir. Ce n'est d'ailleurs peut-être qu'un sommeil passager, vis-à-vis duquel on ne saurait être trop circonspect.

Tels sont donc les types les plus fréquents d'infections qui constituent la pathologie militaire du temps de guerre ; ils peuvent s'y montrer dans toute leur pureté clinique ; mais une mention toute spéciale doit être faite de la propriété qu'ils possèdent, créée par l'état de déchéance organique des individus, de s'associer les uns aux autres sur le même malade ; tout en s'associant, ils semblent se défigurer complètement, altérer mutuellement leur physionomie, et contribuent ainsi à créer de nouveaux types qu'il importe de signaler ici, car ils sont spéciaux au temps de la guerre ; ils constituent ce que Kelsch (1) a nommé les *maladies proportionnées*. Elles se réunissent deux à deux, trois à trois : diarrhée, dysenterie, paludisme, scorbut, typhus se superposent, se pénètrent, se contrarient dans leurs symptômes, se renforcent dans leurs symptômes similaires, forment ainsi des tableaux cliniques hybrides et étranges, qu'on ne voit qu'aux armées.

Gravité des maladies. — A côté du chiffre des malades, de la nature des maladies, il convient de signaler la *gravité particulière* des affections précédentes, quand elles sévissent en temps de guerre.

La fièvre typhoïde prend le masque ataxo-adynamique, délirant, etc. ; le paludisme se montre surtout sous forme d'accès pernicieux ; les cas foudroyants sont habituels dans la dysenterie, etc.

Leurs causes étiologiques. — Cette physionomie spéciale de la pathologie en campagne, cette prédominance marquée de tel ou tel type morbide reconnaissent des causes qui permettent de les expliquer.

(1) Kelsch, *Loc. cit.*

La plus fréquente, la plus constante est, sans contredit, la *fatigue*, le *surmenage*. Le labeur imposé au soldat en temps de guerre est continuel : les marches sont longues, quotidiennes ; souvent il s'agit de marches forcées de jour et de nuit, au cours desquelles les prescriptions hygiéniques sont le plus souvent en défaut, étant données les exigences permanentes de la lutte. Entre temps, l'homme est soumis à des travaux de terrassement : outre la dépense de force musculaire qu'ils exigent, ils l'exposent à l'absorption et la pénétration des germes qui dorment d'un sommeil latent, cachés dans la profondeur du sol. Bref, les soldats, au bout d'un certain temps de cette vie exténuante, en arrivent rapidement à un état de surmenage chronique dont les effets physiopathologiques sont connus. Il s'agit d'un « état spécial, difficile à définir, qui n'est pas encore la maladie, mais qui n'est plus la santé ». Les hommes qui en sont atteints sont pâles, affaiblis, languissants : on les voit le long des colonnes traîner sur les routes et devenir assez inconscients ou indifférents pour que l'approche même de l'ennemi n'aiguillonne plus leur courage anéanti. Il s'agit dès lors d'une véritable cachexie de misère, qu'Heubner avait si justement dénommée *fatigatio*, qui diminue toute résistance à l'éclosion de toutes les infections qui guettent constamment ces organismes débilités. C'est ce facteur, plus que tout autre, qui confère un degré insolite de gravité aux processus infectieux qu'il favorise.

Ajoutons qu'au travail musculaire intensif imposé s'associent les émotions de la lutte, l'*épuisement nerveux*, la *démoralisation des défaites*, qui ne font qu'accroître la dépression générale.

A côté du surmenage et complétant ses effets nocifs, il importe de tenir compte d'un facteur des plus importants : l'*alimentation*. Or, en temps de guerre, l'alimentation est presque toujours défectueuse, en quantité et en qualité : en quantité, car la ration est insuffisante pour parer aux pertes et déchets organiques entraînés par cet état de surmenage constant ; puis les soldats, en arrivant à l'étape, malgré la faim qui les torture, sont tellement harassés de fatigue qu'ils ne demandent qu'à s'endormir au plus vite et se passent volontiers de se nourrir ; en qualité, parce que, en campagne l'alimentation est trop uniforme, parce qu'elle est trop fréquemment constituée par des conserves, du lard salé, du biscuit, qui finissent par irriter le tube digestif, et l'empêchent ainsi de résister aux germes infectieux qu'il héberge. Puis la viande, quand on peut en distribuer, provient souvent d'animaux malades ou d'animaux eux aussi en état de surmenage chronique, suivant les convois de l'arrière depuis de longs jours, mal nourris, et ne donnant qu'une viande défectueuse à tous égards.

Le résultat de cette insuffisance alimentaire ne tarde pas à se faire sentir quelques semaines après le début de la mobilisation ; mais il est particulièrement général et constant quand la lutte se prolonge ; aussi le rencontre-t-on de préférence dans les longues guerres, où les dernières périodes sont marquées par l'endémicité et la gravité des maladies, telles que : fièvre typhoïde, dysenterie, diarrhée simple, typhus, scorbut. L'état particulier que cause ainsi cette déperdition constante, non compensée par le taux normal des recettes, a été avec juste raison comparé au famélisme. Dans les famines comme dans les guerres de longue durée, dans les prisons, les bagnes, les pontons, la pathologie est identique, et dans tous les écrits on retrouve cette endémicité marquée des infections signalées plus haut : « La famine et les longues guerres... produisent, par des conditions un peu différentes, la misère organique. Cette misère est amenée dans un cas par la disette, dans l'autre par l'insuffisance du régime alimentaire, eu égard aux efforts extraordinaires exigés du soldat. Dans les deux cas, les effets sont les mêmes : ils ne diffèrent que par le degré (1) » (Kelsch).

C'est pour ces raisons que règne cette endémicité spéciale ; c'est aussi à cause de cet état de misère famélique, jointe au surmenage, que les infections du temps de campagne finissent par s'affranchir de l'influence saisonnière : les affections de l'appareil respiratoire s'observent dans tout le cours de l'année, comme aussi les affections du tube digestif, qui ordinairement sévissent plus particulièrement à la période estivale. Une fois nées, elles ne rétrocèdent plus, et leur gravité même s'accroît, quelle que soit l'époque de l'année à laquelle on les observe.

L'alimentation liquide laisse encore beaucoup à désirer, et combien souvent il arrive que, malgré la surveillance du service de santé, des eaux quelconques, dangereuses pour la boisson, apportent à un organisme affaibli, réceptif au maximum, qui le germe de la fièvre typhoïde, qui celui de la dysenterie, etc. !

Enfin les défaillances presque obligées de l'hygiène sont assez nombreuses en temps de guerre, si l'attention des armes combattantes est exclusivement portée sur la lutte, pour contribuer à la propagation des infections contagieuses ; les troupes se succèdent de village en village : tel hameau infecté par la dothiénentérie, la dysenterie, servira de cantonnement successif pour plusieurs fractions de régiments ; ces derniers, une fois remis en route, iront disperser aux fractions restées saines tous les germes qu'ils y auront recueillis.

Tous ces facteurs s'accroissent et se multiplient au fur et à mesure que les guerres se prolongent, et c'est en effet dans les guerres de longue durée qu'ils atteignent leur maximum, et que les résultats qu'ils engendrent sont les plus accusés. Ils accomplissent leur œuvre néfaste dans les luttes en rase campagne, mais aussi et de préférence dans la *guerre de siège* ; là, assiégeants et assiégés paient un bien lourd tribut à la maladie et pour des raisons spéciales qu'il est facile de comprendre ; elles relèvent du genre même de la

(1) Kelsch, *Loc. cit.*

lutte. Chez les assiégeants, des masses considérables d'hommes vivent dans la position d'attente, dans un contact et une promiscuité des plus étroits, avec leurs semblables d'une part, mais d'autre part aussi avec les chevaux, les animaux de boucherie, dont les déjections s'allient aux déjections humaines et aux débris de boucherie, pour constituer des foyers redoutables de putréfaction. On y voit sévir alors avec intensité et avec une gravité insolite les diarrhées, la fièvre typhoïde, la dysenterie, dont les germes polluent le sol et polluent la nappe souterraine ; et le germe issu de l'homme revient à l'homme suivant un cycle constant et permanent.

Chez les assiégés, le taux de morbidité et de mortalité s'exagère encore : outre les conditions précédentes, il faut compter avec l'obligation de garder les malades, d'ensevelir les morts, autant de causes qui multiplient les chances de contamination : enfin c'est particulièrement dans les places assiégées qu'intervient la famine, surtout quand le siège est de longue durée. L'infection qui apparaît dans de telles conditions, peste, variole, etc., trouve dès lors en chacun un élément de choix, où elle accomplira son œuvre néfaste.

Tels sont donc les facteurs qui assurent une physionomie particulière à la pathologie des armées, en paix et en campagne. Pour lutter contre leur influence, il s'agira donc d'employer des moyens prophylactiques spéciaux, dont l'ensemble constitue l'*hygiène militaire*.

Cette hygiène militaire sera d'abord *préventive* et aura pour but d'assurer aux *soldats* la vigueur et la santé nécessaires, pour les rendre capables de résister activement aux causes morbigènes.

Les premières étapes de cette lutte doivent s'effectuer par les opérations importantes du *recrutement*.

Déjà, avant l'incorporation, les conseils de revision effectuent un choix rigoureux des hommes appelés sous les drapeaux.

La visite d'incorporation opère un nouveau triage, plus rigoureux encore que le premier, et destiné à éviter le passage dans ce double crible des non-valeurs et des sujets que leur état de santé peut rendre dangereux vis-à-vis des individus sains.

Les périodes d'exercice commencent ; c'est aux officiers, sur les conseils du médecin, c'est aussi au médecin qu'incombe la surveillance serrée des exercices physiques et des accidents que ceux-ci peuvent entraîner, surtout au début du métier des armes. Cette surveillance s'exerce encore pendant toute la durée du séjour de l'homme sous les drapeaux ; qu'il soit en marche, en manœuvre, un contrôle constant sera nécessaire pour éviter que la fatigue et le surmenage ne favorisent l'évolution ultérieure d'infections, compromettant la santé, voire même la vie du soldat. La propreté individuelle sera encore l'objet de sa constante sollicitude.

Il en sera de même de l'habillement, de l'équipement, de l'alimentation, etc., dont l'influence est grande sur l'état sanitaire d'une troupe.

Enfin, visant non plus le soldat lui-même, mais l'*habitation* qui l'abrite, ce sera du côté du casernement que devra se porter une grande partie de l'attention.

Le cubage d'air réglementaire sera respecté ; la ventilation sera assurée ; l'éclairage, le chauffage, etc., devront remplir tous les desiderata. Les locaux accessoires ne seront pas négligés ; l'amenée d'eau potable devra être particulièrement surveillée, etc.

Le soldat malade devra être de même l'objet de toute la sollicitude, et l'installation des *hôpitaux* en temps de paix et en temps de guerre, leur entretien, etc., demanderont des soins constants.

Malgré cette prophylaxie préventive, si rigoureuse soit-elle, l'infection peut s'abattre sur une agglomération, que les germes en soient nés sur place, ou qu'ils aient été importés. L'infection a franchi les portes de la caserne, il importe de l'empêcher de se propager et d'éteindre le foyer avec toutes les ressources dont on dispose.

De là les mesures *effectives* concernant la *lutte spéciale contre les maladies infectieuses*, dont l'étude fera l'objet d'un nouveau chapitre.

LES SOLDATS.

RECRUTEMENT.

Le service militaire exige des sujets qui entrent dans l'armée certaines conditions physiques, dont la formule générale se résume dans cette force de l'organisme qui les met à même de résister aux causes de maladies si nombreuses, auxquelles le soldat est exposé, à cette somme d'influences pathogéniques qu'il rencontre dans le milieu militaire, même en temps de paix. En temps de guerre, il devra compter avec les intempéries, le surmenage, les privations, les conditions déprimantes qui décupleront les dangers qu'il sera appelé à courir. Il importe donc que l'armée soit constituée par des éléments capables de braver ces nouvelles chances de mortalité, qui surgiront devant eux à chaque étape.

Le choix de l'homme à incorporer est donc une chose grave au double point de vue de l'état et de la population : au point de vue de l'état, on ne saurait imposer l'entretien d'une unité destinée à devenir une non-valeur au jour critique ; au point de vue de la population, on ne saurait lui emprunter un membre de qualité douteuse, que le service militaire transformerait en déchet ou même en perte absolue.

L'armée sera donc ce que la fera le recrutement : chaque fois que l'on s'est départi de la judicieuse sévérité qui doit procéder à cette opération, on a eu des mécomptes : les levées hâtives de 1870-71 ont encombré les ambulances de malades, les routes de traînards. Pendant la guerre de Sécession, un million d'hommes furent recrutés après des examens sommaires, ne proscrivant que les sujets atteints d'infirmités grossièrement appréciables ; une morbidité et une mortalité considérables en furent le résultat. Pendant la guerre du Transvaal, on manquait d'hommes ; les enrôlements, les engagements volontaires furent largement acceptés : jamais morbidité et mortalité anglaises ne furent aussi élevées. Voilà où le désir et la nécessité des gros effectifs ont conduit : on a voulu la quantité avant la qualité, or la qualité importe davantage ; c'est une notion que le médecin militaire ne doit pas perdre de vue ; elle doit être son objectif principal.

Pour accomplir l'œuvre d'expertise si délicate qui lui est confiée, il possède un guide : c'est l'instrution ministérielle sur l'aptitude physique, actuellement en vigueur, du 31 octobre 1905.

Cette circulaire permet l'introduction dans l'armée de certaines tares, de certaines affections permettant toutefois, en certaines conditions, de faire un bon service. Ce n'est pas le premier essai qui ait été fait dans cette voie : déjà la circulaire ministérielle du 13 mars 1894 prévoyait l'utilisation possible de ces individus porteurs de tares légères ; mais on confondit les tarés avec les faibles de constitution et les débiles, et le résultat d'un tel recrutement fut un désastre. Les circulaires de 1902 et 1905 corrigent l'erreur d'interprétation qui avait été commise et font une distinction nette entre les tarés et les faibles de constitution : par *tarés*, on entend les sujets porteurs d'affections ne compromettant pas la santé générale et pouvant être utilisés dans des armes ou pour des emplois spéciaux : myopie, varices, orteils en marteau, hernies, etc. ; par *débiles*, on désigne ceux qui sont en bonne santé apparente, mais dont la constitution peut faire émettre des doutes sur leur résistance ultérieure.

Muni de ce guide, le médecin militaire pourra utiliser les moyens donnés par l'expérience, pour apprécier à leur juste valeur les qualités qu'on peut exiger d'un homme, pour qu'il fasse un bon soldat.

Ces moyens sont de deux ordres : les uns traditionnels, employés depuis fort longtemps ; les autres sont plus nouveaux, nés à la faveur des dernières découvertes scientifiques.

MOYENS TRADITIONNELS.

Les moyens traditionnels ne sauraient s'adresser aux maladies, infirmités, ou vices de conformation, qui sont rigoureusement spécifiés dans l'instruction ministérielle. Ils ne s'adressent qu'aux cas où l'homme, malgré une santé apparente, peut sembler peu vigoureux, doué de peu d'endurance, le tout pouvant faire naître chez lui une déchéance organique plus ou moins rapide et l'éclosion d'infections diverses, particulièrement de la tuberculose. Ces moyens visent donc les cas limites, dont l'expertise est, on le sait, particulièrement difficile et délicate.

Pour mener cette tâche à bonne fin, on a désiré de tout temps avoir une sorte d'étalon, auquel on puisse comparer le sujet examiné, non pas un étalon abstrait, idéal, mais basé sur des points de repère matériels, tangibles, mesurables, mathématiques en un mot : ils sont constitués par l'âge, la taille, la capacité respiratoire, le poids.

AGE. — A quel âge commence l'aptitude militaire et à quel âge finit-elle?

Depuis 1792, l'âge de vingt ans est admis en France comme marquant le début de l'aptitude militaire, et il faut reconnaître que, d'une manière générale, cette fixation concilie à la fois les exigences sociales et physiologiques. A vingt ans, le jeune homme a terminé ses études ou son apprentissage, et n'est encore engagé dans aucune carrière ; les deux tiers de la population sont formés de ruraux, et le père du futur soldat est encore assez vigoureux pour cultiver le patrimoine et soutenir la famille. Enfin, à vingt ans, l'évolution du squelette osseux est à peu près terminée, et, sans avoir atteint encore le maximum de développement et de vigueur qu'il atteindra trois ou quatre années plus tard, le jeune soldat est déjà assez robuste pour affronter les épreuves du service militaire. D'ailleurs, en raison du mode d'établissement des listes de recrutement et de l'époque à laquelle se fait l'appel du contingent, la plupart des recrues arrivent sous les drapeaux vers l'âge de vingt et un ans, souvent plus tard.

Mais, dans cette égalité d'âge fixée par la loi pour le recrutement, il est certains dangers signalés depuis longtemps par Maillot et Artigues ; ils visent des différences sensibles dans le développement physique que peuvent présenter les jeunes gens, non seulement suivant les régions étiologiques et géographiques, mais encore et surtout suivant le milieu dans lequel ils vivent. Dans les grandes villes, les centres industriels et surtout les villes manufacturières, il est commun de voir les sujets de vingt ans, graciles, chétifs, à peine développés. Enrôlés, ces hommes écrasés par le sac et les fatigues, devenaient la proie privilégiée de la phtisie, tandis que, si on les exemptait, ils achevaient normalement leur évolution physiologique et devenaient à vingt-quatre ans des hommes corpulents et vigoureux.

Aussi était-ce pour obvier à ce danger qu'en 1867 Artigues proposait de fractionner la France en zones, établies d'après les différences constatées du développement physique de leurs populations, et, suivant les zones, de reculer l'âge de l'incorporation jusqu'à vingt-trois ou vingt-quatre ans. On conçoit le trouble qu'une pareille mesure apporterait dans les opérations du recrutement. Les ajournements actuellement prononcés pour un, deux ans, sont assurément préférables; le résultat auquel ils arrivent est identique et le moyen est plus simple.

L'âge de vingt ans est donc le maximum acceptable. Au-dessous, on n'a plus qu'un adolescent en pleine période d'évolution organique, gardant encore latentes les prédispositions morbides, sans moral, sans résistance, et qui, dans le milieu militaire, deviendrait le candidat choisi pour cette sélection que les maladies, la tuberculose surtout, opèrent fatalement; en campagne, il tomberait comme les enfants de 1813, qui encombraient les routes et les ambulances.

On voit dès lors ce qu'il faut penser de ces engagements volontaires que la loi autorise depuis l'âge de dix-huit ans. L'expérience le prouve suffisamment : la mortalité des engagés volontaires a toujours été supérieure à celle des hommes du contingent. Incorporer un jeune homme à dix-huit ans est une erreur au point de vue médical, à moins qu'il ne présente à un degré largement compensateur les autres qualités et caractères qui entrent dans la détermination de l'aptitude physique. Aussi le médecin militaire doit-il être particulièrement sévère pour l'incorporation des engagés volontaires.

A quel âge cesse l'aptitude militaire? Cette question vise directement les rengagements. Les avis sont assez partagés concernant ces derniers; d'une façon générale cependant, il faut admettre que le militaire, sous-officier ou soldat, vieillit vite dans les casernes; au bout de douze à quinze ans de service, c'est un homme usé, ne représentant plus la résistance organique suffisante pour supporter les fatigues. La fameuse légende des vieilles troupes a singulièrement perdu de sa valeur depuis le jour où le général Trochu a montré que les vieilles troupes de Napoléon comprenaient des hommes de vingt-six à vingt-huit ans : à Austerlitz, les plus vieux avaient au plus trente-trois ans; à Friedland, trente-six ans, et la vieille garde n'avait que des hommes de vingt-huit à vingt-neuf ans. Et tous les généraux du temps rapportent qu'en 1807 il y avait trop de vieux soldats qui ne se battaient plus.

Une mention spéciale doit être faite pour le recrutement en vue du service dans les colonies; dans les pays chauds, nos hommes sont appelés à lutter beaucoup plus contre le paludisme, la dysenterie, la fièvre jaune, etc., que contre l'ennemi ; il importe donc au plus haut point que leur constitution leur permette d'affronter les dangers nombreux auxquels ces infections les exposent; un sujet de dix-huit ans, de vingt ans même, est bien rarement capable d'y faire face ; la plupart des rapatriés après la campagne du Dahomey étaient de jeunes soldats ; on a encore présent à la mémoire le désastre de Madagascar, où le 200e de marche, cependant constitué par des hommes vigoureux, mais jeunes, a été rapidement anéanti. La légion étrangère au contraire, composée d'hommes de vingt-cinq à trente ans, se montre beaucoup plus résistante au cours des expéditions coloniales auxquelles on l'emploie; si bien que, pour le service aux colonies, l'âge le plus favorable doit être compté à partir de vingt-cinq ans au minimum, et encore faut-il exiger une constitution singulièrement robuste et résistante.

TAILLE. — Parmi les conditions requises pour le service militaire, une des plus importantes assurément est une élévation déterminée de la taille; dans tous les pays, on a admis un minimum, variable suivant les races, inférieur en général de 9 à 10 centimètres à la taille moyenne de la population; au-dessous, l'homme a été considéré comme n'ayant pas la force et la résistance nécessaires au service armé.

On ne saurait, en effet, méconnaître la valeur de la taille comme indice de la force générale : elle traduit dans une certaine mesure le degré de développement organique, et Hutchinson a démontré qu'elle était le plus énergique modificateur de la capacité respiratoire de la poitrine, celle-ci croissant avec elle dans une proportion presque arithmétique.

Cette loi cependant n'a rien d'absolu : faire de la taille la mesure exacte de la force humaine serait s'exposer à de graves erreurs et méconnaître ce que l'expérience de chaque jour enseigne : une stature élevée, sans proportion justement pondérée des formes, peut cacher une constitution chétive, comme si la sève s'était épuisée dans ce développement en longueur. Louis et Briquet avaient déjà signalé que les sujets de haute taille étaient plus disposés à la phtisie pulmonaire, et l'on n'ignore pas que nos régiments de cuirassiers paient actuellement un très lourd tribut à la tuberculose. Au contraire, combien sont robustes et vigoureux certains hommes de taille moyenne ou même petite, carrés, trapus, que l'on voit dans les chasseurs à pieds!

Considérée isolément, la taille ne saurait donc être l'indice exact de la valeur physique. Elle a d'ailleurs été appréciée différemment en France suivant les époques :

En l'an VIII, le minimum de la taille était de			1m,54
En 1813,	—	—	1m,52
En 1832,	—	—	1m,55
En 1872 et 1889,	—	—	1m,54

Depuis, la circulaire ministérielle du 14 janvier 1901 est venue apporter une importante modification à l'appréciation de la taille : « Un examen approfondi de la question a permis de reconnaître qu'il y a lieu d'abaisser la taille et de l'abaisser sans fixation de minimum, afin de donner plus de latitude aux autorités médicales chargées d'examiner si un homme remplit les conditions d'aptitude physique au service armé, conditions qui sont aujourd'hui complètement indépendantes de la taille. » Actuellement donc, il n'existe pas de limite inférieure pour la taille. Or, la taille étant affaire de race, il se trouve que son abaissement porte surtout sur les populations de Bretagne, du massif Central, des Alpes, fournissant des sujets petits, mais vigoureux, supportant bien les fatigues de la vie militaire. A cet égard, les services qu'on peut attendre de l'exécution de cette circulaire sont très appréciables; mais les critiques que Laveran avait autrefois formulées restent vraies sur certains points : si la taille est inférieure à $1^{m},54$, les jambes sont courtes, et l'homme peut difficilement suivre pendant de longues marches les camarades plus grands ; la fatigue est plus rapide, car le pas est plus petit et la dépense de force musculaire est plus considérable. Puis le sac, dont le poids est le même pour tous, est assurément plus pénible à porter pour eux que pour les hommes de haute taille.

En ce qui concerne les armes autres que l'infanterie, il en est de même : il faut que le cavalier puisse seller son cheval, que l'artilleur puisse atteindre toutes les pièces du canon. Mais on peut tout concilier en affectant les sujets dont la taille est minime à des emplois où elle n'est pas pour le soldat une raison d'infériorité : on peut en faire des ouvriers tailleurs, bottiers, bourreliers, etc., qui ne sont guère appelés à user d'une force musculaire exagérée.

Ces différentes améliorations sont de nature à montrer que la taille, prise isolément, est de nulle valeur comme élément d'appréciation; il en est autrement quand on la rapproche de deux caractères d'une importance beaucoup plus capitale, le périmètre thoracique et le poids du corps.

CIRCONFÉRENCE THORACIQUE. — De tout temps, on a compris que la capacité respiratoire devait être fonction de l'énergie, de la vigueur et, par conséquent, de la résistance d'un organisme.

Suivant les époques, elle a été évaluée de manières diverses.

On a cru pouvoir en juger par l'énergie de l'hématose, calculée d'après la quantité d'acide carbonique exhalé en un temps donné. Mais Andral, Gavarret, etc., ont pu montrer l'influence des conditions individuelles sur cette exhalation; ce procédé a dû être abandonné.

Avec Hutchinson, on a pensé alors à la spirométrie, dont les résultats pouvaient être satisfaisants, surtout si l'on établissait un rapport entre le pouvoir respiratoire et la taille : Schneebowgt avait établi que, pour $1^{m},50$ de taille, il fallait avoir $2^{lit},35$ de capacité vitale; celle-ci devait augmenter de 5 centilitres par centimètre en plus.

En réalité, la spirométrie est peu pratique au conseil de revision : c'est une opération beaucoup trop longue, quel que soit l'appareil employé; puis elle est souvent infidèle, car elle ne peut éviter d'aucune façon la supercherie, que le conscrit pourrait facilement exploiter.

Mesurer la poitrine, c'est encore évaluer la capacité pulmonaire, mais d'une façon plus approximative que la spirométrie; car, d'après Hutchinson, Wintrich, etc., la capacité respiratoire n'est pas en rapport constant et absolu avec le périmètre thoracique. Cette réserve faite, on peut considérer comme excellent ce mode d'appréciation fourni par la recherche du périmètre thoracique.

Depuis longtemps, les armées européennes l'ont mis à profit, et cette mensuration est devenue réglementaire dans tous les pays; mais, suivant les époques, le minimum exigible a subi des variations.

En France, l'instruction ministérielle du 5 avril 1875 indiquait 784 millimètres comme minimum du périmètre thoracique, c'est-à-dire une longueur supérieure de 14 millimètres à la demi-taille minima ($1^{m},54$).

Le 15 mars 1876, réalisant le vœu formulé par Morache, l'instruction ministérielle devenait plus exigeante : « La circonférence thoracique, mesurée à la hauteur des mamelons, doit avoir 2 centimètres de plus que la demi-taille chez les sujets dont la taille est au-dessus de $1^{m},60$: elle doit avoir 30 centimètres de plus que la demi-taille chez les sujets dont la taille est au-dessous de $1^{m},60$. Les hommes qui ne présenteront pas ces conditions seront ajournés ou classés dans les services auxiliaires, ou déclarés impropres au service. » On appliqua ces principes au conseil de revision, et le recrutement devint impossible, car les deux tiers des hommes n'avaient pas le périmètre. En réalité, on avait fixé comme minimum la moyenne applicable aux hommes faits et développés, que ne sont pas encore les sujets de vingt ans.

Revenant sur ces données, l'instruction ministérielle de 1877, se guidant sur le mémoire de Vallin (1), enlève à la mensuration thoracique le caractère trop absolu qu'on avait voulu lui attribuer jusqu'alors; elle établit son caractère, sinon accessoire, du moins complémentaire dans l'appréciation de l'aptitude physique. L'appréciation en fut laissée au bon jugement du médecin militaire. C'est la règle qui persiste encore actuellement.

De la lecture des travaux écrits sur ce sujet, une notion se dégage nettement : c'est celle d'un désaccord complet entre les auteurs sur la manière et le niveau même de la mensuration. Or grande est l'importance de ces derniers facteurs, sans lesquels la mensuration thoracique ne saurait présenter de sérieuse valeur.

Toldt, d'après ses recherches de dissection sur le cadavre, a montré que la circonférence thoracique, passant par le bord inférieur du grand pectoral, exprimait le mieux les dimensions véritables, par conséquent le volume probable et le développement des poumons; mais des causes d'erreur surgissent, constituées par le pannicule adipeux et l'épaisseur des muscles, qui varient avec les sujets;

(1) VALLIN, Recueil des mémoires de médecine militaire, 1877.

il importe donc de les réduire au minimum, en cherchant le niveau où l'on peut presque en faire abstraction.

De tous les points envisagés sous le rapport des avantages et des inconvénients, c'est la ligne sous-pectorale qui a rallié le plus de suffrages ; c'est à son niveau que l'instruction ministérielle prescrit de faire les mensurations ; elle siège à 3 centimètres au-dessous du mamelon.

Cette mensuration doit être pratiquée, les bras du sujet étant tombants, car des variations peuvent être notées avec l'élévation des membres supérieurs. De même, le thorax n'étant pas immobile, suivant qu'on opère en inspiration ou en expiration, des différences de 2, 4, 5, 6 et même 8 centimètres peuvent être signalées.

Aussi y a-t-il nécessité de choisir, comme moment éminemment propre, la période de repos qui sépare deux respirations, et, point capital, deux respirations normales et inconscientes : tout individu en effet, au moment où l'expert s'apprête à lui mesurer la poitrine, prend instinctivement la position de l'effort.

Le périmètre étant obtenu, il s'agit de l'interpréter.

Envisagé seul, indépendamment de tout autre point de repère, il ne paraît pas avoir grande valeur. Ainsi, un homme a 78 centimètres de périmètre thoracique : considéré comme minimum, tout homme présentant ce chiffre pourra-t-il être incorporé ? Si 78 centimètres sont suffisants pour une taille de 1^{m},54, ce périmètre sera notoirement insuffisant au contraire pour une taille de 1^{m},75, car il montrera une insuffisance de développement, partant une constitution suspecte. L'évaluation ne représente donc rien d'absolu ; elle est seulement relative et doit être rapprochée de la taille. Il est des cas cependant où le périmètre absolu suffit à lui seul pour faire déclarer l'inaptitude physique : ce sont ceux où il s'arrête seulement à 77, 76, et surtout 75 centimètres ; on peut poser en principe que de tels hommes, si bien harmonisés soient-ils dans leurs formes, font de mauvais soldats, hygiéniquement parlant ; ce qui le prouve, c'est une statistique du médecin principal Antony, d'après laquelle, parmi les hommes atteints d'affections des voies respiratoires, 43 p. 100 présentaient un périmètre thoracique plus petit que la demi-taille.

L'indication donnée par la circonférence thoracique est donc, en certaines circonstances, assez précieuse, mais elle ne peut servir de critérium, et l'on peut conclure avec Vallin : « La mensuration thoracique n'est après tout qu'un moyen diagnostique, sinon accessoire, du moins complémentaire. Elle est une ressource qui vient s'ajouter à toutes les autres, mais ne les remplace pas. » Tout médecin militaire doit être bien pénétré de cette notion.

POIDS. — Le poids est peut-être l'élément le plus important dans l'appréciation de la constitution ; s'il ne donne pas la mesure exacte de la force, de la vigueur, peut-être la donne-t-il mieux que la taille, dont on se préoccupe infiniment plus au conseil de revision. Le premier effet de la maladie, et notamment de la tuberculose, est de faire maigrir ; aussi la plupart des nations ont-elles placé la bascule à côté de la toise dans les opérations de recrutement.

Comme pour les autres éléments (taille, périmètre, etc.), on s'est efforcé de connaître le poids minimum des conscrits de validité douteuse ; de nombreux travaux y ont consacré de nombreuses pages [Quetelet, Robert, Seeland, Doubre, Duponchel (1), Mackiewicz (2)]. Vallin (3) conclut de ses recherches que l'aptitude physique militaire est incompatible avec un poids inférieur à 50 kilogrammes pour les hommes de petite taille. Ce chiffre minimum se modifie nécessairement avec la stature de l'individu. Aussi émettait-il l'opinion suivante :

Tout homme d'une taille égale ou supérieure à $1^m,80$ qui ne pèse pas au moins 70 kilogrammes est suspect ; il est presque toujours impropre au service, s'il ne pèse pas au moins 65 kilogrammes.

Tout homme de taille supérieure à $1^m,70$, qui ne pèse pas 60 kilogrammes, est suspect ; s'il pèse moins de 56 kilogrammes, il est presque certainement impropre au service militaire.

Pour les tailles de $1^m,54$ à $1^m,70$, le poids doit s'éloigner de plus en plus de 50 kilogrammes à mesure que la taille s'élève.

Dans les armées étrangères, ces données sont à peu près analogues aux précédentes, plus sévères toutefois. C'est ainsi que Lehrnbecher (4) fixait à 53 à 55 kilogrammes le poids minimum exigible pour le service militaire, et Fetzer à 60 kilogrammes.

En Belgique, une décision prise en 1860 établit que le rapport entre la taille et le poids ne doit pas être inférieur de plus de 7 kilogrammes au chiffre des décimales de la taille chez les hommes qui n'atteignent pas $1^m,65$, et de plus de 8 kilogrammes chez les autres.

Pour Jansen (5), il ne faut pas descendre au-dessous de 50 kilogrammes pour les hommes de $1^m,54$ avec augmentation de 500 grammes par centimètre de taille.

En France, jusqu'en 1901, la bascule n'était pas officiellement employée. Depuis les travaux de Tartière (6) principalement, la relation de la taille et du poids est devenue un élément important d'appréciation de la force physique du conscrit. Schwæbel (7) conclut dans le même sens.

Pour Tartière, l'indice de cette force est basé sur la relation du poids et des décimales de la taille. Plus le chiffre du poids en kilo-

(1) Duponchel, Traité de médecine légale militaire, 1877.

(2) Mackiewicz, *Arch. de méd. militaire*, 1888 et 1894. *Bulletin médical*, 1898 et 1902.

(3) Vallin, *Loc. cit.*

(4) Lehrnbecher, *Deutsche militarärtzliche Zeitschrift*, 1886.

(5) Jansen, *Archives de médecine belge*, 1877.

(6) Tartière, *Société nationale de médecine de Lyon*, 23 juin 1902, et *Caducée*, 1902.

(7) Schwæbel, Thèse de Lyon, 1902.

grammes se rapproche de celui des décimales de la taille, plus robuste est le sujet. Le résultat est encore plus favorable, si le chiffre du poids dépasse celui des décimales de la taille (sauf exception pour les obèses).

On a proposé encore en certains pays, en France notamment, de faire des mensurations portant sur le tour des bras, le tour des épaules, du bassin, etc.; mais les chiffres obtenus devaient être associés à d'autres, particulièrement à ceux qui viennent d'être envisagés.

DES ÉLÉMENTS PRÉCÉDENTS COMBINÉS. — Les recherches dont l'exposé précède, les chiffres dictés par l'expérience amènent à conclure que, pris isolément, ils ne peuvent fournir au médecin expert un critérium suffisant pour l'appréciation de la valeur physique d'un conscrit : taille, poids, périmètre thoracique, etc.; s'ils sont envisagés séparément, ils ne peuvent être d'un grand secours dans cette évaluation, que l'on sait si délicate quand elle s'adresse aux cas limites. Aussi, depuis un certain temps, s'est-on préoccupé de ne plus tabler sur un seul de ces éléments, qui, pris à part, n'a rien d'absolu, mais sur l'union de l'un avec l'autre, ou des uns avec les autres. On a ainsi établi des *coefficients de robusticité*, des *indices numériques* qui ne sont que la résultante des appréciations faites sur les bases précédentes.

C'est ainsi que Mackiewicz, en 1888, démontre l'inutilité des mesures moyennes du périmètre et du poids; il établit le rapport entre le poids, le périmètre thoracique, biaxillaire, scapulaire et iliaque.

Il en déduit ainsi un coefficient de robusticité au-dessous duquel l'homme peut être déclaré impropre au service militaire.

En 1901, Merz (1) insiste sur un procédé tant soit peu analogue : il établit les rapports entre le périmètre thoracique et la taille, la taille et le poids, le poids et le périmètre thoracique.

La même année, Pignet (2) indique un nouveau mode d'appréciation au moyen d'un indice numérique tiré des trois mensurations : taille, périmètre et poids.

Selon lui, chez l'individu normal, le périmètre thoracique égale au moins la demi-taille; de même, le poids, dans les organismes normaux, doit s'accroître en même temps que la taille. Ces trois quantités, ayant une marche parallèle, devaient conserver entre elles une différence constante chez des individus normaux, quelle que fût leur taille.

Il eut donc l'idée d'additionner le périmètre et le poids et de soustraire de la taille la somme ainsi obtenue. Le chiffre obtenu était l'*indice numérique*.

Le chiffre de l'indice numérique est d'autant plus grand que la

(1) Merz, *Journal de médecine et de chirurgie pratiques*, 1901.

(2) Pignet, *Bulletin médical*, 27 avril 1901. La figure 1 a été obligeamment prêtée par M. Granjux.

constitution est moins bonne; d'autant plus petit au contraire que la force physique est plus grande.

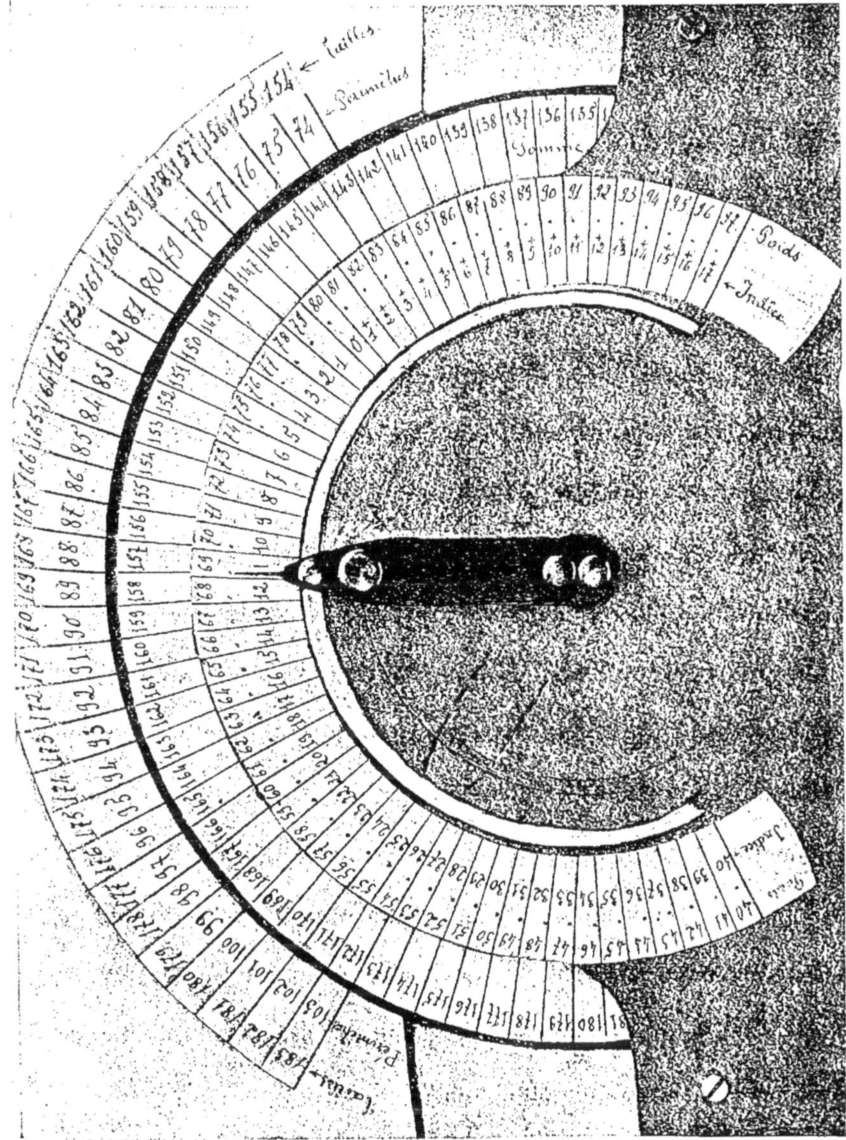

Fig. 1. — Appareil Pignet.

Pignet put suivre les hommes qu'il avait examinés à cet égard, lors de la visite d'incorporation; il constata une relation frappante entre l'indice numérique et la morbidité.

Les calculs de Pignet pourraient être aisément faits au conseil de revision à l'aide d'un petit appareil (fig. 1) qu'il a construit et donnant des indications rapides. Il a pu ainsi prendre 500 indices numériques en une heure.

Malgré tous ces chiffres, tous ces calculs si ardus, on ne possède actuellement aucun critérium permettant au médecin militaire de pouvoir être assuré de la véritable valeur physique d'une recrue ; ils disent souvent la vérité, mais la cachent bien souvent aussi; s'appuyer uniquement sur eux serait s'exposer à de graves mécomptes : de même que le plus beau fruit peut contenir un ver à son intérieur, de même, derrière la clavicule de l'homme le plus robuste, peut se cacher une épine, un foyer latent de tuberculose qui évoluera ultérieurement à la première fatigue du service.

D'autre part, il est actuellement bien prouvé que certains sujets bénéficient du service militaire; Grancher lui-même, qui a fait d'une façon si acerbe le procès de l'armée, le reconnaît ; certains sujets, douteux d'apparence, se développeront à la faveur de la vie nouvelle qui leur sera imposée. Doubre (1), examinant le contingent d'un régiment de cuirassiers, avait constaté que chez 61 hommes le périmètre thoracique était inférieur à la demi-taille ; un an plus tard, ce chiffre s'était réduit à 16.

Il est donc impossible de tabler sur des bases numériques, mathématiques, absolues. Mais, à côté des rapports géométriques, arithmétiques, le rapport du bon sens existe, le seul sur lequel le médecin militaire puisse faire fond.

D'ailleurs, dans sa sagesse, l'instruction ministérielle du 16 mars 1903, comprenant nettement les difficultés qui surgissent à chaque pas dans les appréciations que l'expert doit porter, a laissé à ce dernier le champ libre pour formuler sa décision.

Mais il y a plus : peser, mesurer, c'est parfait ; ce qui est mieux, c'est ausculter, palper, percuter, mettre en œuvre non seulement la vue, mais l'oreille pour déceler les moindres signes. L'examen des viscères, du cœur et du poumon en particulier, demandera donc à être pratiqué rigoureusement. Il conviendra encore d'interroger les antécédents des malades, personnels, héréditaires et familiaux, surtout au point de vue de la tuberculose. Lemoine (2) n'a-t-il pas démontré que 68 p. 100 des hommes arrivant au régiment avec des antécédents héréditaires, familiaux ou personnels, et ayant été en contact prolongé avec des tuberculeux, deviennent tuberculeux au cours de leur service.

Il conviendrait enfin, pour s'entourer de tous les renseignements, d'établir pour chaque homme, comme Landouzy,

(1) Doubre, Mémoires de médecine militaire, 1882.
(2) G. Lemoine, *Acad. de méd.*, mars 1903. *Arch. de méd. militaire*, avril 1903.

Granjux (1) le conseillaient naguère, un *carnet sanitaire* où son passé pathologique serait résumé, et donnerait peut-être à l'expert des notions importantes pour l'appréciation sur l'aptitude physique d'un conscrit.

Malgré tous ces moyens, toutes les garanties dont le médecin militaire a pu s'entourer, l'erreur est facile ; aussi a-t-on demandé à des moyens artificiels la solution du problème.

MOYENS ARTIFICIELS.

On a conseillé, pour déceler la tuberculose, l'*épreuve de la tuberculine*. Des essais furent tentés sur les hommes de la garde impériale, en Allemagne, en Autriche, en Russie ; la réaction fébrile a été si fréquente chez ces soldats d'élite que la méthode a dû être abandonnée ; il n'y aurait plus eu de recrutement possible. Puis, chez les tuberculeux, la tuberculine exagère les lésions en les faisant évoluer.

On a demandé à la *radiographie* le secours de cet art nouvellement né. De même, on a conseillé d'avoir recours au microscope pour déceler le bacille de Koch dans les produits d'expectoration.

En réalité, aucun de ces moyens n'est pratique au conseil de revision. On ne peut les employer qu'après la visite d'incorporation: on enverra les suspects en observation à l'hôpital, où seront effectuées les recherches utiles pour éclairer le diagnostic.

D'une façon générale, on peut dire que les opérations médicales du recrutement présentent la plus haute importance au point de vue de la valeur de l'armée. C'est pour ce motif que le médecin militaire ne saurait trop s'entourer de renseignements fournis par l'interrogatoire et l'examen des sujets ; il ne devra pas se départir d'une juste sévérité, devant toujours être imbu de ce principe qu'on met en pratique chez nos voisins d'outre-Rhin, à savoir que la qualité est préférable à la quantité : en France, on prend habituellement en moyenne 3 hommes sur 5 ; en Allemagne, 1 sur 5. Aussi l'armée allemande présente-t-elle un déchet très minime, et le nombre des réformes y est-il moins considérable qu'en notre pays.

Les opérations du conseil de revision ne peuvent effectuer qu'un triage assez grossier. L'élimination des non-valeurs se continue à la *visite d'incorporation*, où le médecin a plus de temps pour examiner les recrues ; là il peut s'éclairer par des enquêtes, étudier le sujet à loisir, et au besoin la mise en observation à l'hôpital permet des examens assez approfondis pour éclairer sa religion. *Au cours du service même*, une affection peut se déclarer d'emblée, ou mettre en évidence des tares restées cachées jusqu'alors, malgré l'examen le

(1) Granjux, *Société d'hygiène publique*, janvier 1903. *Revue de la tuberculose*, 1903.

plus minutieux : des éliminations peuvent être alors prononcées, se traduisant par des *réformes* qui éloignent l'homme malade définitivement ou temporairement du milieu militaire. C'est ainsi que l'on prononce : la *réforme temporaire* pour des affections qui entraînent « l'impossibilité absolue de servir actuellement, mais non de rentrer ultérieurement au service »; la *réforme définitive*, quand elles conduisent à l'impossibilité absolue de servir et de rentrer ultérieurement au service » (réforme n° 2). La *réforme n° 1*, avec ou sans gratifications, est réservée aux affections contractées en service commandé qui entraînent « l'impossibilité absolue de servir », et dont les circonstances ont été relatées dans un « certificat d'origine ». On peut prononcer encore le *changement d'arme*, quand le sujet est porteur d'une affection qui le rend « absolument impropre au service de l'arme (à laquelle il appartient) », mais permettant néanmoins, « en raison de sa constitution, de l'utiliser de préférence dans telle arme ».

ALIMENTATION.

« Quand on veut avoir une armée, disait autrefois Frédéric le Grand à ses généraux, il faut commencer par s'occuper de son estomac. » La remarque est judicieuse et la sentence toujours vraie. Pour conserver au soldat sa valeur physique et lui permettre de supporter sans préjudice les fatigues inhérentes à la vie militaire, tant en paix qu'en guerre, il lui faut une alimentation convenable, comme quantité et comme qualité. Si le bilan des recettes n'équilibre pas suffisamment celui des dépenses de l'organisme, la misère physiologique s'ensuit, avec tout son cortège d'indispositions et de maladies. — Le physique n'est pas seul atteint, le moral s'en ressent à son tour, et l'homme devient bientôt indiscipliné : « Ventre affamé n'a pas d'oreilles ! » On ne saurait donc compter sur une troupe mal nourrie : outre qu'elle est incapable d'un effort sérieux, elle est susceptible de défaillance ; en guerre, ces dispositions malencontreuses conduisent fatalement au désastre ; l'histoire du passé ne manque pas d'exemples convaincants à cet égard.

Depuis que le service militaire est obligatoire pour tous, la question de l'alimentation du soldat a pris une importance plus considérable encore ; elle n'intéresse pas seulement l'armée, mais la nation tout entière. En effet, si, pendant sa présence au corps, le soldat est mal nourri, il sera après libération rendu à la vie civile, amoindri, diminué, malade peut-être. Dès lors, au lieu de pouvoir faire œuvre utile, il tombera à la charge de ses concitoyens. A ce titre, l'alimentation du soldat constitue un chapitre important de l'hygiène sociale.

C'est pour ces diverses raisons qu'on s'est toujours préoccupé avec soin de l'alimentation des troupes. Grâce à l'initiative éclairée des médecins militaires, conseillers naturels du commandement, de grandes améliorations ont été successivement réalisées : suppression de la gamelle commune, puis de la gamelle individuelle; substitution à une nourriture monotone (soupe et de loin en loin rata), de mets variés, distribués dans des réfectoires où l'homme dispose d'un couvert personnel et de plats communs, etc.

Afin de contrôler plus facilement l'emploi des crédits affectés à l'alimentation, le Parlement a décidé depuis l'année 1905 que ces crédits figureraient à l'avenir dans un chapitre spécial du budget de la Guerre, au lieu d'être répartis et disséminés entre plusieurs.

Ces quelques considérations d'ordre général montrent tout l'intérêt qui s'attache à la question. En raison même de son importance, ce problème est délicat à résoudre. Il est complexe, car en face de la partie scientifique se dresse le côté économique. Si l'hygiène a pour devoir de rechercher et de bien préciser les exigences de la physiologie, elle ne doit pas non plus perdre de vue les difficultés matérielles que l'administration peut rencontrer pour les réaliser. Il convient donc d'envisager successivement l'alimentation à ce double point de vue.

RATION JOURNALIÈRE DU SOLDAT FRANÇAIS.

TAUX, COMPOSITION. — Réglementairement, la ration du soldat varie suivant qu'il se trouve en garnison, en manœuvres ou en guerre.

Le tableau suivant (1) indique sa nature et la quantité des vivres alloués par journée de présence :

ALIMENTS :	RATION du temps de paix (garnison).	RATION de camps de manœuvres.	RATION normale de campagne.	RATION forte de campagne.
	kg.	kg.	kg.	kg.
Pain de munition ou de repas	0,750	0,750	0,750	0,750
— de soupe (a)	0,250	»	»	»
Viande fraîche (non désossée)	0,320 (b)	0,300	0,400	0,500
Riz	0,030	0,030	0,060	0,100
ou Légumes secs	0,060	0,060	0,060	0,100
Graisse de saindoux	0,030	»	0,030	0,030
ou Graisse de bœuf	0,040	»	0,040	0,040
Sel	0,016	0,016	0,020	0,020
Sucre	0,021	0,021	0,021	0,031
Café torréfié	0,016	0,016	0,016	0,024

(a) En manœuvres, les ordinaires pourront toujours se procurer du pain de soupe; il n'en sera pas de même en campagne.

(b) La ration de viande fraîche a été portée à 320 grammes depuis le 22 avril 1905 (Nouveau règlement sur la gestion des ordinaires); elle n'était auparavant que de 300 grammes.

(1) Instruction du 14 juin 1900 sur le service des subsistances militaires en temps de paix (p. 213). — Instruction du 22 août 1899 concernant les officiers d'approvisionnement.

En temps de paix, le taux de la ration de sucre et de café est réduit à 10 grammes de chaque denrée, dans les corps de troupe qui, pour préparer le café, disposent de percolateurs ou de cafetières François Vaillant. Comme ces appareils sont aujourd'hui en usage à peu près partout, la ration de sucre et de café est donc généralement réduite de moitié.

Il est rationnel de penser que l'allocation de viande fraîche et celle de graisse seront réglementairement augmentées à l'avenir dans la ration dite de « Camps de Manœuvres », et portée au moins au même taux qu'en garnison. Toutefois, il faut bien savoir que, durant la période des manœuvres comme en guerre, les généraux commandant les armées sont libres d'allouer un supplément de nourriture, et qu'ordinairement ce supplément consiste en une augmentation de la ration de viande.

En campagne, le règlement prévoit deux espèces de rations de vivres : l'une, dite ration normale, est distribuée aux troupes en stationnement de quelque durée, ou lorsque les fatigues de la guerre ne sont pas excessives ; l'autre, dite ration forte, est réservée à la période active des opérations. Lorsque les hommes sont au bivouac, ils reçoivent une ration simple de liquide, soit $0^{lit},25$ de vin, ou $0^{lit},50$ de bière, ou $0^{lit},0625$ d'eau-de-vie.

Comme il a été dit précédemment, des suppléments extraordinaires peuvent être accordés par le commandement dans certaines conditions. Le plus habituellement, ils consistent en :

Une ration de liquide (vin, $0^{lit},25$; eau-de-vie, $0^{lit},0625$);
Ou 1/3 de ration de pain ($0^{kg},250$);
Ou 1/5 — de viande ($0^{kg},100$);
Ou une fraction (1/2, 1/3, 1/4) de la ration forte ou normale.

Imposées par les circonstances ou par la nécessité de renouveler certains approvisionnements de réserve, des substitutions peuvent être faites dans la nature des vivres. Certaines d'entre elles ont été prévues et déterminées d'avance par le règlement.

Pain. — Les 750 grammes de pain peuvent être remplacés soit par 700 grammes de pain biscuité, soit par du pain de guerre ou du biscuit, à raison de 550 grammes pour la ration de camps de manœuvres et de 600 grammes pour celle de campagne.

On peut encore substituer à 250 grammes de pain ordinaire ou à 200 grammes de pain de guerre ou de biscuit les allocations suivantes :

Farine de froment, de maïs, de riz, de légumes..........	$0^{kg},180$
Pâtes d'Italie, semoules..................................	$0^{kg},180$
Pommes de terre..	$1^{kg},300$

Viande. — Au lieu de viande fraîche, on peut distribuer du lard salé (240 grammes pour la ration de manœuvres ou la ration normale de campagne et 300 grammes pour la ration forte), ou bien encore des conserves de viande (200 grammes pour la ration de manœuvres et la ration normale de campagne; 250 grammes pour la ration forte de campagne). — Le jour où, en campagne, il est consommé de la viande de conserves, le soldat reçoit, en outre, du potage condensé (25 grammes) et du vin (0lit,25).

C'est un principe, en temps de guerre, de vivre le plus possible sur le pays où l'on se trouve ; il faut donc savoir tirer parti de toutes les ressources qu'on rencontre. A cet effet, la viande de bœuf et les légumes peuvent être remplacés par des vivres d'autre nature.

De même, en temps de paix, pour varier l'alimentation et rompre sa monotonie, les ordinaires sont forcément conduits à faire des changements plus ou moins fréquents, suivant les ressources locales, l'esprit d'initiative et les conceptions culinaires, économiques et hygiéniques des chefs d'unité.

Les tableaux suivants (1) règlent le tarif des substitutions :

LA VIANDE DE BŒUF PEUT ÊTRE REMPLACÉE PAR :	RATION normale.	RATION forte.
	gr.	gr.
Veau, mouton, porc, lapin, volaille, cheval, poisson frais.	400	500
Boudin, œufs, fromage mou	300	375
Morue salée	250	300
Cervelas, viande fumée, viande d'Amérique ou d'Australie, fumée ou marinée et salée, thon mariné, hareng salé, sardines salées	200	250
Fromage de Hollande, de Gruyère, Chester, Neufchâtel, Roquefort, Parmesan	200	250
Sardines à l'huile	100	150
Saucisses, saucisson fumé, caviar, hareng fumé	150	200
Morue sèche, poudre de viande	100	125
Lait de vache	2 lit. 1/2	3 lit.

Légumes secs. — Le riz ou les légumes peuvent être remplacés par d'autres produits, dans les proportions suivantes :

AU LIEU DE RIZ ON PEUT DISTRIBUER :	RATION normale.	RATION forte.
	gr.	gr.
Pommes de terre	450	750
Navets, carottes, choux	600	1000
Navets confits	360	600
Semoule, orge perlé	60	100
Châtaignes ordinaires ou décortiquées	90	150
Conserves de légumes (julienne, choux, épinards, carottes, navets)	70	120
Conserves de légumes en boites (haricots, flageolets, petits pois)	70	120
Fruits secs	120	200
Farine de froment	60	100
Pâtes d'Italie, nouilles, macaroni, vermicelle, etc.	60	100
Farine de maïs	60	100
— de haricots, lentilles, pois	50	90
Fromage de Gruyère ou de Hollande	40	70
— mou	60	110

(1) Instruction du 14 juin 1900, p. 215.

Dans le même ordre d'idées, la ration réglementaire de café peut être remplacée par 5 grammes de thé, et celle de graisse, de saindoux par 40 grammes de graisse de bœuf ou par de la graisse de Normandie, etc... La *coccose*, la *végétaline*, etc., qui sont à l'étude, pourront très bien être adoptées pour l'usage des troupes, si les résultats des expériences entreprises sont favorables.

VALEUR PHYSIOLOGIQUE. — En traitant l'hygiène alimentaire (fascicule IV), nous avons montré que, pour être rationnel, un régime devait être établi suivant certaines bases fondamentales, qu'il convient de rappeler.

Quantitativement. — Le rendement thermique de l'alimentation doit être suffisant pour réaliser au moins 2 800 calories, en tant que ration normale d'entretien d'un adulte au repos.

Qualitativement. — Le régime doit être mixte, c'est-à-dire composé d'albumine, de graisse et d'hydrates de carbone, associés autant que possible dans les proportions suivantes, qui donnent les meilleurs résultats pratiques :

Albumine.	Graisse.	Hydrates de carbone.
1	0,5	4

Les deux variétés de substances hydrocarbonées peuvent, dans une certaine mesure, se substituer indifféremment l'une à l'autre; mais il importe que la proportion d'albumine ne descende jamais au delà d'un certain minimum, que Lapicque fixe à 1 gramme par kilo de poids vif, tandis que Voit et Pettenkofer l'estiment à $1^{gr},69$, chiffre le plus généralement admis.

De plus, l'albumine de provenance animale doit être en quantité légèrement supérieure à celle de provenance végétale, 52 p. 100 de la première pour 48 p. 100 de la seconde.

Voyons donc si l'alimentation du soldat français répond à toutes ces conditions.

Afin de ne pas tomber dans des détails superflus et oiseux, nous n'envisagerons que les rations réglementaires types, celles du tableau I (page 29), puisque les tarifs de substitution ont été arrêtés de telle façon que l'apport nutritif reste sensiblement le même, quelles que soient les variantes adoptées. La teneur des légumes en principes alibiles peut différer plus ou moins d'une espèce à une autre; cette variation, à n'en pas douter, est la cause des écarts observés dans l'évaluation faite par les auteurs. Nous choisirons donc, pour les calculs à suivre, le riz, dont la valeur alimentaire a servi de base aux allocations réglementaires, et la pomme de terre, qui est le légume frais le plus souvent distribué par les ordinaires.

La composition chimique des diverses denrées entrant dans la ration du soldat est donnée par le tableau suivant :

NATURE DES ALIMENTS.	POUR 100.			AUTEURS.
	Albumine.	Graisse.	Hydrates de carbone.	
Pain	6,80	0,70	52,30	Meinert.
Viande	21,00	9,00	»	Id.
Riz	7,00	0,90	77,40	König.
Pommes de terre	1,20	0,15	17,30	Id.
Saindoux	»	100,00	»	»
Sucre	»	»	100,00	»

A l'aide de ces données, on peut aisément déterminer la valeur chimique de chaque ration. Toutefois, en ce qui concerne la viande, il faut tenir compte du déchet provenant du désossement. D'après le cahier des charges, il est, dans la belle viande, égal au cinquième du poids total. On a donc :

Ration de garnison (temps de paix).

	PAIN.	VIANDE.	RIZ.	POMMES DE TERRE.	SAINDOUX.	SUCRE.	TOTAUX.
	gr.	gr.	gr.	gr.	gr.	gr.	gr.
Quantités allouées	1 000	320 — 64 = 256	30	100	30	10	»
Albumine	68	53,76	2,1	1,2	»	»	125,06
Graisse	7	23,04	0,27	0,15	30	»	60,46
Hydrates de carbone.	523	»	23,22	17,3	»	10	573,52

Ration de camps de manœuvres (y compris 250 grammes de pain de soupe).

	PAIN.	VIANDE.	RIZ.	POMMES DE TERRE.	SAINDOUX.	SUCRE.	TOTAUX.
	gr.	gr.	gr.	gr.	gr.	gr.	gr.
Quantités allouées	750 + 250	300 — 60 = 240	30	100	0	21	»
Albumine	68	50,40	2,1	1,2	»	»	121,70
Graisse	7	21,60	0,27	0,15	»	»	28,92
Hydrates de carbone.	523	»	23,22	17,3	»	21	584,52

Ration normale de campagne (sans pain de soupe).

	PAIN.	VIANDE.	RIZ.	POMMES DE TERRE.	SAINDOUX.	SUCRE.	TOTAUX.
	gr.	gr.	gr.	gr.	gr.	gr.	gr.
Quantités allouées	750	400 — 80 = 320	60	100	30	21	»
Albumine	51,00	67,20	4,2	1,2	»	»	123,60
Graisse	5,25	28,80	0,54	0,15	30	»	64,74
Hydrates de carbone.	392,25	»	46,44	17,3	»	21	476,99

Ration forte de campagne (sans pain de soupe).

	PAIN.	VIANDE.	RIZ.	POMMES DE TERRE.	SAINDOUX.	SUCRE.	TOTAUX.
	gr.	gr.	gr.	gr.	gr.	gr.	gr.
Quantités allouées ...	750	500—100=400	100	100	30	31	»
Albumine............	51,00	84	7,0	1,2	»	»	143,20
Graisse............	5,25	36	0,9	0,15	30	»	72,30
Hydrates de carbone.	392,25	»	77,4	17,3	»	31	517,95

En temps de guerre, pendant les opérations, les ordinaires pourront rarement se procurer du pain de soupe; l'administration ne pourra pas davantage en distribuer; il convient donc de ne pas toujours en tenir compte dans le calcul du nombre de calories correspondant aux rations de campagne. C'est d'ailleurs pour cette raison que la composition de la ration forte a été majorée (1) en ce qui regarde les autres vivres.

Rübner a calculé que :

1 gramme d'albumine dégage.................................... 4cal,1
— de graisse dégage.................................... 9cal,3
— d'hydrates de carbone dégage.................................... 4cal,1

L'apport thermique de chacune des rations précédentes correspond donc aux chiffres suivants :

Ration de garnison.	Pour les albuminoïdes......	125,06 × 4,1 =	512cal,746
	— graisses............	60,46 × 9,3 =	562cal,278
	— hydrates de carbone.	573,52 × 4,1 =	2 351cal,432
	Total....................		3 426cal,456
Ration de camps de manœuvres.	Pour les albuminoïdes.......	121,70 × 4,1 =	498cal,970
	— graisses............	28,92 × 9,3 =	268cal,956
	— hydrates de carbone.	584,52 × 4,1 =	2 396cal,532
	Total....................		3 164cal,458
Ration normale de campagne (sans pain de soupe).	Pour les albuminoïdes.......	123,60 × 4,1 =	506cal,760
	— graisses............	64,74 × 9,3 =	602cal,082
	— hydrates de carbone.	476,99 × 4,1 =	1 955cal,659
	Total....................		3 064cal,501
	Avec pain de soupe, 250 grammes (2)............		622cal,040
			3 686cal,541

(1) Nota du 1er tableau de l'annexe no 1, p. 44, de l'instruction sur l'alimentation en campagne, du 14 juin 1900.

(2) Les 250 grammes de pain de soupe correspondent à :

Albumine....................................	17,00 × 4,1 =	69cal,70
Graisses....................................	1,75 × 9,3 =	16cal,27
Hydrates de carbone....................	130,75 × 4,1 =	536cal,07
Total....................		622cal,04

Ration forte de campagne (sans pain de soupe).	Pour les albuminoïdes.......	143,20 × 4,1 = 587cal,12
	— graisses...........	72,30 × 9,3 = 672cal,39
	— hydrates de carbone.	517,95 × 4,1 = 2123cal,59
	Total........................	3383cal,10
	Avec pain de soupe, 250 grammes................	622cal,04
		4005cal,14

En résumé, la consommation totale de la ration de garnison met à la disposition du soldat qui l'ingère une somme d'énergie représentée par 3 426cal,456 ; celle des autres correspond aux chiffres suivants :

	Sans pain de soupe.		Avec 250 gr. de pain de soupe.
Ration de camps de manœuvres...	»		3 164cal,458
— normale de campagne......	3 064cal,501	et	3 686cal,541
— forte de campagne..........	3 383cal,10	et	4 005cal,14

Est-ce suffisant ?

Valeur quantitative. — Dans cette appréciation, il faut tenir compte de divers facteurs susceptibles de modifier les besoins de l'organisme, à savoir : l'âge, le poids, le travail accompli, la période d'entraînement.

L'âge du soldat oscille entre dix-huit et vingt-quatre ans, c'est-à-dire qu'il s'agit d'un adulte dont la croissance est à peu près terminée, mais dont l'exercice doit encore développer les muscles.

Le poids varie suivant les armes ; des recherches de Quételet (1) confirmées par celles de Frilley (2), il ressort que le poids moyen du soldat français est de 61kg,5.

Or la physiologie enseigne que les besoins de l'organisme sont proportionnels à son poids. Cette assertion n'est assurément pas absolue dans tous les cas, attendu que le kilogramme de poids vif n'est pas une unité constante, puisqu'elle varie d'un individu à l'autre, suivant qu'il est grand ou petit, gras ou maigre, etc. Quoi qu'il en soit, elle est suffisamment juste pour qu'on la prenne en considération. Aussi peut-il paraître surprenant de voir qu'en France on a établi pour les animaux de selle ou de bât des classes (quatre), auxquelles correspondent des rations de fourrages différentes (foin, paille, avoine), alors qu'on a uniformisé le régime des hommes, contrairement à ce qui existait autrefois (3).

(1) Quételet, Recherches sur l'homme et le développement de ses facultés, Paris, 1835.

(2) Frilley, Rapports sur les variations de la taille, du poids, etc., sur les jeunes soldats des classes 1884 et 1885 du XVIe corps. *Arch. de méd. et de pharm. milit.*, t. IX, p. 145, et t. X, p. 81.

(3) Une ordonnance du 13 juillet 1727, reproduisant en partie une ordonnance du 14 juin 1701, fixe d'après le tarif suivant les régimes du soldat français (Morache, Traité d'hygiène militaire, 2e édition, p. 525) :

Ration du fantassin. — Pain de munition (24 onces), 0kg,750. — Viande (bœuf

La somme des efforts à fournir influe aussi sur les besoins alimentaires. On s'accorde à reconnaître que le travail du soldat en garnison peut être comparé à celui d'un ouvrier de tâche moyenne. On l'évalue (1) à neuf heures de travail avec une charge de 20 kilogrammes. En guerre, c'est une journée de dix à douze heures avec un chargement de 24 kilogrammes (au minimum); pendant la période des grandes manœuvres, le travail accompli est intermédiaire aux deux précédents. — Par analogie, on peut lui assimiler les fatigues de la période d'instruction, alors que le nouvel incorporé fait des efforts physiques et psychiques parfois considérables pour s'initier à la vie militaire.

De nombreux auteurs (Moleschott, Voit et Pettenkofer, Forster, Payen, Rancke, Steinheil, A. Gautier, etc.) ont déterminé la dépense d'énergie effectuée chaque jour par des ouvriers civils. D'après Lambling (2), la moyenne pour des travailleurs du poids de 70 kilogrammes correspond à une dépense totale de 3543 calories par jour, soit 50 calories par kilogramme et par jour.

Il est préférable d'adopter comme termes de comparaison les résultats obtenus par ceux qui se sont placés spécialement au point de vue militaire.

Les fixations qu'ils réclament au nom de la physiologie sont résumées dans le tableau suivant (3) :

AUTEURS.	ALBUMINE.	GRAISSES.	HYDRATES de carbone.	TOTAL des calories.
	gr.	gr.	gr.	gr.
Voit et Pettenkofer............	118	56	485	2 995
Commission militaire de Bavière.	120	56	500	3 163
Schindler......................	140	55	500	3 135
Bucholtz	100	50	500	2 925
Munk et Ewald.................	100	56	500	2 981
Roth et Lex....................	150	60	577	3 538
Studenmund....................	113	54	551	3 224
Moyennes.............	120	55	516	3 137

mouton ou veau) (1 livre), $0^{kg},500$. — Vin (1 pinte), $0^{lit},931$; ou bière ou cidre (1 pot), $1^{lit},500$.

Ration du cavalier. — Pain (36 onces), $1^{kg},250$. — Viande (2 livres), $1^{kg},000$. — Vin (1 pinte 1/2), $1^{lit},396$; ou bière ou cidre (1 pot 1/2), $2^{lit},250$.

Ration de gendarmerie (Gardes du corps, gendarmes, chevau-légers ou mousquetaires de la Garde, gendarmes ou chevau-légers des compagnies d'ordonnance, grenadiers à cheval). — Pain (48 onces), $1^{kg},500$. — Viande (2 livres), 1 kilo. — Vin (2 pintes), $1^{lit},862$; ou bière ou cidre (2 pots), 3 litres.

Ration de dragon. — Pain (24 onces), $0^{kg},750$. — Viande (1 livre 1/2), $0^{kg},750$. — Vin (1 pinte), $0^{lit},931$; ou bière ou cidre (1 pot), $1^{lit},500$.

(1) MUNK, *Deut. milit. Zeitsch.*, 1893, XII, p. 556. Analyse in *Arch. de méd. et de pharm. milit.*, 1894, p. 232.

(2) LAMBLING, Notions générales sur la nutrition normale, *in* Traité de pathologie générale de BOUCHARD, t. III.

(3) RICOUX, Ration alimentaire du soldat. *Revue d'hyg. et de police sanit.*, 1899, p. 213.

Le tarif de la ration de garnison du soldat français peut donc être avantageusement comparé aux déterminations précédentes, puisque son apport total en calories et la proportion de ses divers éléments constitutifs dépassent non seulement les moyennes précitées, mais encore la plupart des quantités exigées par les auteurs.

Le soldat français bénéficie par kilogramme et par jour de 55 calories (3 426 calories : $61^{kg},5 = 55$), chiffre supérieur à celui des ouvriers civils et à celui du soldat allemand, dont le poids est plus élevé que le sien.

Telle qu'elle est conçue par le règlement, la ration de garnison est donc largement suffisante, au *point de vue quantitatif*, surtout depuis qu'on y a introduit une certaine proportion de graisse. — En est-il de même dans la pratique? En d'autres termes, les rations touchées chaque jour par les hommes des corps de troupes ont-elles bien réellement une valeur isothermique correspondant à celle de la ration type? C'est ce qu'il importait de vérifier. En relevant les allocations perçues successivement pendant une année dans des régiments d'infanterie, de cavalerie, d'artillerie et dans un bataillon de chasseurs à pied, Antony (1) arrive à un total moyen de 3 707 calories, soit 60 calories par kilogramme de poids vif. Des constatations sensiblement analogues ont été faites par Ricoux (2) (3 577 calories, soit 58 par kilogramme).

Théoriquement et pratiquement, la ration de garnison satisfait donc aux exigences quantitatives de la physiologie et de l'hygiène.

En est-il de même des autres rations ?

Munk (3) estime que l'alimentation du soldat en temps de guerre doit avoir une valeur énergétique variant de 3 472 à 3 513 calories et que, dans sa constitution chimique, doivent entrer de 120 à 130 grammes d'albumine, 100 grammes de graisse et 500 grammes de substances hydrocarbonées. La ration de manœuvres doit tenir un juste milieu entre celle de garnison et celle du temps de guerre; pour elle, Munk admet un total de 3 200 à 3 285 calories.

Bien que ces quantités soient sensiblement plus faibles que celles réclamées par la plupart des physiologistes, on voit qu'elles sont un peu supérieures à celles que nous avons trouvées pour la ration de manœuvres et pour celle de campagne, quand l'on ne distribuera pas de pain de soupe. De cette constatation, faut-il conclure à l'insuffisance théorique des calories apportées par ces rations?

En d'autres termes, dans la pratique, les portions distribuées sont-elles par trop congrues, et le soldat a-t-il effectivement à pâtir d'une nourriture insuffisante ? Non, l'article 95 du décret du

(1) Antony, Étude pratique de l'alimentation. *Arch. de méd. et de pharm. milit.*, t. IV, p. 349.
(2) Ricoux, *Loc. cit.*, *Rev. d'hyg. et de police sanit.*, 1899, p. 209.
(3) Munk, *Loc. cit.*

26 octobre 1883 (1) prévoit que les chefs d'armée peuvent modifier le tarif des allocations et accorder, chaque fois qu'ils le jugent nécessaire, des suppléments de nourriture. C'est un devoir pour les médecins militaires, conseillers désignés du commandement, de prévoir les besoins des hommes, de les faire connaître en les motivant et par suite de provoquer des ordres en conséquence, afin d'améliorer l'alimentation par des distributions extraordinaires.

Pendant la période des grandes manœuvres, les chefs de corps ont généralement recours aux bonis de l'ordinaire pour rendre la nourriture des hommes plus substantielle ; malheureusement ces bonis peuvent parfois être épuisés avant la fin des exercices et faire défaut par conséquent. Aussi semble-t-il préférable d'abroger les tarifs insuffisants ; ils exposent à des mécomptes, car c'est d'après eux que le service de l'Intendance calcule le taux de ses approvisionnements et les moyens de transport nécessaires. Or, les aléas de la guerre pourraient très bien susciter à l'administration des difficultés insurmontables, surtout en pays ennemi, au moment même où le besoin d'un supplément de nourriture se ferait le plus impérieusement sentir.

Valeur qualitative. — Les proportions d'albumine, de graisse et d'hydrates de carbone entrant dans la composition des diverses rations du soldat, répondent-elles aux exigences de la physiologie ?

Albumine. — La quantité globale d'albumine est ordinairement bien suffisante, puisqu'elle atteint ou dépasse 2 grammes par kilogramme de poids vif, sauf toutefois dans la ration de manœuvres, où elle approche à peine du minimum réclamé par Voit et Pettenkofer (1,69).

Comme l'albumine végétale n'a pas la même valeur que l'albumine animale, il importe d'envisager séparément ces deux variétés et de tenir compte du rapport qui doit exister entre elles.

Normalement on estime (A. Gautier, Voit) que, sur 100 parties, 52 (en chiffres ronds) doivent être fournies par l'albumine animale et 48 par l'albumine végétale. Cette proportion ne se trouve pas réalisée dans les rations de garnison et de manœuvres, où l'albumine végétale l'emporte (57 p. 100 dans la première et 58 p. 100 dans la seconde), à cause de la grande quantité de pain allouée. Par contre, dans la ration de campagne, l'albumine animale prédomine sensiblement, puisqu'elle atteint 55 p. 100 dans la ration normale et 59 p. 100 dans la ration forte du poids d'albumine totale. Cet excédent est très favorable, vu la valeur que possède la viande comme élément de force et de résistance.

Graisse. — Dans le régime normal d'entretien d'un adulte au repos, la proportion de graisse doit être égale à la moitié de celle de l'albumine ; elle doit être majorée dans la ration de travail. Munk estime

(1) Service en campagne.

à 100 grammes la quantité de graisse nécessaire au soldat en manœuvres ou en campagne. Ce taux n'est jamais atteint en France, où par contre les allocations de matières hydrocarbonées sont plus fortes qu'en Allemagne.

Hydrates de carbone. — Un excès d'hydrates de carbone n'est pas sans présenter des inconvénients. Il surcharge l'estomac, fait que la digestion est laborieuse, et, s'il ne rend pas l'homme momentanément indisponible, il lui enlève du moins toute vivacité et toute ardeur.

C'est pourquoi les hygiénistes militaires s'accordent à demander qu'on réduise, au moins en campagne, la proportion des hydrates de carbone à la quantité strictement nécessaire et qu'on pourvoie au déficit occasionné par la substitution d'une quantité isodyname de graisse. Cet hydrocarbone d'un genre spécial ne présente que des avantages. Outre qu'elle est indispensable à la préparation de mets variés, la graisse épargne l'albumine et constitue le combustible le plus riche, puisque 1 gramme de graisse équivaut à 1gr,7 d'amidon. Elle est absorbée sous forme d'émulsion, en nature par conséquent. Avant d'être utilisée par l'organisme, elle n'a pas besoin de subir de transformations préalables; elle représente donc une force rapidement isponible.

Toutefois une remarque s'impose. Bon nombre de Français, notamment dans les campagnes, ont la fâcheuse habitude de ne cesser de manger que lorsqu'ils éprouvent une sensation de plénitude à l'estomac. Peu leur importe la valeur alimentaire des denrées déglutiés, ils sont persuadés qu'ils ne sont pas suffisamment nourris tant que la réplétion stomacale ne s'est pas fait nettement sentir. Cette particularité s'observe chaque année de la manière la plus manifeste, lors de l'incorporation du nouveau contingent. Jointe à leur menu, la quantité de pain pourtant considérable qui leur est allouée ne suffit pas à les rassasier, ils en achètent encore en supplément (1). Ces constatations d'ordre pratique vont à l'encontre des recherches de ceux qui rêvent de réaliser la nourriture de l'homme sous un volume extrêmement réduit. Ce n'en est pas moins une tendance condamnable contre laquelle il faut lutter; outre qu'elle est antihygiénique, elle peut devenir dans ce siècle de névroses le point de départ d'auto-suggestions susceptibles d'amoindrir le rendement de l'organisme, sur lequel on est en droit de compter.

(1) Un boulanger civil établi à la porte du quartier du 8e cuirassiers, à Maubeuge, a jadis affirmé au médecin du corps que, depuis plusieurs années, il vendait en moyenne 1200 francs de pain aux jeunes recrues du régiment, de novembre à Pâques. Une circulaire nouvelle du 4 mars 1903, rappelée dans celle du 28 septembre 1905, prescrit aux capitaines de relever la ration de viande et de pain lorsqu'elle ne suffit pas aux recrues.

RÉGIME ALIMENTAIRE DES PRINCIPALES ARMÉES ÉTRANGÈRES (1).

A l'étranger, l'alimentation du soldat repose sur les mêmes bases physiologiques qu'en France, ainsi que l'attestent les citations des divers auteurs mentionnés précédemment. C'est la Bavière qui est entrée la première dans la voie scientifique, en nommant, en 1876, une commission chargée d'étudier au point de vue physiologique l'alimentation du soldat en paix et en campagne.

Armée allemande. — Le régime alimentaire comprend quatre rations : 2 de paix (*Frieden-portion*), petite et grande ; deux de guerre (*Kriegs-portion*), petite et grande.

Tarif des allocations.

NATURE DES DENRÉES.	RATION DE PAIX.		RATION DE GUERRE.	
	Petite.	Grande.	Petite.	Grande.
	gr.	gr.	gr.	gr.
Riz	750	750	750	750
ou biscuit	»	»	500	500
Farine	»	»	250	»
ou riz, orge ou gruau	90	120	125	170
ou légumes secs	230	300	250	320
ou pommes de terre	1500	2000	1500	2000
ou choucroute	»	»	340	»
Viande fraîche	150	250	375	500
Ou viande salée	»	»	375	»
Ou viande de conserve	»	»	200	»
Viande fumée	»	»	250	»
Lard	»	150	170	»
Sel	»	25	25	25
Sucre	»	»	17	»
Café torréfié	»	15	25	50
Ou café vert	»	»	30	»
Thé, mathé	»	»	3	6
Eau-de-vie	»	»	»	0lit,10

D'après Roth (2), le rendement de la grande ration de paix (*Grosse Frieden-portion*), qui est allouée pendant les grandes manœuvres, varie de 109 à 176 grammes d'albuminoïdes (moyenne 155 grammes), de 430 à 774 grammes (moyenne 538 grammes) d'hydrocarbonés et de 36 à 42 grammes de graisse, correspondant environ à 3 202 calories.

La petite ration de guerre représente de 123 à 183 grammes d'albuminoïdes (moyenne 141 grammes), de 353 à 665 grammes d'hydrates de carbone (moyenne 458 grammes) et 51 grammes de graisse, correspondant à un total moyen de 2 929 calories.

(1) Renseignements tirés des Traités d'hygiène de MORACHE, LAVERAN, VIRY, et des cours magistraux de RICHARD, LEMOINE.

(2) ROTH et LEX, *Handbuch der militär Gesundheitspflege*, t. II, p. 580.

La ration forte de guerre correspond en moyenne à 181 grammes d'albuminoïdes, 558 grammes d'hydrocarbonés et 64 grammes de graisse, soit 3625 calories.

Le soldat allemand fait, en principe, trois repas par jour; le petit déjeuner du matin se compose de café noir ou au lait; le repas principal, le plus substantiel, est celui de midi; quant à celui du soir, c'est une légère collation. Dans certaines garnisons, la *Menagen-Commission* se désintéresse même du repas du soir, si bien que le soldat est forcé de se nourrir sur ses ressources personnelles. Aussi est-il autorisé à recevoir de sa famille des provisions de bouche ; la taxe postale pour cette catégorie de colis est très minime.

Le pain est fourni en nature ; c'est du pain de seigle bluté à 10 p. 100. L'alimentation variée a été mise en pratique en Allemagne (Instruction du 9 septembre 1878), bien avant qu'on ne l'adoptât en France.

Armée anglaise. — En paix et en garnison, le soldat reçoit en nature : 1 livre de pain (453 grammes) et 3/4 de viande (339 grammes), plus une certaine somme d'argent, qui lui permet d'acheter des vivres supplémentaires.

L'armée anglaise se compose d'engagés volontaires qui touchent une solde spéciale, 1 fr. 55 par jour; elle ne saurait donc être comparée aux autres armées permanentes.

En campagne, toutes les denrées alimentaires sont distribuées en nature. La ration varie d'une campagne à une autre ; les allocations suivantes peuvent être considérées comme des moyennes : Pain, 680 grammes, ou biscuit, 453 grammes. — Viande fraîche ou salée, 340 grammes. — Pommes de terre, 453 grammes. — Légumes secs, 226 grammes. — Sucre, 37^{gr},77. — Café, 9^{gr},4. — Thé, 4^{gr},6. — Sel, 7 grammes. — Lait conservé, 92 grammes. Soit environ 130 grammes d'albuminoïdes, 481 grammes d'hydrates de carbone, 40 grammes de graisse, correspondant à 2 932 calories.

En Angleterre, la préparation des aliments est particulièrement soignée (école de cuisiniers à Aldershot; viandes ordinairement rôties; cuisines bien tenues).

Armée austro-hongroise. — Ration ordinaire ou de paix : Pain, 875 grammes. — Viande, 190 grammes. — Légumes secs ou pommes de terre, en assez grande quantité.

Ration d'étapes ou de guerre : Conserves (viande, légumes), 200 grammes. — Pain comprimé, 400 grammes. — Café, sucre, sel, de chaque 25 grammes.

Armée italienne. — Ration en station : Pain, 750 grammes. — Viande, 220 grammes. — Pâte ou riz, 240 grammes. — Lard, 20 grammes. — Sel, 20 grammes.

Ration de marche : Pain, 750 grammes, ou biscuit, 560 grammes. — Viande, 400 grammes. — Lard, 10 grammes. — Sel, 10 grammes.

Armée russe. — Taux de la ration : Farine de seigle, 820 grammes, ou pain, 1 320 grammes. — Gruau, 136 grammes. — Viande fraîche, 410 grammes, ou viande séchée, 205 grammes. — Sel gris, 21 grammes, ou fin, 25 grammes. — Légumes en quantité variable.

La comparaison de ces différentes rations est tout en faveur de celle du soldat français, qui paraît être la plus avantageuse.

ALIMENTATION VARIÉE.

Calculer la teneur d'une ration en albumine, graisse et hydrates de carbone, est assurément une chose bonne en soi ; mais il est pour le moins aussi important de connaître la nature des denrées qui la composent et leur mode de préparation culinaire.

Un régime aura beau satisfaire à toutes les exigences de la chimie, s'il ne renferme que des aliments peu appétissants, difficiles à digérer, il sera suffisant peut-être au point de vue théorique ; mais, en pratique, il sera franchement détestable. Une nourriture grossière, monotone, sans cesse pareille, entraîne forcément à la longue de la répugnance et du dégoût; elle n'est plus, dès lors, consommée en totalité; et sa richesse nutritive se trouve diminuée de la valeur des résidus et des déchets. Les parties non utilisées sont d'autant plus abondantes que la nourriture est moins engageante.

C'est pour obvier à ces multiples inconvénients que l'alimentation variée est devenue réglementaire dans l'armée.

Autrefois, le soldat recevait uniformément, matin et soir, de la soupe et du bœuf bouilli ; puis, deux fois par semaine, on lui distribua du ragoût de mouton aux pommes de terre (rata). Ce n'est qu'à partir de 1885, à la suite des travaux de Schindler (1), que l'alimentation variée fut essayée en grand dans les corps de troupe.

Guidé par les dispositions adoptées à la garde républicaine et au régiment des sapeurs-pompiers de Paris, où les hommes étaient nourris au régime de l'entreprise, Schindler organisa l'alimentation variée à la 10e compagnie d'ouvriers d'artillerie de Vernon. Fort de cette expérience, il montra, chiffres en mains, que sans dépasser les allocations, mais en utilisant mieux les dépenses, on pouvait distribuer aux hommes, en plus de la soupe donnée au repas du matin, un plat de viande et un plat de légumes ; varier la nature et la préparation de ces aliments à chaque repas, en un mot, qu'on pouvait appliquer à l'alimentation du soldat la méthode qu'on appelle vulgairement *cuisine bourgeoise*. Il faut pour cela faire un emploi judicieux et rationnel de la graisse, notamment du saindoux, qui permet de rôtir la viande et d'apprêter les légumes de diverses manières toutes appétissantes.

Les menus sont établis de la façon suivante : la ration du soldat

(1) SCHINDLER, Alimentation variée dans l'armée. *Arch. de méd. et de pharm. milit.*, 1885, p. 365, 414, 462.

se compose de deux parties distinctes : la première, fixe, fournie par l'État en nature ou en indemnité représentative, comprend le pain de munition (750 grammes), la viande fraîche (320 grammes), le sucre et le café ; la seconde varie suivant les ressources de l'ordinaire, le corps de troupe, les localités ; elle se compose du pain de soupe, des légumes frais et secs, des corps gras et des épices. A l'aide de tables analytiques donnant la composition chimique de chaque aliment [Tableau de Meinert (1) par exemple], on décompte la quantité d'albumine, de graisse et d'hydrates de carbone que comporte la partie fixe et celle que la partie variable devra fournir comme appoint pour combler le déficit.

On détermine ainsi la quotité de chaque aliment qu'on se propose d'associer, pour arriver au taux physiologique normal de la ration.

On connaît, d'autre part, pour chaque localité, le prix de revient des diverses substances alimentaires. Avec ces données, on établit une fois pour toutes un tableau-tarif mentionnant en regard de chaque aliment le prix de l'unité, la ration individuelle et la quantité pour 2, 3, 10, 50, 100 rationnaires.

Dans un second tableau, on indique la quantité et la nature des denrées entrant dans la composition des mets les plus usuels. C'est celui qui sert à arrêter le menu de toute la semaine. En face de chaque repas, on inscrit, au moyen du tableau-tarif, le poids des diverses substances nécessaires à chaque plat, ce qui permet d'établir un relevé détaillé par jour. On dresse ensuite un relevé général, par catégories (boulangerie, boucherie, épicerie...), avec la quantité de denrées nécessaires, le prix de l'unité et le prix global d'achat. La différence entre le total des dépenses et celui des recettes de l'ordinaire indique le montant du boni ou du déficit. Grâce à tous ces renseignements, il est facile d'équilibrer le budget de l'ordinaire, en associant comme il convient les aliments dont le prix d'achat et la préparation reviennent le plus cher à ceux qui sont moins coûteux et plus économiques. Les grandes variations d'effectif (nouveau contingent, réservistes, territoriaux, détachements) sont connues d'avance ; les permissionnaires et les malades à hospitaliser (sauf ceux d'urgence) sont signalés la veille au rapport ; on peut donc prendre les mesures en conséquence pour éviter des dépenses inutiles.

Une instruction du 22 avril 1905 indique, à titre de renseignement, les recettes pour préparer un certain nombre de repas variés (haricot de mouton, bœuf mode, ragoût de bœuf, salade de viande et de légumes, salade de saison, etc.) et donne des tableaux-tarifs correspondants pour un nombre de rationnaires variant de 10 à 150.

Pour juger de l'effet produit par l'alimentation variée, il suffit de tenir compte des déchets laissés par les hommes, déchets qui vont

(1) Meinert, Étude de la question alimentaire, 1883. Tableau reproduit par Schindler, *Loc. cit.*, p. 377, et Laveran, Traité d'hygiène, p. 147.

remplir le tonneau aux eaux grasses. Schindler a vu que le poids des résidus (moins les os), qui était de 210 grammes par jour et par rationnaire avec l'ancien régime, tombait à 50 grammes avec le nouveau. Toutefois on n'obtiendra de bons résultats dans la pratique que si le procédé est appliqué avec conviction et bonne volonté. Pour peu que les chefs s'en désintéressent et que la surveillance se relâche, la préparation culinaire laissera bientôt à désirer et les aliments seront immangeables.

Toutes choses égales d'ailleurs, on peut dire que, dans les corps de troupe, la qualité de l'alimentation est en raison directe des convictions hygiéniques et des conceptions culinaires et économiques des officiers chargés de la diriger (1). Le fait est frappant en pratique.

Avantageuse en garnison, l'alimentation variée est indispensable en compagne, à cause de la rapidité de préparation de certains plats. Il ne suffit pas, en effet, que les distributions de vivres se fassent régulièrement, il faut encore que le soldat ait le temps de faire cuire sa nourriture et de la consommer.

Or, cela était souvent impossible autrefois, lorsqu'on avait coutume de préparer deux fois par jour le pot-au-feu, qui exige au minimum quatre à cinq heures de cuisson pour être mangeable.

Le soldat doit être habitué, dès le temps de paix, à tirer parti des diverses denrées qu'il pourra se procurer partout, ou qu'il recevra en substitution des aliments du tarif. C'est pourquoi il est prescrit de faire procéder chaque année, au moment des manœuvres, à la préparation de mets peu compliqués, notamment de soupes à la farine et à la graisse avec ou sans oignons, etc.

Comme corollaires, l'étude de l'alimentation variée comporte un certain nombre de questions subséquentes : jardins militaires, cuisines, cuisiniers, repas, réfectoires, bonis, etc.

Jardins potagers. — L'entretien de jardins potagers par les corps a été prévu par les règlements (2). Les terrains peuvent être livrés gratuitement par le service du génie ou loués aux frais des ordinaires, après autorisation du ministère de la Guerre (4e Direction).

Pour donner des bénéfices appréciables, le jardin potager doit être le suppléant et non le concurrent des fournisseurs de légumes (Schindler); en d'autres termes, on doit y cultiver uniquement les espèces qu'on ne trouve dans le commerce qu'à des prix élevés (persil, cerfeuil, oseille, poireaux, oignons, salades, haricots verts, salsifis, etc.), sinon le rende-

(1) Ch. Viry, Notes sur l'amélioration du régime alimentaire des troupes en garnison, faisant connaître les résultats obtenus dans le IIe corps d'armée, par les capitaines Moulin, du 54e, et Thiébaut, du 5e régiment d'infanterie. *Arch. de méd. et de pharm. milit.*, 1898, p. 81. — Granjux, De « l'ordinaire » du soldat. *Caducée*, 4 juin 1904, p. 149.

(2) Instruction sur la gestion des jardins potagers pour l'ordinaire des troupes, 22 avril 1905.

ment ne saurait compenser les dépenses et les journées de travail.

Cuisine. — Les principaux appareils de cuisine sont fournis, entretenus et renouvelés par les soins du service du génie (1). Des essais de cuisine à la vapeur ont été tentés en France (cuisine Egrot à la vapeur proprement dite, à la caserne de la Pépinière, Paris) et à l'étranger (cuisine Becker au bain-marie), en Allemagne. Si ces cuisines sont commodes pour de grandes casernes, elles ne sont pas applicables aux petites unités. Leur installation est d'un prix élevé ; il faut un chauffeur ou un mécanicien de profession pour conduire le générateur de vapeur et procéder aux menues réparations. A moins de disposer un four spécial, utilisant les gaz de combustion du foyer, il n'est pas possible, avec ce genre de cuisine, de préparer des rôtis.

La température nécessaire à la friture et au rôti à la graisse est de 180 à 190° ; or, le maximum de température qu'on puisse atteindre avec les cuisines à vapeur ne dépasse pas 111°. Leur emploi ne saurait donc être généralisé, et la préférence doit aller aux fourneaux à feu libre, munis des derniers perfectionnements apportés par l'industrie, afin d'utiliser le maximum de chaleur dégagée par le combustible. Les fourneaux seront pourvus : 1° de grandes marmites pour la cuisson de la soupe et des ragoûts ; 2° de bassines en fonte, moins profondes que les précédentes, pour la friture ; 3° d'un four pour les rôtis, pouvant servir également à maintenir à une température convenable la nourriture lorsqu'elle est préparée ; 4° d'un réservoir à eau chaude.

Les vases ou ustensiles de fer battu ou de cuivre doivent être constamment maintenus en bon état. Il est prescrit d'en vérifier l'étamage tous les trois mois au moins (2) et de le renouveler chaque fois qu'il est nécessaire. L'étamage ne peut être fait qu'à l'étain fin, ne contenant pas plus de cinq millièmes de plomb ou de métaux étrangers. Des échantillons sont soumis à l'analyse chimique lorsque la qualité est sujette à caution.

Cuisines roulantes de campagne (fig. 2 à 5). — Jusqu'ici, les essais tentés en divers pays, au cours des manœuvres annuelles, n'avaient pas permis de se faire une opinion nette et précise sur l'opportunité des cuisines roulantes pour les armées en campagne. L'expérience probante, qui vient d'être faite par les Russes dans la guerre de Mandchourie, atteste qu'on peut en retirer de réels avantages et qu'elles sont susceptibles de rendre de signalés services (3) pour l'alimentation des troupes, soit à proximité de l'ennemi, lorsqu'il n'est pas possible d'allumer de feux, soit au cours du combat, lorsque celui-ci se prolonge.

L'armée russe a fait usage de cuisines de deux modèles : l'un,

(1) Règlement sur la gestion des ordinaires, chap. VIII.

(2) Circulaire du 21 août 1890.

(3) *France militaire*, 16 novembre 1905.

dit modèle de l'infanterie et de l'artillerie, est destiné à 200 ou 230 rationnaires ; il se compose de deux parties : une chaudière avec

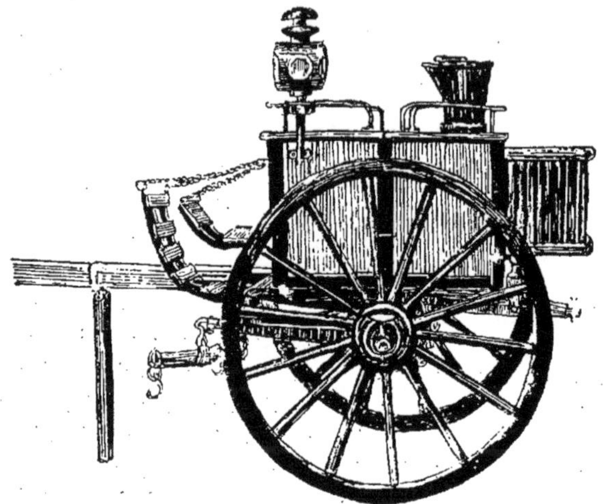

Fig. 2. — Cuisine roulante de l'infanterie et de l'artillerie (coffre) (1).

son foyer (fig. 3), et un coffre d'avant-train contenant une journée de vivres (fig. 2). Dans l'autre modèle, dit de la cavalerie, les deux

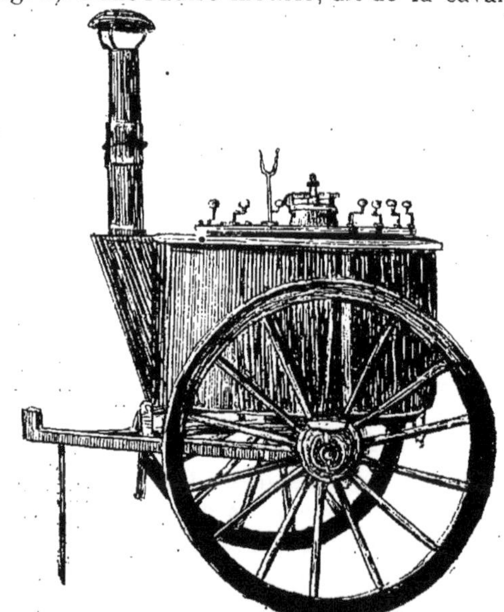

Fig. 3. — Cuisine roulante de l'infanterie et de l'artillerie (chaudière).

éléments constituants sont réunis sur un même châssis supporté par

(1) Les figures 2, 3, 4 et 5 ont été obligeamment prêtées par M. Granjux. Elles ont paru dans le *Caducée*, 2 décembre 1905.

deux roues. Ce modèle est donc plus réduit et par suite plus léger (fig. 4) ; il suffit pour 130 à 135 rationnaires.

Ces voitures-cuisines ont très bien résisté durant toute la cam-

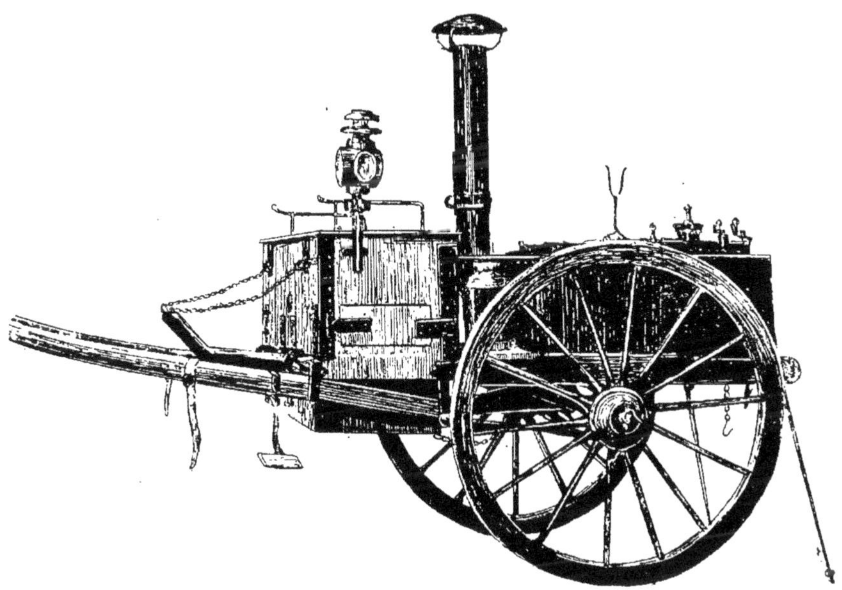

Fig. 4. — Cuisine roulante de la cavalerie.

pagne; leur commodité a été si appréciée que les marmites individuelles n'ont été utilisées pour la préparation de la nourriture que d'une manière exceptionnelle.

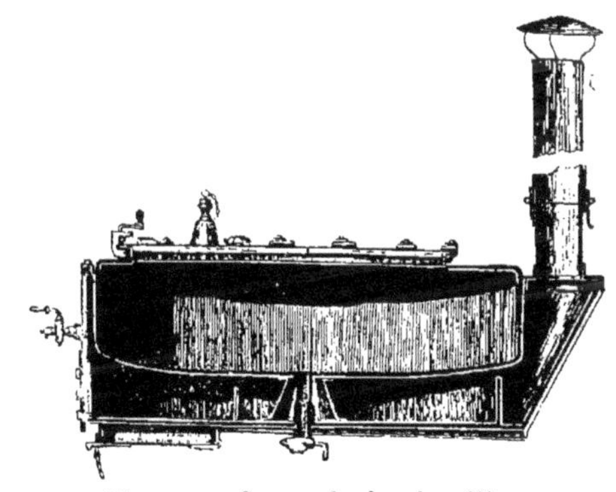

Fig. 5. — Coupe de la chaudière.

Des essais tentés au cours des exercices spéciaux du service de santé, dirigés en 1905 par M. le médecin principal de 1re classe Nimier (1), ont montré que les cuisines de campagne pouvaient être également d'un grand secours pour les formations sanitaires, en rendant possible la distribution immédiate aux blessés des aliments préparés en cours de route.

En plus des cuisines à feu continu, c'est-à-dire munies de foyer, on a essayé encore (Allemagne) des cuisines roulantes installées

(1) Nimier, *Caducée*, 2 décembre 1905, p. 326.

d'après le principe de la marmite norwégienne. Au départ du cantonnement, la nourriture déjà chaude est placée dans un coffre garni de feutre ou d'amiante, où sa cuisson s'achève pendant la route.

Cuisiniers. — La pratique de l'alimentation variée exige de la part des cuisiniers certaines connaissances professionnelles. — En Angleterre, il existe à Aldershot une école de cuisiniers militaires, où tous les régiments doivent envoyer successivement un certain nombre de soldats qui sont utilisés ultérieurement, suivant les besoins éventuels. En Belgique, en Amérique, les hommes destinés à servir de cuisiniers font leur apprentissage dans un hôpital militaire. En Norwège, ils ne reçoivent qu'une instruction militaire rudimentaire et sont exercés aussitôt que possible à leur future fonction. En France, le règlement (1) prévoit pour chaque cuisine ou chaque groupe de cuisines voisines servant à plusieurs unités : 1° un cuisinier-chef (tablier à bavette et toque en toile blanche), choisi parmi les cuisiniers de profession ; 2° un cuisinier et un aide de cuisine (tablier à bavette et toque en toile bleue), par compagnie ou fraction de compagnie.

Le chef cuisinier est maintenu en permanence ; il concourt à l'exécution du service, guide et forme les autres cuisiniers, qui ne doivent pas rester en fonction plus de trois mois consécutifs, ni être appelés plus de deux fois dans la même année. Ces dispositions ont pour but de dresser un certain nombre d'hommes par compagnie. Il serait avantageux de n'utiliser pour ces fonctions que des professionnels, chaque fois que les ressources du contingent le permettent. Avec des hommes du métier, on peut escompter de meilleures préparations culinaires ; les soldats s'en trouveraient par conséquent mieux [Drouineau (2), Reichborn-Kjennerud].

Repas. — Le soldat français fait deux repas principaux par jour, à 10 heures du matin et à 5 heures du soir ; il reçoit, en outre, du café noir le matin au réveil.

A différentes reprises, le ministre de la Guerre (général d'Hautpoul, janvier 1850 ; de Freycinet, 21 décembre 1891 ; général André, 5 février 1901, 3 avril 1902) prescrivit, à titre d'essai, de substituer, notamment en hiver, une soupe chaude au quart de café distribué le matin. Ces diverses tentatives n'ont pas donné de résultats bien probants. Il semble que les soldats originaires des villes penchent plutôt pour le café, alors que ceux des campagnes préfèrent la soupe. Dans ces conditions, il est difficile de préconiser l'un de ces aliments plutôt que l'autre ; toutefois on ne saurait accepter le reproche qui a

(1) Règlement sur les ordinaires, chap. I, art. 10.

(2) Drouineau, Influence de la cuisine et des cuisiniers sur la santé générale des hommes. *Caducée*, n° 6, 21 mars 1903. — Reichborn-Kjennerud, *Caducée*, n° 23, 15 décembre 1903.

été fait à la soupe matinale « d'être trop substantielle et de surcharger l'estomac encore endormi ».

Il s'écoule dix-sept heures entre le repas du soir et celui du matin, c'est trop; l'estomac a besoin d'un aliment réparateur dans l'intervalle, d'autant plus que l'homme doit manœuvrer dans la matinée. Prétendre que le « troupier a dix fois moins de peine à porter son déjeuner sur son dos que dans son estomac », c'est méconnaître les exigences de l'organisme. Immédiatement avant, comme aussitôt après le repas, il faut s'abstenir d'exercices violents, qui troublent la circulation stomacale et entravent ses fonctions physiologiques.

Réfectoires. — Les repas doivent être servis dans des réfectoires où les hommes sont convenablement assis devant une table. Autant que possible, les réfectoires seront à proximité des cuisines, afin d'éviter le refroidissement des aliments pendant le transport. Cette disposition a été prévue dans la notice sur les casernements (type 1889). L'usage des réfectoires a été adopté à l'étranger plus tôt qu'en France (Angleterre, Day-rooms ; Allemagne, Wohnraüme).

Pour faciliter le service, les hommes seront répartis par table de dix ; ils auront un couvert individuel et des plats communs. Le découpage de la viande sera fait par le chef de table, et les hommes se serviront successivement à tour de rôle.

Contrairement aux prescriptions du règlement, nous estimons que le pain devrait être mis en commun, afin d'éviter le gaspillage. Les essais tentés dans divers corps ont montré d'une façon évidente que cette manière de faire, tout en satisfaisant amplement l'appétit de chacun, réalisait de sensibles économies qui venaient grossir les bonis de l'ordinaire.

Bonis. — Sous le nom de *boni*, on désigne les fonds d'économie provenant de l'excédent des recettes sur les dépenses. Il appartient au chef de corps de veiller à leur formation judicieuse. Les commandants d'unités administratives ne peuvent conserver par devers eux qu'une certaine somme; tout excédent est versé le 1er du mois dans la caisse du trésorier. Les bonis servent à améliorer l'ordinaire dans des conditions exceptionnelles (manœuvres, etc.). « Ils doivent être mangés et non bus », c'est-à-dire qu'ils doivent être utilisés pour augmenter les aliments solides de la ration, notamment la viande, et non pour acheter des liquides. Schindler demandait qu'une partie des bonis serve de fonds de roulement pour permettre les achats en gros, afin de faire bénéficier les corps des avantages inhérents à ce genre d'opérations commerciales (baisses de prix).

ORGANISATION ET FONCTIONNEMENT DU SERVICE ALIMENTAIRE.

En temps de paix. — L'alimentation du soldat est assurée :

1° *Par le service des subsistances militaires* (service des vivres).

— Il fournit régulièrement le pain de munition, le sucre et le café (1), et extraordinairement, quand il s'agit de remplacer des approvisionnements arrivés au terme de leur conservation, du pain de guerre, des conserves de lard, des légumes secs, du riz (ces diverses denrées à titre remboursable ou de substitution). Il délivre aussi les boissons (vin, eau-de-vie) accordées temporairement aux hommes.

2° *Par les ordinaires* (2). — On désigne sous ce nom la réunion d'hommes de troupe vivant en commun au moyen des prestations individuelles qui leur sont allouées. Les ordinaires doivent se procurer toutes les substances alimentaires qui ne sont pas fournies gratuitement par l'état. Ils fonctionnent sous la haute surveillance du chef de corps (art. 3), qui détermine le mode de gestion, approuve les cahiers de charges, fixe les prix-limites pour les adjudications et ratifie, s'il le juge à propos, les résultats des marchés et des adjudications.

La gestion incombe aux capitaines commandant les unités administratives (compagnie, escadron, batterie ou section) (art. 5); ceux-ci sont pécuniairement responsables. Les chefs de bataillon ou d'escadron surveillent les ordinaires placés sous leurs ordres (art. 4) (comptabilité et exécution).

Une commission dite des ordinaires, nommée par le chef de corps (art. 16), s'occupe exclusivement d'acheter, de recevoir et de distribuer les substances alimentaires et les objets nécessaires (art. 22). Le médecin et le vétérinaire dans les troupes à cheval font, de droit, partie de la commission, mais avec voix consultative seulement.

Les recettes de l'ordinaire se composent :

1° Des primes fixes attribuées pour solder toutes les dépenses de nourriture autres que celles de viandes ;

2° D'une prime de viande calculée actuellement sur le taux de 320 grammes, qui remplace l'ancienne indemnité représentative ;

3° Des primes éventuelles allouées dans des conditions particulières (fatigues exceptionnelles, revues, marches, manœuvres, épidémies, cherté des vivres dans certaines places, fête du 14 Juillet) ;

4° Des versements faits par les hommes qui, ne vivant pas à l'ordinaire, y prennent néanmoins le café. Le montant en est fixé par les chefs de corps ;

5° De la solde des caporaux et des hommes punis de prison ou de cellule, ou absents irrégulièrement le dernier jour du prêt ;

6° Du produit de la vente des issues diverses (os, eaux, graisses, boîtes vides de conserves, etc.);

(1) A l'avenir, ces denrées ne seront plus distribuées à titre réglementaire.

(2) Dernier règlement du 22 avril 1905.

7° De la moitié de la valeur des moins-perçus en pain;

8° Des amendes et retenues encourues par les fournisseurs.

A ces fonds courants, il faut ajouter les ressources provenant des fonds d'économie (boni). L'argent des ordinaires doit être exclusivement consacré à l'achat de nourriture (vivres et liquides); toutefois, une indemnité journalière peut être accordée aux cuisiniers pour récompenser leur zèle (au maximun 0 fr. 50 au cuisinier et 0 fr. 75 au cuisinier-chef).

Toutes les anciennes dépenses (éclairage des chambres, ustensiles et accessoires de propreté; indemnités au perruquier), qui étaient autrefois soldées par les ordinaires, ne doivent plus désormais leur être imputées; elles seront à l'avenir payées par la masse d'habillement et la masse de chauffage, qui sont majorées en conséquence.

En temps de guerre (1). — L'alimentation des armées en campagne est un des problèmes les plus difficiles à résoudre. Il a préoccupé de tout temps le commandement, au point que Vauban disait déjà : « L'art de faire la guerre n'est rien sans l'art de subsister. » Cette sentence n'a jamais été plus juste qu'à notre époque, où les effectifs modernes, la rapidité de la mobilisation et l'étendue de territoire qui sera occupée par les troupes rendent les conditions de plus en plus difficultueuses.

Au cours de la mobilisation, les hommes sont nourris au moyen des *approvisionnements des vingt jours* (art. 2 de l'Instruction spéciale du 15 juin 1900). Ils reçoivent des magasins du service des subsistances, le pain, le sucre, le café et le combustible. — La viande continue à être livrée par le fournisseur ordinaire, qui est lié par une clause spéciale insérée dans son marché. Lorsque les troupes quittent leur garnison pour se concentrer, elles touchent des *vivres de débarquement* (deux jours de pain et de petits vivres : riz ou légumes, sel, sucre, café), qui sont destinés à être consommés à l'arrivée à destination. En cours de route, elles sont nourries dans les stations halte-repas.

Pendant la période des opérations, les corps sont approvisionnés par les *trains régimentaires*. A cet effet, les fourgons à vivres emportent des denrées alimentaires pour deux jours (pain, petits vivres, lard, viande de conserve, potage condensé). — Si, au moment du départ, le pain n'est pas fabriqué, il est remplacé par une quantité correspondante de pain de guerre, approvisionné dès le temps de paix.

La marche des trains régimentaires est réglée de telle façon qu'ils puissent rallier leurs corps suffisamment à temps pour assurer la distribution (art. 32).

Les trains régimentaires doivent toujours avoir leur chargement

(1) Instructions : 1° sur l'alimentation en campagne, 14 juin 1900; 2° dans les centres de mobilisation, 15 juin 1900, n° 94 *bis* de l'édition bleue refondue.

au complet ; ils sont donc ravitaillés aussitôt que possible, afin de reconstituer les approvisionnements consommés. A cet effet, on utilise les ressources locales (art. 19), les apports directs de l'arrière par les voies ferrées ou navigables, si les circonstances le permettent (art. 33), et, à défaut seulement de ces moyens, on recourt aux convois administratifs.

Les convois administratifs, formés de voitures régulières et de voitures de réquisitions, transportent des vivres en quantité suffisante pour alimenter pendant quatre jours l'effectif total du corps d'armée (art. 13). Ils marchent en arrière des colonnes, à des distances variables, suivant qu'on est près ou loin de l'ennemi. Ils s'approvisionnent autant que possible sur place ou sont ravitaillés par le service des étapes.

Afin de pouvoir se passer momentanément des convois, les hommes emportent avec eux des *vivres dits de réserve ou de sac*, qui ne doivent être consommés que sur un ordre du commandement (art. 11). On doit veiller avec soin à ce que ces vivres soient toujours au complet et en bon état de conservation. Ils se composent de pain de guerre, de petits vivres (riz ou légumes secs, sel, sucre et café en tablette), de viande de conserve et de potage condensé. Le potage condensé se consomme en même temps que la viande de conserve.

Comme on le voit, l'armée emporte avec elle dix jours de vivres (deux de débarquement, deux de sac, deux sur les trains régimentaires et quatre sur les convois administratifs).

Chaque corps d'armée est doté d'une boulangerie de campagne (art. 38), qui concourt, avec l'exploitation locale, à l'alimentation et à l'approvisionnement en pain. Les troupes reçoivent de la viande fraîche chaque fois que cela est possible. Les bêtes abattues sont choisies dans les localités traversées, ou fournies par les troupeaux de ravitaillement qui accompagnent les trains régimentaires, ou par le parc de bétail qui marche derrière les convois administratifs. A défaut de viande fraîche, on distribue de la viande de conserve.

En principe, on ne doit recourir aux réserves de vivres (convois) que lorsqu'on ne peut faire autrement ; il faut s'efforcer, tant que les circonstances le permettent, d'utiliser les ressources locales, soit en faisant nourrir les hommes par les habitants (art. 20), ou les communes (art. 21), soit en achetant ou en réquisitionnant (art. 24) (1) les denrées qui leur sont nécessaires. Lorsque l'alimentation est fournie par les habitants ou les communes, la nourriture est demandée par repas. Un repas doit, autant que possible, se composer pour les hommes de troupe de 400 grammes de pain, 100 grammes de viande cuite avec le bouillon, ou en ragoût, un plat de légumes assaisonnés, un quart de litre de vin ou de café ou un demi-litre de

(1) Lois sur les réquisitions (3 juillet 1877 et 5 mars 1890).

bière ou de cidre (art. 3 de l'avis aux communes concernant les prestations à fournir en vertu des lois du 3 juillet 1877 et du 5 mars 1890 et des décrets du 2 août 1877 et du 3 juin 1890).

PRINCIPAUX ALIMENTS DU SOLDAT.

Pain (1).

Le soldat reçoit ordinairement du pain de munition ou de table, du pain de soupe, et extraordinairement, à titre de substitution, du pain biscuité et du pain de guerre. Le pain de munition et le pain biscuité sont fabriqués généralement par les manutentions militaires ou, à défaut de manutention, à l'entreprise, par des fournisseurs civils. Le pain biscuité est utilisé surtout quand il doit être expédié au loin et qu'une conservation de longue durée est nécessaire (manœuvres, campagne). Le pain de soupe est acheté sur place par les ordinaires; la fabrication de pain de guerre est soumise à l'adjudication.

Pain de munition. — Il se prépare avec des farines de blé tendre blutées à 20 p. 100, ou de blé dur blutées à 12 p. 100, ou de blé *miladin* blutées à 16 p. 100 (2).

S'il est bien fabriqué et bien cuit, le pain de munition a l'aspect d'un disque aplati sur une de ses faces et bombé sur l'autre. La croûte supérieure, de couleur marron, est lisse, fine, sans soufflures ni crevasses; l'inférieure est bien formée et présente une teinte jaune brune. Il est sonore à la percussion et paraît léger à la main. Les baisures sont petites, régulières, et ne doivent pas être supérieures à quatre. Les dimensions sont les suivantes :

	Largeur.	Épaisseur.
Pain de 1 500 gr. (2 rations de 750 gr.).....	27 centim.	9cm,5
— de 1 240 gr. (2 rations de 620 gr. lors de la mise en distribution du pain de guerre)	23 —	9 centim.

A la coupe, la mie est d'un blanc jaunâtre uniforme, sans veines colorées, homogène, sèche, élastique, adhérente à la croûte et parsemée de troux inégaux de dimension moyenne. L'odeur est douce et balsamique, la saveur agréable.

L'odeur s'apprécie mieux quand le pain est encore chaud ; la couleur, par contre, est plus nette après ressuage.

Le pain de farine de blé dur est moins développé; sa croûte est

(1) Pour les propriétés générales, les altérations, les falsifications, les moyens d'expertise et les maladies parasitaires ou infectieuses susceptibles d'être transmises, se reporter aux chapitres correspondants du fascicule IV du *Traité d'hygiène* (Hygiène alimentaire).

(2) Service des subsistances militaires, notice n° 6, sur les farines ; vol. XCXII de l'édition refondue.

plus colorée et sa mie, moins bullée, conserve un peu d'humidité; il trempe moins bien dans les liquides.

Comme qualité, le pain du soldat est intermédiaire entre la première et la deuxième qualité du pain bourgeois.

Placé dans de bonnes conditions, il doit se conserver pendant six à huit jours sans s'avarier; au delà de ce temps, il se couvre ordinairement de moisissures dont les plus fréquentes sont le *Penicilium glaucum* et le *Mucor mucedo.*

Pain biscuité. — Ses caractères extérieurs le rapprochent sensiblement du pain de munition : toutefois, il est un peu moins développé, moins bombé ; sa croûte est plus épaisse, plus colorée, et la mie est moins ouverte ; sa durée de conservation est plus longue : dix-huit à vingt jours s'il est fabriqué avec du levain de pâte, beaucoup moins s'il est préparé avec des levures. C'est pourquoi on le fabrique de préférence au précédent, lorsqu'il s'agit de le transporter au loin (manœuvres, campagne), ou de constituer des approvisionnements de réserve. Il doit ces qualités à une moindre proportion d'eau dans la pâte et à une cuisson plus prolongée. Pour favoriser l'action de la chaleur et faciliter l'évaporation, on pratique au moment de l'enfournement deux coupures en croix à la surface convexe du pâton.

Chaque pain biscuité comporte deux rations de 700grammes; après ressuage, on tolère un déficit de 30 grammes par pain, si la fabrication date de moins de six jours, et de 50 grammes si elle remonte à six jours et au delà.

Pain de guerre. — A l'ancien biscuit, on a substitué depuis le 25 novembre 1894 le pain de guerre actuel, qui se prépare avec de la farine de blé tendre, blutée à 30 p. 100 au minimum (c'est indispensable pour éviter le rancissement du produit), et additionnée d'eau, de sel et de levure fraîche. Il se présente sous la forme de galettes pesant 50 grammes, avec une tolérance de 5 grammes en plus ou en moins et mesurant approximativement 7 centimètres de long, $6^{cm},7$ de large et $2^{cm},5$ d'épaisseur.

Ces galettes sont pointillées sur leurs deux faces ou sur la croûte supérieure seulement, par des perforations qui ne doivent pas dépasser 1 millimètre. Les tranches doivent être nettes et pleines, sans fendillement ou crevasses importantes, et les galettes suffisamment résistantes pour supporter, sans se briser, les heurts qui se produisent au cours de l'encaissement, du transport et des opérations de chargement et de déchargement.

La croûte est peu épaisse; la mie blanche et poreuse doit être complètement trempée, après quinze minutes d'immersion dans l'eau bouillante, lorsque les fragments présentent la grosseur d'une noix. La ration est de 550 grammes en temps de paix et de 600 grammes en campagne (12 galettes).

La durée de conservation des approvisionnements en magasin est de douze mois ; pendant ce laps de temps, le fournisseur est responsable des avaries qui peuvent se produire, par suite de défectuosités dans la qualité des denrées employées ou dans la fabrication.

Chaque galette porte sur sa face supérieure le nom de la place ainsi que le numéro du mois et les deux derniers chiffres de l'année de la fabrication.

Le pain de guerre ne se digère pas aussi bien que le pain ordinaire. Il se laisse imprégner lentement par les sucs digestifs ; il est donc irritant pour l'estomac et l'intestin et peut, de ce fait, provoquer de la diarrhée. Aussi convient-il d'en espacer autant que possible les distributions. Il est inférieur comme appétence et digestibilité au pain biscuité. On a cherché un autre type de pain de guerre ; à cet effet, un concours a été organisé en 1903, mais il n'a pas donné de résultats satisfaisants. La question reste donc à l'étude.

Le pain de conserve utilisé par les diverses nations européennes présente les caractères généraux suivants (1) :

Allemagne. — Galettes rectangulaires percées de deux trous à jour, pesant 2gr,3 et mesurant 3cm,7 de long sur 2 de large et 7 millimètres d'épaisseur. Les unes renferment des grains de cumin incorporés dans la pâte ; les autres paraissent préparées avec de la farine, de l'eau, du sucre et des œufs, ce qui les rend plus azotées et plus sucrées, mais moins résistantes ; elles sont analogues à des gâteaux secs.

Autriche-Hongrie. — Galettes moulées de 150 grammes, composées de trois petites galettes soudées, faciles à séparer et percées de douze trous à jour.

Croûte d'aspect vernissé, résistante ; grains de cumin mélangés à la mie.

Belgique. — Galettes de 150 grammes (15 centimètres de long sur 10 de large et 1cm,5 d'épaisseur), percées de quarante trous ; elles sont peu résistantes et rancissent rapidement.

Elles semblent préparées avec de la farine, des œufs et du sucre.

Italie. — Galettes carrées (15 centimètres de côté sur 2 d'épaisseur) rappelant notre ancien biscuit.

Russie. — Petits morceaux de pain ordinaire desséchés au four (Soukhari), qu'on mange après les avoir trempés dans du thé.

Suisse. — Tranches de pain frais desséchées au four (9 centimètres de côté sur 2 d'épaisseur) et renfermées cinq par cinq dans des boîtes de papier-carton.

(1) BALLAND, Les pains de conserve dans les différentes armées. *Caducée*, 18 janvier 1902. — BALLAND, Les aliments, Paris, 1906, 1 vol. in-8.

Viande (1).

VIANDE FRAICHE. — ***En temps de paix***. — La viande distribuée aux troupes provient généralement de bovidés (bœufs et vaches). La proportion de vaches doit être calculée d'après les quantités d'animaux qui entrent dans la consommation générale de la localité (renseignements recueillis auprès du service de l'octroi). Le taureau ne mérite pas d'être proscrit systématiquement ; lorsqu'il est jeune (deux à trois ans), bien en chair, il peut être admis pour des besoins immédiats.

Le veau, le mouton, le porc servent à varier l'alimentation carnée. Sont formellement exclus de la consommation : le bélier, le bouc, la chèvre, le verrat et le porc monorchide ou cryptorchide.

Les animaux doivent être d'origine française, parfaitement sains, bien en chair et convenablement gras ; ils doivent satisfaire aux conditions d'âge suivantes : pour le bœuf et la vache, avoir plus de trois ans et moins de six ; le taureau, plus de deux ans et moins de trois ; le porc entre dix et vingt mois. On s'inquiète généralement peu de l'âge des porcs, car l'intérêt des éleveurs est de les tuer au moment favorable, c'est-à-dire vers un an. La préférence doit aller aux animaux d'âge moyen.

La proportion d'os ne doit pas dépasser le cinquième du poids total, et le rendement en viande bouillie et désossée doit être au moins de 46 p. 100 du poids de viande crue.

Suivant les circonstances, les animaux sont livrés sur pieds, en quartiers ou en morceaux débités.

Dans le premier cas, les bêtes sont examinées avant et après l'abatage par un vétérinaire, ou, à défaut, par un médecin militaire de la garnison. La bête abattue est séparée en deux, sauf au niveau de la tête, où la peau doit encore tenir, afin de permettre la vérification de l'identité de l'animal. Les organes doivent être adhérents ; l'enlèvement des viscères ou des séreuses sera donc une cause de suspicion et pourra motiver le refus.

Après visite, la viande est estampillée et le résultat consigné sur un registre *ad hoc*.

Lorsque la fourniture se fait par quartiers ou morceaux débités, la viande est livrée à la caserne à une heure déterminée, une ou deux fois par jour, suivant la saison, et déposée dans un local spécial dit boucherie, où elle est examinée soit par le médecin ou le vétérinaire, soit par un autre membre de la commission des ordinaires. Si cet officier, après inspection, conserve des doutes sur la qualité de

(1) Règlement sur la gestion des ordinaires (2 avril 1905). — Service des subsistances, vol. XCXIII de l'édition refondue. — Instruction du 18 mars 1901 sur l'alimentation et le ravitaillement en viande des troupes de campagne.

la viande, il en rend compte immédiatement au chef de corps, qui convoque le médecin, et le vétérinaire dans les troupes à cheval.

Si la fourniture est assez importante pour comprendre plusieurs quartiers, il faut exiger du fournisseur qu'il livre autant de quartiers de derrière que de quartiers de devant. Seront exclues de la livraison les parties suivantes : pour les bovidés : la tête à l'exception des bajoues, la fressure (rate, foie, poumon), les mamelles de la vache, les masses de suif, qu'il ne faut pas confondre avec la graisse de couverture, l'extrémité des membres, qui seront coupés à 10 centimètres au-dessus des articulations du genou et du jarret ; —pour les moutons : le cœur et le foie ; les mamelles des brebis. Les membres du mouton et des veaux seront sciés à 5 centimètres au-dessus des articulations du genou et du jarret. Par contre, dans les livraisons par quartier, le fournisseur conserve le bénéfice du filet, de l'aloyau, de la langue, des rognons et du ris.

Aucun quartier ou morceau débité ne peut être admis dans les cuisines sans avoir été inspecté au préalable dans la boucherie du corps.

Les officiers qui procèdent aux distributions entre les diverses parties prenantes vérifient l'estampille et s'assurent que la viande n'a subi aucune avarie depuis l'expertise de la réception, qui ne doit pas remonter à plus de deux jours en été et de trois en hiver. Après quoi, il faut alors procéder au découpage à l'aide de la scie et du couteau. Ces officiers surveillent la distribution jusqu'à la fin, en s'efforçant de répartir avec impartialité, et à tour de rôle, les morceaux les meilleurs et les moins bons.

La modicité des ressources affectées spécialement à l'achat de la viande rend cette fourniture difficile. En principe, pour la passation de ses marchés, l'armée doit faire appel à la concurrence.

L'*adjudication* est un procédé simple et commode ; malheureusement, pour ne pas dépasser le prix de sa soumission, l'adjudicataire s'efforce de livrer non seulement des viandes inférieures, mais encore de mauvaise qualité. En ce qui concerne la viande, l'expérience n'est pas favorable à ce mode d'approvisionnement ; certains bouchers soumissionnent à des prix réellement trop bas, avec lesquels il est matériellement impossible de pouvoir fournir de la viande convenable. Il semble donc que, dans les adjudications de l'État, on devrait non seulement établir des prix limites supérieurs, mais encore des prix limites inférieurs, basés sur la mercuriale de la localité ou de la région, et au-dessous desquels les soumissions ne seraient pas recevables. Il est inadmissible de déclarer adjudicataire un individu qui s'engage à livrer des denrées de bonne qualité pour un prix consenti qui est irréalisable.

Le *marché de gré à gré* est le mode généralement employé par les ordinaires. Il est admis, en principe, que la viande distribuée au soldat doit être de deuxième qualité. Il serait préférable de demander aux bouchers, de réserver à la troupe les morceaux de deuxième et troisième catégories, mais provenant de bête de première qualité, morceaux qui sont ordinairement de vente difficile. Cet arrangement n'est possible que dans les grandes villes, où la clientèle est importante. Quoi qu'il en soit, la fourniture de gré à gré a donné lieu aussi à bien des mécomptes.

C'est pourquoi on a préconisé, à diverses reprises, la création de *boucheries militaires*, comme en Allemagne. S'inspirant de celles qui fonctionnent à Metz et à Strasbourg depuis 1883, on en a organisé à Verdun en 1887 et à Toul en 1890, où elles ont donné des résultats très satisfaisants.

Ce serait une erreur de croire que l'installation d'une boucherie militaire ne peut réussir que dans les villes où la garnison est importante ; des essais tentés à Romans, au 75e régiment d'infanterie (1), témoignent du contraire.

En temps de guerre et en manœuvres. — Les officiers d'approvisionnement (ou le service de l'Intendance suivant le cas) doivent exploiter autant que possible les ressources locales. Les corps sont dotés des outils nécessaires pour procéder eux-mêmes à l'abatage des animaux. Ceux-ci sont achetés ou, si ce n'est pas possible, réquisitionnés. S'il n'existe pas de bétail dans la zone du cantonnement, les corps sont alimentés au moyen du troupeau de ravitaillement (2) qui suit l'armée.

L'administration livre alors les animaux sur pieds ou la viande en quartiers.

En principe, la viande est distribuée douze heures au moins et vingt-quatre heures au plus après l'abat. Si ce laps de temps n'est pas écoulé, il faut majorer le poids de 3 p. 100, valeur de la perte subie du fait du refroidissement.

En cas de nécessité, on n'hésitera pas à recourir à la viande de cheval, qui a rendu autrefois de signalés services. L'animal abattu sera examiné par un vétérinaire.

VIANDE CONSERVÉE. — En campagne, les troupes reçoivent de la viande fraîche chaque fois qu'il est possible ; à défaut de viande fraîche, on leur délivre de la viande conservée.

Les conserves de viande sont préparées uniquement en vue de la guerre ; les distributions faites en temps de paix sont motivées par la nécessité de renouveler les approvisionnements arrivés au terme de leur durée de conservation.

(1) Larrieu, *Arch. de méd. et de pharm. milit.*, juin 1902, p. 492.

(2) Un troupeau de ravitaillement est affecté à chacune des grandes fractions du corps d'armée. Il correspond pour l'effectif à desservir à deux jours de viande, calculés en prenant pour base la ration forte de 500 grammes et un rendement de 50 p. 100.

Les modes de préparation adoptés en France sont :
a) Les conserves en boîtes ;
b) La viande congelée ;
c) La viande demi-salée ;
d) La viande salée (salaison).

Conserves en boîte. — *Bœuf bouilli.* — Le type réglementaire le plus usuel est la conserve de bœuf bouilli, préparée selon le procédé Chevallier-Appert (stérilisation à l'autoclave, 1851). Les conserves sont fabriquées par l'industrie civile à la suite d'adjudications. Pour s'assurer de la qualité des produits, il est stipulé dans le cahier des charges qu'un vétérinaire militaire doit procéder, d'une part, à l'expertise des animaux sur pieds ; d'autre part, à l'examen de la viande après abat, et qu'un officier d'administration du service des subsistances surveillera tous les détails de la fabrication.

Ces deux officiers sont détachés en permanence à l'usine, pendant toute la durée des opérations ; le travail de nuit est interdit.

En plus de cette surveillance locale, le ministre prescrit des visites inopinées, effectuées par des délégués techniques. Enfin les livraisons ne sont définitivement acceptées qu'après que la commission de réception (officier supérieur, président, médecin, pharmacien, deux membres civils compétents) s'est assurée par le contrôle :

1° Que l'étamage des boîtes, les soudures intérieures et même les soudures extérieures, qui peuvent arriver au contact du contenu, sont faites à l'étain fin (1) ;

2° Que le bouillon fournit à l'analyse chimique les résultats suivants :

Extrait sec à 101-103°	12 grammes	p. 100.
Matières minérales	1gr,30	—
Principes solubles dans l'alcool à 80°	5 grammes	—

3° Que la viande est suffisamment parée ; qu'il n'existe pas de pelotes graisseuses, de tendons, d'os ; que le bouillon est pris, à la température de 16°, en une gelée limpide, ambrée, consistante ; enfin que la stérilisation (2) est complète, c'est-à-dire que les boîtes laissées à l'étuve à 37°, pendant plusieurs jours, ne se déforment pas sous la pression des gaz produits par le développement des microorganismes anaérobies. Le fournisseur est responsable durant dix-huit mois des altérations pouvant provenir d'un vice de fabrication ou d'un accident.

D'après Girard (3), l'expertise chimique du bouillon est insuffi-

(1) A l'analyse, l'étain fin doit donner : étain pur, 98 p. 100 au minimum ; impuretés (fer, cuivre, plomb), 2 p. 100, dont 0,6 de plomb au maximum.

(2) Pour l'expertise des conserves, voir fascicule IV du *Traité d'hygiène* (Hygiène alimentaire, p. 115-116).

(3) Girard, *Arch. de méd. et de pharm. milit.*, décembre 1902, p. 485.

santé, car une solution gélatineuse quelconque peut très bien satisfaire aux exigences du cahier des charges; il serait donc préférable de faire porter l'analyse sur la viande elle-même. L'objection a sa valeur, mais il ne faut pas perdre de vue que tous les détails de la fabrication (blanchiment de la viande, refroidissement et parage des morceaux, dégraissage, clarification et concentration du bouillon, emplissage des boîtes et stérilisation) se font en présence de deux membres militaires, chargés d'exercer la surveillance et de s'assurer que la conserve est bien, comme l'exige le cahier des charges, le produit intégral de la cuisson de la viande fraîche employée à sa fabrication (sauf les os, tendons, pelotes graisseuses, écume et une certaine quantité d'eau perdue par évaporation). Elle ne contient ni sel, ni assaisonnement.

Le poids net de la conserve est de 1 kilogramme, dont 800 grammes de viande et 200 grammes de bouillon et de graisse libre (celle-ci ne doit pas dépasser 60 grammes). On admet une tolérance de 25 grammes par boîte; un excédent de viande peut compenser poids pour poids un manquant de bouillon et de graisse, mais le remplacement inverse n'est pas admis.

La viande doit être cuite à point, sans exagération; on doit pouvoir séparer les morceaux sans les déchiqueter. Il importe que la répartition des bas morceaux soit faite avec soin, pour égaliser, autant que faire se peut, la valeur des boîtes.

L'enveloppe est en fer-blanc résistant, de la forme dite « Rognon », c'est-à-dire qu'elle présente un méplat sur un de ses côtés, tandis que l'autre est convexe. Cette forme facilite le port de la boîte sur le sac du soldat. Un passant mobile, en fil de fer galvanisé recuit, est fixé vers le milieu de la hauteur de la face convexe et sert à recevoir la courroie d'attache.

Le poids de la boîte vide est en moyenne de 225 à 230 grammes. La ration de viande de conserve est de 200 grammes par homme; une boite correspond à quatre rations.

En Allemagne, les boîtes de conserves de viande pèsent 320 grammes et contiennent la quantité nécessaire pour un jour.

En Italie, elles sont de 220 grammes, et chaque soldat en reçoit deux.

En France, la durée de conservation des approvisionnements constitués dès le temps de paix est de trois ans. Sur un des couvercles, une inscription estampée indique la nature de la denrée, le lieu de fabrication, le nom du fabricant, le poids net de la boîte, le numéro du mois et les deux derniers chiffres de l'année de fabrication.

Pour les protéger contre la rouille, on enduit les boîtes d'une couche de peinture inoffensive, bien adhérente et très siccative.

Le bœuf bouilli de conserve peut être apprêté de diverses manières: on peut le consommer froid, en nature, à la vinaigrette avec des pommes de terre, en salade. Chaud, il sert à préparer un consommé, un ragoût, un hachis, des boulettes; on peut encore le manger en miroton, au gratin, etc... Ce qu'il faut par-dessus tout recommander aux cuisiniers, c'est de ne pas ouvrir les boites trop longtemps à l'avance, car, par un temps chaud, leur contenu peut s'altérer rapidement et donner lieu à des accidents. En temps de paix, ces inconvénients sont moins à redouter, puisque l'ouverture des boîtes doit être faite une heure seulement avant le repas, dans un local attenant aux cuisines et en présence de l'officier de semaine et du médecin.

Conserves de saucisses salées. — Comme conserves de viande en boîtes, il faut signaler encore les saucisses salées, désignées communément dans l'armée sous le nom de saucisses Boissonnet, du nom du premier adjudicataire. Le poids net de la conserve est de 250 grammes. Chaque boîte contient deux saucisses de 100 grammes et 50 grammes de saindoux.

Le hachis qui entre dans la préparation des saucisses est formé de deux cinquièmes de gras et de trois cinquièmes au moins de chair musculaire, provenant pour une partie de viande de bœuf, vache ou mouton et, pour les deux autres parties, de viande de porc. La portion de conserve de saucisse est de 25 grammes. Une boîte peut donc servir à préparer rapidement un plat pour dix hommes. Cette conserve est très appréciée des soldats, à cause de son odeur et de sa saveur engageantes après cuisson. Toutefois, comme on a souvent tendance à utiliser pour la charcuterie des viandes plus ou moins « avancées », il importe que l'expertise bactériologique pratiquée lors de la réception soit faite avec soin. Si des frottis colorés décèlent la présence d'un grand nombre de germes, alors que les cultures restent stériles, on peut penser que la conserve a été confectionnée avec de la viande altérée ou qu'elle a été préparée sans soins.

La durée de conservation dans les approvisionnements du temps de paix est généralement de deux ans. Les saucisses salées sont considérées comme un potage condensé. Il est recommandé de les utiliser sous forme de bouillon ou de ragoût, en les associant à du riz, des légumes ou des pâtes alimentaires.

Viandes conservées par le froid (1). — Il importe d'établir une distinction entre les viandes simplement frigorifiées, c'est-à-dire ayant été soumises à une température basse oscillant entre + 3 et — 4°, et les viandes congelées à cœur, à — 20 ou — 25°. Les premières constituent des conserves à court terme (jusqu'à vingt jours, température + 3° à — 3°) ou à moyen terme, jusqu'à soixante jours (température, — 4°). Les secondes, au contraire, sont susceptibles d'être

(1) Pour les détails, consulter le fascicule IV du *Traité d'hygiène* (Hygiène alimentaire, p. 60 à 66).

gardées pendant un temps illimité ; en pratique, leur durée de conservation est supérieure à six mois.

Les viandes frigorifiées pourraient être utilisées en temps de paix pour régulariser les cours du marché et fournir aux ordinaires de la viande à un prix de revient abordable (1) ; en temps de guerre, elles serviront à réduire, dès le début des hostilités, les troupeaux dans les camps retranchés.

Des viandes congelées on est en droit d'espérer les meilleurs résultats. Leur conservation indéfinie les rend précieuses pour les villes assiégées : elle permet de supprimer les parcs à bestiaux et, sans tenir compte des pertes provenant des épizooties ou du rendement inférieur par suite des mauvaises conditions de stabulation, elle réalise sur les frais d'entretien du bétail une économie de 8 p. 100 (expériences de Verdun, Talayrach, 1897-98).

Le ravitaillement des troupes en marche se trouve facilité, car la viande congelée peut subir, sans s'altérer, un transport de quatre à six jours, après la sortie des chambres de conservation. Voici, d'ailleurs, la teneur des conclusions formulées à la suite de plusieurs expériences, par la commission spéciale d'étude (2), instituée en 1889.

La viande congelée peut supporter un transport en chemin de fer de quatre jours et plus, même par une température élevée. Le transport en voiture, surtout avec celles de réquisition, est en général plus désavantageux que le transport en wagon ; toutefois on peut encore véhiculer la viande sans inconvénient, pendant un temps variable (de quatre à huit jours), si l'on a soin de l'envelopper d'une cotonnade serrée et de l'expédier en vrac, au milieu d'une bonne couche de poudre de tourbe. La durée du transport sera augmentée, si l'on peut, au cours du voyage, replacer la viande dans des chambres froides. Enfin on pourrait encore utiliser des wagons frigorifiques (3), analogues à ceux que le commerce emploie pour ses expéditions à l'étranger.

La viande congelée est un aliment sain, nutritif, digestible, présentant sensiblement les mêmes qualités que la viande fraîche (A. Gautier, Pouchet, Villain), et pouvant, comme elle, servir à la préparation d'aliments variés aussi appétissants et aussi savoureux, à la condition de suivre les quelques recommandations culinaires suivantes :

Le pot-au-feu exige une cuisson d'au moins trois heures, sans quoi le bouillon est bon, mais la viande reste dure et coriace. Pour les ragoûts et les daubes, il est préférable de faire « revenir »

(1) H. Viry, Utilisation de la viande congelée pour l'alimentation du soldat. Thèse de Lyon, 1898.

(2) *Revue de l'intendance*, 1891, p. 755.

(3) Lambert, Note sur le ravitaillement des places fortes. Le Havre, 1890, p. 9. — H. Viry, *Loc. cit.*

au préalable les morceaux dans la graisse. Les rôtis devront être « saisis »; les petits morceaux de viande gagnent à ne pas être décongelés avant cuisson. En effet, la décongélation donne lieu à un écoulement de sérosité : cette particularité fait perdre à la viande rôtie un peu de sa sapidité, mais elle « corse » les sauces et les rend plus savoureuses.

En distribuant aux troupes de la viande congelée, on a la certitude de leur donner de la viande de bonne qualité, car les animaux ont été examinés sur pieds et abattus dans des conditions favorables. Ces avantages sont appréciables, comparés aux inconvénients résultant de la mise en consommation de viande chaude, non rassise, provenant de bêtes fatiguées, souvent fiévreuses, épuisées par la marche et le manque de stabulation, comme cela se voit souvent dans les troupeaux qui suivent l'armée. Avec la viande congelée, le ravitaillement est plus facile. Un wagon ordinaire transporte 9 bœufs vivants; si l'on estime à 180 kilogrammes de viande nette le rendement de chaque animal, on a par wagon 1 620 kilogrammes ou 3 240 rations de 500 grammes. Le même wagon pourra recevoir 8 000 kilogrammes de viande congelée, soit 16 000 rations, ce qui est plus économique au point de vue du transport.

Quoi qu'il en soit, malgré tous ces avantages, il ne faut pas perdre de vue que la viande congelée n'est après tout qu'une viande de conserve, qui pourra rendre de signalés services à certains moments, mais à laquelle il faudra pourtant préférer la viande fraîche, chaque fois qu'on pourra s'en procurer dans de bonnes conditions.

D'ailleurs, pour congeler la viande, il faut des usines spéciales; or il n'existe actuellement que deux usines frigorifiques militaires (Billancourt et Verdun); d'autres ont été prévues à Belfort et à Épinal (1). L'Allemagne en possède à Metz, Strasbourg, Berlin, Francfort, Mayence, Coblentz, Spandau, Hambourg, Thorn. En France, quelques villes (Paris, abattoirs de la Villette ; Lyon, Dijon) ont fait construire des chambres frigorifiques qui serviraient en temps de guerre; mais leur nombre est encore trop restreint, et il serait à souhaiter de le voir s'accroître.

Bœuf demi-salé (2).—Sa préparation exige de minutieuses précautions de propreté, voisines de l'asepsie. Elle ne pourra donc se faire, en temps de guerre, que dans les stations-magasins, où un aménagement spécial est prévu. L'animal n'est abattu qu'après avoir été mis en stabulation pendant deux jours et avoir subi une diète de douze à vingt-quatre heures. De l'acide carbonique est insufflé sous la peau pour faciliter le dépouillement, et dans l'épaisseur des quartiers de viande, lorsqu'ils sont détachés.

(1) *Avenir militaire,* 29 septembre 1893.

(2) Notice sur la préparation, le transport et l'emploi du bœuf demi-salé, 21 août 1901. *B. O. P. R.*, p. 730.

Les quartiers sont ensuite dépecés en morceaux de 5 à 7 kilogrammes, qui sont aussitôt frottés avec une mixture saline dont la composition est confidentielle. Le frottage doit être exécuté avec soin, car c'est de lui que dépend la conservation de la viande.

Après frottage, les morceaux sont placés dans des sacs en fibres de coco, imprégnés de saumure. Chaque sac reçoit de 30 à 35 kilogrammes de viande.

Ainsi traitée, la viande perd une certaine quantité d'eau (environ 11 p. 100), ce qui diminue d'autant son poids; aussi le taux de la ration est-il un peu différent de celui de la viande fraîche. On distribue :

280 gr.	de bœuf demi-salé	au lieu de	300 gr.	de viande fraîche.
370	—	—	400	—
460	—	—	500	—

Après six à sept jours de conservation, son aspect est celui de la viande rassise; mais sa coloration s'avive à l'air et prend une belle teinte rouge. Le bœuf demi-salé constitue une conserve à court terme (huit à dix jours), destinée surtout à ravitailler les colonnes en marche. Pendant les opérations de chargement et de déchargement, les sacs doivent être manipulés avec quelques précautions, pour éviter des heurts préjudiciables au bon aspect de la viande. Au moment de l'expédition et de la mise en consommation, tous les morceaux doivent être examinés avec soin pour s'assurer qu'aucun d'eux n'a subi d'altération (odeur de relent).

Il est nécessaire d'enlever tout le sel de frottage avant de faire cuire la viande. A cet effet, on brosse ou on gratte les morceaux, puis on les lave dans l'eau courante ou sous un filet d'eau; après quoi on les fait tremper pendant un quart d'heure (s'ils doivent servir à confectionner un ragoût ou de la soupe) ou une demi-heure (rôtis), afin d'achever le dessalage.

Il sera prudent de goûter, avant d'ajouter à nouveau du sel au cours de la cuisson.

Salaisons. — Les approvisionnements constitués dès le temps de paix ne comportent normalement que des salaisons de porc, notamment de lard. Ces conserves font partie des vivres que les régiments doivent emporter dans leurs convois, au moment de la mobilisation.

Les mesures à prendre à cette occasion sont spécifiées dans une circulaire du 22 avril 1905 (1).

Pour être de bonne qualité, une salaison doit avoir une odeur fraîche, une consistance ferme et un goût agréable. La coloration de la chair, vive à l'extérieur, est rosée à l'intérieur; la graisse reste blanche, la saumure est incolore, à peine teintée, et forme dans

(1) Administration des ordinaires, p. 100.

les parties déclives du récipient un dépôt cristallin abondant. Au contraire, si la préparation est mal faite ou a subi un commencement d'altération, la viande présente une teinte livide, une odeur forte (rance), la graisse est jaunâtre. Pour rechercher les traces d'avarie, on se sert généralement d'une petite tige aplatie, en ivoire, os, métal ou bois dur, qu'on enfonce dans l'épaisseur du morceau, de préférence le long des os, et qu'on retire après quelques instants pour la sentir. Toutefois il est certaines altérations superficielles qui ne rendent pas la viande impropre à la consommation; telles sont : la couleur grise de la chair provoquée par un excès d'échaudage, la couche limoneuse provenant des particules terreuses contenues dans le sel de l'océan et la coloration jaune de la graisse, quand le goût de rance est peu prononcé.

La durée de conservation des salaisons est de deux ans au minimum. Avant d'être soumises à la cuisson, elles doivent être dessalées avec soin. A moins de nécessité particulière, elles ne seront consommées qu'au repas du matin.

Petits vivres.

Sous ce nom, on désigne les légumes, le riz, le sel, le sucre, le café. En temps de paix, les ordinaires les achètent dans le commerce ou les reçoivent parfois à titre remboursable du service des subsistances, quand il convient de renouveler les approvisionnements constitués en vue de la mobilisation. Leur étude ne présente alors rien de particulier. Pour le temps de guerre, au contraire, on a cherché à réduire leur volume de façon à rendre leur transport plus facile, en confectionnant des rations condensées, comprimées, simples ou complexes et entourées d'un papier parcheminé ou placées dans des boîtes métalliques.

Telles sont les rations de sel, de café et de sucre, de farine de légumineuses. Cette dernière préparation présente l'avantage appréciable de permettre, en quelques minutes, l'apprêt d'une soupe ou d'une purée. Il suffit d'écraser la briquette de manière à la réduire en poudre et de la mélanger à de l'eau froide, qu'on porte ensuite à l'ébullition. Pour simplifier encore les manipulations, on a associé à la poudre de légumineuses de la graisse et des condiments. Comme types de ces conserves complexes, on peut citer le potage Guibourgé ou Bretonnière (boîtes de 240 grammes), le potage Péronne, le potage aux haricots (1) (boîtes de 200 grammes), qui sont en usage dans l'armée française.

(1) La composition du potage aux haricots est la suivante (p. 1 000) :

Farine de haricots	0,540	Oignons épluchés et cuits	0,010
Graisse, premier jus	0,070	Poivre	0,003
Gras de porc	0,175	Maigre de porc haché	0,150
Sel	0,052		

Pour les mêmes raisons, les armées étrangères ont adopté des préparations analogues. Déjà, au cours de la guerre de 1870-71, les Allemands avaient eu recours à l'*Erbswurst*, saucisson aux pois, qui peut être considéré comme la première tentative de ce genre. Les bénéfices qu'ils en ont retirés ont été tels qu'une gratification de 112500 francs (30000 thalers) fut attribuée à son inventeur à la fin des opérations.

La valeur nutritive attribuée actuellement au sucre et les bons résultats qui ont été déjà observés dans l'armée (1) laissent entrevoir le rôle que cet hydrocarbone pourra jouer en temps de guerre dans l'alimentation des troupes.

HABILLEMENT.

Considérations générales. — L'habillement du soldat doit répondre à la fois aux exigences de la vie militaire et à celles de l'hygiène.

Indications militaires. — Depuis que le service armé est obligatoire pour tous les jeunes gens valides, on n'a plus besoin d'escompter le prestige de l'uniforme pour recruter des militaires. De même, les modifications apportées à la tactique moderne ont rendu inutiles les superbes panaches et les tenues martiales, qui en imposaient jadis aux adversaires dans les combats corps à corps ou à courtes distances. L'uniforme désormais doit être simple. Avec les armes actuelles, il importe aujourd'hui par-dessus tout de se défiler le plus possible des vues de l'ennemi. Le soldat s'avance en rampant ou en courant d'un abri à un autre, par bonds rapides ; il se dissimule donc de son mieux et ne doit point, par conséquent, être vêtu de tissus aux couleurs voyantes, perceptibles à de grandes distances, décelant ainsi sa présence et pouvant en quelque sorte servir de cibles à l'ennemi.

Le principe de l'invisibilité est admis comme une règle fondamentale, aussi bien pour la défensive que pour l'offensive [général de Négrier (1901)].

Des expériences faites par J. Gérard et Devismes, il ressort que le blanc est la couleur qui se voit le mieux aux grandes distances, puis dans l'ordre décroissant viennent le bleu clair et le rouge ; les moins visibles sont le gris et le brun. De là, l'indication de supprimer de l'uniforme du soldat toutes les premières teintes pour n'adopter que les dernières. Les Autrichiens ont renoncé à la tunique blanche après la guerre d'Italie. La campagne du Transvaal a montré aux Anglais la nécessité d'abandonner la tunique rouge ; il convient donc de supprimer aussi dans notre armée le pantalon

(1) Voir fascicule IV du *Traité d'hygiène*. « Hygiène alimentaire », p. 47.

garance, le dolman des hussards, le képi rouge, le couvre-nuque blanc et tout ce qui brille (casque en acier poli, bouton métallique...). Dans les dernières expéditions coloniales, le soldat français a reçu des vêtements de teinte cachou ou kaki, se rapprochant par conséquent de la couleur du sol, afin de lui permettre de se dissimuler plus aisément. Les mêmes précautions s'imposent non moins impérieuses en vue des guerres continentales de l'avenir.

Quoi qu'il en soit, d'aucuns prétendent que la visibilité des uniformes n'a pas l'importance qu'on lui accorde généralement, et qu'en pratique il est difficile de distinguer un soldat d'un autre, à quelques centaines de mètres. Il ne faut pas oublier qu'on choisit généralement comme éclaireurs des hommes dont la vue est excellente et que les officiers en campagne sont pourvus de jumelles, ce qui leur permet de distinguer plus nettement, de mieux apprécier les distances et de régler le tir des artilleurs ou des fantassins.

L'organisation des armées modernes nécessite, dès le temps de paix, la constitution et l'entretien de grands approvisionnements de vêtements, destinés à habiller en quelques jours les réservistes et les territoriaux au moment de la mobilisation. Afin d'éviter des complications insurmontables, les vêtements doivent être peu variés et assez amples pour s'ajuster facilement et laisser toute liberté aux mouvements.

Simple, non voyant, commode et peu coûteux, telles sont les qualités que doit, au point de vue militaire, présenter l'uniforme du soldat.

S'inspirant de ces principes, une commission spéciale (président, général Gillain) avait proposé (1903), pour toutes les armes, une tenue identique, sans aucun ornement en métal brillant, composée d'un pantalon ou d'une culotte, d'une vareuse en laine gros bleu comme celle en usage dans les troupes coloniales, avec des boutons en corozo noir, et d'un large chapeau en feutre mou (chapeau boer), relevé sur le côté par une cocarde nationale. Les essais tentés à Paris ne semblent pas avoir donné des résultats favorables à la nouvelle coiffure.

Les Allemands ont expérimenté l'année dernière (1905), au 145e d'infanterie, une nouvelle tenue (tunique ample et flottante, de couleur gris clair, qui, moins décorative à la parade, paraît excellente pour la guerre (de Mazières).

Comme on le voit, les diverses nations se préoccupent de cette question.

Indications hygiéniques. — Suivant les vicissitudes atmosphériques, le civil peut à son gré modifier ses vêtements et prendre les précautions qui lui paraissent les meilleures. Le militaire n'a pas le choix ; il reçoit une tenue qui lui est imposée ; il doit, de plus, marcher en toutes saisons, par tous les temps ; il faut donc que ses vêtements soient assez bien compris pour le protéger suffisamment contre les intempéries et ne pas compromettre sa santé.

Interposés comme un écran entre le corps et l'atmosphère, ils doivent : 1° parer aux écarts de température extérieure ; 2° permettre la régularisation de la température du corps lorsque sa chaleur augmente, en évitant tout refroidissement brusque ; 3° être imperméables à l'eau tout en restant perméables à l'air. Il importe, en effet, de ne pas entraver l'évaporation cutanée, tout en empêchant l'homme d'être mouillé et refroidi par la pluie. De plus, en se laissant imprégner par l'eau, les vêtements augmentent de poids, ce qui alourdit encore la charge du fantassin, déjà considérable, comme nous le verrons en étudiant l'équipement. Cette surcharge est à envisager, puisqu'elle peut atteindre 3^{kg},700 pour le pantalon, la veste et la capote.

Dans le choix des matières premières, on a été guidé par les propriétés physiques des divers tissus (pouvoir conducteur, absorbant, émissif, hygroscopique...), et l'on a adopté le coton pour le linge de corps et la laine pour les effets proprement dits.

Indépendamment des tissus eux-mêmes, il faut encore tenir compte des couches d'air qui se trouvent interposées entre la peau et les vêtements. Au contact du corps, cet air s'échauffe et tend à s'échapper au dehors, en produisant un courant ascendant. Il sera bon de favoriser cette circulation en été, pendant la saison chaude (cou nu des zouaves, des tirailleurs), et de la restreindre au contraire par les temps froids, en serrant les vêtements au niveau du cou, des poignets et des chevilles.

Linge de corps. — Le soldat français reçoit trois chemises de couleur (1), faites en flanelle de coton (mi-partie laine, mi-partie coton), et deux caleçons en toile de cretonne de coton. Ces tissus sont préférables à la toile, car ils absorbent mieux la sueur et la laissent évaporer plus lentement, mettant ainsi ceux qui les portent à l'abri d'un brusque refroidissement. Certains hygiénistes (Hiller) préfèrent la flanelle ; elle a pourtant contre elle son prix de revient élevé ; de plus, elle se rétrécit au lavage, durcit et se feutre souvent, devenant ainsi une cause d'irritation pour l'épiderme.

En France, les chaussettes ne sont pas réglementaires ; c'est regrettable. Elles sont indispensables surtout en campagne, pendant les saisons froides et pluvieuses, pour protéger les extrémités contre le refroidissement, les engelures et la congélation ; elles atténuent la pollution intérieure des chaussures ; leur besoin est si marqué que la plupart des soldats s'en procurent à leurs frais.

On donne encore à chaque homme deux mouchoirs de poche et deux serviettes de toilette.

(1) *Journal militaire*, 2e semestre, 1888, p. 961.

En garnison, le blanchissage des chemises et des caleçons seulement se fait à l'entreprise ; ces effets doivent être lessivés. Le nettoyage des mouchoirs et des serviettes incombe au soldat lui-même.

Chaque caserne est pourvue d'un lavoir plus ou moins bien installé, mais ce qui manque ordinairement, ce sont les séchoirs couverts et fermés, permettant à l'homme d'y laisser son linge jusqu'à complète dessiccation, sans crainte de ne plus le retrouver. Leur absence est d'autant plus fâcheuse que le règlement interdit avec juste raison le séchage du linge dans les chambrées. Pour procéder au lavage de son linge, l'homme dispose de savon, de brosse et d'eau froide. Ce n'est pas suffisant, il lui faudrait de l'eau chaude, ou encore mieux une solution alcaline chaude (lessive), qui seule peut permettre un nettoyage convenable. Des essais de buanderie militaire ont été tentés dans quelques garnisons dès 1888. Cette pratique est courante en Allemagne ; on ne saurait donc trop la recommander en France, mais à la condition que la buanderie procède non seulement au blanchissage des chemises et des caleçons, mais encore à celui des mouchoirs et des serviettes, susceptibles de recéler des germes dangereux, qu'un simple savonnage à l'eau froide est incapable de faire disparaître.

En manœuvre et en campagne, le soldat doit nettoyer tout son linge. Éviter la promiscuité dans les lavoirs publics et par suite la contagion, rincer dans une eau courante les objets frottés et savonnés, telles sont les recommandations qu'il convient alors de lui faire.

Vêtements confectionnés. — Ils se ramènent à deux types : la tenue du fantassin et celle du cavalier.

Chaque homme possède trois collections d'effets : la collection n° 1 ou de guerre, qui ne sert en garnison que pour les exercices de mobilisation ou les revues passées en tenue de campagne ; elle se compose d'effets neufs ou très bons ; la collection n° 2 ou d'extérieur ; la collection n° 3 ou d'instruction. Les effets d'habillement sont classés suivant un certain nombre de types et de subdivisions de types, basés sur les diverses mensurations correspondant à chaque vêtement. En prenant les mesures à l'aide du typomètre (1), qui s'emploie comme le mètre ordinaire, on détermine du même coup la longueur (côté de l'échelle métrique) et, sur l'autre face, les types (lettres capitales) ou subdivision de types (chiffres romains).

Cette manière de faire simplifie notablement les tâtonnements et les essayages ; elle permet d'habiller rapidement les hommes lors de leur arrivée au corps.

Les effets n'ont pas de durée obligatoire (article 49) (2) ; toute lati-

(1) Instruction sur la manière de prendre les mesures au moyen du typomètre *B. O.*, édition méthodique, vol. III, p. 119.

(2) Service de l'habillement. *B. O.*, édition méthodique, vol. III.

tude est laissée au commandant de compagnie pour remplacer, quand il le juge convenable, ceux qui sont usés même prématurément ; il déclasse les vêtements d'une collection pour les faire passer dans une autre (article 48) : ils peuvent être échangés suivant les besoins.

Ces échanges successifs méritent de retenir l'attention. Aucun effet d'habillement ne devrait être réintégré dans les magasins et ultérieurement distribué, ou passer en d'autres mains, sans avoir été désinfecté au préalable. Endosser un vêtement qui a déjà été porté par autrui expose à la contagion des souillures qu'il peut recéler (épidémie de fièvre typhoïde propagée par des culottes mal désinfectées dans un régiment d'artillerie à Oldenbourg (Dr Gélau) (1)).

En imposant au soldat l'entretien de ses effets d'habillement, le règlement n'a prévu que la disparition des taches de toute espèce et le lavage des doublures. Comme pour le linge de corps, le nettoyage se fait au savon, à l'eau froide et à la brosse. Ce n'est point suffisant. Récemment il avait été prescrit (Circulaire ministérielle du 26 février 1905) de désinfecter, au moyen de pulvérisations formolées à 5 p. 100, les effets de grand et de petit équipement, les chaussures devant être réintégrées en magasin, etc., et même les vêtements neufs confectionnés par des mains inconnues. Les difficultés qui se sont présentées dans la pratique (manipulation, quantité de formol nécessaire, etc.) ont dû faire rapporter cette circulaire.

Les antiseptiques gazeux dont on dispose aujourd'hui sont d'un emploi plus commode ; ils simplifient la manutention et, dans ces conditions, peuvent rendre de signalés services. Aussi est-ce à eux qu'on aura recours désormais.

Vêtements du tronc. — La tenue du fantassin comporte un pantalon, une tunique et une capote.

Le pantalon doit remonter au moins jusqu'à l'ombilic, afin de bien protéger l'abdomen, et descendre jusqu'aux chevilles ; s'il est trop long, il frotte contre le talon de la chaussure, gêne le relevé de la jambe et s'use trop rapidement. Maintenue à l'aide de bretelles élastiques, sa ceinture pourra être large, afin de ne pas comprimer l'abdomen ; la longueur d'entre-jambes sera toujours suffisante pour n'exercer aucun frottement au niveau du périnée.

La tunique actuelle (2), d'un nouveau modèle, est intermédiaire comme longueur entre l'ancienne tunique et la veste. Afin de ne point entraver le jeu de la respiration en enserrant trop fortement le thorax, elle n'est plus étroitement ajustée. Ample sans excès au niveau de la poitrine, elle marque la taille sans la serrer ; elle a une encolure assez large pour admettre un tour de cravate sans comprimer le cou et des entournures suffisantes pour ne point gêner les mouve-

(1) Laveran, Traité d'hygiène militaire, p. 809.

(2) Notes ministérielles du 28 septembre 1897 et du 8 mars 1899. Description de la tunique. *B. O. P. R.*, 1899, 1er semestre, p. 138.

ments des bras. Elle ferme droit sur la poitrine par sept gros boutons disposés sur une seule rangée.

La capote joue pour le fantassin le même rôle que le pardessus pour le civil. Elle ne doit pas être trop ajustée, sous peine de paraître étriquée. Il faut reconnaître qu'après les guerres de Crimée et d'Italie, pendant lesquelles la capote avait servi de vêtement à tout faire, la tendance a été de diminuer de plus en plus son ampleur.

L'uniforme de la cavalerie est actuellement en voie de transformation. A l'ancien pantalon basané qui devenait dur, rigide et prédisposait à la furonculose, on a substitué une culotte de drap, avec des jambières de cuir (1). Le dolman (2), dont les brandebourgs constituaient de véritables nids à poussières, est remplacé par une tunique ample (3), comme celle des cuirassiers; le large manteau avec pèlerine, si commode quand il pleut, quoique un peu lourd, est conservé.

Comme amélioration, quelques auteurs (Aronssohn, Laveran) demandent le port du gilet pour le soldat, afin de permettre à celui-ci, tout en conservant une tenue convenable, de pouvoir déboutonner de temps en temps sa tunique ou sa vareuse, sans s'exposer au refroidissement. D'autres désirent que la capote du fantassin soit munie d'un capuchon et d'un col rabattu plus ou moins large, pouvant se relever à volonté. Ces modifications peuvent être discutables, mais tous les hygiénistes, par contre, s'accordent à reconnaître qu'il serait très avantageux de rendre les effets du soldat imperméables à l'eau, à condition toutefois qu'ils restent perméables à l'air. Cette restriction est indispensable ; c'est pourquoi il faut rejeter les vêtements dans la confection desquels entre le caoutchouc ou la gutta-percha, parce qu'ils ne satisfont qu'à la première des propositions précédentes. Avec ce genre d'effets, la sueur ne peut plus s'évaporer ; elle s'accumule et ruisselle à la surface de la peau; le corps est dès lors impuissant à se rafraîchir, ce qui provoque un sentiment de malaise, surtout par les temps lourds et orageux.

De plus, la sueur imprègne le linge de corps et les vêtements de dessous: s'il n'est pas possible de les changer lorsqu'on retire l'imperméable, on éprouve bientôt une sensation de froid pénible, qui peut avoir de graves conséquences. Les divers procédés d'imperméabilisation qui, à l'expérience, ont donné les meilleurs résultats sont les suivants :

1° *Procédé à l'acétate d'alumine*, le plus ancien [Pavlowski, Hiller, Krotov (1898), Thieux]. — On reconnaît toutefois que les effets ainsi traités ne peuvent être lavés ni trop brossés: l'alcool, l'huile, la benzine, le vinaigre font disparaître les propriétés hydrofuges,

(1) *B. O. P. R.*, p. 754, 2 septembre 1901.

(2) Supprimé le 2 septembre 1901.

(3) *B. O. P. R.*, p. 756, 2 septembre 1901.

qui s'atténuent d'ailleurs progressivement à l usage. Aussi Krotov (1) conseille-t-il de renouveler l'imprégnation tous les ans. La dépense est relativement minime (52 francs pour tous les manteaux d'un bataillon, d'après l'auteur russe).

2° *Procédé Berthier* (2) (solution de suint neutre dans l'essence de pétrole). — Les vêtements tissés avec de la laine brute (Arabes) sont hydrofuges ; en restituant le suint aux tissus, on obtient le même résultat. L'application est simple et rapide ; elle n'altère en rien la coloration des étoffes. Elle résiste parfaitement au simple lavage, à condition qu'on n'emploie pas de savon alcalin contenant un excès de soude à l'état libre, ce qui est le propre des savons bon marché. On lui reproche de fixer et d'agglutiner les poussières. Le prix de revient est de 0 fr. 61 par collection de vêtement.

3° *Procédé Cathoire* (3) (solution dans l'essence de pétrole de deux tiers de paraffine et d'un tiers de vaseline). — Cette imprégnation imperméabilise les vêtements, augmente leur durée et donne aux couleurs une teinte plus vive. Le paraffinage ne fixe pas les poussières, il résiste à l'usage, à la brosse, au lavage, au soleil; les taches de graisse et d'huile restent superficielles et sont facilement enlevées avec un peu d'eau et de savon. Enfin la perméabilité à l'air est à peine modifiée. La dépense est d'environ 1 franc par uniforme de fantassin. Ces propriétés sont encore accrues, si on a soin, avant le paraffinage, d'immerger les vêtements dans une solution d'alun ou d'acétate d'alumine, ce qui n'augmente guère le prix de revient que de 5 centimes par collection.

Quelques modifications ont été apportées à ce procédé par Bertarelli et Matta (4), qui substituent la benzine au pétrole et emploient une proportion de paraffine moins élevée que celle indiquée par Cathoire.

Pendant deux années consécutives, le service de l'Intendance a fait procéder dans quatre régiments (deux d'infanterie et deux de cavalerie) à l'imperméabilisation des manteaux des hommes à l'aide de la paraffine. La plupart des résultats enregistrés ont été contradictoires, ce qui n'a permis aucune conclusion décisive.

Coiffure. — Quelle qu'elle soit, la coiffure doit satisfaire aux conditions hygiéniques suivantes : protéger convenablement la tête contre le froid, la chaleur, les radiations solaires; ne pas reposer directement sur toute la surface du cuir chevelu, pour ne point entraver la perspiration cutanée; permettre l'aération de l'espace libre ainsi ménagé; enfin, être commode à porter, c'est-à-dire être légère,

(1) A. Krotov, *Razviedtchik*, n° 411, 8 septembre 1898.

(2) Berthier, *Arch. méd. et pharm. milit.*, juillet 1898, et Kolb, L'habillement du soldat, Paris, 1899.

(3) Cathoire, *Rev. d'hygiène et de police sanit.*, 1900, p. 296.

(4) Bertarelli et Matta, *Rivista d'Hygiene et Sanita publica*. Résumé in *Rev. d'hygiène et de police sanit.*, 20 septembre 1901.

bien équilibrée (son centre de gravité se trouvant sur la même verticale que celle de la tête), et peu volumineuse pour ne pas trop donner prise au vent.

En plus de ces qualités générales, la coiffure du soldat doit encore être imperméable à l'eau, protéger contre le soleil et la pluie, les yeux en avant, le cou en arrière, être pourvue d'une jugulaire servant à mieux l'assujettir quand besoin est.

La forme qui réalise le plus complètement tous ces desiderata est le casque, constitué par une bombe peu élevée, une visière et un couvre-nuque. C'est le modèle adopté pour l'infanterie dans l'armée anglaise (casque en carton recouvert de drap imperméabilisé ; poids, 440 grammes) et dans l'armée allemande (casque en cuir) avec garniture en aluminium (1). C'est encore un casque (en liège recouvert de toile grise) qui a été donné à nos soldats au cours des dernières expéditions coloniales.

En France, les dragons et les cuirassiers sont les seules troupes métropolitaines régulièrement pourvues du casque. Encore est-il d'un modèle spécial. La nécessité de protéger la tête et le cou des hommes de la cavalerie de ligne et de la grosse cavalerie contre les coups de sabre a fait choisir un casque entièrement en métal, avec un cimier prolongé par une crinière. Telle qu'elle est, cette coiffure est peu hygiénique : lourde (1 350 grammes) (2), s'échauffant beaucoup au soleil (3), elle occasionne souvent des maux de tête, des névralgies et prédispose à l'insolation ; on a étudié les moyens de l'alléger en remplaçant l'acier de la bombe par l'aluminium.

La coiffure ordinaire de l'armée française est le *képi*. Dans le type réglementaire, la visière est inclinée à 30° et protège bien les yeux ; la ventilation est assurée latéralement par deux boutons perforés, situés de chaque côté à la partie supérieure ; le calot est de forme ovalaire, répondant mieux à celle de la tête que la forme ronde ancienne. Léger (poids, 205 grammes) et souple, il ne provoque pas au niveau du front de constriction pénible, comme autrefois le schako. Il n'est pourtant pas à l'abri de toute critique. En effet, on lui reproche de ne point protéger en arrière la tête et la nuque contre le soleil et la pluie. N'étant pas imperméable, l'eau s'accumule dans le calot et mouille bientôt la tête. Par les temps chauds, la ventilation des deux boutons latéraux est insuffisante. Enfin il se déforme assez rapidement à l'usage. Quoi qu'il en soit, le képi actuel compte aujourd'hui plus de trente années de service, puisqu'il a été adopté le 24 décembre 1873.

A diverses reprises, on a mis en expérience d'autres coiffures, qui

(1) L'ancien modèle avec garniture de cuivre pesait environ 500 grammes.

(2) Avant 1872, le poids du casque était de 1 500 grammes ; on l'a allégé en diminuant la hauteur.

(3) Le Dr Giraud a constaté une température de 52° dans un casque de cuirassier.

ne semblent pas avoir obtenu beaucoup de succès. C'est ainsi que, en 1903, on a expérimenté à Paris un chapeau en feutre mou, appelé à tort chapeau boer, car l'idée est bien antérieure à la guerre du Transvaal, puisqu'elle remonte au maréchal Bugeaud (1) (1843).

Auparavant, on avait songé à doter l'armée d'un casque uniforme, ressemblant assez comme modèle à celui des pompiers de la ville de Paris, mais d'aspect différent suivant les armes. Le casque destiné aux artilleurs avait une bombe en métal oxydé; celui des chasseurs était en métal poli; enfin celui du fantassin était recouvert d'étoffe, comme le casque de l'infanterie anglaise. La ventilation se faisait à travers le cimier de dimension très réduite.

Le *béret* des troupes alpines est pratique. Très souple, il se rejette à volonté d'un côté ou de l'autre, son poids est minime (150 grammes); il ne donne pas prise au vent, s'adapte bien à la tête et constitue un excellent écran contre le soleil et l'humidité; il constitue en outre une bonne coiffure de nuit. On ne peut en dire autant du bonnet de police, coiffure de repos du soldat, qui, tenant à peine sur le sommet de la tête, ne saurait la protéger.

Chaussure. — L'opinion émise par de grands hommes de guerre (maréchal de Saxe, Napoléon Ier, Wellington, maréchal Bugeaud, Trochu, Niel, général Lewal, de Saint-Mars, von Lindau), le nombre des médecins qui en divers pays se sont occupés de la question (en France : Lèques, 1863; Champouillon, 1871; Tourraine, 1872; Du Cazal, 1881; Viry, 1887; A. Collin, 1891; Nogier, 1892; Salle, 1893; Berthier, 1901; en Suisse, Meyer; en Allemagne, Starcke, etc...), font aisément prévoir que l'étude de la chaussure du soldat présente un intérêt capital, tant au point de vue militaire qu'au point de vue hygiénique.

Dans les guerres modernes, l'infanterie a un rôle primordial. Cette « reine des batailles » soutient le premier choc et, par sa contenance, règle sur le terrain le degré d'avancement de la crise. Or « la chaussure présente pour l'infanterie la même importance qu'ont les chevaux pour la cavalerie » (2). Il ne suffit pas que le fantassin ait bon pied, bon œil, il faut encore qu'il ait de bonnes chaussures lui permettant d'arriver au combat à temps et en bon état. Observant sur des hommes entraînés, Tourraine a constaté que, dès les premiers jours de marche, 25 p. 100 de l'effectif étaient blessés aux pieds, du fait de la chaussure (soulier Godillot) et que 10 p. 100 de ces éclopés méritaient les soins du médecin. Lors d'une mobilisation, la proportion serait certainement plus forte parmi les réservistes et les territoriaux. Ceux-

(1) *Gil Blas*, 21 août 1903. Le maréchal Canrobert, qui commandait alors le 5e bataillon des chasseurs d'Orléans, fut un des plus acharnés adversaires de l'innovation que préconisait le maréchal Bugeaud. Après un an d'expérience, elle fut abandonnée.

(2) Maréchal NIEL, Discours au corps législatif, 1868.

ci ont perdu l'habitude de la marche et de la chaussure militaire, et, si l'on en juge par ce qui se passe lors des appels périodiques, bien peu nombreux (l'État les y invite pourtant en leur en remboursant la valeur) seront ceux qui arriveront chaussés de brodequins du type réglementaire, faits sur mesure, conformes au modèle déposé dans les gendarmeries et suffisamment portés pour avoir été convenablement brisés. Brandt von Lindau (1883) estime que les blessures des pieds occasionnées par la chaussure entraînent chaque année 60 000 exemptions en Allemagne. Dans la dernière guerre franco-allemande (1870), le nombre des éclopés a été considérable de part et d'autre ; aussi la question fut-elle étudiée avec beaucoup d'activité après la campagne, ainsi qu'en témoigne la liste des travaux alors publiés.

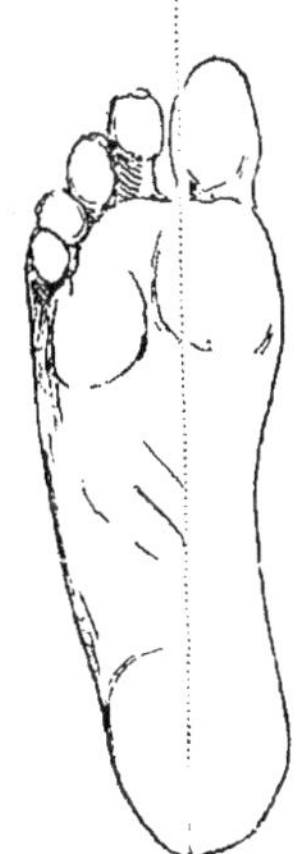

Fig. 6. — Face plantaire du pied normal (Du Cazal).

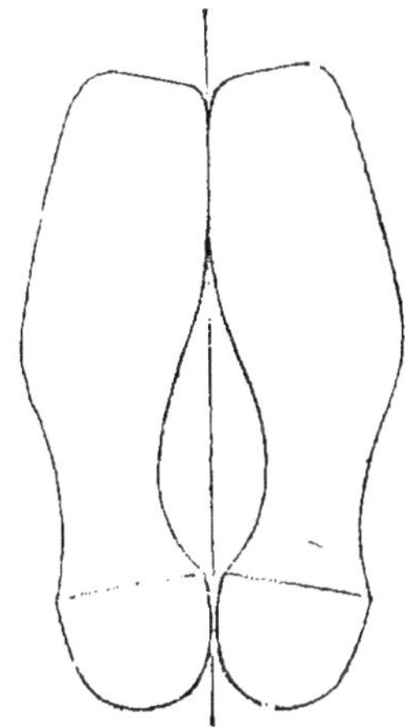

Fig. 7. — Vérification de la coupe des semelles dans la chaussure rationnelle.

Les lésions engendrées par de mauvaises chaussures consistent le plus communément en ampoules et en excoriations ; peu graves par elles-mêmes, elles n'en présentent pas moins une importance capitale pour le commandement, dont elles égrènent en quelque sorte les effectifs, par suite du grand nombre d'indisponibles qu'elles entraînent.

Est défectueuse toute chaussure qui s'adapte mal au pied, soit qu'elle affecte une forme différente, soit que ses dimensions pêchent par excès ou par défaut.

Il va de soi que le meilleur moyen d'avoir des chaussures allant bien, c'est de les faire confectionner sur mesures. Malheureusement cet idéal n'est pas réalisable dans l'armée. Pour parer aux éventualités d'une mobilisation, les corps doivent, dès le temps de paix, constituer des approvisionnements considérables, afin d'offrir un certain choix. La longueur a servi à établir une gamme de 8 pointures (de 26 à 33 centimètres). A chaque pointure correspondent 4 grosseurs (largeur), ce qui porte à 32 le nombre des divers types de chaussures (1), parmi lesquels le soldat doit chercher celui qui lui convient le mieux.

Ce serait une erreur de croire qu'une chaussure est forcément convenable du moment qu'elle a été faite sur mesures. Lors même qu'on aurait eu soin de prendre l'empreinte du pied pour délimiter la semelle, la chaussure n'en est pas moins défectueuse, si elle ne respecte pas les dispositions anatomiques normales (fig. 6).

Or, il faut le reconnaître, celles-ci sont généralement méconnues, et les cordonniers sacrifient trop au goût du jour, imbus de cette idée fausse que le pied doit « se faire à la chaussure ». Les hygiénistes militaires ont lutté contre cette fâcheuse tendance, et ils ont réussi à faire admettre dans l'armée la forme dite rationnelle (fig. 7), préconisée par Meyer (2) et dont les caractéristiques sont les suivantes :

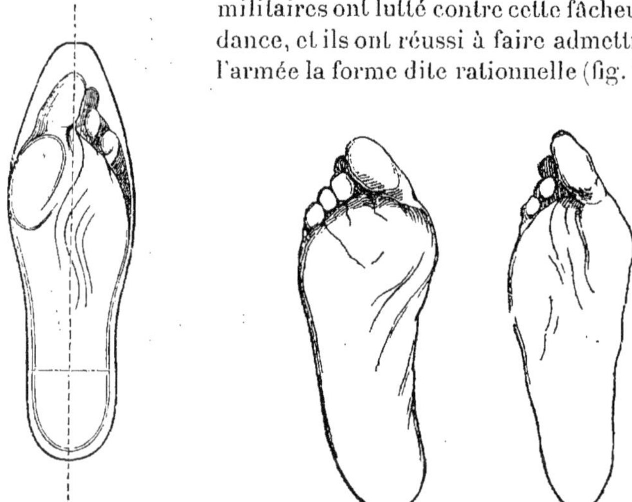

Fig. 8 et 9. — Pieds déformés par la chaussure (Du Cazal).

Une ligne droite passant par le milieu du talon doit longer le bord externe du gros orteil (Meyer, Salquin, Starcke) ou passer par le deuxième orteil (von Lindau, F. Regnault). La semelle n'est pas symétrique ; son bord interne est presque droit.

Comme le dos du pied est incliné de dedans en dehors, il faut que l'empeigne soit également asymétrique pour que le gros orteil puisse se loger dans la partie interne de la chaussure et rester normalement dans l'axe du premier métatarsien, au lieu d'être refoulé en dehors.

L'extrémité antérieure de la chaussure est large et presque carrée.

Toute autre disposition provoque des déformations douloureuses (fig. 8 et 9) : chevauchement des deuxième et troisième orteils, refou-

(1) Cahier des charges du 17 juillet 1893.

(2) Meyer, La chaussure rationnelle. *Zeitschrift für Hyg.*, 1888, t. III, p. 487.

lement du gros orteil en dehors avec semi-luxation au niveau de l'articulation métatarso-phalangienne (oignon) et production de lésions diverses [bourse séreuse qui peut s'enflammer (hygroma), cor, durillon, ongle incarné...].

En raison de son élasticité, la voûte plantaire qui abrite vaisseaux, nerfs et muscles, s'affaisse normalement pendant la marche, surtout si l'homme est chargé (Féré, Demantké) (1), et, comme conséquence, produit un allongement et un élargissement du pied (Dewèvre) (2).

La semelle ne doit gêner en rien ces modifications ; c'est pourquoi elle doit être à peu près horizontale et non cambrée. De même, la chaussure doit être suffisamment longue et large pour faciliter le jeu du pied pendant la marche, sinon les orteils se rétractent et prennent la forme en marteau. D'autre part, la plante exagérant sa courbure perd toute souplesse et transmet intégralement au corps tous les chocs, ce qui accroît notablement la fatigue. — Les deux points de fixité de la chaussure correspondent au talon et au cou-de-pied (ligne AB, fig. 10) ; c'est suivant leur axe que doit se faire le serrage du brodequin ou le maintien de la bottine.

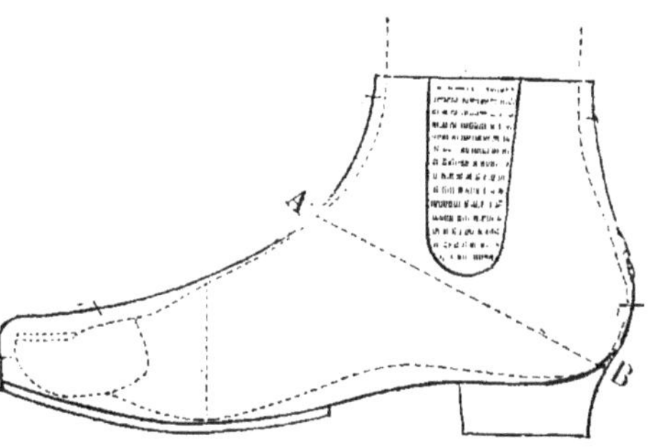

Fig. 10. — Rapport du pied avec la chaussure.

Telles sont les conditions physiologiques auxquelles toutes les chaussures doivent satisfaire ; aussi doit-on s'efforcer de les réaliser dans l'armée (3).

Modèle du soldat français. — En principe, il n'y a plus en France qu'un seul modèle de chaussures, le *brodequin napolitain*, que le fantassin porte en campagne avec de petites jambières et le cavalier avec la culotte, des houzeaux de cuir et des éperons à la chevalière. Afin d'épuiser le stock des anciens approvisionnements, la demi-botte est encore en service dans certains régiments de cavalerie ; quant au soulier (Godillot), l'infanterie l'utilise comme chaussure de repos.

Le brodequin est le type de chaussures adopté de préférence par tous ceux qui marchent (chasseurs, facteurs, montagnards, touristes).

On lui reconnaît, entre autres avantages, d'être facile à mettre, de bien tenir aux pieds, de pouvoir se serrer ou se desserrer à volonté, de

(1) Féré, Demantké, *Soc. biol.*, 23 mai 1891.
(2) Dewèvre, *Soc. biol.*, 28 mai 1892.
(3) Une forme nouvelle, proposée par l'Intendant général Simon et le sous-intendant Jasseron, a été adoptée en 1893.

ne pas nécessiter fatalement l'emploi de la guêtre. Enfin on a constaté dans l'armée [statistique d'après Salle (1)] qu'il blesse moins que le soulier et qu'il peut être facilement remonté.

Le type actuellement en usage date de 1893. Sa forme n'est pas aussi accentuée que celle de la chaussure rationnelle de Meyer ; elle tient compte néanmoins de la configuration générale du pied et de ses changements physiologiques. La confection se fait sur deux formes différentes (droite et gauche).

La semelle mesure 2 centimètres de plus que la longueur du pied ; elle est légèrement débordante (5 à 6 millimètres), afin de mieux préserver contre les chocs extérieurs. Elle est cousue, suffisamment épaisse pour atténuer l'usure; on la garnit de clous galvanisés qui présentent l'avantage de ne point s'oxyder. Le talon est large et peu élevé. Le poids de la paire est de 1 700 grammes en moyenne.

La chaussure a pour but de protéger contre le froid, l'humidité, la boue; il serait donc avantageux de la rendre imperméable à l'eau, tout en la laissant perméable à l'air, afin d'éviter la transpiration et l'échauffement du pied avec ses fâcheuses conséquences (ramollissement de l'épiderme, ulcérations). L'imprégnation de graisses diverses (saindoux, suif, huile, dégras) ne donne que des résultats momentanés; elle doit être renouvelée fréquemment. On peut aussi, entre les diverses parties constituantes de la semelle, établir des couches isolantes à l'aide de poix fondue ou d'un enduit de gutta ou de caoutchouc. Berthier recommande de préférence le paraffinage de la semelle (2) et l'imperméabilisation par la *suintine* de l'empeigne et du quartier.

Chez les individus fatigués par la marche, le choc du pied contre le sol est douloureux (céphalalgie, sensibilité extrême au niveau du talon); aussi recherchent-ils instinctivement les bas-côtés de la route, pour atténuer la souffrance résultant des trépidations produites. Dans le même but, Collin, en 1891 (3), avait proposé un talon élastique qui devait, en outre, au moment de la compression, emmagasiner de la force vive et la restituer ensuite lorsque le pied se détache du sol, en facilitant la progression du corps en avant.

Cette idée a été reprise et développée par le lieutenant Castets (4), qui a fait confectionner une chaussure « souple-sportive » avec talonnette et semelle de caoutchouc, rendant le brodequin souple, élastique, léger et assurant l'aération automatique du pied pendant la marche.

(1) Salle, Chaussure du fantassin. *Arch. de méd. et de pharm. milit.*, 1893, p. 357.

(2) A l'exclusion de la semelle seconde, qui doit rester sèche pour résister à l'usure.

(3) Collin, Amélioration mécanique et physiologique de la marche par les chaussures à talons élastiques. *Arch. méd. milit.*, 1891.

(4) Castets, *Journal des sciences militaires,* 2 février 1903, et *Caducée,* 23 janvier 1904, p. 22.

Chaque fantassin dispose de trois paires de chaussures (Instruction du 12 mars 1887) : une paire de brodequin n° 1, presque neufs, brisés et faits à son pied, qui lui seraient donnés au moment de la mobilisation (chaussures de campagne); une paire n° 2, pour le service journalier; enfin une paire de souliers (Godillot) avec guètres en toile, qui lui tiennent lieu de chaussures de repos (Loi du 4 juillet 1881) à l'arrivée au cantonnement, ou peuvent être utilisés pour la marche en cas de blessure du pied ou lorsque les brodequins sont en réparation. En campagne ou en manœuvres, le soldat emporte seulement une paire de brodequins et une paire de souliers de repos.

Le soulier Godillot donné comme chaussure de repos a été l'objet de bien des critiques (1). C'est, a-t-on dit, plutôt une « chaussure de rechange ». A ce titre, elle est défectueuse, comme on a pu s'en rendre compte à l'usage, puisqu'on a dû lui substituer le brodequin. La vraie chaussure de repos doit être légère et mettre le pied parfaitement à l'aise. Le général Lewal a proposé l'espadrille avec semelle de corde tressée et dessus en toile ; elle ne peut être utilisée par les temps pluvieux. Berthier (2) fait une sorte de compromis entre la chaussure de cuir et l'espadrille ; il décrit un brodequin bas avec un dessus en toile de coton et une semelle « corde cuir » paraffinée.

Pour simplifier les approvisionnements, Maujan est d'avis qu'il convient de n'adopter qu'un seul modèle de chaussures. Puisque le brodequin semble être le plus avantageux à tous égards, c'est lui qui doit servir à la fois de chaussure de repos et de chaussure de marche. On le rendra léger, dans le premier cas, en dédoublant la semelle et, pour le transformer en chaussure de route, il suffira de lui ajouter un patin supplémentaire.

Entretien de la chaussure. — En vue de leur conservation, les chaussures du soldat ne devraient pas être cirées, mais uniquement graissées ; le cirage contient des acides qui durcissent le cuir et le fendillent; aussi sa suppression est-elle réclamée depuis longtemps déjà.

En terminant, on peut dire que, s'il est indispensable, pour éviter les accidents locaux des marches, de donner aux soldats des chaussures bien conditionnées, il n'est pas moins nécessaire de surveiller avec soin la propreté des pieds et de traiter ceux qui sont atteints d'hyperhydrose ou d'autres lésions (durillon, cor, ongle incarné).

ÉQUIPEMENT ET CHARGE DU SOLDAT.

En plus de ses vêtements, l'homme qui part en campagne ou en manœuvres emporte des objets de grand et de petit équipement, de

(1) Maujan, Rapport sur le budget de la Guerre, 1903.
(2) Berthier, *Caducée*, 5 décembre 1903, p. 318.

campement, ses armes, ses munitions et des vivres de réserve... Actuellement, la charge réglementaire du fantassin est d'environ 28 à 29 kilogrammes (exactement 28^{kg},809 pour un homme de taille moyenne). Ce chiffre est inférieur à la réalité, car, outre les objets prévus par le règlement, le soldat en emporte d'autres qui lui sont personnels (couteau, tabac, porte-monnaie, montre, souvenirs...). De plus, il faut tenir compte encore du liquide contenu dans le bidon et des vivres du jour. C'est donc en définitive 30 kilogrammes au bas mot que doit porter le fantassin français.

Rappelons que son chargement s'élevait autrefois au poids de 32^{kg},918, avant que les décisions ministérielles du 27 juin et du 15 juillet 1878 n'aient supprimé, pour l'infanterie de ligne, la tente-abri et la demi-couverture de marche.

Comparée à celle des armées étrangères, la charge du soldat français, telle qu'elle est aujourd'hui, compte parmi les plus lourdes, comme le montrent les chiffres suivants (1) :

Charge du fantassin en	Angleterre	23	kilos.
—	Italie	25	—
—	Autriche-Hongrie	26	—
—	Belgique	28	—
—	Russie	29	—
—	Allemagne. Autrefois 34, ramenée aujourd'hui à	26	—

Conséquences physiologiques. — ***Contraction musculaire.*** — La charge du soldat est inégalement répartie ; elle a son maximum au niveau du dos et des épaules, c'est-à-dire au-dessus et en arrière du centre de gravité du corps, qui se trouve à la hauteur de la deuxième vertèbre lombaire, à peu près au milieu de l'abdomen (Voy. fig. 11).

Cette disposition a pour effet d'exagérer le redressement de la colonne vertébrale, en tirant le corps en arrière, et, comme conséquence, de provoquer la contraction des muscles de la paroi antérieure du tronc, antagonistes des spinaux. De même, les courroies du havresac, qui passent sur le tiers externe des clavicules, tendent à écarter les deux épaules, d'où la nécessité, pour résister à ce mouvement, de faire intervenir les grands pectoraux.

Les efforts musculaires que réclame le maintien de l'équilibre sont exagérés chez les recrues, qui ne sont pas encore accoutumées aux attitudes militaires, de même que chez les réservistes et les territoriaux, qui en ont perdu l'habitude.

La fatigue qui en résulte est parfois telle que l'homme forcé de rester quelque temps immobile, au cours d'une revue par exemple, tombe parfois sur les rangs, justifiant ainsi ce vieux dicton que « l'immobilité est le plus beau mouvement du soldat ».

(1) Laveran, Traité d'hygiène militaire, art. « Équipement ».

Travail musculaire et troubles fonctionnels consécutifs. — À la fatigue de l'étape à couvrir, s'ajoute celle de la charge à transporter. Plus la distance sera longue, plus l'homme devra peiner. Ce surcroît de travail impose à l'organisme un supplément de dépenses et des combustions plus intenses. La respiration et la circulation deviennent dès lors plus actives; comme l'ampliation du thorax est gênée par la contraction des muscles qui s'y insèrent et par les courroies qui s'entre-croisent à sa surface, la ventilation pulmonaire se fait plus ou moins incomplètement. Pour suppléer à cette insuffisance lorsqu'elle devient sensible, le cœur se contracte plus souvent. La respiration et la circulation se trouvent ainsi troublées, d'où essoufflement et palpitations. Ce qui a lieu pour l'acide carbonique se passe également, dans une certaine mesure, pour les autres produits résiduels. Si les émonctoires deviennent insuffisants, ces produits nocifs s'accumulent dans l'organisme et l'intoxiquent peu à peu. Enfin la chaleur du corps augmente proportionnellement au travail accompli. Si la température extérieure est telle qu'elle entrave toute déperdition de calorique, si les troubles précédents s'accusent davantage, on voit alors apparaître des accidents graves qui peuvent entraîner la mort.

Le rôle effectif joué par le poids de l'équipement dans la genèse de ces divers troubles fonctionnels se démontre aisément, puisqu'il suffit le plus souvent de débarrasser de leur sac les hommes fatigués et essoufflés pour leur permettre de continuer la route à pieds.

Indépendamment de ces conséquences fâcheuses, la charge du soldat ralentit son allure (Marey et Demény) et diminue sa mobilité. Ces faits ont une grosse importance au point de vue de la tactique moderne, puisqu'on s'accorde à reconnaître que « c'est dans les jambes qu'est tout le succès des combats futurs, et que la victoire appartiendra non aux gros effectifs, mais aux bataillons rapides, alertes, prompts aux marches forcées et aux attaques impétueuses ».

Fatigue morale. — La marche est ordinairement un acte automatique, réflexe; mais, à la fin d'une étape, quand la fatigue se fait sentir, la moelle n'entre plus seule en jeu. Il faut à l'homme épuisé des incitations volontaires de plus en plus fortes; le cerveau intervient alors, et à la fatigue musculaire s'ajoute bientôt la fatigue nerveuse. Celle-ci retentit à son tour sur le moral du soldat ; découragé, hésitant, il devient incapable du moindre effort. A un degré élevé, la démoralisation est complète, elle va jusqu'au suicide (maréchal Bugeaud, *Conquête de l'Algérie*).

Les conséquences d'une fatigue excessive sont donc désastreuses pour les troupes en marche, surtout en temps de guerre. C'est pourquoi il convient de rechercher si le poids de l'équipement qui est imposé au fantassin n'est pas exagéré et par suite écrasant.

D'après Thurnwald (1), pour conserver la liberté de ses mouvements en vue de la marche et du combat, le soldat ne doit pas porter une charge supérieure au tiers de son poids. Le poids moyen du fantassin français oscille entre 55 et 60 kilogrammes ; sa charge (30 kilogrammes) est donc égale à la moitié du poids de son corps, ce qui est excessif. Pour obéir aux lois de la physiologie, son équipement ne devrait pas excéder 20 kilogrammes.

Des expériences pratiques, faites en Allemagne par les élèves officiers de l'Institut Frédéric-Guillaume, aboutissent à des résultats sensiblement analogues (2). Ayant revêtu des uniformes de soldat, ils parcourent sac au dos des étapes de 25 à 28 kilomètres, avec une charge variant de 22 à 31 kilogrammes. Leurs constatations sont les suivantes : une charge de 22 kilogrammes portée pendant 25 à 28 kilomètres n'a pas d'action fâcheuse sur la santé, si la température extérieure est peu élevée ; au contraire, s'il fait chaud, elle entraîne des malaises légers qui disparaissent promptement par le repos. Sur les mêmes distances, un poids de 27 kilogrammes se supporte assez bien par un temps favorable, mais produit, s'il fait chaud, une fatigue assez prononcée pour qu'on s'en ressente encore le lendemain. Quelles que soient les conditions atmosphériques, une charge de 30 kilogrammes est écrasante et ne se supporte jamais bien.

Ne voulant point demander aux hommes ce qu'ils ne pouvaient pas faire eux-mêmes, les officiers allemands ont réclamé la diminution de la charge du soldat. C'est depuis lors qu'on s'est ingénié à l'alléger.

Comme les autres nations, la France a suivi cet exemple. Voyons ce qui a été fait.

Allègement de l'équipement (3). — Passant en revue tous les objets qui entrent dans la constitution de l'équipement, on a supprimé ceux qui ne paraissaient pas absolument indispensables, [tente-abri, couverture de marche (4), 1878]; puis, ne pouvant plus réduire le contenu, on s'est efforcé de diminuer le poids mort du contenant, en en modifiant la nature et la forme. On s'est attaqué surtout au havresac et au matériel de campement.

Havresac. — Au modèle 1874 (havresac en peau de vache), on a substitué successivement les modèles 1882 (havresac en toile imperméable avec tiroir à cartouches dans le haut; poids brut, 2^{kg},500) et 1892; celui-ci est en toile imperméable comme le précédent, mais de dimensions plus restreintes (5 centimètres de moins tenant à la suppression du tiroir à cartouches). De plus, le cadre, au

(1) THURNWALD, Chargement du fantassin. *Anal.* in *Arch. méd. milit.*, 1893, p. 187.

(2) *Militär. Zeitung*, 22 juin 1895. *Revue militaire de l'étranger*, 1895, p. 812.

(3) Sac au dos, commandant LAVISSE. — Sac du soldat. *France militaire*, 4 mars 1905.

(4) Elles ont été conservées pour les troupes alpines et pour celles d'Algérie.

lieu d'être en bois, est en carton spécial. Son poids est de 1 780 grammes.

Ce sac, dont le modèle est encore réglementaire, est supporté par des bretelles particulières, indépendantes de celles qui soutiennent les cartouchières. Cette séparation peut permettre à un moment donné de débarrasser momentanément l'homme de son sac, en vue d'une reconnaissance (éclaireurs), d'une marche forcée (poursuite de l'ennemi), ou de l'assaut final. Mais cette manière de voir n'est pas admise favorablement pàr tous : « Sac mis à terre, dit-on, ne se retrouve pas. » En 1870, les Allemands avaient pris l'habitude, lorsque le combat devenait inévitable, de faire déposer les sacs, qu'ils laissaient sous la garde des éclopés, quitte à les faire rejoindre ensuite sur des voitures de réquisition.

Ils ont définitivement admis le principe de la division de la charge, puisqu'en 1893 ils expérimentaient un sac composé de deux parties réunies par une tringle : la supérieure ou havresac proprement dit et l'inférieure ou sac de combat ou d'assaut (*Sturmsack*).

En France, aux manœuvres de 1892, on a essayé, dans le XVIe corps (une compagnie par régiment), un sac mou, léger, qui devait servir uniquement en campagne, celui à cadre rigide étant conservé pour la parade. Loué par les uns, il a été fortement critiqué par les autres, sous prétexte que l'arrimage des objets n'y était pas possible, que le sac était trop informe et que toute la charge portait sur les reins.

Matériel de campement. — Pour une escouade (14 hommes et 1 caporal), le matériel de campement comporte actuellement :

15 gamelles individuelles ;
4 grandes marmites à 4 ;
4 — gamelles à 4 ;
2 sacs de distribution ;
2 seaux en toile;
1 hachette de campement.

Ce matériel est lourd. En 1891, une commission d'étude avait demandé la suppression de deux grandes gamelles, d'une marmite, d'un sac à distribution et de huit gamelles individuelles.

Des expériences faites au cours des grandes manœuvres (XVIe corps, général Davoust, 1892) ont démontré la nécessité de conserver tout l'approvisionnement au complet, car on ne peut pas compter sur les ressources locales.

Si l'homme qui porte un ustensile commun vient à disparaître, ses camarades sont dès lors privés d'un objet utile. Cette éventualité avait fait adopter en 1887 un nécessaire individuel (dit nécessaire Bouthéon) ; mais, à l'usage, on a reconnu que la cuisine faite séparément pour chaque soldat exigeait plus de temps, de manipulations et de matériaux que la cuisine préparée en commun. C'est pourquoi on a renoncé au nécessaire individuel vers 1893, pour revenir à l'ancien matériel, qu'on a cherché à alléger en le fabriquant avec de l'aluminium (1). Deux types (fort et faible) ont été mis en expérience au cours des grandes manœuvres de 1894. Le campement fort s'est parfaitement comporté ; il ne présentait à la fin des opérations pas plus de déformations que les ustensiles en fer battu.

L'adoption de ce matériel en aluminium diminuerait de 510 grammes la charge de chaque fantassin.

Au point de vue hygiénique, ce métal ne présente pas d'inconvénients sensibles (Plagge, Moisonnier, Darolles). Son prix de revient est plus élevé que celui du fer battu (presque le double) ; mais, dans la suite, il ne nécessite pas, comme ce dernier, des étamages répétés, ce qui amortit en fin de compte la dépense. Adoptés à l'Étranger (Belgique, Russie, Allemagne), les objets de campement en aluminium ne sont pas réglementaires en France.

Malgré les modifications du havresac (modèle 1892), la charge du fantassin atteint encore réglementairement 29 kilogrammes, en réalité au moins 30 kilogrammes. C'est trop ; la physiologie, l'expérience, la pratique le démontrent surabondamment ; il est donc nécessaire de la diminuer.

S'il est vrai que tous les objets que le soldat emporte par ordre sont d'une utilité non contestable, il n'est pas douteux que tous ne sont pas indispensables chaque jour. Il convient donc de ne pas le charger continuellement et en tout temps d'objets qu'il n'utilisera que d'une manière exceptionnelle. C'est au commandement qu'il appartient de prévoir les divers besoins des hommes et de prendre les dispositions nécessaires, en vue des éventualités qui peuvent se produire. Dans cet ordre d'idées, Barthélemy et Eychène (2) proposent un chargement dont le poids total n'excède pas 20^{kg},605.

Répartition de la charge. — Dans l'appréciation de la fatigue résultant d'un fardeau, il convient de tenir compte non seulement du poids absolu de la charge, mais encore de la façon dont elle est portée, autrement dit de sa répartition. Une charge est d'autant plus lourde que son centre de gravité s'éloigne davantage de la verticale passant par celui du corps. Partant de ce principe, on s'est efforcé de mieux équilibrer le chargement du soldat, comme le font instinctivement d'ailleurs les portefaix.

C'est ainsi qu'on a supprimé les cartouches placées autrefois à la partie supérieure du sac, dans un tiroir, et qu'on les a réparties

(1) *Avenir militaire*, 2 novembre 1894. — Longuet, *Arch. de méd. milit.*, 1892, p. 257.

(2) Médecin-major Barthélemy et capitaine Eychène, Sac lombaire et allégé, Paris, Maloine, éditeur, 1904.

dans trois cartouchières (modèle 88), fixées au ceinturon et situées deux en avant, une en arrière. Une bretelle de suspension spéciale fait supporter aux épaules le poids des cartouchières.

Quoi qu'il en soit, avec le sac dorsal, le maximum de la charge se trouve toujours en arrière et bien au-dessus du centre de gravité du corps, ce qui est contraire à la statique. Dans un bataillon saxon, Mendel a essayé un nouveau mode de suspension du sac, déchar-

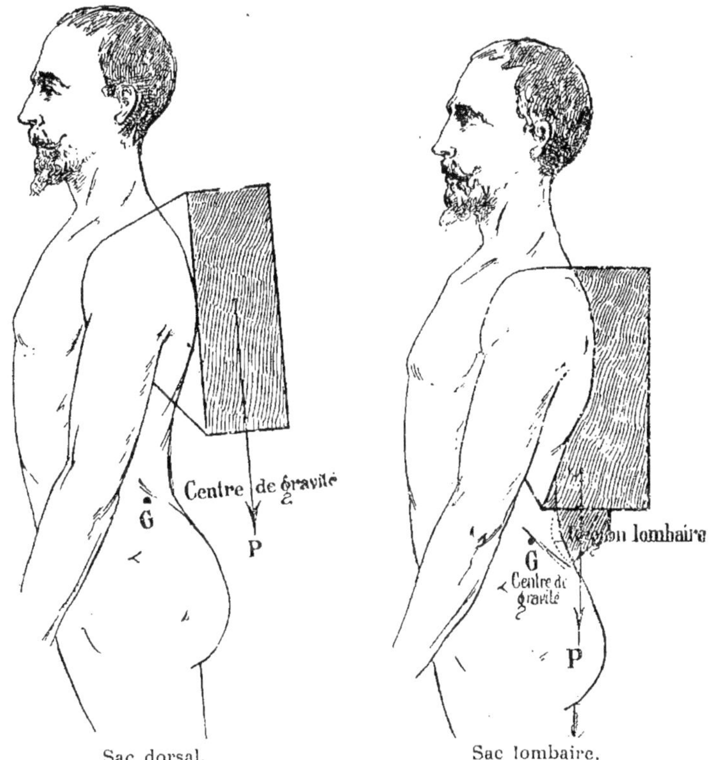

Sac dorsal. Sac lombaire.

Fig. 11. — Répartition de la charge du soldat (1).

geant les épaules et faisant tout porter par le bassin. Cette modification a été jugée pratique, mais disgracieuse.

Barthélemy et Eychène proposent avec raison un sac lombaire (fig. 11), reposant solidement sur la cartouchière postérieure modifiée spécialement pour cet usage et faisant en quelque sorte office de selle. Afin de s'adapter à la forme du dos, la paroi antérieure du nouveau sac est concave. Mis en essai au cours des manœuvres alpines, ce sac aurait, d'après ses auteurs, donné toute satisfaction.

(1) Ces deux figures, extraites de l'ouvrage « Sac lombaire et allégé », ont été obligeamment prêtées par M. Maloine.

Un de nos camarades de l'armée, le médecin-major Saint-Paul (1), a proposé de véhiculer les sacs sur les routes, au lieu de les faire porter par les hommes. A cet effet, il a fait construire un roule-sac, sorte de tri-porteur, dont le poids est approximativement de 8 kilogrammes. L'appareil peut transporter six havresacs et quatre épées-baïonnettes.

Dans le même but, on peut recourir à des voitures de réquisition. Le transport des sacs est utile surtout par les temps lourds et orageux ; il s'impose lors des marches forcées.

Les diverses courroies de suspension doivent dégager autant que possible les creux axillaires, afin de ne point comprimer le paquet vasculo-nerveux qui s'y trouve et de laisser à l'épaule toute liberté de mouvement. Les contre-sanglons, qui étaient réglementaires avec le havresac modèle 1882, ont été supprimés dans le modèle 1892. Cette suppression est regrettée par certains auteurs.

EXERCICES PHYSIQUES DANS L'ARMÉE.

Le but poursuivi dans l'éducation du soldat vise uniquement la préparation à la guerre. Or, en campagne, on exige de lui d'être marcheur, porteur, cavalier, tireur, etc., autant de fonctions qui nécessitent une grande vigueur, le rendant capable de supporter la fatigue toujours, la faim parfois, les intempéries le plus souvent.

Cette vigueur, cette robusticité particulières ne sont obtenues que grâce à une longue instruction, qui doit être employée exclusivement à la pratique journalière des exercices physiques, et plus particulièrement des exercices militaires.

L'étude générale des exercices physiques montre, en effet, les avantages qui en résultent. Il en est de même des exercices militaires. Ils auront pour effet de donner aux muscles la force, mais aussi d'assurer aux mouvements la souplesse et la coordination naturelle à laquelle ils arriveront, et grâce à laquelle la fatigue sera vaincue. La santé générale ne peut qu'en bénéficier, à condition toutefois de subir une progression croissante, qui empêchera les effets funestes du surmenage.

EFFETS HEUREUX DES EXERCICES MILITAIRES SUR L'ORGANISME DU SOLDAT.

Les exercices militaires, à condition qu'ils aient été effectués progressivement suivant une gradation croissante, amènent dans l'organisme du soldat des modifications durables qui contribuent à le rapprocher de l'idéal; elles lui permettront de braver la fatigue en général, et plus particulièrement les fatigues de la vie en campagne.

(1) *Touraine médicale*, 15 novembre 1902. — *France militaire*, 23 novembre 1902. — *Armée et marine*, 7 décembre 1902.

Tout d'abord les muscles acquièrent plus de développement et plus de vigueur. On peut se rendre compte de l'augmentation de volume par les pesées et les mensurations des segments de membre. Si, au début de la période d'instruction, on peut observer un déficit, celui-ci est dû à la fonte du tissu adipeux et sans doute aussi à l'alimentation, pas toujours suffisante pour compenser les déchets plus abondants lors des premiers temps de l'instruction, surtout chez des sujets qui passent d'une vie plus ou moins sédentaire à une vie très active [Chassagne (1) et Dally, Fetzer (2)]. Mais, au bout de très peu de temps, les pertes sont comblées, le poids augmente pour un bon nombre de sujets. C'est ce que Dettling a constaté au bout de trois mois sur les jeunes soldats et les stagiaires de l'école de gymnastique de Joinville-le-Pont (3) :

	JEUNES SOLDATS.		STAGIAIRES.	
	Augmentés.	Augmentation moyenne.	Augmentés.	Augmentation moyenne.
Poids	65 p. 100.	2kg,425	58 p. 100.	1kg,296
Circonférence de la poitrine	52 —	17 millim.	44 —	19 millim.
— du bras	48 —	11 —	75 —	12 —
— de l'avant-bras	70 —	6 —	54 —	8 —
— de la cuisse	74 —	18 —	70 —	18 —
— du mollet	82 —	9 —	22,5 —	6 —

Les modifications importantes apportées par les exercices militaires se manifestent au niveau de la cage thoracique. Abel, dès 1868, avait remarqué l'augmentation du périmètre chez 75 p. 100 des soldats examinés ; Chassagne et Dally avaient fait les mêmes remarques : l'augmentation était en moyenne de 2 à 3 centimètres.

L'ampliation thoracique possède plus de valeur encore que le périmètre, dont la mensuration est sujette à des causes d'erreur nombreuses. Elle est augmentée, d'après Fetzer, de 21 millimètres au bout d'un an de service. Les mensurations de Dettling concordent avec ces dernières ; pour lui, la gymnastique actuelle contribue à l'augmenter plus rapidement que l'ancienne.

La capacité vitale s'élève, dans les recherches de Fetzer, de $3^{lit},800$ à $4^{lit},500$, soit une augmentation de 1 demi-litre à chaque inspiration ; en trois mois, Dettling l'a vue s'élever, chez les stagiaires de l'école de Joinville, à 5 et même 6 litres.

Les travaux de Marey (4) ont montré que, par l'exercice, le rythme

(1) CHASSAGNE, Influence de la gymnastique. Paris, 1881.

(2) FETZER, Influence de l'exercice militaire sur le développement du corps et particulièrement de la poitrine. *An.* in *Revue militaire de médecine*, 1881, p. 65.

(3) DETTLING, Le corps humain. Influence de l'exercice sur l'organisme, Paris, 1905.

(4) MAREY, Méthode graphique, Paris, 1878.

respiratoire se ralentit et devient plus ample. Les jeunes soldats respirent rapidement ; le rythme de la respiration est amélioré (20 respirations par minute) ; après plusieurs mois d'exercice, l'amplitude devient plus grande, elle est presque quadruplée ; le rythme est plus lent (12 respirations) ; il en résulte des mouvements respiratoires profonds, aboutissant à une ventilation énergique, qui a l'avantage de persister au repos.

La nutrition ne fait que gagner de toutes ces augmentations simultanées, surtout grâce aux modifications respiratoires, qui assurent une plus grande oxygénation du sang et activent ainsi les échanges et les combustions organiques. La diminution de la morbidité générale en est la conséquence ultime.

ENTRAINEMENT.

Mais ces modifications heureuses ne s'obtiennent qu'à la longue, après un travail modéré d'abord, mais dont l'intensité augmente progressivement, d'une façon presque insensible, par un *entraînement rationnel.*

Dès les premiers exercices pratiqués au début de l'instruction militaire, la fatigue se manifeste rapidement chez le jeune soldat ; il s'essouffle, ses pulsations sont fréquentes. Au fur et à mesure que l'instruction progresse, ces symptômes s'atténuent, sa musculature s'assouplit, les mouvements se coordonnent, deviennent presque automatiques, la sensation de fatigue s'éprouve de moins en moins pour arriver à disparaître complètement. L'essoufflement disparaît, ou tout au moins le moment de sa production est reculé (Lagrange) (1). C'est ainsi qu'il arrive à supporter vaillamment des marches d'épreuve et les manœuvres effectuées avec armes et bagages, alors qu'au début de l'instruction la moindre marche, faite sans armes et sans sac, lui paraissait pénible : il est dès lors entraîné ; sa musculature s'est développée, s'est assouplie ; sa vigueur s'est accrue, il est apte à faire face aux vicissitudes d'une campagne, dont il pourra subir les fatigues physiques.

Les effets utiles de l'entraînement ne sont pas à démontrer ici (2). Mais les exercices militaires présentant des caractères un peu spéciaux, l'entraînement qui les concerne devra subir des règles spéciales, bien définies par le règlement ; l'officier instructeur doit les faire rigoureusement observer, et le médecin du corps devra au besoin les rappeler, s'il perçoit la moindre tendance à s'en écarter. Quelles sont-elles?

1° Le soldat devra accomplir chaque jour et progressivement, sans

(1) Lagrange, Physiologie des exercices du corps, Paris, 1889.
(2) Voy. « Hygiène individuelle, Exercices physiques », fasc. III du *Traité d'hygiène.*

fatigue, un effort plus grand que celui de la veille. Les « à-coups » sont pernicieux, car ils réclament une somme de travail physique trop considérable, eu égard aux exercices pratiqués les jours précédents.

2° Dans chacun des exercices, quels qu'ils soient, il faut éviter de dépasser la production d'un léger essoufflement, qui est le premier symptôme, avec la fatigue, avertissant du danger et de l'imminence du surmenage.

3° Les exercices ne doivent pas excéder une durée supérieure à cinq heures : trois heures le matin et deux heures le soir.

4° Les exercices doivent être coupés par des pauses, procurant un repos salutaire, et évitant la continuité prolongée de l'effort et de l'attention du soldat, qui s'applique à bien faire. Dans ces repos, il convient d'éviter de laisser les hommes debout, l'arme au pied; des syncopes peuvent s'ensuivre.

Le repos de la nuit ne doit pas être inférieur à une durée de huit heures.

5° Les exercices ne devront jamais être effectués à jeun, ni immédiatement après un repas. Dans ce dernier cas, le sang qui afflue aux muscles est détourné de l'appareil gastro-intestinal, où sa présence est indispensable pour le fonctionnement régulier de la digestion. L'appareil digestif doit d'ailleurs être surveillé, et il importe de se rappeler que tout entraînement qui contribue à faire cesser l'appétit et à augmenter la soif est trop rapide, défectueux, et par conséquent doit être ralenti. L'administration d'alcool, de kola ou d'autres substances dites toniques, doit être rigoureusement proscrite.

6° La fonction respiratoire est celle qu'il importe le plus de surveiller; il faut exercer les hommes et leur apprendre à respirer. Pour le même motif, il convient d'éviter, dans l'entraînement aux exercices physiques, tout travail congestionnant et amenant de ce fait l'arrêt de la respiration.

Ces règles, tout en étant absolues, peuvent subir des variantes dans les détails de leur exécution. Il appartient à l'instructeur de les modifier judicieusement suivant le besoin, mais surtout suivant les catégories de soldats effectuant ces exercices. Dans un même contingent, en effet, tous les hommes n'ont pas la même constitution et ne sont pas de même origine; ils ont occupé dans la vie civile des situations qui les rendent plus ou moins aptes à supporter la fatigue. Un cultivateur, un charretier, un débardeur, etc., auront évidemment le système musculaire beaucoup plus développé et résisteront infiniment mieux aux fatigues qu'un sujet ayant rempli jusqu'alors des fonctions sédentaires (négociants, bureaucrates, etc.), dont la vie musculaire est pour ainsi dire éteinte.

A côté de ces deux catégories, dont la constitution peut être bonne, il y a place pour une nouvelle classe, celle des débiles; pris au filtre du conseil de revision, malgré une poitrine étroite, une amplitude thoracique un peu insuffisante, quoique bien portants, ces sujets peuvent faire d'excellents soldats; ils peuvent résister définitivement comme les premiers aux grosses fatigues de la guerre, à condition d'avoir subi un entraînement moins intensif, moins rapide, mais insensible.

Il ne saurait évidemment être question de soumettre chaque soldat à des exercices spécialement appropriés à sa constitution; les conditions dans lesquelles l'éducation physique est donnée dans les corps de troupe ne le permettent pas. Mais il suffit d'approprier l'exercice aux besoins de la moyenne du contingent et de prendre toutefois vis-à-vis des hommes dont la constitution présente certaines particularités (les débiles, par exemple), certaines précautions, qui sont indispensables pour faire d'eux des soldats accomplis, au même titre que les autres.

De quelque constitution qu'il soit, le soldat a acquis les qualités physiques que l'entraînement lui a conférées. L'instruction n'en est pas terminée pour cela; les exercices doivent être continués journellement sous peine de le voir perdre progressivement les avantages qu'il a obtenus par un travail constant : « La vie militaire entretient donc l'homme dans un état d'entraînement constant, et, en cela, le soldat diffère du sportif professionnel, dont l'état d'entraînement, essentiellement passager, n'est obtenu que pour un rendement maximum, dans un but déterminé et à époque fixe. »

SURMENAGE.

L'entraînement forcé amène en effet plus ou moins rapidement au surmenage.

Surmenage suraigu. — S'il s'agit d'un travail musculaire excessif se produisant brusquement en un temps limité, un exercice de force ou de vitesse par exemple, les manifestations du surmenage sont *suraiguës*. Il s'agit alors d'accidents produits par une asphyxie où l'auto-intoxication par l'acide carbonique et l'asthénie cardiaque prédominent. Ils constituent une série dont le degré le plus léger est représenté par l'essoufflement simple.

En ce dernier cas, l'acide carbonique s'accumule, mais s'élimine par les voies respiratoires, sous l'influence d'un réflexe bulbaire dont le centre est excité par ce gaz. Cette dyspnée est un avertissement contre le surmenage : l'exercice prenant fin, ces symptômes disparaissent. Si, malgré cet avertissement, il continue, l'angoisse, la cyanose se manifestent, le pouls devient irrégulier; on note des tendances syncopales et de la dilatation cardiaque passagère.

A un troisième degré, on en arrive au « cœur forcé ». Les battements du cœur sont désordonnés, la cyanose persiste, la dyspnée est vive, l'œdème malléolaire se produit. Ces accidents peuvent disparaître au bout de quelques jours, si l'exercice est suspendu; mais ils peuvent persister, ils entraînent alors les syncopes et l'asphyxie progressive. Il s'agit d'une asystolie aiguë qui, en quelques jours, amène la mort par « cœur forcé ».

A un quatrième degré enfin, on assiste à une asphyxie mortelle en quelques minutes. Les accidents revêtant cette forme sont rares dans l'armée; ils peuvent cependant se produire incidemment, et certains cas peuvent rappeler celui du soldat de Marathon et ceux cités par Bertherand, de coureurs indigènes ayant couvert en Algérie 200 kilomètres environ en quarante-cinq ou soixante heures.

Surmenage aigu ou subaigu. — Sous le nom de surmenage aigu ou subaigu, on groupe un ensemble d'accidents qui ont été confondus les uns avec les autres, mais qui, en réalité, sont reliés entre eux par des transitions insensibles.

Le premier degré est constitué par de la lassitude, faisant suite à un travail inaccoutumé, une marche rapide, un exercice d'équitation. Quelques heures après, les sujets éprouvent du malaise, des myalgies, et le tout s'efface rapidement. Ces symptômes font suite habituellement aux travaux physiques des premiers jours de l'instruction des recrues.

Si l'effort a été intense et prolongé, les phénomènes précédents sont plus marqués et s'accompagnent de courbature : la fièvre apparaît, la langue est saburrale, on note de l'embarras gastrique, de l'insomnie, de la céphalée, du lumbago, de vives douleurs musculaires. Après la disparition habituellement rapide de ces phénomènes, les membres restent brisés pendant cinq à six jours; puis, avec du repos, tout rentre dans l'ordre. Ces troubles s'observent habituellement à la suite des marches; dans l'armée, on voit en effet la courbature fébrile se produire surtout en novembre et décembre, période la plus pénible de l'instruction, et en mars et avril, période des marches d'entraînement.

Enfin, à un degré plus accusé, un *état typhoïde* s'installe, comme Peter l'a bien mis en évidence; il s'agit de la fièvre de surmenage. Les symptômes rappellent ceux de la fièvre typhoïde : torpeur, céphalée, soif vive, épistaxis, langue rouge sur les bords, saburrale en son milieu, gargouillements et douleur dans la fosse iliaque droite, diarrhée, taches rosées, parfois même ecchymoses. Ajoutons l'hypertrophie de la rate, et ce tableau clinique présente ainsi les plus grandes analogies avec celui de la dothiénentérie. Il s'en différencie cependant en ce que les voies respiratoires restent indemnes, et que le cœur, en état d'asthénie, manifeste sa souffrance par de la dyspnée, la faiblesse de ses bruits, une matité cardiaque augmentée, enfin un pouls petit, mou et irrégulier.

La température s'élève le plus souvent brusquement à 39°, et brusquement aussi, après avoir revêtu le type subcontinu pendant cinq à sept jours, elle descend à la normale en vingt-quatre à quarante-huit heures. D'autres fois, il est vrai, la fièvre est nulle, malgré l'état typhoïde.

Tous ces phénomènes se terminent habituellement par une crise urinaire, comme s'il s'agissait d'une pyrexie toxi-infectieuse.

Il s'agit en réalité non d'*une fièvre typhoïde* produite directement par le surmenage, comme le prétendait Peter (auto-typhisation), mais d'*une fièvre de surmenage* se manifestant sous forme d'un état typhoïde. La mort en peut être la conséquence. Le fait du régiment de Cipayes pris par les soldats anglais est devenu classique : les hommes composant ce régiment étaient surmenés ; 160 sont enfermés pour être fusillés le lendemain ; au moment de l'exécution, 125 avaient succombé, les autres moururent ultérieurement après avoir présenté des accidents fébriles à type typhoïde, qui n'étaient autres que cette fièvre de surmenage.

Au point de vue pathogénique, on s'accorde à penser que ce surmenage, sous quelque forme qu'il se présente, est dû à une auto-intoxication associée à l'épuisement nerveux.

Surmenage chronique. — La définition qu'en donne Marfan semble la plus simple et la plus rationnelle : c'est de l'exagération du travail musculaire, pouvant se prolonger sans trouble appréciable de la santé. Il est dû, comme le surmenage aigu, à l'imprégnation de l'organisme par les déchets du travail, les travaux trop soutenus, les fatigues trop souvent répétées et sans repos suffisant.

Ce surmenage chronique s'observe dans l'armée, en temps de paix et en temps de guerre : en temps de paix, c'est souvent à la fin de la période d'instruction qu'il se présente, ou à la fin des marches d'épreuve ou des manœuvres, surtout des manœuvres en pays de montagne ; en temps de guerre on le voit survenir à la faveur des longues factions, des grand'gardes, des alertes, des combats, des marches forcées de jour et de nuit ; il est favorisé par le manque de sommeil. D'ailleurs, chez ces hommes, la fatigue, le surmenage sont inscrits sur leur figure ; ils sont amaigris, affaiblis, se plaignant d'une sensation persistante de fatigue ; ils ont les traits tirés, la peau et les muqueuses sont décolorées ; ils présentent en un mot le tableau clinique si bien décrit par Heubner sous le nom de *fatigatio*, qui devient l'état habituel de soldat en temps de guerre, surtout si la guerre est de longue durée ; Myrdax l'a nommé encore non moins justement « typhus d'épuisement ».

Cet état chronique est grave, non pas tant par lui-même, mais par les conséquences qu'il entraîne dès qu'il se déclare ; le soldat qui en est atteint présente alors une aptitude particulière à devenir la proie des *infections* ; de nombreux exemples le prouvent surabondamment.

Parmi ces infections, les unes peuvent se localiser à l'appareil particulièrement surmené : ce sont des myosites infectieuses, des ostéomyélites, des endocardites infectieuses, des myocardites suppurées, etc. Les autres, plus fréquentes, sont généralisées : c'est la *tuberculose*, qui se montre d'une façon constante avec une prédominance marquée chez les hommes effectuant leur première année de service ; ce sont les fièvres éruptives ; c'est surtout la *fièvre typhoïde*.

Celle-ci se montre en effet à l'issue de toutes les périodes où le travail a été le plus intensif, à l'approche des inspections générales, quelques jours après le retour des manœuvres, etc. C'est le surmenage résultant d'une diminution d'effectif, due au départ de la classe, qui provoqua, en 1887, une poussée typhoïdique chez les sapeurs-pompiers de Paris. Lèques (1) a montré qu'au 12e bataillon de chasseurs à pieds, la fréquence annuelle de la fièvre typhoïde était proportionnelle à la durée des manœuvres alpines. En 1881, en Tunisie, Czernicki (2) constatait une relation directe entre les poussées de fièvre typhoïde et les périodes de marche, alors que pendant les périodes de repos les troupes restaient indemnes.

En matière de *dysenterie* épidémique, les mêmes faits sont à mettre en valeur ; de même, en ce qui concerne le *paludisme*, le *typhus pétéchial* et les autres infections qui sévissent sur l'armée.

Enfin cet état de surmenage chronique manifeste, de concert avec l'insuffisance alimentaire, une influence marquée dans la détermination de ces tableaux cliniques hybrides, où la dysenterie s'allie chez le même sujet au paludisme, au typhus, au scorbut, pour effacer les symptômes des uns et des autres au point de les rendre méconnaissables, constituant ce qu'en médecine d'armée on nomme les *maladies proportionnées* (Kelsch) (3).

Le rôle favorisant du surmenage sur l'évolution des infections a été mis en lumière expérimentalement par les recherches de Charrin et Roger (4).

Dans une première série de faits, ils placent des cobayes dans une roue tournante non molletonnée. Les animaux sont ainsi soumis à un travail physique continu et considérable ; quatre sur six succombent : leur sang, leurs organes sont envahis par des germes.

Dans une deuxième série, des rats blancs, placés dans les mêmes conditions, sont inoculés avec une culture virulente de charbon bactérien, auquel ils sont naturellement réfractaires : ils succombent alors que les témoins résistent.

Il est fort vraisemblable d'admettre que, sous l'influence du

(1) Lèques, *Arch. de méd. milit.*, t. XI, p. 269.
(2) Czernicki, *Arch. de méd. milit.*, 1884.
(3) Kelsch, Traité des maladies épidémiques, t. I.
(4) Charrin et Roger, *Semaine médicale*, 1890, p. 29.

surmenage et de l'intoxication qu'il détermine, les phagocytes subissent une chimiotaxie négative de la part des poisons mis en circulation dans le sang et sont dès lors incapables de lutter contre les germes envahisseurs.

Non content de favoriser l'éclosion des infections et non de les déterminer, comme on le supposait naguère, le surmenage favorise encore le *coup de chaleur* et le *coup de froid*.

L'homme est celui des mammifères qui résiste le mieux aux températures extrêmes : il peut supporter 72° de froid et 70° de chaleur. L'élément thermique n'est pas seul responsable des accidents que ces deux facteurs provoquent, d'autant que certains d'entre eux ont pu survenir à 25°. S'il faut tenir compte, pour les expliquer, des conditions météorologiques d'humidité, de pression athmosphérique, le surmenage intervient aussi dans leur genèse ; les expériences de Laveran (1) et de Regnard l'attestent ; il ne s'agit vraisemblablement pas d'une addition des effets de la chaleur aux effets calorigènes de l'exercice ; il semble plutôt qu'on doive en rendre responsable l'auto-intoxication de surmenage s'ajoutant à à l'auto-intoxication hyperthermique, révélée par la destruction leucocytaire et la diminution du pouvoir phagocytaire (Vincent) (2).

Il en est de même en ce qui concerne le froid, dont l'action est puissamment aidée par le surmenage, soit aigu, soit chronique. Castets a démontré en effet, dans l'action du froid, l'exagération des produits de désassimilation, l'hypertoxicité des tumeurs (sang et urine), l'hypertoxicité du sang, puis la destruction des globules rouges et des leucocytes, et l'anéantissement phagocytaire. Ici encore l'auto-intoxication par le surmenage favorise celle qui est engendrée par le froid.

Enfin le surmenage peut influencer non plus toujours immédiatement, mais à plus ou moins longue échéance, l'évolution de certaines *affections viscérales*.

Son rôle dans l'étiologie des *cardiopathies* est connu de toute antiquité, et Galien en signalait déjà la fréquence chez les athlètes ; mais il visait surtout le surmenage aigu. A vrai dire, le surmenage chronique n'agit pas autrement, et le soldat, surtout en temps de guerre, appelé souvent à un déploiement de forces soutenu, y est exposé. C'est même surtout la répétition de l'effort qui est particulièrement incriminable, donnant lieu à des phénomènes d'hypertrophie simple, idiopathique, sans lésions valvulaires, pouvant aboutir à l'asystolie.

Ces phénomènes cardiaques, il est vrai, ne se produisent pas chez tous indifféremment ; il faut faire intervenir dans leur genèse la débilité cardiaque, la déformation thoracique, les lésions valvulaires

(1) Laveran, Traité d'hygiène militaire.
(2) Vincent, *Soc. de biol.*, 1902.

restées latentes, enfin les intoxications (tabac, alcool, etc.).

L'*artériosclérose* est favorisée aussi par le surmenage, d'autant que les données récentes sur la physiologie des capsules surrénales ont montré leur rôle important dans la physiologie du muscle, et l'évolution de l'artériosclérose est intimement liée à la pathologie de ces glandes [Josué (1), Aubertin (2), Ambard, etc.].

Les *néphrites* peuvent survenir de même chez des sujets surmenés, mais présentant antérieurement des tares organiques rénales; les débiles rénaux (Castaigne) y sont remarquablement prédisposés.

Il n'est pas jusqu'aux *névroses* qui ne subissent des paroxysmes sous l'influence du surmenage. De même certaines auto-intoxications, comme l'*arthritisme*, subissent des recrudescences sous forme d'accès migraineux ou d'accès goutteux. Les *diabétiques* en subissent les effets nocifs, et le surmenage hâte chez eux la production de la cachexie et du coma.

Telles sont donc les conséquences immédiates et éloignées du surmenage, soit rapide, soit lent et chronique : elles exigent de la part de l'hygiéniste militaire tous les efforts possibles pour en instituer la prophylaxie; celle-ci réside presque uniquement dans l'entraînement étudié précédemment.

Mais à l'entraînement rationnel devra s'adjoindre une autre mesure de la plus haute importance, et qui consiste dans une alimentation suffisante, en rapport avec l'intensité et la durée des efforts que le commandement demande au soldat.

CONTROLE DES RÉSULTATS OBTENUS.

Les officiers instructeurs, pour se rendre un compte exact des bénéfices ou des inconvénients que l'exercice a provoqué sur leurs hommes au point de vue du développement physique et de la préparation à la vie en campagne doivent, au bout d'un certain temps, contrôler les résultats obtenus. « Ils se constatent, dit le règlement au cours des exercices extérieurs, des marches d'entraînement et des manœuvres d'automne », où les officiers peuvent apprécier la facilité avec laquelle leurs hommes supportent les fatigues du service et l'aisance avec laquelle ils exécutent les mouvements des exercices militaires. « L'examen comparatif des mensurations, et en particulier l'examen de celles qui concernent l'ampliation thoracique, permet également au commandement de se rendre compte des résultats obtenus (3) ».

Outre les observations que le médecin du corps peut être appelé à

(1) Josué, *Soc. méd. des hôp.*, 1905.
(2) Aubertin et Ambard, *Soc. méd. des hôp.*, 1905.
(3) Règlement sur l'instruction de la gymnastique, Paris, 1903, p. 19 et 20.

faire sur l'instruction physique, en examinant les malades qui se présentent à lui, le règlement prescrit des règles qui doivent être mises à exécution de la façon suivante:

Les commandants de compagnie, ainsi que les officiers de peloton, assistent à la visite médicale qui suit l'incorporation du contingent.

« Le médecin chargé du service de santé du corps procède devant eux à la mensuration de chaque homme. Il leur signale les particularités que présentent certaines constitutions et leur donne toutes les indications utiles sur les précautions à observer dans la pratique des exercices.

« Les mensurations de tous les hommes sont prises de nouveau à la fin de chaque année d'instruction.

« Les sujets qui souffrent de certaines affections exigeant des ménagements particuliers sont présentés périodiquement à la visite du médecin aux dates qu'il fixe.

« Le médecin garde trace sur un registre spécial des mensurations et observations qu'il a relevées. Elles sont, d'autre part, mentionnées par les commandants de compagnie sur une fiche établie pour chaque homme. Ces fiches sont conservées dans la compagnie et tenues à la disposition des officiers instructeurs qui doivent les consulter fréquemment (1). »

EXERCICES SPÉCIAUX A CHAQUE ARME.

MARCHE. — La marche est l'exercice normal de l'infanterie. C'est beaucoup sur les marches que l'on compte pour le succès des batailles; c'est l'exercice le plus fatigant, d'autant que le fantassin est chargé de son sac, de son arme et de ses munitions. C'est donc celui qui demande l'entraînement le mieux compris, sous peine d'exposer des armées entières à des désastres. Aussi l'homme doit-il arriver à marcher sans fatigue, d'une manière automatique.

Mécanisme de la marche. — La marche est composée de *pas*, que l'on détermine par la distance correspondant à l'écart des deux pieds.

Pour se mettre en marche, l'homme incline légèrement le corps en avant, puis il porte le poids du corps sur la jambe droite pour dégager la jambe gauche, qui, libre, va porter le pied à 60 centimètres en avant du pied droit. Le pied droit se soulève sur sa pointe au moment où le pied gauche, s'appuie sur le sol. Le poids du corps se porte alors sur la jambe gauche, et un mouvement identique au précédent est imprimé au membre inférieur droit. Les pieds s'appuient à plat sur le sol sans frapper (Dally) (2).

(1) Règlement sur l'instruction de la gymnastique, 1903, p. 19 et 20, et Circulaire ministérielle du 22 oct. 1902.

(2) Dally, art. « Gymnastique », in *Dict. encycl. des sciences médicales.*

Les frères Weber pensaient que, dans la marche, les membres inférieurs agissaient comme de simples leviers oscillant autour de leurs points d'attache, sans l'intervention musculaire : cette théorie est actuellement abandonnée. On admet, au contraire, que pour la mise en marche et l'action de s'arrêter les muscles des membres inférieurs, du bassin et même du tronc entrent en jeu pour assurer la progression, et porter soit en avant, soit en arrière, le centre de gravité.

Le travail de ces muscles, considérable pour ceux qui sont peu exercés, devient de plus en plus minime au fur et à mesure des progrès que produit l'entraînement.

C'est par la décomposition du pas que les hommes commencent à être exercés. On apprend au soldat à marcher en tendant la jambe, en lançant le pied en avant et en marquant la cadence ; le haut du corps doit rester droit et raide. C'est ce qu'on met en pratique dans toutes les armées, au début des exercices. En Allemagne, cette marche, dite *en extension*, est utilisée pour les parades ; pour les marches proprement dites ; elle fait place à la marche dite *en flexion*, la plus souple et la moins pénible.

Pour éviter la fatigue, les membres inférieurs ne doivent pas être raidis ; le soulèvement des pieds doit être juste nécessaire pour ne pas lutter contre les accidents de terrain ; ils doivent être posés demi à plat ; les genoux doivent être légèrement fléchis.

Dans la marche ordinaire, au moment où le pied va se poser sur le sol, la jambe est en extension et forme avec la cuisse une ligne droite. C'est la marche dite « en extension », dont l'exagération maxima est représentée par le pas de parade allemand.

Elle présente plusieurs inconvénients :

Tout d'abord, le pied ne repose pas d'une seule tenue sur le sol : c'est en effet le talon qui prend contact avec lui et devient l'objet d'un choc plus ou moins violent, qui contribue à diminuer la vitesse acquise. Puis, par le mouvement de steppage qui se produit fatalement, à l'action de la pesanteur qui détermine la chute s'ajoute la projection du talon sur le sol. Enfin « la progression ne s'exécute que par une succession de relèvements et d'abaissements du centre de gravité du corps, qui est une cause de dépense de force sans aucune utilité (1) ».

Pour tous ces motifs, la marche dite « en flexion » doit lui être préférée. Déjà, en 1891, Colin (2) proposait de réduire autant que possible cette déperdition de force due au heurt du talon par l'emploi de talons de caoutchouc. Ce dernier devait restituer une partie de cette force par son élasticité, comme « un ressort à boudin qui, adapté

(1) Choux, Cours de l'École supérieure de guerre sur le service de santé en campagne, p. 96.

(2) Colin, *Arch. de méd. milit.*, 1891, p. 32.

aux traits des chevaux, tend à transformer les à-coups du tirage en une traction continue ». Le commandant de Raoul réalisa ce desideratum en modifiant l'attitude de la jambe dans la marche et en conseillant la marche en flexion : la jambe, au lieu d'être étendue, doit toujours être fléchie sur la cuisse dans toutes les situations qu'elle occupe ; ainsi le pied s'appuie à plat sur le sol sur toute l'étendue de la plante, sans effort, sans heurt, sans choc brutal ; les genoux doivent être pliés, les pieds rasent le sol, se soulevant assez pour éviter les aspérités du sol.

Ce procédé de marche permet au centre de gravité de rester à peu près fixe, le membre inférieur ne reprenant jamais l'extension complète ; il n'aura donc pas tendance à remonter, et ses oscillations verticales seront réduites au minimum. Dans ces conditions, la force subira aussi peu de déperdition que possible, puisque le déplacement du corps ne s'effectuera que dans le sens horizontal.

C'est cette marche d'ailleurs qu'emploient naturellement les facteurs ruraux, les paysans et tous les individus dont la profession exige de longues marches ; en Belgique, on la nomme « marche en messager ». Elle permet de faire parcourir à des soldats entraînés une distance de 15 kilomètres en une heure trente ou quarante.

La longueur du pas varie avec la fente naturelle, c'est-à-dire l'écart naturel des jambes de chacun; elle ne dépasse pas les six septièmes de la hauteur du corps. Elle est influencée par la longueur des pieds et des semelles. Les talons élevés la raccourcissent ; aussi est-il avantageux de donner au fantassin des chaussures à talons bas.

La vitesse de la marche dépend de deux facteurs : la longueur et la fréquence du pas. D'après Marey (1), jusqu'à 150 pas à la minute, le rythme s'accroît avec la longueur ; au delà de ce chiffre, plus le rythme s'accélère, plus on met de temps à parcourir 1 kilomètre. On a reconnu que la cadence la plus avantageuse, variable toutefois avec les individus, est comprise entre 120 et 130 pas, la longueur du pas mesurant de 0m,75 à 0m,85.

La charge que porte le soldat diminue la longueur du pas.

Règles relatives à la marche dans l'armée. — Le but poursuivi consistant à exiger les plus longs parcours possibles avec le minimum de fatigue, « les instructeurs doivent apporter dans la direction des exercices de marche le soin et la méthode qu'exige cette partie essentielle de l'instruction du soldat d'infanterie (2) ».

Différentes espèces de marche sont effectuées dans l'armée suivant les circonstances de la vie militaire. Elles varient avec le genre de pas employé.

Une troupe obligée de marcher d'une façon uniforme utilise le *pas*

(1) Marey, *Loc. cit.*
(2) Règlement sur l'instruction de la gymnastique, Paris, 1903, p. 106.

cadencé. En de telles conditions, le pas mesure $0^m,75$, et sa cadence est fixée à 120 pas par minute.

Dans l'armée allemande, le pas accéléré est de $0^m,80$; il est rythmé à 115 environ à la minute. Dans l'armée russe, il atteint seulement $0^m,71$. Les autres armées européennes ont adopté un pas accéléré identique à celui de l'armée française.

Pour éviter la fatigue, il est recommandé aux hommes de pencher légèrement le corps en avant pour aider au mouvement de progression ; de poser le pied d'une façon naturelle ; de ne pas raidir la jambe ; il importe de ne pas tendre le jarret quand le pied pose à terre, pour éviter le choc trop violent du talon sur le sol, ce qui provoque un ralentissement dans la vitesse et nécessite une dépense inutile de force.

Il convient d'éviter l'amplitude des oscillations verticales et surtout latérales du corps ; les muscles du tronc ne doivent agir que pour porter le corps en avant ; il faut « maintenir la tête droite, les épaules effacées, la poitrine saillante, pour favoriser la respiration ».

Le pas accéléré peut être plus rapide et être porté de 125 à 135 pas à la minute.

Le *pas de route* n'est pas cadencé, les hommes marchent individuellement à leur guise ; il n'y a pas d'uniformité dans la marche. Ainsi ce pas entraîne-t-il moins la fatigue que le pas cadencé.

En route, le pas doit être tel que le kilomètre est parcouru en onze ou douze minutes ; il se rapproche du pas accéléré.

Cette vitesse peut varier, et les circonstances de la guerre peuvent exiger son augmentation ; il est reconnu que, pour obtenir le rendement le plus considérable, il y a intérêt à faire allonger le pas plutôt qu'à accélérer la cadence. L'inclinaison du corps en avant, l'extension complète de la jambe située en arrière, la flexion de celle qui est en avant favorisent cet allongement.

La cadence du *pas de charge* est de 140 à la minute ; dans l'armée allemande, elle est fixée à 120. Elle demande un surcroît considérable de travail et une grande fatigue, qui ne permet de soutenir cette allure que pendant une durée de temps très limitée ; ce pas est long de $0^m,86$. Si l'on veut accélérer cette cadence, la vitesse diminue (recherches de Marey), et la fatigue s'accroît encore, inutilement par conséquent.

Le *pas gymnastique*, rarement employé en campagne, se règle au rythme de 180 pas à la minute, le pas mesurant $0^m,90$. Cet exercice, qui peut s'effectuer sac au dos, ne peut non plus être soutenu pendant longtemps, en raison de l'essoufflement et des palpitations qu'il occasionne facilement.

Il importe, pour son exécution, que les instructeurs veillent à ce que le pied pose à plat pour éviter la fatigue et le raccourcissement du pas, que provoque le fait de poser la pointe première. Il faut encore éviter le plus possible le sautillement : « Le sommet de la tête doit se mouvoir sur une ligne droite et aussi horizontale que possible. » Plus encore que dans le pas de route, il faut fléchir la jambe au moment où le pied touche le sol pour amortir le choc. Dans cette marche à allure rapide, la respiration demande à être bien réglée : ne pas ouvrir la bouche, respirer uniquement par le nez ; de plus, en réglant le rythme des inspirations et des expirations sur le rythme de l'allure, on évite l'essoufflement.

Les marches, quelles qu'elles soient, doivent être coupées par des *haltes* ou *pauses*, qui doivent se répéter toutes les cinquante minutes; dans les pays de montagnes, elles doivent être plus fréquentes ; leur nécessité est appréciée d'après l'effort qui vient d'être fourni par une troupe. Pour ces pauses, il convient de choisir un endroit ni trop chaud, ni trop frais, abrité contre le vent ; il faut éviter en été de les effectuer en plein soleil. Il faut interdire aux hommes de se coucher sur le sol. Pendant ces pauses, le médecin doit veiller à l'hygiène des troupes, veiller surtout à ce que les hommes n'aillent pas étancher leur soif dans les cabarets du voisinage, où l'alcool les intoxiquera et leur fera perdre des forces pour la marche à continuer, où ils iront s'infecter peut-être avec une eau suspecte ou même dangereuse à boire. Aussi un officier est-il délégué habituellement pour devancer la colonne de marche et approvisionner la troupe en eau potable.

Quand le chemin à parcourir est long, les *grand'haltes* sont nécessaires au bout des deux tiers ou des trois quarts de la route. Elles durent de trois quarts d'heure à une heure, pendant laquelle les hommes prennent un léger repas.

En route, en manœuvres, tous les trois ou quatre jours, la marche est interrompue par un *séjour* de vingt-quatre heures dans un cantonnement donné.

En marche, les *à-coups* doivent être évités : il arrive en effet ainsi que les hommes sont obligés de s'arrêter, puis de repartir aussitôt ; une perte de temps s'ensuit et en même temps un surcroît intense de fatigue pour le marcheur.

Suivant l'époque de l'année où l'on se trouve, il n'est pas indifférent de fixer l'*heure* de la marche. A la saison chaude, dans nos pays, les marches doivent être interrompues de dix heures du matin à deux et même trois heures de l'après-midi, sous peine d'avoir à déplorer des accidents dus à la chaleur ou à l'action directe des rayons du soleil.

Il faut éviter autant que possible les marches de nuit ; le manque de sommeil est débilitant; de plus l'obscurité nécessite une attention soutenue qui exagère la production de la fatigue. En été cependant, la marche de nuit peut être nécessaire pour éviter les accidents qui peuvent survenir du fait d'une trop forte chaleur diurne ; la marche peut alors commencer à cinq heures ou quatre heures du matin : mais la sieste est nécessaire l'après-midi.

Enfin les marches ne doivent jamais être effectuées à jeun. Les repas pendant les marches ne doivent jamais être copieux.

L'*entraînement* à la marche doit être l'objet de toute la sollicitude du commandement. Il doit être lent, progressif, continu. Dans la progression, on doit tenir compte de trois facteurs : durée, vitesse, poids du chargement. Il faut parvenir, par leur combinaison judicieuse, à mettre l'homme en possession de son maximum de résistance et éviter avant tout le surmenage.

La marche hebdomadaire est insuffisante pour mener à bien cet entraînement. Bien qu'elle soit seule réglementaire, les commandants de compagnie doivent, dans les exercices journaliers, la faire entrer en jeu. Il faut se souvenir que le fantassin est fait pour marcher, par conséquent la marche doit être un des exercices de prédilection. Les marches doivent se faire d'abord *sur route*, puis *en terrain plat*, puis *en terrain accidenté*, qui réclame plus d'effort musculaire, et, par conséquent, plus de fatigue. La charge de sac doit être progressivement augmentée. Pour les marches d'épreuve, on augmente progressivement la distance à parcourir et la charge à porter ; quand elles prennent fin, l'homme doit pouvoir couvrir 30 à 35 kilomètres avec le chargement complet sans fatigue.

Le règlement admet que la distance moyenne que doit franchir un bataillon peut atteindre en un jour 30 kilomètres. Mais il paraît aussi que plus la masse d'hommes est considérable, plus on met de temps à parcourir une étape de même longueur. Ainsi on calcule qu'un bataillon dont la longueur représente 450 mètres s'écoule en cinq minutes trente secondes; le régiment (1 400 mètres), en dix-sept minutes; la brigade (2 800 mètres), en trentre-cinq minutes ; la division (5 600 mètres), en deux heures vingt minutes; le corps d'armée (27 900 mètres), en sept heures.

Accidents provoqués par les marches. — Ces accidents sont locaux ou généraux.

Les accidents *locaux* intéressent les parties du corps qui sont le plus sujettes à la fatigue ; c'est ainsi que les excoriations des pieds et les ampoules sont fréquentes ; des lymphangites, adénites et adéno-phlegmons leur font suite parfois. Ce sont encore des durillons forcés, des fourbures, des périostites des métatarsiens, des synovites tendineuses, de la tarsalgie, etc.

Pour parer à ces accidents et à leurs complications, il importe au plus haut point de soigner non seulement le pied, mais la chaussure et la chaussette. Une grande propreté des pieds est nécessaire ; aussi est-il utile de recommander aux hommes de pratiquer des lotions immédiatement après l'arrivée à l'étape ; elles doivent être courtes pour ne pas attendrir l'épiderme. En ce qui concerne la chaussure, l'homme ne doit pas marcher avec des chaussures neuves, qui l'exposent à la production des cors et des ampoules; enfin chaque soldat doit avoir sur lui des bandes de toile qui lui servent à se faire des chaussettes russes, les plus pratiques pour éviter les plis dans la chaussure. Une fois que la blessure commence à se produire, il est bon d'appliquer en la région intéressée une rondelle d'amadou de forme analogue à celle des *corn-plasters*, évidée en son centre. De cette façon, l'excoriation commençante n'est plus en contact avec la chaussure, et l'homme peut continuer sa marche (Virolle) (1).

Par les accidents *généraux*, il faut entendre les phénomènes dus au surmenage, sur lesquels nous ne reviendrons pas, et les accidents provoqués par la chaleur et le froid.

Coup de chaleur. — Distinct du coup de soleil, qui provoque un érythème cutané passager, localisé aux parties du corps non recouvertes, le coup de chaleur est fréquent dans les troupes en marche, surtout au moment de la période estivale (de mai à octobre); il s'observe sous toutes les latitudes, dans les régions tropicales et dans les régions tempérées, même dans leur partie la plus septentrionale; il peut engendrer des accidents graves, qui trop souvent se terminent par la mort. Des exemples nombreux en sont signalés dans l'armée française et dans les armées étrangères.

Dans les pays chauds, la morbidité et la mortalité qu'il entraine atteignent un taux très élevé. Longmore, Russel, Barclay, Buttler, etc., signalent le fait dans l'armée anglaise des Indes, et l'exemple de la marche de Nuddea à Berhampore est devenu classique : dans un seul bataillon, on compta 65 cas d'insolation, 18 hommes succombèrent. En Chine, en Indo-Chine, il en est de même, et, de 1890 à 1896, notre corps expéditionnaire du Tonkin a compté 345 insolés, dont 34 décès. L. Calies rapporte qu'en Amérique, aux États-Unis, ces faits sont d'une extrême fréquence.

En Algérie, pendant la conquête, en 1836, au cours de l'expédition du maréchal Bugeaud, 200 hommes furent atteints, 11 d'entre eux se suicidèrent.

En Europe, les cas sont loin d'être rares; bien souvent, en marche, en manœuvres, les troupes sèment sur les routes la moitié, voire même les deux tiers de leur effectif, victimes de la chaleur; ces faits sont communs en France, en Italie, etc., et tout particulièrement en Allemagne ; en sept ans, Hiller a pu relever 773 cas d'insolation, dont 116 se sont terminés par la mort.

Symptômes. — Les manifestations du coup de chaleur sont variables suivant les cas; elles dépendent de l'élévation de la température, de la durée de son action, des conditions individuelles.

(1) Virolle, *Arch. de méd. milit.*, février 1899, p. 157.

On peut prévoir assez aisément l'apparition des cas ; en cours de route, petit à petit, on constate le manque d'entrain des hommes ; habitués à chanter, ils se taisent, la fatigue survient, les visages deviennent vultueux et se couvrent de sueur. Un ou plusieurs hommes se détachent des rangs et viennent trouver le médecin, ou bien ils tombent : ils se plaignent de vertige, d'éblouissements, de bourdonnements d'oreilles, de céphalée ; ils sont gênés pour respirer ; les artères carotides et temporales battent vigoureusement. Ou bien alors la face est pâle, et il s'agit d'une syncope. Souvent ces cas sont suivis d'un délire professionnel. C'est ce qu'on a nommé la *calenture*. Telles sont les atteintes légères ; elles disparaissent rapidement après un léger repos dans un endroit frais.

Plus loin, la température s'est élevée davantage ; la marche devient plus pénible, plus fatigante ; les soldats tombent en plus grand nombre. Quelques cas légers sont observés, mais aussi des atteintes plus sévères.

Après les symptômes précédents, dont la durée est plus ou moins courte, certains soldats tombent brusquement sans connaissance ; le coma s'installe, accompagné souvent de mouvements convulsifs des membres. La respiration s'accélère, devient suspireuse, le pouls est vibrant, rapide ; la peau est chaude, couverte de sueur. Des nausées se produisent, suivies parfois de vomissements : la bouche donne issue à une écume rosée. Ces phénomènes peuvent aboutir à la terminaison fatale, mais souvent ils sont transitoires, et, si les malades sont traités rapidement et rationnellement, ils peuvent, après plusieurs heures, revenir à leur état normal.

Enfin, parfois encore, l'homme est sidéré par le coup de chaleur. Après quelques prodromes, il pâlit, tombe sans connaissance et meurt brusquement par syncope ; la mort peut survenir par asphyxie, et les symptômes décrits précédemment s'exagèrent ; mais le pouls devient irrégulier et à peine perceptible ; la peau est brûlante et sèche, les pupilles se dilatent, ou plus souvent se contractent ; la température monte à 42 et 43°, et la mort arrive par les progrès croissants de l'asphyxie.

Étiologie et pathogénie. — Certaines conditions règlent ou favorisent la production du coup de chaleur dans les troupes en marche.

C'est pendant les périodes chaudes de l'année et du jour qu'il frappe davantage ; les temps humides, orageux, favorisent et précipitent son éclosion, en empêchant l'évaporation cutanée, et, par conséquent, une déperdition suffisante de calorique. C'est en de telles conditions que l'on peut voir survenir les accidents à une température relativement peu élevée (24 à 25° à l'ombre). Le coup de chaleur sévit pendant la marche elle-même, mais le plus souvent après la marche, une fois que l'homme est arrivé à l'étape ou qu'il va s'étendre sous la tente.

Enfin le travail physique, la fatigue, le surmenage sont les éléments d'une haute importance pour favoriser sa production : les expériences de Laveran (1) et Regnard, de Colin (d'Alfort), le prouvent nettement.

A ces facteurs d'ordre général, se joignent des conditions particulières, individuelles.

Certains sujets ne transpirent pas ou ne présentent qu'une sudation insuffisante, condition éminemment favorisante du coup de chaleur, puisque l'évaporation ne se produit que peu ou pas.

L'alcoolisme chronique, ou l'abus passager des boissons alcooliques, ont aussi une influence manifeste, en troublant même momentanément le fonctionnement régulier des émonctoires et en contribuant à la rétention dans l'organisme des produits toxiques.

L'influence des tares organiques, d'après Kelsch (2), n'y reste pas étrangère; les hommes dont le système respiratoire (adhérences pleurales surtout) et l'appareil rénal ont été touchés par une atteinte antérieure paient plus facilement que des sujets sains tribut à l'action nocive de la chaleur. Il en est de même des tares de l'appareil circulatoire, du cœur particulièrement, chargé d'assurer aux muscles et aux poumons une irrigation sanguine qui peut devenir insuffisante : le fait se produit quand un effort momentané lui demande un surcroît d'énergie pour établir la continuité normale des échanges et de l'hématose.

Prophylaxie. — Des mesures rigoureuses doivent être instituées pour éviter des accidents en partie évitables.

Il importe avant tout que les marches soient effectuées en dehors des heures chaudes de la journée. Dans ce but, les troupes doivent être mises en route de façon qu'elles soient arrivées au cantonnement avant 9 ou 10 heures du matin.

L'allure de la marche doit être sagement réglée : elle doit être ralentie dès que les symptômes commencent à se manifester.

Pendant les haltes, les hommes doivent se placer à l'ombre, et surtout ne doivent ni se coucher, ni s'asseoir sur le sol.

La marche ne doit pas se faire en rangs serrés : les hommes placés au centre sont soustraits aux courants atmosphériques et subissent de la part de leurs voisins une augmentation de calorique. Les rangs doivent donc être desserrés pour assurer le renouvellement et la circulation de l'air. Dans le même ordre d'idées, la marche en chemin creux doit être évitée, de même aussi la marche et le séjour au milieu des hautes herbes.

Il faut aussi obtenir la circulation de l'air sous les vêtements : on tolérera que la capote soit déboutonnée. De même, la cravate sera desserrée et le col de la chemise ouvert. Dans les pays chauds, notamment, les vêtements lâches en serge grise sont de toute nécessité, ainsi que le casque de liège avec le couvre-nuque.

(1) Laveran, Traité d'hygiène militaire, Paris, 1896.
(2) Kelsch, *Loc. cit.*

Les soldats doivent avoir, par les temps chauds, de l'eau à leur disposition. Avant la mise en marche, ils emporteront dans leur bidon de l'eau ou mieux du thé, et, en cours de route, on assurera leur approvisionnement; un groupe d'officiers et de soldats enjoindront aux habitants de disposer le long de la route où les hommes passeront des baquets d'eau où le soldat pourra puiser pour étancher sa soif.

On devra, par les moyens habituels, s'assurer préalablement de la qualité de cette eau et veiller à l'absence de maladie épidémique (fièvre typhoïde, dysenterie, etc.), dont le germe pourrait ainsi être transmis.

L'eau seule doit être permise comme boisson; toute boisson alcoolique doit être rigoureusement proscrite.

L'allocation de sucre pourrait, en prévenant la fatigue, prévenir dans une certaine mesure le coup de chaleur (Bonnette) (1).

Arrivés à la caserne, ou sous la tente, ou au cantonnement, les hommes ne sont pas encore hors de danger; il sera utile de leur conseiller à ce moment la pratique des ablutions froides.

Ces conseils, d'ailleurs, pourront leur être donnés directement par les officiers de chaque unité; ceux-ci doivent être renseignés sur les premiers symptômes du coup de chaleur pour qu'ils puissent les dépister chez les hommes qui commencent à les éprouver.

Traitement. — Les officiers devront connaître aussi les soins à donner aux insolés :

Dans les cas légers, on fera transporter l'homme à l'ombre dans un lieu frais, on le débarrassera de son sac, de ses armes, on déboutonnera la capote, la ceinture du pantalon. On lui fera boire un peu d'eau, de thé ou de café; affusions froides.

Dans les cas graves, on évitera de coucher l'homme sur le sol. On pratiquera des aspersions froides, la flagellation de la face à l'aide d'un linge mouillé.

Si le malade asphyxie, on utilisera la respiration artificielle ou la saignée, ou mieux les tractions rythmées de la langue (Laborde). Des injections hypodermiques d'éther rendront de grands services.

Accidents dus au froid. — **Étiologie et pathogénie.** — Les accidents qui relèvent du froid sont assurément moins fréquents. Ils peuvent s'observer dès que le thermomètre s'abaisse à 0°. On les voit survenir surtout dans les pays froids (retraite de Russie, guerre de Crimée), mais aussi dans les zones chaudes, comme en Algérie, dans certaines conditions.

L'agitation de l'air, le rayonnement, sont des facteurs extrinsèques essentiellement favorisants; il en est de même et surtout de l'humidité de l'atmosphère, du contact de l'eau et des effets mouillés, comme il arriva lors de la retraite de Bou-Thaleb, à Sétif.

(1) Bonnette, Le coup de chaleur dans les pays tempérés, Paris, 1905.

Quant aux conditions intrinsèques, leur rôle n'en est pas moins marqué : l'insuffisance alimentaire, les fatigues, les marches forcées favorisent au plus haut point les effets de froid ; il en est de même encore de l'alcoolisme aigu, de la débilité organique, de la dépression morale et physique.

Ces phénomènes ne prennent pas toujours naissance par l'action directe et immédiate du froid. Ils peuvent survenir secondairement, quand l'homme passe brusquement d'une température glaciale à une température plus élevée. Galzin (1) les nomme avec juste raison « accidents réactionnels ».

Symptômes. — Ces accidents sont locaux ou généraux.

Locaux, ils frappent de préférence les extrémités : le nez, les oreilles, le gros orteil, le petit doigt. Les téguments en ces régions prennent une coloration violet foncé ; la peau se gonfle et finit par éclater. Il s'agit d'engelures, de phlyctènes, de gangrène des parties molles superficielles, gagnant vers les plans profonds.

Les accidents *généraux* se résument dans les symptômes suivants. rapidement énumérés :

Les hommes éprouvent une fatigue, un accablement, un affaiblissement musculaire intense. Leur visage est pâle, l'œil est hagard, ils marchent automatiquement, sans volonté ; la vue se trouble, la parole est difficile, bredouillée ; l'intellect disparaît progressivement ; enfin ils titubent et s'affaissent sur le sol, d'où ils ne peuvent se relever. La paralysie qui avait atteint primitivement les membres envahit progressivement le tronc ; la respiration devient lente, superficielle ; l'asphyxie s'installe, et ils meurent après avoir présenté du délire, des convulsions, parfois une véritable catalepsie.

Prophylaxie. — De semblables accidents peuvent être prévenus. Il importe au plus haut point d'écarter de l'exercice, de la marche où l'on suppose la possibilité d'accidents semblables, les sujets dont la constitution est faible ; on ne prendra que les hommes vigoureux, se nourrissant abondamment, et dont le système musculaire est bien développé.

Les troupes recevront une alimentation riche en graisse et en hydrocarbonés ; avant la mise en marche, les hommes prendront un repas chaud ; une très minime dose d'alcool pourra être tolérée. D'après Galzin, le sucre aurait fait ses preuves en pareille circonstance.

Le vêtement sera confortable, pas trop étroit pour pouvoir emmagasiner de l'air chaud ; dans ce but, il sera serré au cou et aux poignets ; les mains, les pieds seront bien vêtus ; les oreilles seront recouvertes.

Les étapes seront effectuées en colonnes serrées, surtout par les temps où le vent soufflera et où la neige tombera. Aucun homme

(1) Galzin, Les froidures graves ; prophylaxie, premiers soins, Paris, 1905.

ne doit monter sur les voitures, aucun ne doit être laissé en arrière, car, en pareille circonstance « qui s'arrête s'endort, qui s'endort ne se réveille plus ».

A l'arrivée au bivouac, improviser des abris, allumer des feux, mais interdire formellement d'en approcher trop près. Les hommes ne doivent ni s'asseoir, ni se coucher, du moins pendant un certain temps : il importe au plus haut point de leur éviter le repos absolu et de les faire circuler.

Traitement. — Malgré ces précautions, le froid a porté ses effets nocifs sur un certain nombre de soldats : il faut à tout prix éviter la transition brusque du froid à la chaleur, sous peine d'observer des accidents rapidement mortels.

Il faut transporter l'homme atteint dans un lieu frais et couvert de paille, le déshabiller et le frictionner avec de la neige, puis à sec avec un gant de crin ou de la flanelle. Petit à petit, progressivement, on le place à une température de plus en plus douce ; il est utile de lui faire prendre du thé chaud et quelques gouttes d'alcool.

S'il manifeste des signes de congestion pulmonaire, on couvrira le thorax de ventouses ; on appliquera des sinapismes, et au besoin on fera une saignée.

Comme pour le coup de chaleur, les officiers et les sous-officiers doivent être renseignés sur les premiers soins à donner, en l'absence de médecins, à leurs hommes victimes du froid.

ÉQUITATION. — Les troupes de cavalerie sont exercées à la gymnastique, mais aussi et surtout à l'équitation. L'équitation comporte d'ailleurs des exercices de gymnastique constitués par la voltige.

Mécanisme de l'équitation. — L'équitation exige le jeu d'un grand nombre de muscles, surtout ceux du bassin et des membres inférieurs. Un certain entraînement est nécessaire pour vaincre la fatigue et assurer la souplesse musculaire.

Exercice très salutaire au point de vue hygiénique, l'équitation apporte à l'organisme des modifications heureuses pour le développement physique, qui peuvent être comparées à celles dont l'infanterie bénéficie.

Règles relatives à l'équitation. — Pour provoquer le maximum d'effets hygiéniques sur la santé des hommes, l'équitation demande à être pratiquée en plein air et non dans les manèges, où la poussière, le manque de ventilation sont le plus souvent la règle.

Le manège est néanmoins indispensable, et sa pratique doit être conservée surtout pour l'instruction des jeunes soldats, et quand les temps froids ou pluvieux risqueraient de déterminer chez tous des effets pathologiques, dont l'existence n'est plus à démontrer.

Accidents dus à l'équitation. — L'équitation, si salutaire soit-elle, expose cependant à nombre d'accidents. Hormis les traumatismes (fractures, luxations) qui résultent des chutes diverses faites au cours de l'apprentissage du cavalier, l'équitation est accusée de favoriser la production des hernies, dues aux efforts que l'homme doit souvent effectuer pour maîtriser sa monture et se tenir en selle.

Les ptoses viscérales sont à craindre en raison des secousses provoquées à la masse abdominale par le trot « assis », surtout avec les chevaux dont les réactions sont fortes. Ce fait s'observe particulièrement dans la grosse cavalerie.

Le cavalier, plus que le fantassin, est enclin, si les soins de propreté ne sont pas minutieux, à présenter des furoncles, de l'ecthyma, qui, dans les régiments, peuvent se manifester sous une forme épidémique. Ces accident cutanés sont favorisés par l'irritation de la peau, qui se produit à la faveur du frottement, par la selle et les plis du pantalon. La propreté journalière est la seule mesure prophylactique capable d'enrayer la propagation de ces infections localisées, dont les germes s'ensemencent habituellement dans les régions voisines, grâce à la souillure du linge, chemises et caleçons.

Les excoriations sont fréquentes dans la cavalerie, surtout chez les jeunes soldats. Elles siègent aux fesses principalement, mais aussi au niveau de la partie interne des genoux, c'est-à-dire dans les régions où les frottements et les pressions se répètent le plus fréquemment. Pour les prévenir, on conseille d'enduire les régions de suif ou de vaseline : le suif est préférable, car il n'attendrit pas l'épiderme comme la vaseline : mais il a l'inconvénient de favoriser la malpropreté et la production des furoncles.

L'ostéome musculaire des adducteurs est spécial aux cavaliers ; il survient à la suite de la rupture de certaines fibres de ces muscles.

On a accusé l'équitation, sans raison péremptoire d'ailleurs, de favoriser l'atrophie testiculaire et de diminuer l'aptitude génésique.

La congestion fréquente du bassin entraîne souvent la production d'hémorroïdes. Quant au varicocèle et aux varices, leur survenance par les exercices d'équitation n'est pas démontrée.

EXERCICES COMMUNS A TOUTES LES ARMES.

GYMNASTIQUE. — On a reconnu que les exercices de gymnastique utilisés dans l'armée avant ces dernières années ne répondaient pas toujours au but assigné à l'éducation physique du soldat. Dans le cadre de la gymnastique dite d'assouplissement, notamment, les leçons de boxe et de bâton exigeaient de la part du soldat des efforts de mémoire préjudiciable au but que l'on devait se proposer. Puis la gymnastique appliquée visait trop exclusivement le développement de la force musculaire, en exigeant des efforts localisés surtout aux membres supérieurs, en utilisant les muscles du bras pour mouvoir le tronc ; or ces muscles ne doivent fournir qu'exceptionnellement un exercice de ce genre. Cette gymnastique appliquée ne produisait donc qu'un effet très restreint sur le développement corporel général.

Le règlement sur l'instruction de la gymnastique de l'année 1903 précise les données du problème (1).

Il expose que « les exercices qui développent la capacité respiratoire et ceux qui intéressent les muscles des jambes, du bassin et du thorax, doivent être considérés comme formant le fond même de la gymnastique militaire. Cette gymnastique doit, en outre, avoir pour but de développer la hardiesse et la confiance nécessaire au soldat pour surmonter les obstacles qui se présentent en campagne ».

Gymnastique respiratoire. — D'après ces données, le premier devoir à remplir est d'apprendre aux hommes à respirer, ce qui a pour but d'augmenter la capacité respiratoire et d'augmenter le volume du poumon.

La gymnastique respiratoire consiste dans l'exécution des mouvements suivant le rythme de la respiration normale ; on sait que les mouvements respiratoires se répètent seize à dix-huit fois à la minute.

Pour apporter le plus d'oxygène possible au parenchyme pulmonaire, il faut apprendre à l'homme à gonfler au maximum sa cage thoracique ; l'inspiration doit être deux fois plus lente que l'expiration.

Pour appliquer ces principes, on pratiquera ces mouvements en suivant une progression ; on fera donc effectuer :

1° Des mouvements d'inspiration et d'expiration sans mouvement de bras ;

2° Des mouvements d'inspiration et d'expiration avec élévation latérale et horizontale, puis abaissement des bras ;

3° Ces mêmes mouvements avec action combinée de la tête : flexion, extension ;

4° Les mêmes encore avec élévation verticale, circumduction des bras, flexion et extension du corps.

Gymnastique de développement et d'assouplissement. — Elle comprend tous les exercices qui ont pour objet principal le développement méthodique des différentes parties du corps et le fonctionnement normal des organes. Son but est d'augmenter la force de résistance du soldat, de lui donner la souplesse nécessaire en disciplinant les muscles et en coordonnant leur contraction.

Ces exercices comprennent des mouvements généraux, comme les alignements, ceux qui consistent à serrer ou à ouvrir les rangs, etc.

Ils sont constitués ensuite par des mouvements isolés ou combinés des bras, des jambes, du tronc. Ils sont effectués les mains libres ou avec le fusil, ou à l'aide d'appareils (barres simples, barres doubles, échelles, cordes lisses, etc.) ; des exercices d'équilibre les complètent ainsi que les exercices de saut, soit de pied ferme, soit avec élan, et des exercices de course.

(1) Page 6 du Règlement.

La pratique des jeux en plein air est récemment entrée dans les usages de l'armée ; elle est excellente pour maintenir l'entraînement, tout en donnant aux hommes une distraction qui contribue à rompre la monotonie de l'instruction.

Gymnastique d'application ou gymnastique athlétique.— Elle comprend les exercices propres à développer la hardiesse du soldat et à lui inspirer confiance dans sa force : c'est-à-dire, l'escrime à la baïonnette, les exercices d'équilibre sur la poutre et le portique, les exercices d'escalades et le franchissement des obstacles en terrains variés. Ils contribuent ainsi à préparer le soldat à surmonter les divers obstacles qui peuvent se présenter en campagne.

Les exercices de gymnastique doivent être enseignés suivant une progression croissante. Les instructeurs doivent les régler de façon qu'une même séance comprenne toujours des mouvements variés mettant en jeu toutes les parties du corps.

« Autant que possible, dit le Règlement, une séance comprend des exercices destinés à activer la circulation du sang et la respiration, à développer harmonieusement le système musculaire, à remédier aux mauvaises attitudes de l'épaule, à dilater la cage thoracique, à redresser les courbures exagérées de la colonne vertébrale, à développer les muscles des parois abdominales (1). » La gymnastique respiratoire doit notamment être pratiquée journellement.

Dans ces exercices, l'entraînement de l'homme doit être le souci constant de l'instructeur, toutefois sans dépasser la limite de ses bienfaits.

« En principe, un travail soutenu, de cinquante à soixante minutes, non compris plusieurs repos de deux à trois minutes, doit être suivi d'un repos plus important... Les officiers instructeurs varient et complètent la progression suivant les circonstances et le développement physique du soldat, de façon à lui demander une somme de travail proportionnée à ses forces et légèrement supérieure à celle qui a été exigée pendant les journées précédentes. — Il faut éviter avec soin, surtout avec les recrues, de hâter l'enseignement (2). »

Pendant ces exercices, le cou et la cage thoracique doivent être libres de toute constriction. Il conviendrait de doter chaque homme d'une ceinture destinée à soutenir les viscères abdominaux pour éviter les points de côté et les tiraillements de la masse intestinale.

Pendant le travail, les hommes ne doivent pas compter à haute voix ; cet acte nécessite une expiration qui est irrationnelle, car elle peut survenir au moment où l'homme a besoin de faire une inspiration.

Tout exercice doit cesser dès que l'homme éprouve le moindre essoufflement et que ses pulsations s'élèvent à 140 à la minute. La

(1) Page 14 du Règlement.
(2) Page 17 du Règlement.

respiration doit s'effectuer suivant le rythme normal (16 à 18 respirations à la minute).

ESCRIME. — L'escrime est un exercice qui développe la force musculaire, l'ampliation thoracique, la souplesse et l'adresse de l'homme qui s'y adonne. Depuis la circulaire ministérielle du 15 février 1894, elle n'est plus obligatoire dans l'armée. Cette décision a été prise en raison de la courte durée actuelle du service militaire. D'ailleurs, les avantages qu'elle fournit ne semblent pas supérieurs à ceux que donnent les autres exercices militaires.

Elle provoque d'autre part certaines déformations reconnues par les médecins et les officiers qui observaient à l'École de gymnastique de Joinville.

Tout d'abord on constate, au bout d'un certain temps de pratique, que le côté qui manie le fleuret (droit chez les droitiers, gauche chez les gauchers), s'hypertrophie notablement; les muscles du bras, de l'épaule et de la jambe augmentent de volume et de force; le corps devient donc asymétrique. Ce qui le prouve, c'est une scoliose consécutive; sa concavité regarde le bras qui travaille; on observe en même temps un abaissement de l'épaule correspondante, alors que la paroi thoracique opposée présente une voussure (Lagrange) (1).

Il est vrai qu'on peut remédier à ces inconvénients en exerçant également l'un et l'autre côté et en apprenant à tirer le fleuret aussi bien à gauche qu'à droite.

Des nodosités s'observent aussi à la longue au niveau des tendons fléchisseurs des doigts; elles entraînent parfois le doigt dit « à ressort » et les rétractions permanentes.

D'autre part, la sudation abondante provoquée par l'escrime dans les salles d'armes amène une fatigue notable. Si elle est pratiquée en plein air, cet inconvénient disparaît; aussi, à l'École de Joinville, les exercices d'escrime n'ont-ils jamais lieu dans les salles d'armes.

L'enseignement de l'escrime comprend deux parties : la *leçon*, où le sujet qui s'y livre est exercé à diriger le fleuret pour l'attaque et la défense ; l'*assaut* est la partie pratique, appliquée de la leçon, et représente le véritable combat.

Les masques d'escrime demandent à être particulièrement surveillés au point de vue de leur confection et de l'hygiène.

Les mailles ne doivent pas présenter plus de 3 millimètres, et les fils de fer qui composent la texture du masque doivent se croiser à angle droit; on recommande de les souder à chaque intersection pour éviter l'écartement subit des mailles sous l'impulsion d'un coup de fleuret.

La forme du masque doit être « en carène » sous un angle de 15 à 20° (Mareschal) (2).

(1) LAGRANGE, *Loc. cit.*

(2) MARESCHAL, *Revue générale de clinique et de thérapeutique*, 18 juillet 1894.

Il est utile d'adapter à la limite inférieure du masque une espèce de bavette de toile résistante pour protéger le cou contre des blessures éventuelles.

Les masques doivent être tenus dans un état de propreté parfaite et désinfectés régulièrement par des lavages antiseptiques destinés à éviter la propagation de maladies contagieuses, et surtout de maladies parasitaires du cuir chevelu.

Les fleurets doivent être boutonnés et le volume des boutons être suffisant pour qu'ils ne puissent pénétrer à travers les mailles du masque.

Les cavaliers sont exercés réglementairement à l'escrime au sabre.

L'escrime à la baïonnette fait partie des exercices militaires enseignés aux troupes à pied.

NATATION. — Indispensable au point de vue militaire pour que les hommes sachent traverser une rivière, sauver un homme qui se noie, la natation est utile à un point de vue plus général, en tant qu'exercice physique. Elle fait fonctionner tous les muscles et contribue à les développer harmonieusement. Elle donne de plus à l'homme la hardiesse et la confiance, qualités nécessaires dans le métier des armes. Enfin l'action tonique de l'eau froide est indiscutable.

La natation est enseignée théoriquement, d'abord en faisant effectuer les mouvements de natation en dehors de l'eau, l'homme étant à plat ventre sur un banc ou un tabouret. Quand la période estivale survient et que l'on prescrit les bains froids, la pratique fait place à la théorie; dans l'eau, l'homme est tout d'abord tenu par une sangle placée sous la poitrine. Quand il a assez d'assurance pour ne plus être soutenu par la sangle, il peut nager en liberté après examen passé par l'officier commandant son unité.

Des exercices de plongeon, pieds premiers, ou tête première, complètent cette éducation du nageur.

A chaque baignade, la présence d'un officier et d'un médecin militaire est exigée. Un infirmier apporte le rouleau de secours aux asphyxiés en vue de la possibilité d'accidents, qui seront décrits au chapitre des bains froids.

SOINS CORPORELS.

La propreté individuelle constitue une des parties les plus importantes de l'hygiène dans l'armée. Elle est assurée presque exclusivement par les soins à apporter à la propreté de la peau et du linge qui la recouvre; elle est complétée par l'hygiène de la bouche et de la chevelure.

PROPRETÉ DE LA PEAU.

La propreté de la peau est indispensable :

1° Pour conserver au tégument ses fonctions régulatrices de la chaleur animale, ses fonctions respiratoires, qui, bien qu'assez restreintes, n'en ont pas moins leur utilité, enfin ses fonctions d'élimination par la sécrétion sudorale, qui fait d'elle un des émonctoires de l'organisme ;

2° Pour empêcher le développement des germes infectieux à la surface des téguments : sur la peau, des débris cellulaires épidermiques s'accumulent ; le sébum et la sueur forment un enduit d'odeur infecte, qui se décompose et compromet les fonctions cutanées ; de plus, il arrive à retenir des germes en quantité considérable : Remlinger a compté 40 000 germes sur 1 centimètre carré de peau. Souvent inoffensives, ces bactéries jouent parfois un grand rôle dans l'étiologie des furoncles, abcès, phlegmons, panaris, etc., que l'on trouve d'ailleurs avec plus de fréquence chez les sujets qui se soucient peu des soins de propreté. Cette flore cutanée doit être rapportée à la poussière, à la boue, à la souillure générale du milieu dans lequel vit le soldat ; il y est exposé journellement par le genre de travaux imposés par la vie militaire : exercices sur les champs de manœuvres, marches, travaux de terrassements, corvées diverses dans les écuries de chevaux, transport de fumier, entretien du casernement, etc. ;

3° Pour empêcher l'infection de l'air et des locaux par les produits d'émanation d'une peau mal soignée.

Pour assurer cette propreté corporelle, deux procédés doivent être mis en œuvre :

1° La toilette journalière ;

2° Les bains généraux à intervalles réguliers.

TOILETTE JOURNALIÈRE. — Il peut paraître superflu de recommander aux officiers et aux sous-officiers de veiller à ce que chaque homme appartenant à leur unité, s'acquitte chaque matin de sa toilette journalière ; certains troupiers, toutefois, venant des régions où l'hygiène élémentaire est délaissée, tâchent de s'y soustraire. Cependant, actuellement, tout est prévu pour cette mesure indispensable. Autrefois, les hommes allaient se laver au robinet de la cour de la caserne ; aujourd'hui, des lavabos sont installés, et chaque homme touche individuellement deux serviettes par semaine (Circulaire ministérielle du 3 janvier 1879).

Les lavabos doivent être installés dans un local spécial et non dans les couloirs, où les hommes à demi dévêtus sont exposés aux courants d'air et à une cause intense de refroidissement, favorables à l'éclosion des bronchites, pneumonies, angines, etc. Ce local doit donc être le plus rapproché possible de la chambrée, un lavabo devant ainsi être réservé aux hommes d'une même chambrée.

Le sol de la chambre-lavabo doit être imperméable, en grès cérame vitrifié de préférence, et disposé en pente douce pour assurer l'écoulement des eaux souillées. Les parois doivent encore être imperméables jusqu'à hauteur d'homme environ (ardoise, ciment, faïence par exemple). Des porte-manteaux doivent être disposés aux parois.

Les appareils peuvent être disposés contre les murs; il vaut mieux, pour éviter l'humidité, les installer au milieu de la pièce : on peut ainsi les adosser à une cloison médiane. Ils peuvent revêtir plusieurs types dont chacun présente des avantages et des inconvénients; on a proposé et l'on discute encore le système des *cuvettes* et celui de l'*auge*.

Des *cuvettes* mobiles il ne saurait être question : elles sont difficiles à tenir propres et se cassent trop facilement. Les cuvettes à bascule ne sont pas à conseiller, car l'arrière-cavité, toujours souillée, échappe au nettoyage. Les cuvettes fixes, se vidant par un clapet, sont préférables. Ces cuvettes en général sont mal entretenues; au bout d'un certain temps, elles sont d'une saleté repoussante; de plus,

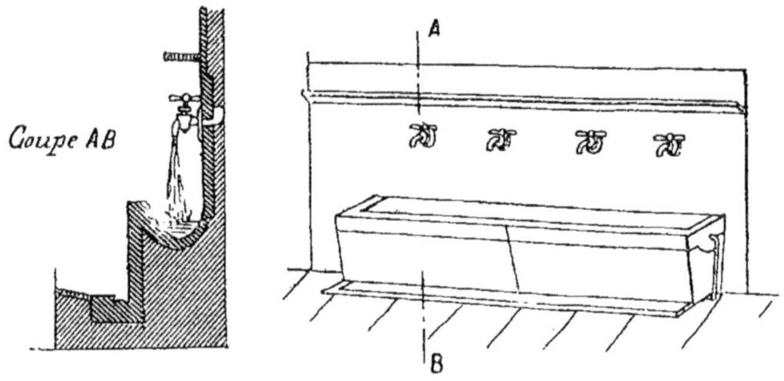

Fig. 12. — Lavabo de caserne (Laveran).

l'eau qu'elles contiennent n'est pas de l'eau courante; celle-ci assure des lavages plus efficaces; enfin la cuvette, pour ne pas contribuer à la propagation de certaines maladies infectieuses (furoncles, clou de Biskra, ophtalmie purulente), doit être individuelle; des raisons budgétaires empêchent de réaliser ce desideratum.

Le système de l'*auge* (fig. 12), malgré l'inconvénient qu'il présente de favoriser les éclaboussures, doit être préféré à celui des cuvettes : il a le grand avantage de faire utiliser l'eau courante et d'être plus facilement tenu en état de propreté.

Le long d'un mur de la chambre affectée au lavabo, est disposée une auge (fig. 12); ou bien, au milieu de cette chambre, adossées à une cloison verticale, deux auges sont installées, situées, dans l'un et l'autre cas, à 45 centimètres au-dessus du sol; au-dessus de l'auge, sont disposés des robinets d'eau, distants de 30 centimètres environ. Ces robinets doivent avoir une petit débit, pour éviter une trop forte pression et une trop forte dépense d'eau. Les orifices de chaque robinet ne doivent pas mesurer plus de 3 à 5 millimètres de diamètre.

Pour sa toilette journalière, l'homme se présente au lavabo; il se lave le visage, le cou, les mains sous le filet d'eau qui est ainsi fourni; il peut se servir d'un savon reçu dans un récipient *ad hoc*, placé dans l'intervalle des deux robinets ; les serviettes qui lui sont allouées doivent rester rigoureusement individuelles pour éviter la propagation d'infections multiples (1).

La propreté des mains est importante; les ongles doivent être courts et nettoyés; on évite ainsi les panaris, les tournioles, les lymphangites et les adénites suppurées qui peuvent s'ensuivre.

On doit veiller d'une façon particulière à la propreté des pieds; le système de l'auge disposée à une légère hauteur du sol permet ces lavages, même journaliers, quand la température de l'eau le permet. On pourrait encore utiliser des cuvettes mobiles dans le sol cimenté, comme dans l'armée anglaise. Ces lavages fréquents sont particulièrement indiqués pour les hommes qui transpirent des pieds ; cette sudation fétide est incommodante pour les voisins de chambrée et aussi pour l'homme lui-même; elle entraîne la macération de l'épiderme et constitue une infirmité grave pour les troupes à pied.

Pour y obvier, les lavages à l'eau froide doivent être pratiqués journellement. On a conseillé d'appliquer plusieurs genres de produits chimiques, du suif salicylé, des badigeonnages d'acide chromique à 3 ou 5 p. 100 tous les huit ou quinze jours. Mieux vaut employer la solution d'aldéhyde formique du commerce en badigeonnages quotidiens ou biquotidiens, ou triquotidiens, soit à l'état pur, soit en dilution de 10 à 30 p. 100 (Gerdeck, Folliasson, Viala). Cette substance désodorise la sueur fétide des pieds, elle durcit l'épiderme, elle supprime ou diminue pendant quelque temps la sécrétion sudorale; enfin elle est topique et antiseptique et, par là même, favorise la cicatrisation des excoriations (2).

Pour tous ces soins hygiéniques, les lavabos doivent être accessibles aux hommes à toute heure de la journée ; l'homme doit pouvoir se laver quand il veut.

BAINS GÉNÉRAUX. — Les soins généraux ne sont plus journaliers, ils sont intermittents : ils sont constitués par les bains, soit par immersion, soit par aspersion.

Bains par immersion. — Les bains par immersion semblent réaliser le meilleur mode de lavage général, comme étant le plus apte à assurer la propreté corporelle. Leur usage en est cependant fort restreint; il en existe plusieurs types :

Le *bain de baignoire* est évidemment celui qui paraît réaliser tous les desiderata ; malheureusement le prix d'installation en est fort onéreux, et, dans l'armée française, à part les cas où ils constituent un moyen thérapeutique dans les hôpitaux, aucun système n'a été jugé assez simple ni assez bon marché pour qu'on puisse l'employer dans les casernes. Seul, le régiment de sapeurs-pompiers de Paris, grâce à une installation spéciale entreprise par la Ville de Paris, peut en

(1) Règlement du 20 octobre 1892 sur le service intérieur. Infanterie, § 353.
(2) Vaillard, *Arch. de méd. milit.*, janvier 1903.

bénéficier. Nous rappellerons cependant que l'armée anglaise les a adoptés pour ses soldats.

Le système du *bain de piscine* a été tenté à plusieurs reprises; les résultats n'ont pas répondu aux espérances que l'on avait conçues; il est extrêmement coûteux; de plus, le bain est pris en commun dans la même eau, ce qui expose aux dangers de la transmission des affections contagieuses.

Le *bain froid*, *bain de rivière*, *bain de mer*, ne présente pas ces inconvénients, mais il ne peut être utilisé qu'à la saison chaude, pendant soixante à soixante-dix jours en moyenne dans l'année. Il a l'avantage d'être un bon exercice de gymnastique; il est tonique. Une seule condition semble en contre-indiquer l'emploi : l'éloignement de la caserne de l'endroit où la baignade aura lieu; certaines troupes doivent parcourir ainsi plusieurs kilomètres : les hommes arrivent en sueur et s'exposent aux refroidissements. Au retour, ils rentrent dans leurs casernements, fatigués, en transpiration, couverts de poussière, perdant ainsi en grande partie le bénéfice et l'agrément donné par le bain froid.

Certaines précautions doivent être prises quand on envoie les soldats à la baignade.

Un officier et un médecin doivent toujours être présents; le médecin doit être consulté sur l'opportunité des bains froids suivant la température de l'eau, suivant aussi la quantité de l'eau; il est imprudent de laisser une troupe se baigner dans une eau impure : certaines maladies épidémiques ont pu être rapportées à cette particularité. On connaît les cas d'ictère infectieux qui ont sévi à Magdebourg de 1873 à 1877.

Torges, en effet, signale que de nombreux cas d'ictère apparaissaient chaque année à Magdebourg pendant la saison des baignades parmi les pontonniers et les militaires fréquentant une école de natation située sur l'Elbe, en dehors de la ville, à proximité des dernières habitations, et en aval du pont où les égoûts se jettent dans le fleuve. L'auteur voit dans ce fait l'étiologie des cas d'ictère observés, car, d'une part, les corps de troupe qui se baignaient dans un autre bras de l'Elbe restaient indemnes; d'autre part, en 1876, l'école de natation fut transportée en amont de la ville, et l'ictère cessa. Il est fort vraisemblable d'admettre que les sujets s'étaient infectés en avalant involontairement quelques gorgées de l'eau souillée. Le bacille d'Éberth et d'autres germes spécifiques pourraient reconnaître un même mode de transmission.

Aussi le médecin militaire a-t-il le devoir de se renseigner préalablement sur la souilllure de l'eau où les soldats doivent se baigner. Il doit aussi fixer la durée du bain.

L'officier doit choisir un endroit tel que les hommes qui ne savent pas nager ne risquent pas de se noyer; il fera éviter les bords vaseux et remplis d'herbes. L'heure du bain sera calculée de façon qu'elle coïncide avec le moment où la digestion est terminée.

Pour se rendre à la baignade, les soldats marcheront à une allure modérée, pour éviter qu'ils arrivent en sueur à l'endroit désigné. Ils devront se déshabiller au plus vite et entrer rapidement dans l'eau pour ne pas s'exposer à un refroidissement brusque dans un courant d'air.

Au cours de la baignade, divers accidents peuvent survenir. Tout d'abord, un érythème rouge, généralisé, attribué à des troubles vaso-moteurs (Tourraine, Granjux, etc.). La simple perte de connaissance peut en résulter et aussi la syncope mortelle. Il convient de faire sortir de l'eau tout sujet présentant cet érythème et exempter de bain froid tous ceux qui y sont sujets.

L'asphyxie par noyade peut s'observer. La conduite à tenir est la suivante : coucher l'homme sur le côté droit, lui ouvrir les mâchoires et débarrasser la gorge et les voies aériennes de l'eau qu'elles contiennent habituellement, en lui tenant la tête légèrement penchée en avant; faire des tractions rythmées de la langue à raison de vingt par minute (Laborde), combinées à la respiration artificielle. Il peut être utile de faire vomir le sujet, pour assurer l'évacuation de l'eau contenue dans l'estomac (Laborde). Frictionner énergiquement les téguments avec le gant de crin contenu dans le rouleau des secours aux asphyxiés. Réchauffer le malade en l'enveloppant de laine ou de flanelle et lui injecter de l'éther à plusieurs reprises (quatre ou cinq fois, à cinq minutes d'intervalle).

Bains par aspersion. — Les bains par immersion peuvent être remplacés par les bains par aspersion. Ceux-ci présentent des avantages incontestables.

Ils sont toniques; ils peuvent être administrés en toute saison; ils exposent moins que les bains de rivière au refroidissement; ils lavent beaucoup mieux que les bains de baignoire et de piscine, car l'eau qui vient au contact des téguments est toujours renouvelée, et l'homme ne se lave pas dans une dilution de sa propre souillure. Puis la quantité d'eau nécessaire est beaucoup moins considérable que pour les deux derniers systèmes; partant, l'économie est plus forte, à tel point que, si le prix du bain de baignoire monte à 0 fr. 50, celui de piscine à 0 fr. 20, le bain par aspersion revient à 0 fr. 01. 8 litres d'eau sont amplement suffisants pour ce bain.

Chaque homme doit prendre un bain par aspersion tous les quinze jours.

Disposition du local des bains-douches. — Le local destiné aux bains-douches doit être éloigné des chambres pour éviter la propagation de l'humidité; d'après la notice sur les casernements de type 1889 (type Tollet), il est attenant à l'infirmerie, mais sans communiquer avec elle; on évite ainsi les allées et venues dans un bâtiment uniquement affecté aux malades, où les sujets sains peuvent venir se contaminer. Infirmerie et pavillon de bains ont une entrée spéciale.

Ce local doit, en réalité, être composé de plusieurs salles; à l'entrée, un vestibule donnant accès par deux portes latérales à deux salles d'attente, qui communiquent avec la salle de douches; celle-ci ouvre de plus sur le vestibule. De cette façon, un certain nombre d'hommes prennent leur douche, pendant qu'une deuxième série se déshabille, et ainsi de suite. Le refroidissement est ainsi moins à craindre, et les bains peuvent être donnés sans retard.

Le local destiné aux douches ne doit pas être trop spacieux, ni en hauteur, ni en largeur, pour pouvoir être facilement chauffé. Les parois devront être cimentées jusqu'à une hauteur de 2 mètres environ. Le sol sera imperméable, en ciment de préférence; des claies de bois pourront y reposer, pour que l'homme ne soit pas en contact direct avec le sol froid et pour que les eaux de lavage puissent s'écouler; ce sol devra être en pente douce.

La température de l'eau ne doit pas être inférieure à 30°, ni supérieure à 35° pour éviter un nuage de vapeur; celle de l'atmosphère de la chambre de douches devra être de 18°.

Le local devra être construit de façon que huit hommes puissent prendre leur bain en même temps.

Appareils réglementaires dans l'armée. — Trois sortes d'appareils sont réglementaires dans les établissements militaires (Circulaire ministérielle du 29 novembre 1893). Leur description sera succincte.

1° *Appareils Herbet.* — Il en existe deux types : le type A et le type C.

Le *type* A est constitué par une chaudière à vapeur d'où s'échappe un tuyau coudé qui la relie à un éjecteur, fixé sur une bâche d'eau froide, et qui se continue par un tube de caoutchouc terminé par une lance un peu spéciale. Dans la bâche, un robinet déverse constamment l'eau qu'il convient de rendre tiède. Pour cela, en ouvrant le robinet de vapeur, on donne passage à celle-ci, qui, en traversant dans l'éjecteur, aspire l'eau froide, la condense et la réchauffe; ainsi tiédie, l'eau s'échappe par la lance. Cette lance est composée de viroles de dimensions croissantes, se vissant les unes sur les autres, et présentant, par conséquent, des orifices de diamètres progressifs. Cette disposition permet d'obtenir à volonté une chaleur déterminée, suivant que l'orifice de la lance est rendu plus ou moins large.

D'après Laveran, ce système est employé dans les garnisons de Belfort et de Besançon; il permet de laver quatre-vingt-six hommes à l'heure. L'appareil, qui peut fonctionner plusieurs heures durant, consomme 12 kilogrammes de charbon par heure et 1200 litres d'eau. Son prix de revient est de 2000 francs.

Le type C se compose encore d'une chaudière, mais logée dans un fourneau à maçonnerie. Un tuyau y amène l'eau froide. De cette chaudière part un autre tuyau destiné à la sortie de l'eau tiède et se divisant, à son extrémité, en plusieurs branches, auxquelles sont adaptées des pommes d'arrosoir. Un thermomètre est adapté à ce tube.

On remplit la chaudière d'eau ; on allume le foyer. Quand le thermomètre atteint 45°, l'appareil est en marche ; on entretient le chauffage en versant toutes les demi-heures le combustible nécessaire (coke). La température se règle en ouvrant plus ou moins un registre adapté à une cheminée latérale partant de la chaudière.

Avec cet appareil, il faut 60 litres de coke pour un fonctionnement de trois heures. La dépense d'eau peut atteindre 1 400 litres.

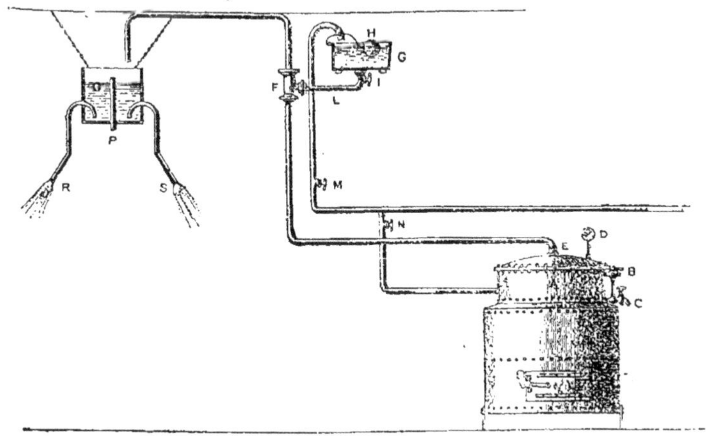

Fig. 13. — Appareil Herbet à vapeur, à basse pression.

A, chaudière ; B, niveau d'eau ; C, robinet de vidange ; E, prise de vapeur reliée à l'éjecteur F ; celui-ci est en communication avec la bâche à eau froide G par un tube L, muni d'un robinet de réglage I ; en H, un flotteur maintenant le niveau dans la bâche. De l'éjecteur, un tuyau amène l'eau tiède au réservoir O, d'où partent des tuyaux terminés par des pommes d'arrosoir R et S, et un tuyau de trop-plein P. Pour faire fonctionner l'appareil, au début plein d'eau froide, on ferme les robinets M et N ; on ouvre C jusqu'à ce que l'eau vienne au milieu du tube de verre B. On allume alors le feu. Quand la vapeur sort par le tuyau près du réservoir O, on ouvre le robinet M pour alimenter la bâche G', et par suite l'éjecteur d'où la vapeur l'échauffe et l'entraîne vers le réservoir O. L'ouverture des robinets N et I est réglée une fois pour toutes ; celle de I détermine le degré de température de l'eau. On dispose par heure de 708 litres d'eau à 35°.

Ce dernier appareil est dit « à circulation ». Herbet en a construit un autre dit « à vapeur et à basse pression », qu'on ne peut utiliser dans l'armée que pour des fractions isolées et assez restreintes. Il a été employé à la caserne Schomberg, où l'eau venait d'une canalisation générale : cette eau était chauffée dans un serpentin logé dans une chaudière, et se distribuait ensuite aux pommes d'arrosoir, alimentées plus directement par un réservoir (fig. 13).

2° *Appareil Barois-Bouvier-Descotte.* — La partie importante de l'appareil du médecin-major Barois consiste dans un thermo-siphon ; il se compose d'un réservoir de 300 à 400 litres reposant sur quatre pieds ; deux d'entre eux sont des colonnes creuses, qui assurent la communication du réservoir, d'une part avec une chaudière à double paroi et à foyer central, et, d'autre part, avec une conduite d'eau. Le foyer étant allumé, l'eau tiède monte dans le réservoir, est remplacée par de l'eau froide qui s'échauffe dans la chaudière; celle-ci monte, et le cycle continue (fig. 14).

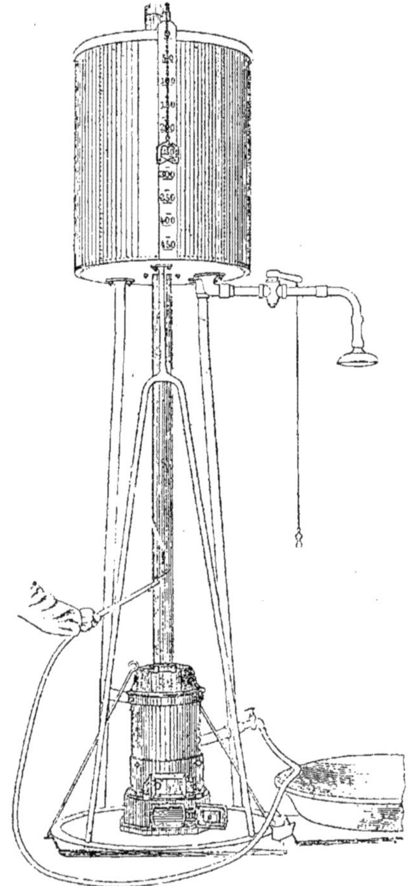

Fig. 4. — Appareil Barois-Bouvier-Descotte.

Cette eau, ainsi chauffée et atteignant la température de 37° en une demi-heure ou une heure au plus, est distribuée par les tuyaux horizontaux, formant deux rampes sur lesquelles sont fixées les pommes d'arrosoirs, au nombre de huit.

Cet appareil permet de doucher 80 hommes en vingt à trente minutes. Son prix de revient atteint 515 francs; 6 à 10 kilogrammes de charbon sont nécessaires pour arriver à la température voulue; il nécessite une dépense de 25 à 40 centimes.

3° *Appareil Flicoteaux.* — Cet appareil n'est utilisable que dans les casernes où l'on peut employer le gaz d'éclairage. A un chauffage en cuivre, dont l'échauffement est obtenu par une rampe de gaz, fait suite un réservoir en tôle, d'où partent des tuyaux aboutissant à des pommes d'aspersion (fig. 15).

Quand elle est possible, l'installation est peu coûteuse; il en est de même de son usage : un appareil Flicoteaux muni de quatre pommes d'arrosoirs coûte 600 francs ; 1 mètre cube de gaz est suffisant, d'autre part, pour qu'on puisse baigner 100 hommes en été et 50 en hiver.

Mode d'administration des bains-douches. — L'eau doit tout d'abord être tiède et atteindre la température de 30 à 35°. On peut encore utiliser alternativement la douche tiède et la douche froide (douche écossaise). La salle de douches doit être chauffée à 18° environ.

On peut employer indifféremment la lance ou la pomme d'arrosoir ; es hommes préfèrent ce dernier procédé.

Pour rendre le bain aussi économique et aussi efficace que possible, l'homme qui subit l'action de la douche doit procéder de la façon suivante :

1° Le *trempage* : l'homme mouille rapidement la surface du corps ;

2° Le *savonnage*, seul capable, par l'action combinée du savon et des frictions que cette opération nécessite, de débarrasser les téguments des poussières et des substances grasses dont ils sont imprégnés. Pendant le savonnage, l'écoulement d'eau est suspendu ;

3° Le *rinçage*, pour enlever le savon et finir de chasser toutes les impuretés ; il nécessite donc une deuxième douche.

Ces opérations ne demandent pas plus de cinq minutes, après quoi l'homme se sèche et se rhabille.

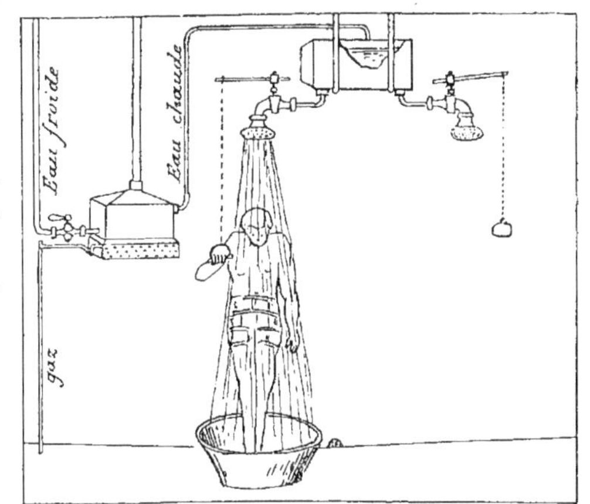

Fig. 15. — Appareil Flicoteaux.

Pendant la douche, il est bon que le baigneur se tienne dans un bassin de fer-blanc, qui recueille l'eau de lavage : celle-ci contribue ainsi à assurer une immersion plus prolongée des pieds, toujours très souillés chez le soldat, en raison des multiples exercices qu'il subit, et demandant évidemment plus de soins que toute autre partie du corps.

PROPRETÉ DU LINGE. — La propreté du linge est un des éléments importants de la propreté générale. Le linge de corps est en effet un véritable écran destiné, d'une part, à empêcher la souillure du corps par les vêtements de dessus ; d'autre part, à recueillir les souillures provenant des téguments. Tous les hygiénistes s'accordent à admettre que le changement de linge équivaut à un bain. De plus, il aide l'action du bain, qui contribue à la propreté du linge. Ces deux mesures combinées constituent une excellente pratique hygiénique.

La compagnie des lits militaires qui en a l'entreprise perçoit pour le blanchissage, 0 fr. 50 par homme et par semaine, pour les effets suivants :

1 chemise par semaine............ 1 caleçon par quinzaine..	par homme de toute arme.
2 bourgerons de cuisine............ 2 pantalons de cuisine.. .... 4 torchons de cuisine........ .. .. 2 sacs à distribution...............	par semaine et par unité (compagnie ou escadron).

Ces mesures sont notoirement insuffisantes : le changement de linge est trop espacé; puis seule la propreté du linge de corps est ainsi prévue; or les effets de corvée, les doublures des capotes, des tuniques, etc., demandent à être entretenus. Ce sont les hommes qui s'en acquittent, soit en les faisant laver à leurs frais, soit en les lavant eux-mêmes dans les auges installées dans les cours de la caserne.

Le linge des hommes de troupe devrait être changé au moins une fois par semaine; en été, il serait désirable que cette opération s'effectue deux fois. Une fois abandonné par celui qui l'a porté, le linge sale est recueilli dans des sacs qui l'isolent ainsi du milieu extérieur.

Pour être bien effectué, le blanchissage doit subir de multiples opérations, qui ont pour but de le débarrasser, dans la mesure du possible, des produits organiques contenus dans ses mailles et des germes infectieux qu'il véhicule.

Le *triage* du linge ne doit pas se faire près des lieux habités, près des chambres.

L'*essangeage* ou *trempage* se fait dans l'eau froide à 20° ou dans l'eau un peu tiède ; il dure quatre à cinq heures; mais ce temps peut être réduit à dix minutes à l'aide de tonneaux-laveurs (buanderies mécaniques) [Richard (1)].

L'eau qui a servi à cet essangeage entraîne une grande partie des produits qui souillaient le linge. Aussi est-elle abondamment chargée de débris organiques et, par conséquent, de germes saprophytes ou pathogènes; grand est donc son danger quand elle vient à être répandue et rejetée dans le milieu extérieur; aussi ne doit-elle jamais être déversée « à l'aide de baquets ou autrement sur le sol de la caserne, du camp, de la localité où l'on cantonne. Si son évacuation ne peut être assurée, mieux vaut mettre le linge, sans trempage préalable, au lessivage (2) ».

Le *lessivage* ou *coulage* a pour action de saponifier les graisses par l'eau chaude, et il décolore les taches d'urine et de matières fécales; il détruit les œufs d'insectes; il tue les germes pathogènes.

Après le *lavage* proprement dit ou *savonnage*, le *rinçage* enlève les matières insolubles et le savon. Il est suivi du *séchage*.

Les différents temps du nettoyage du linge non seulement assurent sa propreté, mais leur ensemble constitue un excellent mode de désinfection : le savonnage, le lessivage, surtout par l'immersion prolongée dans l'eau bouillante, ont raison de la vitalité de la plupart des germes; il n'est pas jusqu'au séchage qui ne s'en acquitte, surtout quand le linge est exposé au soleil, dont l'action bactéricide est connue. H. Vincent (3) a constaté en effet que le

(1) Richard, Précis d'hygiène appliquée, Paris, 1891.
(2) Viry, *Hygiène militaire*, Paris, 1895.
(3) H. Vincent, *Revue d'hygiène*, mars 1898.

bacille typhique, déposé sur de la toile de coton mince (calicot) exposée au soleil, est détruit en :

10 heures dans un cas alors que la température était de....	27°
14 — — —	28°,2
9 — — —	25°,7

Sur de la toile de lin épaisse, le même germe a été tué en dix-huit à vingt-six heures.

Dans les corps de troupe, la propreté du linge peut être obtenue par l'usage des lavoirs dont l'installation sera décrite plus loin ; un hangar peut servir de séchoir à l'air libre; ces lavages ne sont malheureusement pas précédés du lessivage, qui est la partie essentielle du blanchissage.

Le médecin inspecteur Viry (1) rapporte qu'en 1887 le général baron Berge, pour assurer la propreté réelle du linge, par un change fréquent et peu onéreux pour l'homme lui-même, avait installé au XIIIe corps des buanderies et des lavoirs. « La redevance aux lits militaires a été versée à la buanderie régimentaire, et les objets réglementaires y ont été lavés moyennant un prix très inférieur à celui que les hommes auraient déboursé en ville. C'est ce qui a été fait notamment pour le 1er régiment du génie et pour le 122e d'infanterie à Montpellier. Dans le quartier du 122e, il a été établi dans une ancienne cuisine un grand réservoir alimenté par un robinet et divisé en deux bassins, celui en aval d'un niveau un peu inférieur à l'autre ; de plus, on a organisé un séchoir à air libre, un séchoir couvert et chauffé ; dans une salle attenante au lavoir, on a installé un appareil à lessivage et un tonneau laveur. Les frais d'installation, qui ont été d'environ 2 000 francs, ont pu être rapidement couverts par le corps de troupe, bien que le prix du blanchissage payé par les hommes soit devenu inférieur à la retenue faite antérieurement au profit des lits militaires; le linge, y compris les effets de corvée, a été parfaitement lavé. On est parvenu ainsi à avoir toujours des vêtements propres pour les cuisiniers, et enfin il est résulté du système des bonis très appréciables, dont ont bénéficié les ordinaires. »

Dans les hôpitaux et les établissements militaires en général, l'installation de buanderies s'impose. Dans un certain nombre d'entre eux, elles fonctionnent et rendent les plus grands services. Il serait à désirer que ce système prenne de l'extension.

En campagne, en manœuvres, la propreté du linge doit encore être l'objet de la sollicitude du commandement. Les commandants d'unités utiliseront les ressources du pays occupé pour assurer le blanchissage. Ils doivent veiller tout particulièrement, lorsque les troupes campent près d'un cours d'eau, à choisir judicieusement l'emplacement des

(1) Viry, *Hygiène militaire*, Paris, 1895.

lavoirs; ils les installeront en aval des points d'alimentation en eau potable et s'appliqueront à empêcher la souillure de l'eau courante et du rivage, sous peine de voir éclore et se transporter au loin des épidémies redoutables.

PROPRETÉ DE LA BOUCHE.

Les soins de la bouche doivent attirer l'attention; à leur défaut, bien des troubles prennent naissance.

Si la cavité buccale est mal entretenue, le tartre dentaire s'accumule, irrite les gencives, engendre des gingivites douloureuses, qui empêchent jusqu'à un certain point l'alimentation.

La propreté de la bouche est un bon moyen prophylactique de la carie dentaire, si fréquente chez le soldat, tout particulièrement chez ceux qui sont originaires de la Normandie. Les dents cariées amènent des abcès, des adénites suppurées, des adéno-phlegmons, entraînant parfois de longs séjours à l'hôpital. On sait aussi qu'elles provoquent fréquemment des stomatites ulcéro-membraneuses, de même l'angine de Vincent, dont la nature étiologique se confond souvent avec celle des précédentes (bacilles fusiformes et spirilles). Le noma peut en être la conséquence. D'ailleurs l'angine dentaire est connue (Jacquet) ; des angines phlegmoneuses reconnaissent une cause identique. La carie enfin, quand elle porte sur un grand nombre de dents, expose à la dyspepsie; d'après la notice sur l'aptitude physique, elle constitue dans ces conditions un cas de réforme.

L'hygiène de la bouche est donc de toute nécessité dans l'armée. Chaque homme doit se rincer la bouche tous les matins; mais cette mesure reste insuffisante : les dents doivent être brossées à l'aide d'une brosse douce qui, pour éviter de multiples maladies contagieuses, doit rester individuelle. Les corps de troupe n'en font l'objet d'aucune allocation; il faut donc conseiller aux soldats de s'en procurer.

La carie dentaire doit être surveillée et soignée; il est facile, pour le médecin, d'organiser un service dentaire dont l'utilité es incontestable, pour panser, obturer et extraire les dents.

Dans l'hygiène buccale rentreront encore les lavages antiseptiques des premières voies digestives en cas d'épidémies de scarlatine, de diphtérie, etc.; ils feront partie de la prophylaxie préventive capable d'enrayer leur extension.

PROPRETÉ DE LA TÊTE.

Le cuir chevelu doit être l'objet de tous les soins; les cheveux doivent être coupés courts ; le lavage de la tête doit être fréquent; le savonnage est une bonne pratique. Le port de la barbe est autorisé à condition qu'elle soit assez courte pour ne pas cacher les écussons du col. Son entretien doit être irréprochable.

En ce qui concerne la taille des cheveux, le perruquier doit être renseigné d'une façon précise sur l'asepsie qu'elle réclame, sous peine de contribuer à propager des affections contagieuses du cuir chevelu.

Jusqu'à ces dernières années, toute pelade était considérée comme contagieuse ; d'ailleurs des épidémies de pelade étaient signalées par nombre d'auteurs. Depuis les travaux de Jacquet, cette conception a perdu du terrain, et la pelade, d'après lui, est considérée comme une affection trophoneurotique. Il serait encore imprudent cependant de conclure à la non-contagiosité de toutes les pelades ; des faits récents bien étudiés (Gary) (1) en montrent la transmissibilité. Les mesures préventives, constituées par l'antisepsie des instruments de taille (ciseaux, rasoirs, peignes, etc.), sont donc encore de mise à cet égard. En ce qui concerne les peignes, le rôle de ces instruments n'est pas à démontrer. Certains rasoirs, ayant servi à la toilette d'individus porteurs de syphilis à la période contagieuse, ont pu servir d'agents d'inoculation de cette infection.

Les soldats coiffeurs sont d'ailleurs tenus de signaler les hommes qui présentent une affection du cuir chevelu ou de la barbe. S'il s'agit d'une maladie transmissible : impétigo, acné varioliforme, teignes, etc., il convient de désinfecter soigneusement les peignes, rasoirs, etc., et de brûler les brosses. L'usage de la tondeuse, très difficile à désinfecter, doit être interdit en ce cas.

Pour ce qui regarde les hommes non plus au régiment, mais à l'hôpital, les précautions précédentes doivent être identiques : dans un service de contagieux, il importe à tout prix d'avoir à sa disposition plusieurs jeux d'instruments de coiffeur, dont chacun correspond à une seule catégorie de malades (scarlatine, rougeole, érysipèle, etc.).

CONTROLE DE LA PROPRETÉ CORPORELLE.

Il ne suffit pas de donner des conseils ni même des ordres pour que la propreté corporelle soit assurée, l'exécution de ces ordres doit être contrôlée. Les officiers, les sous-officiers peuvent s'en acquitter journellement, du moins sommairement ; mais il appartient surtout au médecin d'y veiller d'une façon particulière. Il le fera au moment de la visite mensuelle dite « de santé ». Aux termes du règlement, cette visite a pour but de déceler les maladies contagieuses, vénériennes ou autres, ignorées ou cachées ; il ne se bornera pas à cette recherche : il s'assurera, par des visites indivi-

(1) Gary, *Arch. de méd. milit.*, 1904.

duelles passées à l'infirmerie, de la propreté de la peau, du bon entretien de la bouche, des dents, des cheveux, etc. ; il signalera à qui de droit les desiderata qu'il peut avoir à formuler au sujet des manquements à ces soins corporels, dont l'importance est capitale pour l'hygiène journalière du soldat.

L'HABITATION.

L'habitation du soldat varie suivant les circonstances de la vie militaire et suivant son état de santé : en temps de paix, les hommes logent ordinairement à la caserne et éventuellement dans les camps ; en temps de guerre, ils bivouaquent ou cantonnent chez l'habitant ; aux colonies, l'habitation est constituée soit par des abris de fortune, soit par des casernes remplissant des conditions spéciales. Les malades sont traités à l'infirmerie, dans les hôpitaux ou dans les ambulances.

L'influence qu'exerce l'habitation sur la santé des troupes, le rôle étiologique important que lui attribue l'épidémiologie, donnent à son étude un vif intérêt ; aussi la question préoccupe-t-elle non seulement l'armée, mais encore l'opinion publique. Ce serait une erreur de croire que la salubrité d'une habitation dépend uniquement de sa construction, de sa nature, de son peu d'ancienneté. Les statistiques (1) démontrent, en effet, que des bâtiments édifiés depuis des siècles, construits par conséquent suivant les anciens errements, où des milliers d'individus se sont régulièrement succédés depuis nombre d'années, présentent souvent une morbidité plus faible que beaucoup de casernes neuves.

Dans ces conditions, il est facile de prévoir que la prophylaxie des épidémies ne saurait consister uniquement dans la réfection d'anciennes casernes ou la construction de nouveaux bâtiments.

D'autres facteurs d'assainissement doivent entrer en ligne de compte. Il importe donc de les connaître et surtout de les appliquer.

C'est pourquoi, lorsqu'il s'agit de l'étude et de la mise au point d'un projet d'habitation, on ne saurait trop recommander une collaboration effective, intime et complète des officiers du génie, qui représentent les architectes de l'armée (2) et des médecins qui en sont les hygiénistes autorisés.

(1) Lemoine, Prophylaxie des fièvres éruptives dans ses rapports avec l'aménagement des casernes. *Revue d'hygiène*, 1905. — Bichelonne, *Revue d'hygiène*, mai 1905. — Enquête sur les casernements. Séance du Sénat, 10 mars 1903. — Benech, XXe corps Communication au Congrès international d'assainissement et de salubrité, p. 45 des *Comptes rendus*. — Petges, *Revue d'hygiène*, 1906. — Lemoine et Simonin, *Acad. de méd.*, mai 1906.

(2) Règlement sur le service du casernement, 30 juin 1856, art. V.

Le premier Congrès d'assainissement et de salubrité de l'habitation, tenu à Paris en 1904, a, sur la proposition de la section V *bis* (locaux militaires), adopté le vœu suivant : « Que dans les commissions chargées d'établir les types de casernes nouvelles ou d'améliorer les anciennes le médecin militaire prenne place avec voix non plus consultative, mais délibérative, et qu'il soit fait appel à ses connaissances hygiéniques pour l'établissement des types nouveaux comme pour l'amélioration des anciens. » (Vœu XLIX.)

Choix de l'emplacement. — L'emplacement doit être choisi avec soin, après une enquête locale minutieuse. Il faut étudier non seulement la situation proprement dite, mais encore la nature du terrain, ses environs, les ressources disponibles, etc.

Quand on construit, c'est pour longtemps ; il importe donc de s'assurer au préalable qu'il n'existe pas d'inconvénients inhérents à l'emplacement lui-même, ni à son voisinage.

En principe, les casernes ne doivent pas être situées dans l'intérieur des grandes villes : le terrain y coûte cher et l'espace est par suite trop restreint. Ne pouvant s'étendre en surface, on est forcé de gagner en hauteur ; à l'insalubrité du milieu urbain, on ajoute les inconvénients des bâtiments élevés.

On évitera les quartiers très populeux, dont le voisinage expose à la propagation de fréquentes épidémies, car, quoi qu'on en dise, le militaire reçoit des civils plus de maladies qu'il ne leur en transmet.

Avec son air pur, son sol non infecté, sa population moins dense, la campagne offre bien des avantages ; quoi qu'il en soit, nombreuses sont les raisons qui militent contre la construction habituelle des casernes dans les localités rurales (manque de ressources de toute nature, nécessité d'assurer à l'intérieur l'ordre et la sécurité des habitants, etc.).

Aussi admet-on généralement aujourd'hui que, dans les pays non palustres, la situation de choix pour une caserne se trouve à la périphérie des villes, dans la banlieue, pas trop loin cependant, pour ne pas rendre le service pénible et les approvisionnements difficiles, et à condition toutefois qu'il n'existe dans le voisinage aucun établissement insalubre (usines, fabriques, hôpitaux, abattoirs, cimetières, etc.).

Si le pays est accidenté, aux parties basses, encaissées comme le fond des vallées, de même qu'aux hauteurs couronnant le sommet des collines, il faut préférer les terrains légèrement en pente. En effet, le premier emplacement est mal éclairé et mal ventilé. De plus, il est souvent humide par suite du voisinage de la nappe souterraine ; sa déclivité en fait le point de convergence naturel de toutes les infiltrations superficielles ou profondes, provenant des propriétés situées plus haut.

Les points culminants n'exposent pas à ces divers inconvénients ;

par contre, la ventilation y est trop énergique lorsqu'ils sont dégagés et qu'il n'existe pas à proximité de montagne plus élevée, les abritant contre les vents régnants ; de plus, la difficulté d'accès cause un surcroît de fatigues. Quoi qu'il en soit, les endroits élevés sont à rechercher de préférence dans les pays palustres, parce que les moustiques y sont plus rares.

En raison de l'étendue de terrain nécessaire à la manœuvre, les camps d'instruction doivent être installés en pleine campagne, autant que possible sur un plateau légèrement élevé, avec des environs accidentés permettant de faire des exercices variés.

Sol. — Si les circonstances ne permettent pas toujours de disposer d'un terrain neuf, jamais remué, il faut au moins exiger qu'il n'ait pas été souillé antérieurement par le dépôt d'immondices ; il convient donc de s'enquérir de l'usage auquel il était affecté primitivement.

Au point de vue géologique, la préférence doit aller aux terrains secs, perméables, laissant facilement filtrer l'eau (terrain crétacé, sablonneux, gravier) ou, à défaut, ne l'absorbant pas (grès dur, calcaire, granit), si toutefois les travaux de terrassement ne sont pas trop dispendieux. Le sol argileux a une affinité particulière pour l'eau qu'il retient aisément, aussi expose-t-il à des accidents divers : glissement de terrain pouvant occasionner la rupture des canalisations, humidité des fondations, moisissures, salpêtrage des murs, etc.

La nappe d'eau souterraine doit être suffisamment profonde pour que ses oscillations ascendantes ne puissent jamais, à la faveur de la capillarité du sol, atteindre les fondations ; celles-ci doivent toujours se trouver au moins à 30 centimètres au-dessus des crues les plus élevées. Si des raisons majeures forçaient à construire dans un endroit humide, il serait indispensable de l'assécher au préalable, en le drainant.

Orientation. — Les constructions recevront une orientation différente suivant les climats et les régions. Dans les pays froids, on s'efforcera d'exposer le plus possible au soleil les façades principales des bâtiments, en les tournant l'une à l'est, l'autre à l'ouest, c'est-à-dire en donnant au grand axe de la construction une direction nord-sud. Dans les pays chauds (midi de la France, colonies), on adoptera au contraire une disposition inverse (grand axe : est-ouest, et façades principales : nord et sud) afin d'éviter l'échauffement prolongé des murailles.

Lorsque les constructions sont multiples, ce qui est le cas des casernes, l'orientation ne peut être favorable pour toutes qu'à la condition de disposer ces constructions parallèlement les unes aux autres, à des distances égales au moins à une fois et demie leur hauteur, dans le but de ne pas gêner l'insolation et l'éclairement des locaux. S'il existe dans la région des vents violents, à direction déterminée (*mistral*, par exemple), il convient d'abriter contre eux les bâtiments, en recourant au besoin à des plantations d'arbres, faites de telle façon qu'elles atténuent la violence du vent, sans intercepter toutefois la lumière.

Ressources locales. — Dans le choix de l'emplacement, il importe de faire entrer en ligne de compte toutes les ressources locales dont on peut disposer : 1° système d'égouts permettant d'évacuer les matières usées et les eaux de pluie ou de lavage ; 2° eau en quantité et en qualité suffisantes pour la boisson et les soins de propreté. Il est avantageux, pour les régiments de cavalerie, d'avoir à proximité une rivière à bords non fangeux, où l'on puisse conduire les chevaux à la baignade ; 3° facilité de s'approvisionner de matériaux de construction ; 4° mode d'éclairage (gaz, électricité) ; 5° moyens de communication ; 6° marchés, fournisseurs, etc.

Toutes ces dispositions générales sont recommandables ; malheureusement, en pratique, il n'est pas toujours possible de les réaliser intégralement. Parfois il faut utiliser un terrain appartenant à l'État, ou offert gratuitement par les municipalités qui désirent avoir des troupes. C'est dans ces conditions surtout qu'une enquête locale, faite avec soin, est nécessaire, car aucun intérêt pécuniaire ne saurait compenser les inconvénients et les dangers pouvant résulter d'un emplacement défectueux.

CASERNES.

Historique (1). — Sous le nom de *caserne* pour les troupes à pied et de *quartier* pour les troupes montées, on désigne aujourd'hui l'ensemble des bâtiments affectés au logement permanent, au service et à l'instruction des corps de ces différentes armes. En France, les premières casernes datent de la fin du XVIIe siècle (ordonnance du 17 mars 1685). Conçues par Louvois, elles furent exécutées par Vauban.

Avant cette époque, les gens de guerre étaient logés chez l'habitant. Comme cette coutume n'était pas « sans dangers pour les mœurs » (duc de Coislin, évêque de Metz), on chercha par différents moyens à y remédier. Une ordonnance du 14 août 1623 conseille aux bourgeois de réserver, pour loger les soldats, des habitations spéciales (quartier), plutôt que de les recevoir dans leur propre domicile.

Après leur départ, ces maisons doivent rester inoccupées. C'est en quelque sorte la création de casernes de passage. On fit de même pour les casernes permanentes. En attendant qu'on ait pu construire tous les bâtiments nécessaires, il fut prescrit (Ordonnance du 25 octobre 1716) « de choisir et de louer des maisons vides convenables ».

(1) Boisseau, art. Casernes, *in* Dictionnaire Dechambre. — Morache, Traité d'hygiène militaire. — G.-H. Lemoine, Nos casernes. *Revue scientifique*, 15 et 22 juillet 1905.

Après les guerres de Louis XIV, par suite du mauvais état des finances, le logement des militaires incombe à nouveau aux habitants. C'est alors que certaines villes se décident à édifier des casernes à leurs frais (Metz, 1731, caserne Coislin; Nancy, caserne Stanislas; Paris, 1745, caserne des Gardes).

Plus tard, sous la Révolution, en raison de l'accroissement des effectifs, on utilise pour le logement des troupes des édifices religieux (églises, couvents, séminaires) ; beaucoup de ces établissements ont conservé cette destination dans la suite. L'hygiène y laissait à désirer, les chambres étaient encombrées, les hommes y faisaient la cuisine, les lits étaient communs, à deux places (1) (camarades de lit), le taux de la morbidité et de la mortalité était très élevé (Benoiston de Châteauneuf) (2) ; aussi les règlements visant la salubrité des casernes se succèdent-ils nombreux (3).

Le plus important est celui du 30 juin 1856, qui est resté en vigueur jusqu'en 1899. Actuellement, le type de construction adopté pour l'infanterie ou la cavalerie est déterminé par la décision ministérielle du 4 décembre 1889. Le service du casernement proprement dit est réglementé par le décret du 3 mars 1899 (4), abrogeant celui du 30 juin 1856. De nombreuses circulaires et instructions (5), que nous citerons chemin faisant, fixent les dispositions de détail concernant l'hygiène des habitations militaires.

A l'Étranger, de même qu'en France, la question du casernement a suscité aussi de nombreuses études, notamment en Angleterre, où une commission spéciale fut constituée en 1855, sous la présidence de lord Monck. Composée de médecins (Drs Sutherland et Burrell) et d'officiers du génie (capitaine Galton), elle publia en 1861 et en 1864 deux rapports qui font époque, car ils ont été le point de départ d'une transformation complète dans les casernements des diverses nations.

Après avoir signalé les défauts relevés par eux dans les casernes anglaises, ces auteurs ont indiqué les moyens de les pallier ; puis, mettant en relief les exigences de l'hygiène, ils ont fixé les règles à suivre dans les constructions nouvelles. Leurs indications ont été souvent et utilement mises à profit.

DIFFÉRENTS TYPES DE CASERNES. — **Disposition générale des bâtiments.** — Si on laisse de côté les bâtisses disparates irrégulières, échappant à toute description, qui ont été parfois affectées au logement des troupes, on voit que les différentes

(1) Les lits à deux places ont été supprimés par le règlement du 20 juillet 1824, sur les lits militaires, et du 17 août, sur le casernement.

(2) *Ann. d'hyg. publ.*, 1833, t. X, p. 239.

(3) CH. VIRY, Principes d'hygiène militaire.

(4) Vol. 51 de l'édition bleue refondue du *B. O. Ministère de la Guerre*.

(5) Vol. 83 du *B. O. Ministère de la Guerre*. Service de santé.

casernes peuvent, de par leur disposition générale, se ramener aux divers types suivants :

I. Casernes monumentales......	Type quadrangulaire. — linéaire.
II. Casernes à bâtiments séparés.	— quadrangulaire modifié. Block-system. Système Tollet. Type 1874. — 1889.

Caserne quadrangulaire. — Elle se compose de quatre grands bâtiments, se réunissant à angle droit autour d'une cour centrale. De larges escaliers de pierre, ménagés aux quatre coins, donnent accès aux étages supérieurs. Telles sont : la caserne du Château-d'Eau, anciennement du Prince-Eugène, et la caserne Napoléon, à Paris ; la caserne Saint-Martin, à Laon (fig. 16).

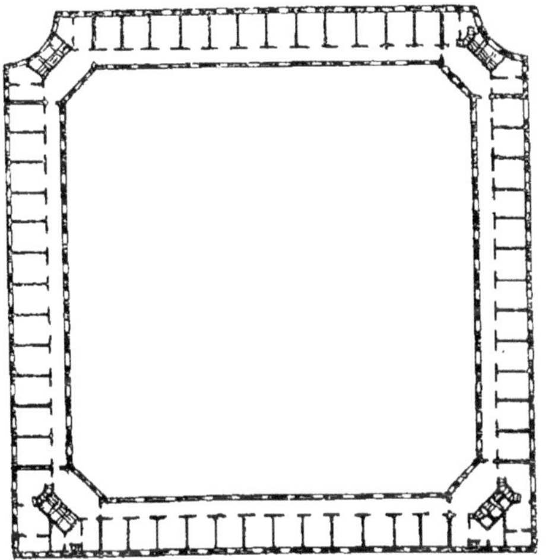

Fig. 16. — Caserne Saint-Martin, à Laon, type quadrangulaire (Laveran), plan d'un étage.

Cette disposition a été adoptée par Vauban dans diverses places fortes. C'est pourquoi on la désigne ordinairement sous le nom de caserne du type Vauban.

D'aspect imposant, elle présente, au point de vue militaire, certains avantages : surveillance facile, résistance possible en cas d'attaque ; cour fermée, dérobée aux regards extérieurs, commode pour les exercices et les rassemblements ; communication facile entre les divers bâtiments, qui sont reliés par un corridor longitudinal.

Quoi qu'il en soit, elle est condamnée par l'hygiène pour les raisons suivantes : orientation défectueuse de deux bâtiments au moins, qui sont dès lors mal éclairés et mal insolés; humidité de la cour, qui est d'autant plus sombre et froide que les bâtiments environnants sont plus élevés, insuffisance des voies de dégagement. Les diverses unités et les services ne sont pas assez séparés ; l'infirmerie ne saurait être isolée dans de pareils bâtiments. En somme, aux défauts d'aération et de lumière s'ajoutent les dangers de l'agglomération et du contact incessant des hommes. Les épidémies y sont fréquentes et difficiles à localiser ; aussi font-elles généralement le tour de la caserne.

Caserne linéaire. — Le plus bel exemple, en France, est la caserne Saint-Charles (de Marseille), qui se compose d'un long bâtiment à plusieurs étages avec vaste façade décorative, et deux petites ailes en retour aux extrémités (fig. 17). Au même type appartiennent la caserne Saint-Denis, à Courbevoie, et celle des fusiliers de Dresde.

Il est toujours possible de donner au bâtiment principal une orientation convenable, ce qui doit faire préférer cette disposition à la précédente; mais le groupement dans un seul corps de bâtiments d'un nombre d'hommes considérable nécessite en largeur des dimensions telles qu'on est forcé ou d'adopter des chambres immenses, ou de répartir les chambres de chaque côté d'un long couloir central, ce qui est également défectueux. En effet, dans le premier cas, la densité de la population favorise la contagion interhumaine; dans le second, les pièces ne sont éclairées que sur une seule face; le couloir qui leur donne accès est généralement sombre, ce qui rend difficiles le bon entretien et la propreté des locaux. Un long corridor latéral, comme celui qui est représenté dans la figure 17, entrave plus ou moins l'aération.

Type quadrangulaire modifié. — C'est le premier essai de caserne à bâtiments multiples et séparés. Au lieu de se réunir par leurs extrémités, les quatre bâtiments sont plus ou moins distants au niveau de leurs angles. La cour peut dès lors être ventilée. Quoi qu'il en soit, ce type ne reste pas moins défectueux : deux bâtiments sont forcément mal orientés; de violents courants d'air se produisent au niveau des passages ménagés entre les extrémités des bâtiments; enfin le soleil ne pénètre dans la cour que pendant quelques heures seulement, vers le milieu de la journée.

Block-system. — Préconisé en Angleterre d'abord, à la suite de l'enquête de la Commission spéciale (1861), puis en Allemagne, le *block-system* consiste en un certain nombre de bâtiments isolés, disposés parallèlement entre eux, à une distance équivalente à environ deux fois leur hauteur, afin de ne pas intercepter l'air et la lumière.

De cette façon, les hommes sont répartis (fractionnement) en un certain nombre de bâtisses séparées, qui toutes peuvent être orientées comme il convient. Afin d'éviter l'encombrement, les bâtiments ne doivent comporter qu'un simple rez-de-chaussée ou un étage au plus. Les chambres occupent toute la largeur de la construction; elles possèdent des fenêtres sur leurs deux faces, ce qui favorise l'éclairage et l'aération.

Système Tollet (1). — Les principes fondamentaux du système Tollet consistent : 1° à réduire la densité de la population en

(1) C. Tollet, Les logements collectifs. Casernes, 1880.

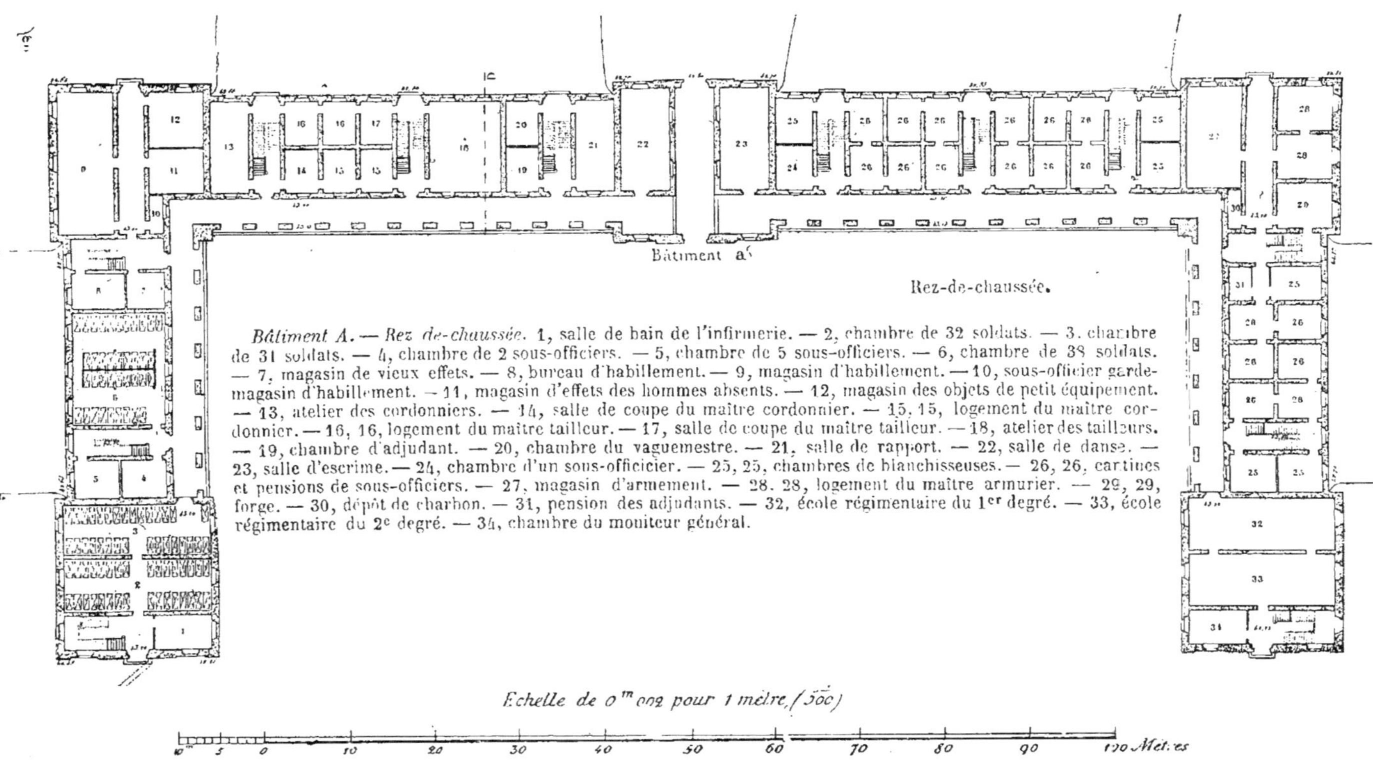

Fig. 17. — Caserne Saint-Charles, à Marseille.

la fractionnant (groupes de 70 hommes au plus) et en la disséminant sur une grande étendue de terrain (au moins 50 mètres carrés par tête); 2° à diminuer autant que possible la masse des matériaux infectables et putrescibles; 3° à rendre imperméables les surfaces susceptibles d'être imprégnées par les matières organiques et les émanations humaines; 4° à favoriser la ventilation naturelle, au moyen de dispositions architecturales particulières;

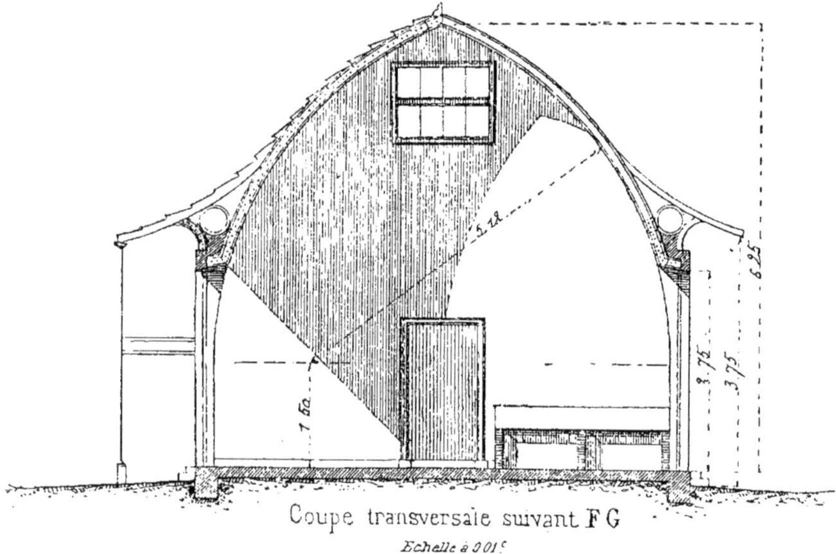

Fig. 18. — Caserne Tollet.

5° enfin, à reléguer à la périphérie de l'emplacement occupé tous les services accessoires présentant quelques causes d'insalubrité (infirmerie, cuisines).

Pour réaliser ce programme, Tollet adopte comme type de construction de petits pavillons séparés, composés d'une ossature en fer de forme ogivale, servant de support à des matériaux incombustibles et se prêtant difficilement à l'infection (briques et fer). La voûte ogivale supprime le plafond; son sommet, fendu sur toute la longueur de l'arête et recouvert par un surtoit, permet une ventilation des plus énergiques (fig. 18).

Chaque pavillon comporte : au centre, un vestibule et un lavabo pour les hommes; puis, de chaque côté du vestibule, une grande chambre de troupe (30 à 34 hommes); enfin, aux deux extrémités, deux chambres de sous-officiers avec lavabo particulier.

Le plancher, surélevé au-dessus du sol, est en ciment sur béton; les fenêtres, au nombre de seize pour chaque chambre collective, sont opposées deux à deux; il n'existe pas de corridor intérieur.

Le type primitif ne comportait qu'un rez-de-chaussée à simple muraille (deux rangées de briques contiguës : une creuse, une pleine); c'est suivant ce type qu'a été construite la caserne d'artillerie de Bourges (pavillons de 40 mètres de long sur $6^m,30$ de large et 6 mètres de haut). Dans la suite, Tollet a été conduit à apporter les modifications suivantes : les pavillons sont à un étage; leur longueur est accrue (51 mètres sur $6^m,80$ de large et $6^m,50$ de haut sous faîtage); les murs sont à double paroi, avec couche d'air interposée; le plancher est en bitume ou en chêne sur bitume, moins froid que le ciment.

Outre leur originalité, ces dispositions avaient le mérite de satisfaire aux exigences de l'hygiène. Bien qu'approuvé par de nombreux médecins (baron Larrey, Hillairet, Ch. Sarazin, Chassagne, Gruber) et des architectes (Trélat, Congrès de Turin 1880), le casernement Tollet n'est pas devenu le modèle type. Après le quartier de Bourges, on construisit encore une caserne à Autun et une à Cosne; puis ce fut tout. On lui reproche d'exiger de trop vastes emplacements (la caserne de Bourges occupe 20 hectares), dispendieux à acquérir, difficiles à trouver, et de rendre le service pénible à cause des grandes distances à parcourir. On ajoute encore que les pavillons du type primitif sont froids l'hiver et chauds l'été, qu'ils protègent insuffisamment contre les changements de température extérieure. La double paroi, adoptée dans la suite (mur extérieur de $0^m,22$ d'épaisseur, mur intérieur de $0^m,08$ avec matelas d'air interposé de $0^m,15$) atténue sensiblement le dernier inconvénient.

Quoi qu'il en soit, le système des petits pavillons séparés n'a pas prévalu en France, où l'on a préféré le type 1889, qui est une amélioration du type 1874.

Caserne type 1874. — Dans ce type, qui fut adopté après la guerre franco-allemande, la répartition des locaux présente quelques analogies avec celle préconisée autrefois par les colonels Emy (1822) et Belmas (1823). Les bâtiments sont vastes et peuvent contenir chacun environ un bataillon d'infanterie, ou un régiment de cavalerie. Pour un régiment d'infanterie à trois bataillons, la caserne comporte donc trois grands bâtiments rectangulaires; ceux-ci sont disposés en fer à cheval sur les trois côtés d'une cour carrée, dont le quatrième côté est fermé par un mur ou une grille. Les constructions ne sont pas contiguës; elles laissent entre elles de vastes espaces, assurant librement l'aération et la ventilation. La largeur est la même pour tous les bâtiments, elle mesure $15^m,80$; la longueur est un peu différente, car elle atteint 65 mètres pour les deux bâtiments latéraux se faisant face, et 80 mètres pour celui du fond. Chaque bâtiment comprend un rez-de-chaussée et trois étages, dont un mansardé, auxquels on accède par cinq escaliers principaux de 3 mètres de largeur. Le rez-de-chaussée, exclusivement réservé aux locaux accessoires (ateliers, magasins, lavabos, etc.), est divisé en deux par un long couloir central, généralement obscur et humide. Les combles ne servent qu'au logement des effectifs éventuels (réservistes et territoriaux); entre temps, ils sont utilisés comme dépôt de bagages ou autres objets. Les premier et deuxième étages sont donc seuls affectés au logement permanent de la troupe. Les chambres sont à 24 et à 12 lits; les premières ont des fenêtres sur leurs deux faces, ce qui est précieux pour la ventilation naturelle. Il existe aussi de petites chambres séparées pour les sous-officiers. Les dégagements sont faciles et suffisants. Les locaux accessoires (cuisines, latrines,

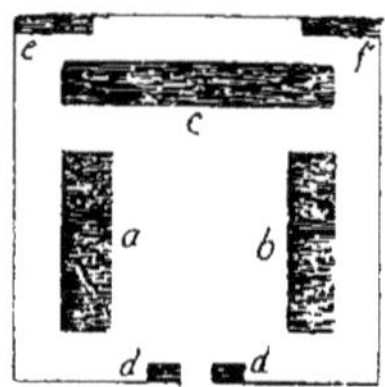

Plan d'ensemble

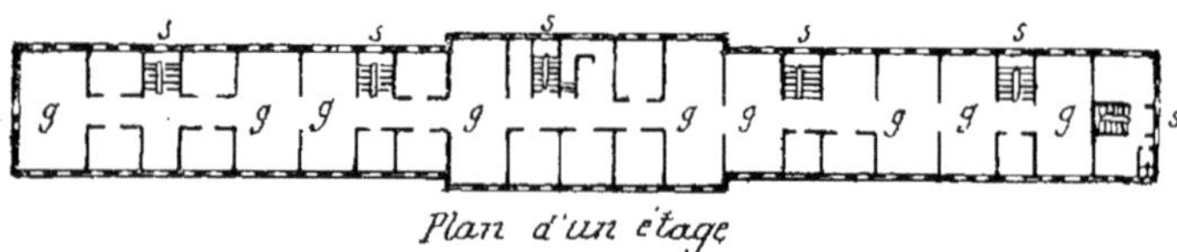

Plan d'un étage

Fig. 19. — Caserne d'infanterie (type 1874). — Plan d'ensemble et plan d'un des étages.

hangar, écuries, etc.) sont adossés au mur de clôture : par contre, l'infirmerie se trouve dans une extrémité d'un des bâtiments latéraux. La salle de visite, la tisanerie, les bains-douches sont au rez-de-chaussée; les chambres de malades, aux étages; un escalier spécial leur est réservé.

Comparé aux anciennes casernes, le type 1874, dont un spécimen est fourni par la caserne de Lourcine, à Paris (fig. 19), marque un progrès sensible ; il est cependant justiciable de certaines critiques :

1° Au point de vue militaire, l'absence de groupement distinct des unités administratives rend le service difficile; 2° au point de vue de l'hygiène, la disposition des bâtiments fait que l'orientation ne saurait être convenable pour tous.

L'infirmerie avec ses bains-douches, enclavée en quelque sorte dans le bâtiment de la troupe, est insuffisamment isolée, et la masse des matériaux infectables (charpentes, planches) est excessive (7^{mc},50 par homme) ; de même, les surfaces intérieures en contact avec l'atmosphère viciée des chambrées sont six fois plus étendues que les surfaces extérieures, balayées par l'air libre. Chaque homme dispose d'un espace superficiel oscillant entre 3 et 4 mètres carrés et d'un espace cubique de 12 à 14 mètres.

Ces proportions s'écartent notablement de celles attribuées par la théorie aux bâtiments salubres ; elles constituent donc autant de conditions défavorables.

C'est pourquoi on a substitué au type 1874 le type 1889, qui est actuellement encore réglementaire.

Caserne type 1889. — Réglementé par la décision ministérielle du 4 décembre 1889, ce casernement se distingue par les particularités suivantes :

Il existe un casernement type pour les différentes armes. Chaque unité administrative (compagnie, escadron, batterie) est nettement isolée des autres ; une tranche de bâtiment séparée par un mur et desservie par un escalier particulier lui est affectée. Les cages d'escalier doivent monter jusqu'à la toiture et être pourvues, à la partie supérieure, de lanterneaux avec châssis vitrés, assurant l'éclairage et la ventilation.

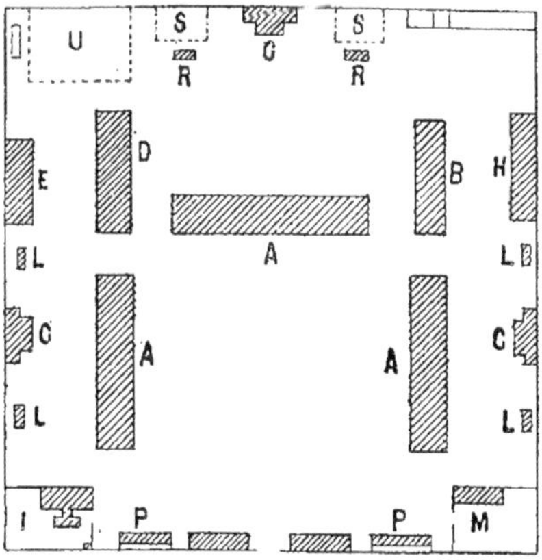

Fig. 20. — Caserne pour trois bataillons (type 1889).

A, logement de la troupe ; B, cantines ; C, cuisines ; D, ateliers et magasins ; E, écurie ; H, hangar ; I, infirmerie ; L, latrines ; M, mess des sous-officiers ; P, locaux disciplinaires ; R, lavoirs ; S, séchoirs ; U, gymnase.

Les bâtiments occupés par la troupe se composent d'un rez-de-chaussée, de deux étages et de combles mansardés. Le rez-de-chaussée, surélevé de 1 mètre environ au-dessus du sol de la cour, est réservé aux lavabos, réfectoires, bureaux. Dans les deux étages, les hommes sont répartis par chambrées de 24 lits. Chaque chambre, de forme rectangulaire, est éclairée par quatre fenêtres, opposées deux à deux sur chacun des petits côtés ; l'espace cubique ne doit jamais être inférieur à 17 mètres cubes par homme ; la hauteur sous plafond est de 4 mètres (fig. 21).

En principe, les combles mansardés ne sont occupés que par les effectifs éventuels (réservistes, territoriaux) ; en réalité, il faut reconnaître que, dans certains régiments à effectifs renforcés, les combles sont occupés d'une manière permanente.

Qu'elle soit destinée à l'infanterie ou à la cavalerie, la caserne modèle 1889 comporte trois bâtiments d'habitation de forme rectangulaire. Leur grand axe doit être dirigé nord-sud dans les pays froids ; dans les régions chaudes, il sera orienté est-ouest, et, si besoin est, une véranda ou une galerie suffisamment large sera ménagée au rez-de-chaussée et à chaque étage pour protéger les chambres contre les rayons du soleil.

Les dépendances ordinaires, les services accessoires (infirmerie, cuisines, magasins, cantines, locaux disciplinaires, écuries, latrines) sont installés dans des constructions spéciales, distinctes de celles affectées au logement (fig. 20). Au lieu d'une seule cuisine centrale, comme dans le type 1874, il en existe une par bataillon. L'instruction du 4 décembre 1889 prévoit que la cuisine sera accouplée au réfectoire ; mais cet emplacement a été abandonné dans la suite, et une dépêche ministérielle du 15 janvier 1900 place les réfectoires au rez-de-chaussée des bâtiments occupés par la troupe.

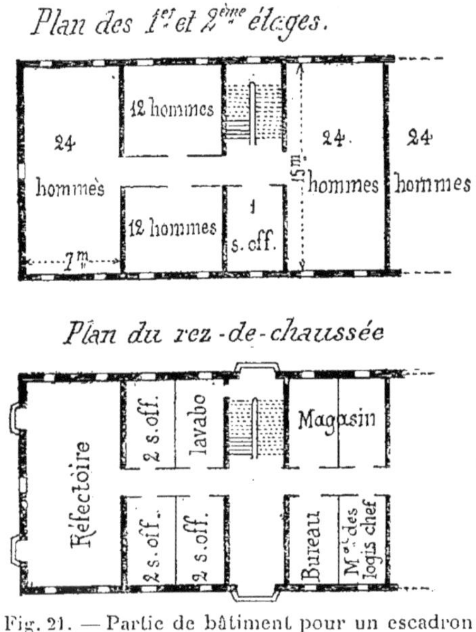

Fig. 21. — Partie de bâtiment pour un escadron (type 1889).

Des dispositions spéciales sont prévues pour les sous-officiers : les rengagés ont droit à une chambre individuelle, les autres à une chambre pour deux. Les sous-officiers mariés sont ordinairement autorisés à loger en ville ; toutefois, quatre logements de deux pièces sont réservés pour eux dans des bâtiments autres que ceux occupés par les hommes (pavillons séparés). Cette distinction a son importance, car les enfants des ménages logés à la caserne sont souvent le point de départ de maladies épidémiques (fièvres éruptives, oreillons) qu'ils importent de l'école.

Dans le type 1889, la surface occupée par les bâtiments ne doit pas dépasser la huitième ou la dixième partie de la superficie totale. Une cour intérieure de 250 mètres de côté doit être aménagée dans les casernes d'infanterie à trois bataillons.

De l'étude précédente, il ressort que les diverses modifications progressivement introduites dans la série des types de casernement ont été inspirées par la nécessité de plus en plus impérieuse de réduire la densité de la population militaire. Aux agglomérations massives des anciennes casernes monumentales a succédé la répartition par bâtiments séparés.

La dissémination des hommes en surface, déjà accentuée dans le *block-system*, est surtout prononcée dans le type Tollet. Les pavillons séparés de l'ingénieur français ont, à un moment donné, rallié les suffrages des hygiénistes, puisque le Congrès réuni à Turin en 1880, après une discussion à laquelle prirent part E. Trélat, Vallin, Baroffio, Eunes (de Lisbonne), émettait à l'unanimité le vœu (1) « que les casernes soient à l'avenir composées de pavillons isolés n'ayant chacun ni étages, ni divisions intérieures ». Un an plus tard, dans un rapport au ministère de la Guerre autrichien, le professeur Gruber (2) défendait la même opinion.

C'est qu'en effet les agglomérations humaines exposent à bien des inconvénients. Si les maladies infectieuses sont souvent tributaires des souillures du milieu extérieur, elles reconnaissent aussi pour cause la contagion d'homme à homme ; les nouvelles théories étiologiques l'attestent de plus en plus.

En conséquence, la multiplicité des contacts des hommes entre eux, la promiscuité inévitable dans les collectivités, comportent comme corollaire la transmission et la dissémination presque fatale des diverses affections contagieuses qui peuvent se déclarer.

C'est pourquoi il est nécessaire d'éviter l'encombrement, non seulement en répartissant les effectifs par petites unités constituées, dans des bâtiments séparés, mais encore et surtout en fractionnant les immenses dortoirs en petites chambres, et en y pratiquant le desserrement des lits.

Lorsque nous étudierons la ventilation des locaux, nous verrons que, s'il faut attribuer aux hommes un espace cubique suffisant, il est non moins important de leur réserver un espace superficiel convenable. Pour ces diverses raisons, on demande aujourd'hui (G.-H. Lemoine) (3) que les chambrées ne renferment qu'un nombre restreint de lits. Avec de petites chambres, il est possible, lorsqu'un cas de maladie suspecte ou contagieuse se déclare, de pratiquer un isolement rapide et complet, une mise en observation, en « quarantaine », des hommes parmi lesquels se trouve le malade. De plus, la répartition par petites chambres offre encore l'avantage de procurer aux hommes, pendant la nuit, une tranquillité plus grande. « Un seul cas d'indiscipline ne trouble pas le repos d'un grand nombre de soldats (4). » Ceux-ci se sentent plus chez eux, prennent plus de précautions pour ne pas salir leur chambrée et s'intéressent davantage à son bon entretien.

La préférence doit-elle être donnée aux bâtiments en maçonnerie massive, à plusieurs étages, tels que ceux du type 1889, ou à des

(1) *Revue d'hygiène*, 1880, p. 927.
(2) *Revue d'hygiène*, 1881, p. 671.
(3) G.-H. Lemoine, Nos casernes. *Revue scientifique*, 15 et 22 juillet 1905.
(4) Circulaire ministérielle du 9 février 1905.

constructions de moindre importance, se rapprochant des pavillons Tollet? La question prête à la discussion.

Les bâtiments en pierre avec deux étages et combles mansardés sont plus décoratifs ; ils visent au « monument », ce qui n'est pas pour déplaire aux municipalités, ni aux architectes, dont la tendance actuelle est de faire grand. L'hygiène y trouve-t-elle des avantages? Rien n'est moins prouvé. La densité de la population est plus grande; les étages, qu'il faut monter et descendre bien des fois dans une journée, imposent à la longue un surcroît de fatigue, surtout lorsque les hommes sont chargés (corvée, équipement). Enfin il est un facteur qui doit entrer aussi en ligne de compte, c'est la question budgétaire. A contenance égale, le prix de revient des casernes « monuments » est plus élevé.

Il semble donc qu'il faille préférer les petits pavillons, plus modestes au point de vue architectural, et que leur simplicité même rend ultérieurement plus faciles à modifier et à adapter aux progrès de la science.

Le confort peut y être aussi grand que dans des bâtisses plus importantes ; à coup sûr, la morbidité n'y est pas supérieure. Des comparaisons peuvent d'ailleurs être faites dans certaines garnisons de l'Est, qui comprennent des casernements de différents types (Rouyer, à Saint-Dié) (1).

La forme ogivale, préconisée par Tollet, n'est pas indispensable; mais on pourrait s'inspirer des autres dispositions qu'il recommande et qui sont avantageuses au point de vue de la salubrité (double paroi, matériaux imputrescibles...). Toutefois, le système des petits pavillons séparés n'est réalisable que sur un emplacement étendu. On pourrait donc l'adopter pour les casernes situées dans les localités rurales, ou dans la banlieue des villes, et réserver les bâtiments en maçonnerie, à plusieurs étages, pour les casernes que des raisons majeures forcent à édifier dans l'intérieur même des cités.

Un seul type de casernement, toujours semblable pour les mêmes armes, n'est pas suffisant. Ce qui est bon dans le nord ou l'est de la France peut être défectueux dans le sud ou l'ouest. Il faut donc s'inspirer des conditions de climat, de région, de milieu, des ressources en matériaux, de la pression de l'eau, etc., pour déterminer le modèle de casernement qui, dans une garnison, sera plus que tout autre avantageux à tous égards, et ne pas imposer une formule unique, étroite, immuable, qui supprime toute initiative et s'oppose à tout progrès. Rappelons qu'à la séance du 10 mars 1903, au Sénat, il a été reconnu que soixante-deux casernes devaient être abandonnées en totalité et vingt-quatre en partie. Le moment est donc propice pour agiter cette question, qui d'ailleurs est à l'étude.

(1) Rouyer, Congrès international d'assainissement et de salubrité, Paris, 1904. Discussion, p. 456 des *Comptes rendus*.

ASSIETTE DU CASERNEMENT (1). — L'assiette du casernement est fixée chaque année par le ministère de la Guerre (art. 6), d'après les états détaillés (modèle n° 1), arrêtés par la Commission dite de casernement (art. 17). Cette Commission se compose (art. 15) : du commandant d'armes ou du major de la garnison délégué, du chef du génie, d'un fonctionnaire de l'Intendance et d'un médecin militaire désigné par le commandant de la subdivision. Elle a pour mission d'étudier toutes les questions d'ordre général concernant le casernement, qui lui sont soumises par le commandant du corps d'armée. Elle établit chaque année, dans la première quinzaine de novembre (art. 20), des états détaillés faisant ressortir pour chaque établissement (art. 18) : 1° la contenance en unités tactiques ; 2° la contenance normale et la contenance maxima de toutes les chambres ; 3° les places éventuelles susceptibles d'être habitées temporairement.

Ce sont ces états qui servent au ministre (4e Direction, matériel) à modifier la répartition, s'il y a lieu.

Parmi les locaux que comporte l'assiette du casernement, il faut distinguer : 1° ceux qui servent au logement de la troupe ; 2° les locaux accessoires.

Les premiers se composaient autrefois exclusivement de la chambrée, qui était en quelque sorte le « local à tout faire ». En effet, c'était là que le soldat couchait, prenait ses repas, nettoyait ses vêtements, ses chaussures, fourbissait son équipement et ses armes, se reposait dans ses moments de loisir, etc. Ces multiples destinations n'étaient pas sans offrir bien des inconvénients. C'est pourquoi on a reconnu la nécessité de réserver aux soldats des locaux de jour et des locaux de nuit.

Locaux de jour. — Tout d'abord, on a créé des réfectoires. Leur emplacement, prévu à proximité des cuisines, dans des bâtiments spéciaux (Instruction du 4 décembre 1889), fut dans la suite reporté, par mesure d'économie (Dépèche ministérielle du 15 janvier 1900), dans les locaux disponibles du rez-de-chaussée des bâtiments occupés par la troupe.

Les réfectoires sont garnis de tables et de bancs en quantité suffisante. La place attribuée à chaque homme est de 0m,50.

Le Règlement sur le Service intérieur des corps de troupe (art. 355, Infanterie ; 346, Cavalerie, et 373, Artillerie) prescrit de veiller tout particulièrement à la propreté des réfectoires.

Afin d'éviter que des débris alimentaires ne s'accumulent dans les fentes ou fissures que peuvent présenter les tables, il est recommandé de recouvrir celles-ci de toiles cirées, ou de recourir à tout autre moyen.

Depuis quelques années, on préconise l'installation dans chaque

(1) Règlement du 3 mars 1899, vol. 51 de l'édition bleue refondue du *B. O. Ministère de la Guerre*.

caserne de salles de récréation, de réunion, de lecture et de correspondance, qui constituent pour le soldat un « refuge contre le désœuvrement et les tentations de toute sorte, un lieu de délassement, un foyer moralisateur », suivant les expressions du ministre de la Guerre. Si l'exiguïté du casernement ne laisse aucun local disponible, on peut construire à cet effet un bâtiment léger (baraque), ou utiliser les réfectoires en dehors des heures de repas, comme le recommande d'ailleurs la circulaire ministérielle du 13 août 1904. Certains corps sont allés plus loin dans la voie du progrès. Ils ont adjoint à la salle de réunion une office, où l'on prépare des boissons hygiéniques, qui sont débitées à des prix excessivement minimes (0 fr. 10 la tasse de café; 0 fr. 05 la tasse de thé).

Ces « foyers du soldat » (1) sont administrés par les soldats eux-mêmes, sous la surveillance des officiers. « Les bénéfices reviennent aux hommes, car ils sont employés à amortir, entretenir et améliorer le matériel, à augmenter la bibliothèque et à venir en aide aux camarades déshérités. »

Locaux de nuit. — En principe, ils devraient servir exclusivement de dortoir; mais l'absence de locaux de jour dans certaines casernes force les hommes à se réunir encore dans leurs chambres. Celles-ci constituent donc l'habitation proprement dite du soldat. Comme c'est de l'hygiène des chambrées que dépend généralement la salubrité du casernement, leur étude mérite d'être faite en détails.

CHAMBRÉE.

Dans les casernes types 1874 et 1889, les hommes de l'armée active sont logés, nous l'avons vu, au premier et au deuxième étage des bâtiments réservés à la troupe. Les combles mansardés, chauds l'été et froids l'hiver, par suite de leur situation sous les toits, ne sont occupés qu'éventuellement, lors de la convocation des réservistes et des territoriaux.

De forme rectangulaire, les chambres offrent à considérer les parois latérales ou murailles qui forment deux grands et deux petits côtés, la voute ou plafond, et le sol ou parquet. Quelle que soit la nature de l'habitation, les principes généraux qui concernent ces diverses parties restent toujours les mêmes; il convient donc, pour leur étude détaillée, de se reporter à l'article de l'Hygiène de l'habitation en général (2).

Nous ne nous occuperons ici que des dispositions particulières à l'armée.

MURS. — Composés de pierres ou de briques, les murs, dans l'in-

(1) Debrie, Communication au Congrès d'assainissement et de salubrité de l'habitation, 1904, sect. V *bis*, p. 466 des *Comptes-rendus*.

(2) Voy. Hygiène de l'habitation, fascicule V du *Traité d'hygiène*.

térieur des locaux, sont crépis et blanchis à la chaux. Cette dernière opération est renouvelée tous les ans, ou même tous les six mois, si c'est nécessaire (art. 355, Service intérieur, Infanterie). Le blanchiment à la chaux, convenablement exécuté, sert non seulement à approprier les murailles, mais encore à les désinfecter (de Giaxa, Vallin). Il a, de plus, l'avantage de ne pas obturer complètement les pores des matériaux entrant dans la constitution du mur. Toutefois, le lait de chaux utilisé ne doit pas être trop riche en carbonate de chaux, en gélatine ou en colle. La formule suivante, due à Lapasset (1), donne d'excellents résultats :

Chaux fraîchement éteinte......................	2 kilogrammes.
Eau	5 litres.

Décanter et mélanger à une solution de colle pour badigeon (250 à 300 grammes pour 5 litres d'eau bouillante).

Il est tout à fait inutile, contrairement à ce que l'on pourrait croire, de gratter les couches anciennes avant de procéder à un nouveau badigeon (Vallin) (2). Au lieu d'appliquer le lait de chaux au pinceau, ce qui exige des manipulations assez longues, on peut le projeter au moyen de certains pulvérisateurs : appareil Éclair n° 3, Vermorel (3), appareil Columbia de la Compagnie parisienne des applications industrielles du gaz carbonique liquéfié (Circulaire ministérielle du 10 octobre 1905) (4).

Dans ces conditions, il faut tamiser soigneusement le lait de chaux, pour éviter que des particules solides ou des corps étrangers viennent obstruer l'embout de la lance du pulvérisateur.

Aux termes de la circulaire ministérielle du 2 février 1900, les soubassements des murs doivent être coaltarisés (5) sur une hauteur de 80 centimètres. L'opération doit avoir lieu chaque fois qu'on coaltarise les planchers ; on y procède généralement lorsqu'on vient de blanchir les murailles à la chaux et que le soubassement a été souillé.

La coaltarisation a pour but de rendre imperméables les parties inférieures des murailles, qui sont les plus exposées aux souillures, afin d'empêcher leur imprégnation par les matières organiques. Les murailles ainsi noircies communiquent aux pièces un aspect triste et sombre ; de plus, la lenteur de dessiccation du produit fait que les objets de literie (couvertures, matelas) qui viennent au contact du mur incomplètement asséché se tachent fatalement. Ces dégradations entraînent de la part de la Société des lits militaires des imputations qui sont onéreuses pour les corps, car elles atteignent en moyenne 200 francs par an et par régiment. On pourrait remédier à

(1) LAPASSET, *Revue d'hygiène et de police sanitaire*, 1892, p. 481.

(2) VALLIN, *Acad. de médecine*, 24 juillet 1894.

(3) *Caducée*, 1er avril 1905.

(4) *B. O. P. R.*, 1905, n° 40.

(5) On se sert d'un mélange composé, en poids : de coaltar, 2/3, et huile de houille, 1/3.

cette situation, en utilisant une peinture vernissée, telle que l'asphaltine ou autre, qui présente tous les avantages hygiéniques du coaltar, sans en avoir les inconvénients.

PLAFOND. — Dans les nouveaux casernements, le règlement a fixé à 4 mètres la hauteur du plafond au-dessus du plancher. Une plus grande élévation est inutile, car elle n'offre aucun avantage au point de vue de l'aération et de la ventilation de la pièce, comme nous le verrons ultérieurement.

A part les pavillons du système Tollet, où il présente une forme ogivale « supprimant ou atténuant les angles et donnant un maximum d'air clos avec un minimum de surface enveloppante », le plafond, dans les établissements militaires, n'offre rien de particulier.

PLANCHERS. — Comme le sol, dont il est l'analogue dans les habitations, le plancher est le réceptacle d'immondices de toute sorte; aussi joue-t-il un rôle important dans la salubrité des locaux. Sa structure et son mode d'entretien se sont modifiés tour à tour au gré des conceptions hygiéniques (1). Autrefois, il y a quelque soixante-dix ans, les chambres de caserne étaient carrelées; les carreaux en terre cuite étaient posés avec du mortier de plâtre ou de chaux, sur une couche de sable recouvrant les platras, dont on comblait alors l'intervalle existant entre les poutres et les solives. La recherche du confort fit substituer plus tard aux carrelages les parquets, qui sont plus gais et moins froids. En même temps, on renonçait à l'emploi de gravats, considérant leur surcharge comme inutile. Dès lors, entre le plafond de l'étage inférieur et le parquet situé au-dessus, il resta un vide, l'*entrevous*. Comme cette cavité rendait les appartements très sonores, on obviait à cet inconvénient en coulant entre les solives des augets en plâtre, beaucoup plus propres que les matières primitivement employées. Quoi qu'il en soit, il n'en resta pas moins sous les parquets un espace vide, sur l'importance duquel l'épidémiologie, éclairée par les théories microbiennes, devait forcément attirer l'attention. En effet, l'entrevous est un véritable nid à poussières; celles-ci s'y accumulent en quantités inimaginables. Pour peu que les lames du parquet soient disjointes, à plus forte raison si l'état du plancher laisse à désirer, aux amas de poussières s'ajoute quantité de détritus de toute espèce, qui fermentent sous l'action combinée de l'humidité et de la chaleur, et dégagent des odeurs mal odorantes, viciant l'atmosphère de l'habitation. Ces poussières recèlent un grand nombre de germes pathogènes variés, qui conservent d'autant mieux leur vitalité et leur virulence qu'ils sont à l'abri de l'air et de la lumière. Comme l'entrevous communique avec la pièce située au-dessus de lui par les maljoints des lames, les poussières voltigeantes qui en proviennent peuvent être le point de départ

(1) *Caducée*, n° 6, 21 mars 1903.

de cas isolés d'infection ou de véritables épidémies (reviviscence des germes). Dans ces conditions, il n'est pas surprenant que toutes les mesures prophylactiques aient été dirigées d'abord contre l'entrevous et ses méfaits.

Parquet démontable. — Guérin proposa un parquet démontable (1) permettant de visiter, de nettoyer, et au besoin de désinfecter l'entrevous. Ce parquet est en chêne; au moyen de fers en T fixés sur les lambourdes, de languettes de fer, de feuillures et de rainures ménagées sur les frises, on assemble celles-ci par emboîtement. Suivant la préparation des lames de chêne et la disposition qu'on leur donne, on peut réaliser dans le parquet les modèles dits : *point de Hongrie*, *à bâtons rompus*, *à l'anglaise*, *à joint droit régulier*, etc.

Le parquet démontable Guérin présente sur les parquets ordinaires, qui sont cloués, l'avantage de permettre de temps en temps le resserrement des frises les unes contre les autres, afin de diminuer, d'atténuer les interstices qui se produisent entre elles à la longue. Quant à la possibilité de nettoyer l'entrevous sous-jacent, l'usage a démontré que cette conception était plus théorique que pratique.

En effet, le démontage et le remontage ne sauraient être faits que par des professionnels, sinon, ces opérations, confiées à la main d'œuvre militaire, entraînent des dégradations fort dispendieuses et exposent à la contagion les hommes chargés d'enlever les poussières.

Tout ingénieux qu'il est, le parquet démontable Guérin ne paraît donc pas applicable aux bâtiments militaires. C'est pourquoi on a cherché à supprimer l'entrevous, en remplissant d'un hourdis maçonné en briques ou en poterie tout l'intervalle compris entre les solives (2).

Parquet sur bitume. — En étendant sur le hourdis (3) une couche de bitume fondu, sur lequel on applique des feuilles de parquet ordinaire en chêne, on obtient les parquets sur bitume des différents modèles préconisés par Gourguechon, Cassard, Klette, Damman et Washer. On a reproché au bitume de se ramollir sous l'action de la chaleur et, dès lors, de ne plus offrir une assise suffisamment fixe et stable aux frises qui se décollent, se disjoignent et s'écartent, pour peu que leurs extrémités ne supportent pas des pressions égales. Leur poids est lourd, puisqu'à celui du hourdis et des frises de chêne s'ajoute encore celui du bitume et du sable nécessaires à l'installation.

Aires minérales. — La suppression de l'entrevous n'est pas suffisante à elle seule; si les poussières ne peuvent plus pénétrer au-

(1) Un essai du parquet démontable Guérin a été fait à la caserne de la Pépinière, en 1884.

(2) Plus récemment, on a adopté l'emploi du ciment armé.

(3) Au rez-de-chaussée, le bitume est coulé sur un béton de ciment.

dessous du parquet, elles ne s'accumulent pas moins à sa surface, dans les rainures et les moindres interstices. Inoffensives tant qu'elles sont à l'état de poussières dormantes, elles peuvent devenir infectantes lorsqu'elles sont soulevées par les courants d'air, les allées et venues des habitants, et surtout par le balayage à sec et l'époussetage, tels qu'on les pratiquait autrefois.

La nécessité de substituer à ces opérations dangereuses le nettoyage au moyen de linges humides a fait adopter l'emploi d'aires minérales, qui permettent de collecter les poussières sans les faire voltiger, en transformant le sol en une surface unie, continue et incapable de se laisser imprégner par l'humidité et les matières organiques.

Telles sont les aires en bitume (Tollet), en ciment.

Mais le bitume est lourd et se ramollit sous l'action de la chaleur ; quant au ciment, il est froid, humide et se fendille quand il est sec. Acceptées dans les casernes, pour les pièces du rez-de-chaussée qui ne doivent pas servir de logement à la troupe, ces aires minérales ne sont jamais utilisées aux étages.

Dans ces dernières années, l'industrie a lancé sous les noms de *xylolith*, *stucolith*, *porphyrolith*, des produits nouveaux dont la composition est tenue secrète par les fabricants, mais qu'on sait cependant être formés d'un mélange de sciure de bois finement pulvérisée, associée à des sels divers (chlorures, magnésie).

Amenées à la consistance pâteuse par l'addition de liquide, ces matières sont étendues sur le sol et lissées en une couche uniforme, constituant ainsi une surface régulière, continue. Mais, soit que la valeur du produit ne soit pas toujours égale à elle-même, soit que l'exécution de la main-d'œuvre n'ait pas été parfaite, les résultats laissent parfois à désirer (usure rapide, soulèvements, boursouflures, etc.). H. Coppin a cherché à obvier à ces inconvénients en comprimant la matière première à la presse hydraulique pour en confectionner, sous le nom de *prismalithe*, des plaques de dimensions variables comme longueur et comme largeur (maximum 1 mètre de côté) et de 10 millimètres d'épaisseur, qu'on réunit à l'aide d'un ciment spécial. Imperméable et incombustible, mauvais conducteur de la chaleur, le prismalithe est un produit intermédiaire entre le bois et la pierre, pouvant servir non seulement pour les parquets, mais encore pour le revêtement des murs et des marches d'escalier. Dans les vieilles constructions, il peut s'appliquer sur les planchers usés, les briques, les carreaux, sans en exiger la dépose préalable ; dans les bâtiments neufs, il se place sur un béton de ciment. Suivant la nature du travail, le prix de revient varie de 9 à 10 francs le mètre superficiel. D'après les essais déjà tentés dans les hôpitaux et les infirmeries (caserne de Melun, Val-de-Grâce), le prismalithe semble bien résister à l'usure.

Imperméabilisation des planchers. — Convaincus de l'opportunité de substituer dans les casernements le nettoyage au moyen d'un linge mouillé au balayage à sec, qui transforme les poussières dormantes en poussières voltigeantes, disséminant ainsi bien des contages, les hygiénistes militaires ont préconisé l'imperméabilisation des planchers. Cette opération a pour avantages de s'opposer à l'imprégnation des parquets par les matières organiques ou l'humidité, et d'isoler la pièce de l'entrevous. Toutefois ces résultats favorables ne sont obtenus que si le procédé mis en œuvre réussit à obturer non seulement les pores du bois, ce qui est relativement facile, mais encore et surtout les fissures ou les maljoints, qui se produisent entre les lames du parquet ou sous les plinthes. Cette double opération est nécessaire sous peine d'échec.

Le procédé actuellement réglementaire est la coaltarisation.

Coaltarisation (Circulaire et Instruction du 2 février 1900). — Les premiers essais de coaltarisation datent de juin 1886 : ils furent faits à l'instigation de Vallin. Tentée deux ans auparavant en Autriche (médecin-major Schaffer) (1), l'imperméabilisation des planchers par le coaltar avait donné d'excellents résultats. En France, au début, le *modus operandi* varia suivant les expérimentateurs, si bien que les conclusions furent divergentes. Il fallut de nouvelles tentatives et plusieurs séries d'expériences (1897-1898) pour faire adopter définitivement la méthode, dont le mode d'exécution et les détails ont été réglés par l'instruction du 2 février 1900 (2), qui a modifié sur divers points celle du 5 février 1894.

Les principales dispositions sont les suivantes : après obstruction à l'aide de languettes de bois, des grosses fissures existant entre les frises ou sous les plinthes, on procède au nettoyage à sec, à l'aide de brosses en fil d'acier, de toute l'étendue du plancher. Si celui-ci a été lavé au préalable, il devra être parfaitement asséché. Sur la surface ainsi préparée, à l'aide de brosses métalliques emmanchées et vigoureusement maniées dans le sens des lames, on étend l'enduit, qui se compose, en poids, de trois quarts de coaltar pour un quart d'huile lourde de houille (8 fr. 25 les 100 kilogrammes). Si l'application est bien faite, la coloration doit être d'un noir uniforme et mat. En principe, deux couches sont nécessaires ; il est préférable, quand on le peut, de ne procéder à la deuxième application qu'au bout de six mois ; sinon, on donne la seconde couche quand le plancher paraît sec. Dans ces conditions, le casernement peut être occupé au bout d'une semaine, lorsque l'opération est effectuée par un temps sec et chaud ; dans le cas contraire, il faut attendre plus longtemps, l'humidité retardant la dessiccation du coaltar. Ultérieurement, il suffit d'une seule application par an. La quantité de produit nécessaire lors de la première

(1) Schaffer, *Militär Zeitung*, Vienne, 23 mars et 16 avril 1886.
(2) *B. O. Ministère de la Guerre*, édition méthodique, vol. 83, p. 216.

couche est de 1 kilogramme du mélange par 7 mètres carrés; elle n'est plus que de 600 grammes pour la même superficie, lors des applications successives. L'opération est assez pénible et assez longue; il faut à une équipe de six hommes une moyenne de dix heures pour mettre en état une chambre de vingt-quatre hommes; sept heures sont nécessaires pour la préparation du plancher et trois heures pour le coaltarisage.

Il est tout à fait inutile de coaltariser les dallages ou carrelages de diverses natures, qui peuvent être lavés sans aucun inconvénient. Les produits suivants : vernis minéral de la Compagnie des asphaltes de Paris, vernis Courtois, black-vernis, coaltar distillé d'Iwuy, goudron végétal, ont été essayés concurremment avec le coaltar; mais, en raison de leur prix de revient plus élevé et de l'absence d'avantages supérieurs, la préférence est restée à celui-ci.

L'emploi du coaltar à froid supprime tout risque d'inflammation : il n'en était pas de même autrefois, lorsqu'on appliquait le coaltar à chaud, ou qu'on le mélangeait à de l'essence de térébenthine dans le but de favoriser la pénétration du bois. Afin d'activer l'assèchement, Munschina (1) a conseillé de promener sur les surfaces traitées un chariot à fond de toile métallique, rempli de charbon incandescent. Le séchage se fait ainsi plus rapidement, mais il faut craindre l'incendie.

Le coaltar donne aux locaux un aspect sombre, triste, on a même dit lugubre. Aussi a-t-on cherché d'autres substances, offrant les mêmes avantages que le coaltar, sans en avoir les inconvénients; on peut citer les suivantes : huile de résine, huile de lin, carbonyle, résinoline, paraffine.

Huile de résine. — Expérimentée à Angoulême en 1887-1888 par le médecin principal Delahousse, puis à Paris, à la caserne du Château-d'Eau en 1889, l'huile de résine a présenté des propriétés emplastiques incontestables. Elle imprègne parfaitement le bois, en lui communiquant une teinte de noyer agréable; mais, en raison de sa fluidité, elle glisse à travers les fissures et les fentes sans les colmater. Sa dessiccation exige trois jours quand l'huile est utilisée à chaud, et dix jours lors des applications à froid. 1 kilo du produit suffit pour traiter 10 mètres carrés de plancher, ce qui porte à 0 fr. 04 la dépense par mètre carré, en supposant que le prix du commerce soit aujourd'hui, comme autrefois, de 40 francs les 100 kilos.

Huile de lin. — Utilisée en Allemagne, l'huile de lin s'emploie bouillante et s'étend au pinceau. Il faut trois couches successives pour imperméabiliser un plancher, et il est nécessaire de renouveler l'opération une ou deux fois par an. Elle a l'inconvénient de dégager une odeur forte, assez persistante, et de coûter trois à quatre fois plus cher que la précédente. Elle n'oblitère pas non plus les fissures ou les joints.

(1) MUNSCHINA, *Arch. méd. et pharm. milit.*, 1891, p. 135.

Carbonyle. — Connu depuis 1880, le carbonyle, jusqu'à ces dernières années, était presque exclusivement employé à la conservation du bois destiné à être enfoncé en terre (pieux, piquets, etc.); son application aux planchers est de date récente. Les premiers essais dans l'armée remontent à l'année 1902 (1) (caserne de Reuilly). Ce liquide est un peu plus clair que l'huile lourde de houille; il doit ses propriétés spéciales aux principes (phénols, hydrocarbures, naphtaline, etc.) qui entrent dans sa composition. Sa fluidité rend facile son application, qui se fait au pinceau; le carbonyle pénètre dans l'épaisseur du bois, en lui communiquant une teinte brunâtre, mate. 1 kilogramme suffit pour couvrir 8 à 10 mètres carrés; son prix de revient est de 0 fr. 40 le kilogramme. Non seulement il imperméabilise le bois et le conserve, mais il jouit encore de propriétés bactéricides et parasiticides; les surfaces imprégnées de carbonyle sont désinfectées du même coup. Sans être forte et désagréable, son odeur éloigne les rongeurs (rats, souris) et les punaises. Tous ces avantages plaident en faveur du produit, qui vient d'être substitué au coaltar par une circulaire du 23 avril 1906.

Résinoline. — Composée de résines rendues fluides, la résinoline se présente sous l'aspect d'un liquide oléagineux, limpide, de coloration jaunâtre, sans odeur appréciable. Le parquet, préalablement lavé et séché, est frotté dans le sens des lames, au moyen d'un morceau d'étoffe de laine imprégnée du produit; la couche doit être aussi peu épaisse que possible. Une demi-heure après l'application, on brosse à nouveau le parquet avec un linge sec, pour enlever l'excès de liquide que le bois n'a pas absorbé; la pièce peut être occupée après quelques heures. Comme la résinoline donne au plancher une coloration brunâtre, terne, on peut la teinter au préalable, soit en jaune-rocou ou orangé (bois blanc), soit en rouge-acajou (bois dur), à l'aide de matières colorantes spéciales (orangine, éclaircine), que prépare le fabricant.

La résinoline est utilisée par diverses compagnies de chemin de fer, pour les parquets des salles d'attente. Suivant les saisons, les applications sont renouvelées tous les quinze jours (hiver pluvieux) ou tous les mois; toutefois, celles-ci peuvent être partielles et ne porter que sur les parties les plus fatiguées.

Paraffinage. — Contrairement aux procédés précédents, qui sont économiques, mais donnent aux planchers une teinte foncée, terne, peu agréable, n'invitant pas, à coup sûr, les hommes à l'observation des précautions de propreté, le paraffinage rend les parquets clairs et luisants; toutefois, il est d'une application longue et délicate et d'un prix de revient relativement élevé. Bien qu'il ne soit pas utilisé dans les chambrées, son emploi est recommandable

(1) ROUGET, Congrès international d'assainissement et de salubrité de l'habitation section V *bis*.

dans les infirmeries. A ce titre, il doit trouver place à côté des autres procédés d'imperméabilisation des planchers.

Le premier essai est dû à Vallin, en 1883. La paraffine, dissoute dans du pétrole (200 grammes de paraffine pour 1 litre de pétrole ordinaire), était portée au bain-marie à la température de 80°, pour rendre possible son application à l'aide d'un pinceau. Ainsi solubilisée, la paraffine n'imprègne que superficiellement le bois (1); c'est pourquoi Annequin (2) lui a substitué la paraffine bouillante [paraffine à point de fusion élevée (65°)], portée à l'ébullition (à 300°), qui présente un pouvoir pénétrant considérable (3 à 4 millimètres au moins), et donne au bois l'apparence du buis. D'après Annequin, 1 kilogramme de paraffine suffirait pour 4 mètres carrés de surface, ce qui porterait la dépense à 0 fr. 70 par mètre carré. En pratique, on en consommme ordinairement davantage. Les parquets ainsi traités sont parfaitement imperméables et résistants; ni acides, ni alcalis ne peuvent les attaquer; si l'application a été bien faite, elle doit durer plusieurs années sans nécessiter de nouvelle opération. Cet avantage compense sensiblement les premières dépenses engagées.

Oblitération des rainures. — Toutes les substances précédentes rendent le bois imperméable à l'eau, mais aucune ne suffit à oblitérer les interstices qui se produisent sous les plinthes, ou entre les frises des parquets. C'est à peine si le coaltar et la paraffine parviennent à boucher les fissures de peu d'importance. Il est donc nécessaire, pour rendre le plancher complètement étanche, de combler toutes les solutions de continuité qu'il présente : les plus grosses sont obturées à l'aide de languettes de bois clouées, les autres à l'aide de mastics divers ou d'autres substances analogues. Annequin conseille le mélange suivant, qui se durcit en quarante-huit heures :

Blanc d'Espagne	540 grammes.
Colle forte	180 —
Terre de Sienne	150 —
— d'ombre	110 —
— calcinée	20 —

Le mastic de Berthier (3) se compose de :

Cire de pétrole	70 grammes.
Cire de carnauba	30 —
Chaux hydraulique	20 —

La chaux hydraulique est tamisée dans la cire fondue. Ce mastic, préalablement liquéfié, est introduit dans les rainures à l'aide d'un bain-marie portatif muni d'une tubulure effilée.

H. Coppin emploie une mixture formée de sciure de bois finement

(1) Bard, *Revue d'hygiène*, 1892, p. 34. — Claudot et Follenfant, *Revue d'hygiène*, 1894, p. 295.

(2) Annequin, *Revue d'hygiène*, novembre 1898, p. 979.

(3) Berthier, *Arch. de méd. et de pharm. milit.*, 1903, p. 50.

pulvérisée, de magnésie, de chlorures de magnésium et de zinc, additionnée d'un liquide spécial jusqu'à consistance pâteuse.

Dans le même but, on a utilisé autrefois l'argile, le plâtre et diverses autres matières plastiques. Ces différents produits durcissent plus ou moins vite; manquant alors d'élasticité, ils ne peuvent plus suivre le bois dans les variations qu'il subit du fait des vicissitudes atmosphériques. Si leur adhérence est trop intime, le plancher se gondole par les temps froids et humides; le plus souvent, au contraire, le mastic se fragmente et s'élimine, sinon en totalité, tout au moins en partie, s'énucléant parfois comme un noyau de cerise, lorsque le parquet manque de fixité et que les lames fléchissent sous le poids des personnes circulant dans la pièce.

Entretien des planchers imperméabilisés. — ***Balayage humide.*** — L'étanchéité des parquets offre l'avantage de pouvoir substituer au balayage à sec, actuellement condamné sans recours, le nettoyage au moyen du faubert humide ou de la serpillière mouillée, qui collecte les poussières sans les faire voltiger. Trempé dans l'eau ordinaire ou additionnée d'antiseptique, puis tordu énergiquement de façon à ne plus laisser couler d'eau, le linge est promené ensuite à la surface du plancher et rincé chaque fois qu'il est nécessaire. En somme, l'opération paraît simple et rapide; elle l'est effectivement en été, par les temps secs; mais en hiver elle est beaucoup plus compliquée. Dans les journées humides ou pluvieuses, les planchers des casernes sont fortement maculés par la boue, que les soldats rentrant de l'exercice apportent avec leurs chaussures; cette boue se dessèche et devient adhérente. L'instruction du 2 février 1900 prescrit que les taches de boue seront dissociées au moyen d'une brosse de chiendent; si cette brosse est maniée à sec, elle soulève autant de poussières que le balayage proprement dit : si elle est mouillée, elle délaie la boue et forme un véritable gâchis, que l'homme de corvée ne peut faire disparaître qu'à l'aide d'un véritable lavage. Or, pour mener sa tâche à bien, il dispose de trop peu de temps, ses minutes sont comptées, il lui faut nettoyer la chambre et se préparer à l'exercice; forcément, il s'acquitte mal de sa besogne. Au lieu de faire disparaître les taches de boue, il les étale, et la serpillière ou le faubert laisse sur le parquet des traînées blanchâtres, malpropres. Il importe donc que l'homme de chambrée dispose d'un laps de temps suffisant, dût-il pour cela être dispensé partiellement d'exercice. La difficulté de réaliser des parquets d'une étanchéité absolue rend tout excès d'humidité préjudiciable à leur conservation, de même qu'à la salubrité des locaux.

Enrobage des poussières. — En présence des inconvénients inhérents au nettoyage humide, on a cherché d'autres procédés susceptibles de satisfaire aux exigences de l'hygiène sans exposer aux mêmes mécomptes. Au lieu de ramasser les souillures au moyen d'un linge mouillé, on s'est ingénié à les agglutiner, à les coller, à les enrober, afin de rendre leur collecte possible sans soulever des nuages de poussières.

Le principe de cette méthode est dû à un médecin militaire, M. Follenfant (1), qui s'est servi pour ses essais d'un mélange demi-solide de paraffine, d'huile lourde et de diverses substances agglutinantes et antiseptiques. Les parquets ainsi encaustiqués restaient gras, onctueux, et conservaient l'empreinte des chaussures ; l'enduit dégageait de plus une odeur forte. Sous l'action du balai, les poussières s'agloméraient en de petits cylindres, véritables magdaléons, qu'on ramassait ensuite aisément.

Encaustique pulvérifuge Coppin. — L'idée fut reprise et le procédé perfectionné. Parmi les meilleures préparations livrées par l'industrie, on peut citer l'encaustique pulvérifuge Coppin, qui s'étend avec un balai-brosse, en couche excessivement mince. Lors de la première application, deux couches, à vingt-quatre heures d'intervalle, sont nécessaires ; ultérieurement, une seule par mois suffit. 1 kilogramme peut couvrir 50 mètres carrés et coûte 2 francs. Le prix pourrait être abaissé sensiblement, à condition de supprimer les substances antiseptiques (acide thymique), que Coppin fait entrer dans la composition de son produit, dans le but de stériliser les poussières. Cette conception, en effet, est plus théorique que pratique ; non seulement les antiseptiques coûtent cher et restent sans action efficace sur la plupart des germes quand ils sont sporulés, mais ils communiquent à l'encaustique une odeur forte, pénétrante, qui, au début, incommode plus ou moins; il y aurait donc tout avantage à y renoncer.

Le dustless (2). — C'est un corps gras liquide, qui, appliqué en badigeonnage sur les parquets, annihile pour un temps plus ou moins long les inconvénients de la poussière. En effet, celle-ci se fixe sur le sol qui s'encrasse ; le nettoyage se fait non pas avec des linges mouillés, mais avec des balais et des brosses dures (en pyasawa, en fils d'acier), qui conglomèrent les poussières colmatées, sans les répandre dans l'atmosphère. Le « dustless » employé à l'École polytechnique dans les salles d'études, les amphithéâtre, les dortoirs, les escaliers, et dans divers établissements civils, a donné entière satisfaction; il communique toutefois aux parquets une teinte sombre, mate, bien moins agréable à l'œil que l'encaustique Coppin. 1 kilogramme de Dustless, étendu à l'aide d'instruments spéciaux (appareil réservoir, brosse en feutre), suffit à couvrir 45 mètres carrés et coûte 2 fr. 50. Les applications se font à intervalles éloignés (quatre fois par an à l'École polytechnique, lors des congés accordés aux élèves).

(1) Vallin, Entretien hygiénique des planchers. *Rev. d'hyg. et de pol. sanit.*, août 1899, p. 673.

(2) Rouget, Congrès international d'assainissement et de salubrité de l'habitation, Paris, 1904, p. 485.

Encaustique imperméabilisante « Sunrise » (procédé Berthier (1). — Sur les parquets préalablement nettoyés, après oblitération des rainures avec le mastic dont la formule a été donnée précédemment, on étend, à l'aide d'un tampon de laine, l'encaustique fondue au bain-marie. Après quatre à cinq heures, la couche, qui doit être aussi faible que possible, est desséchée. On frotte alors le parquet, pour le rendre brillant, avec un carré de molleton ou un morceau de couverture enroulé autour d'un balai. Les applications se renouvellent tous les mois; au lieu d'encaustique, on peut alors se servir d'une cire spéciale beaucoup plus adhérente que la cire d'abeille. Le nettoyage journalier se fait à l'aide de la serpillière humide; après quoi, on brosse le parquet avec une étoffe de laine pour lui rendre son brillant.

L'encaustique coûte 1 franc le kilogramme et peut couvrir 40 mètres carrés de surface. Elle donne aux parquets une belle teinte jaune, qui brunit un peu dans la suite.

AMEUBLEMENT DES CHAMBRÉES. — En France, l'ameublement des chambres de troupe (2) est, suivant les objets, fourni, entretenu et remplacé par le service du génie, par le corps et par la compagnie des lits militaires (Compagnie Chambry), qui, depuis 1854, a l'entreprise de tous les objets de couchage.

Matériel du service du génie. — Il comprend :

1° ***Planches à bagages.*** — Elles ont de 0m,30 de largeur, à raison de 1 mètre par homme de la contenance maxima. Elles sont disposées sur un rang pour les troupes à pied, et sur 2 rangs pour les troupes montées. Primitivement scellées au mur, ces planches ont été rendues démontables en vue de la désinfection; elles sont destinées à recevoir le paquetage et les chaussures. On a proposé de les remplacer par des filets analogues à ceux installés dans les compartiments de chemins de fer, ou par des armoires individuelles, comme celles utilisées en Allemagne.

Sous les planches à bagages sont fixés des chevilles, crochets ou boutons, pour porter l'armement et l'équipement.

2° ***Rateliers d'armes*** (fusils). — La garniture des porte-canons est posée par les corps, aux frais du service du génie.

3° ***Une table et deux bancs*** (pour douze hommes). — Comme il est admis, en principe, que la chambre doit servir uniquement de dortoir depuis la création des réfectoires et des locaux de jour, il semblerait dès lors préférable de supprimer les bancs, et même une table sur deux, et de donner, comme en Allemagne, un tabouret individuel, permettant au soldat de s'asseoir ailleurs que sur son lit, et destiné à recevoir ses vêtements quand il se couche.

(1) Berthier, Congrès international d'assainissement et de salubrité de l'habitation, Paris, 1904, p. 479.

(2) Service du casernement. *B. O.*, décret du 3 mars 1899, vol. 51, de l'édition refondue, annexe n° 2, p. 67.

4° ***Planches à pain.*** — La longueur est calculée à raison de 0m,12 par homme ; la largeur est de 0m,60. Suspendues au plafond, au milieu des chambres, ces planches ont pour but de mettre le pain à l'abri des rongeurs, en le laissant constamment à portée de l'homme. Ce dispositif est défectueux, puisqu'il expose le pain aux poussières (1) soulevées par la manutention de la literie, le brossage des vêtements, etc. La toile d'emballage (2) tendue sur quelques lattes, destinée à le recouvrir, n'est pas suffisante. Certains corps ont transformé ces planches en sorte d'armoires, ce qui est déjà mieux; mais il serait bien préférable de laisser le pain au réfectoire, où l'homme pourrait aller le chercher dans l'intervalle des repas, lorsqu'il éprouverait le besoin de manger.

5° ***Planchettes pour inventaires ou extraits d'état des lieux.***

Matériel fourni et entretenu par les corps de troupe. — Payé sur la masse générale d'entretien et d'habillement, ce matériel comprend : les planchettes pour nettoyage des buffleteries, à raison de douze par compagnie et par batterie, et de deux par peloton de cavalerie; les planchettes destinées à recevoir les instructions, règlements, etc., les objets nécessaires au nettoyage et à l'entretien des chambres.

Crachoirs (3). — Les chambres sont pourvues de deux crachoirs, car il est formellement interdit de cracher par terre. Ces crachoirs sont de grandes dimensions (Instruction ministérielle du 30 mars 1895) ; elles sont fixées de la manière suivante par la circulaire du 2 septembre 1901 :

Longueur du fond	0m,30
— de la partie supérieure	0m,40
Largeur du fond	0m,25
Hauteur en profondeur	0m,15

Construits en bois et doublés de zinc, ils sont garnis de morceaux de coke concassé de la grosseur d'une noisette environ. Leur contenu est brûlé dans un foyer incandescent, celui des bains par aspersion, ou celui du poêle le plus voisin, mais jamais dans celui des cuisines. Or, en été, les casernes ne possèdent guère d'autre fourneau allumé que ce dernier ; il en résulte que les hommes de corvée sont naturellement portés à vider les crachoirs dans les latrines et à obstruer de ce fait les siphons hydrauliques des canalisations. Comme le danger provient surtout de la dessiccation des crachats qui favorise la dissémination des germes, il y aurait avantage (4), semble-t-il, à substituer au coke des crachoirs une solution antiseptique, ou plus simplement

(1) Maljean, Le pain des soldats et les poussières des chambres *Arch. de méd. et de pharm. milit.*, 1891, p. 40.

(2) Circulaire ministérielle, 5 février 1894.

(3) Circulaire du 2 septembre 1901.

(4) Rouget, Des crachoirs, ce qu'ils étaient, ce qu'ils sont, ce qu'ils doivent être *Revue d'hygiène*, octobre 1900.

de l'eau ordinaire, qui, lors des nettoyages, serait projetée dans les latrines. Mais le modèle de crachoirs actuellement en usage ne permet guère de les remplir de liquide. De forme basse et évasée, placés à terre, ils sont trop faciles à renverser ; la distance même à laquelle ils sont placés, fait que les crachats n'atteignent pas toujours le but et s'égarent parfois en dehors du récipient; pour ces raisons, on a demandé que les crachoirs soient disposés à hauteur d'homme, exhaussés sur des pieds suffisamment stables, ou fixés au mur.

L'observation journalière montre que les crachoirs sont ordinairement relégués dans les coins, dans l'encognure des portes ou l'embrasure des fenêtres ; ce n'est point là leur place ; ils doivent au contraire être bien en vue, afin de servir de « leçon de choses » et d'inviter à en faire usage; lorsqu'ils sont bien entretenus, ils n'inspirent aucune répugnance.

Cruche à eau. — L'instruction ministérielle du 30 mars 1895, sur l'hygiène des hommes de troupe, prévoit au chapitre « Boisson » que chaque chambrée disposera d'un double jeu de cruches, munies d'un couvercle, pour préserver leur contenu des poussières. Ces cruches doivent être rincées chaque jour soigneusement avec de l'eau filtrée, et chaque semaine avec de l'eau bouillante. Nécessaire aux casernes dotées de filtres Chamberland, le double jeu de cruches n'est pas indispensable dans celles qui sont alimentées par une canalisation d'eau de source de qualité non douteuse, ou desservies par des stérilisateurs.

Afin d'éviter que les cruches contenant l'eau de boisson ne voisinent avec les objets de nettoyage (balais, pelles à poussières, etc.), la circulaire du 29 décembre 1900 a prescrit de les placer sur un support fixe, à une certaine hauteur au-dessus du sol, dans un endroit déterminé. Aux cruches en grès on tend à substituer aujourd'hui des récipients métalliques, à fermeture hermétique, analogues aux bidons de laitiers. Ces récipients ne doivent pas être d'une contenance trop grande, sinon, en imposant une véritable fatigue aux hommes qui doivent les monter aux étages, on les incite à éviter la corvée. De plus, l'eau qui séjourne dans les chambres s'échauffe rapidement, surtout en été ; par suite de son manque de fraîcheur, elle est désagréable à boire et ne désaltère point; dès lors, les hommes ne la consomment pas et préfèrent s'abreuver directement aux bornes-fontaines, aux lavabos, sans tenir compte des recommandations qui leur sont faites et des dangers réels auxquels ils s'exposent. Un bidon de 20 litres rempli d'eau pèse de 24 à 25 kilogrammes ; il est lourd à transporter et à manier pour un homme seul ; un récipient d'une capacité moitié moindre semble préférable à tous égards.

Matériel du service des lits militaires (1). — ***Objets de couchage.*** — C'est la partie la plus importante du mobilier

(1) Règlement sur le service des lits militaires (pour une durée de vingt années à partir du 1er avril 1887). *B. O. Ministère de la Guerre*, vol. 29 de l'édition refondue.

de la chambrée ; elle est fournie par le service des « lits militaires », d'après les conditions du cahier des charges du 30 septembre 1886, applicable à partir du 1er avril 1887, pour une durée de vingt années. Les objets de couchage sont répartis en deux catégories : les fournitures de lit, qui font partie de la première, appartiennent à l'entrepreneur, qui est chargé de leur achat, de leur entretien, de leur remplacement et de leur renouvellement. La deuxième catégorie comprend les couchettes, les châlits à tréteaux, les sommiers Thuau et les planches à châlits ; tout ce matériel est la propriété de l'État, mais la garde, la distribution et l'entretien en incombent à l'entreprise des lits militaires, qui perçoit pour l'exécution de ces divers services un loyer d'entretien et un loyer d'occupation (objets de première catégorie), plus un prix d'abonnement, d'entretien et de conservation (objets de deuxième catégorie).

Ce n'est que depuis 1824 que les lits sont individuels dans l'armée ; avant cette époque, ils servaient pour deux hommes (camarades de lit). Le service des lits militaires a été mis à l'entreprise en 1837, et la société actuelle est adjudicataire depuis 1854. Jusqu'en 1886, le châlit du soldat se composait (1) de deux tréteaux en fer (un tréteau de tête à galerie et un tréteau de pied) et de trois planches en sapin, de 1m,940 de longueur, percées d'un trou à chaque extrémité pour s'engager dans les goujons des tréteaux. Sur ces planches, on plaçait une paillasse et un matelas. Cette literie était un refuge pour la vermine ; en effet, les punaises pullulent dans les planches à châlit et les puces dans les paillasses. Celles-ci doivent être remuées chaque jour, sous peine de voir la paille se tasser ; cette opération dégage de la poussière. Il faut de plus renouveler la paille (10 kilogrammes) tous les six mois, ce qui est dispendieux. Aussi a-t on cherché mieux. On a remplacé d'abord les tréteaux et les planches par des couchettes tout en fer; puis, en 1881, on ouvrit un concours de sommiers pour lits de troupe, afin de supprimer les paillasses. Le modèle primé fut le sommier Thuau, qui a été rendu réglementaire en 1887 ; toutefois, dans certaines casernes, on a continué, à titre provisoire, à employer les châlits avec trois planches comme précédemment.

Aujourd'hui, le lit du soldat comprend :

1° Une couchette en fer ou deux tréteaux en fer.

2° Un sommier Thuau (2), formé d'un cadre métallique de 1m,870 de long et de 0m,693 de large. Les deux petits côtés sont constitués par deux pièces jumelées et cintrées, entre lesquelles sont disposés cinq galets formant poulies, sur la gorge desquelles se réfléchit une corde de chanvre de 18m,40 de long. Cette corde peut être tendue à volonté, au moyen d'une clef, qu'on engage dans une des poulies des

(1) Règlement sur le service des lits militaires. *B. O. Ministère de la Guerre*, vol. 29. Description n° 14.

(2) *B. O. Ministère de la Guerre*, vol. 29. Description n° 15.

extrémités du tréteau de pied, disposée pour faire office de poulie de tension.

Chaque sommier comporte, en outre, cinq lames en acier, de 53 millimètres de largeur et de 640 millimètres de longueur, terminées à chaque extrémité par un rivet à tête fraisée, permettant de les fixer aux grands côtés du cadre métallique. Ces lames reposent sur la corde; elles ont pour but de retenir la personne couchée au cas où la corde viendrait à se rompre ou à se détacher.

3° Un isolateur Thuau (1), composé d'une forte toile de jute de couleur cachou, collée sur une couverture hors de service, à l'aide d'une solution de caoutchouc. Il a pour but de s'opposer à l'usure prématurée du matelas, frottant constamment sur les lames et les cordes, et au refroidissement du lit. De plus, pour éviter la condensation de la chaleur dégagée par le corps de l'individu couché, il est perforé par vingt œillets en cuivre, répartis en trois rangées parallèles, et facilitant le passage de l'air. Il mesure $1^{m},73$ ou $1^{m},74$ de long, de 615 à 630 millimètres de large; il s'applique directement sur le sommier, la toile de jute tournée en bas.

4° Un matelas (2) de $1^{m},950$ de long sur $0^{m},675$ de large et $0^{m},135$ d'épaisseur, contenant dans une enveloppe en toile de lin ou de chanvre 8 kilogrammes de laine mère, vive, blanche, beige ou noire, bien triée, dégraissée et lavée à fond, et 2 kilogrammes de crin pur de bonne qualité, disposé au centre du matelas en une seule couche.

5° Un traversin de forme cylindrique, garni de 1 kilogramme de laine et de $0^{kg},500$ de crin.

6° Deux draps en toile de ménage de $3^{m},30$ de long sur $1^{m},50$ de large.

7° Une couverture de laine brune ou beige, bien dégraissée, mesurant de $2^{m},75$ à 3 mètres de long, sur $1^{m},65$ à $1^{m},90$ de large.

8° Un couvre-pied de $1^{m},50$ de long sur $1^{m},35$ de large, constitué par une ancienne couverture et pesant au moins $1^{kg},500$.

De l'aveu des hommes, qui sont les principaux intéressés, le lit réglementaire, tel qu'il est composé, est parfait en été, mais froid en hiver; ceux qui comparativement ont fait usage de la paillasse et des planches à châlit regrettent ce mode de couchage pendant la saison froide; l'isolateur joint à un seul matelas semble donc insuffisant pendant l'hiver.

Entretien de la literie. — Le matin, au réveil, les lits sont découverts pendant au moins une heure (art. 355 du Service Intérieur, Infanterie), les différentes parties de la fourniture étant successivement relevées et ployées au pied du lit. Les draps de lit sont échangés normalement, du 1er mai au 30 septembre, tous les vingt jours; du 1er octobre au 30 avril, tous les mois (art. 83 du Service des lits mili-

(1) Les isolateurs Thuau appartiennent à l'État; ils sont pris à charge et entretenus par les corps sans aucune intervention du service des lits militaires.

(2) *B. O. Ministère de la Guerre*, vol. 29. Description n° 5.

taires); ils sont de plus échangés chaque fois que la fourniture passe d'un homme à un autre, quelle que soit la date de leur distribution (art. 89).

L'isolateur doit être brossé énergiquement au moins deux ou trois fois par mois, pour le maintenir dans un état constant de propreté. S'il est nécessaire, il sera lavé à l'eau froide, au savon et à la brosse, puis séché à l'air libre. Il faut éviter avec soin l'eau chaude ou l'exposition à la chaleur (soleil, feu trop ardent), qui ramolliraient la composition de caoutchouc unissant la toile de jute à la couverture de laine.

Les matelas et les traversins sont reconfectionnés tous les six trimestres (art. 76), que les fournitures aient été occupées ou non. La laine et le crin sont écharpés ou cardés suivant le besoin, les enveloppes lessivées.

Depuis le 1er janvier 1891, l'entrepreneur est tenu d'employer chaque année, à ces opérations, une quantité de laine neuve représentant un ensemble de 17700 matelas et 17700 traversins au minimum. Les couvertures sont lavées et foulonnées tous les six trimestres également. Les fournitures de lit sont désinfectées chaque fois que le médecin le juge nécessaire (art. 90).

Matériel auxiliaire de couchage. — Dans certaines circonstances particulières, lors de la convocation des réservistes ou des territoriaux par exemple, le manque de lits force à employer un matériel auxiliaire de couchage, qui se compose (art. 350, Service intérieur, Infanterie) de deux sacs tente-abri tenant lieu de draps, d'un sac renfermant 2 kilogrammes de paille et faisant office de traversin, d'une paillasse et d'une couverture. La paillasse peut être placée sur des châlits ou, à défaut de châlits, sur le sol, dont elle sera séparée par des paillassons. Dans le premier cas, la quantité de paille allouée est de 11 kilogrammes; elle n'est que de 10 kilogrammes dans le second.

La paille est renouvelée tous les quatre mois; les toiles sont lavées à chaque renouvellement; quant aux sacs de couchage, ils sont, comme les draps de lit, échangés tous les mois. En hiver, des couvertures ou des demi-couvertures sont distribuées dans la proportion prescrite par le général commandant de corps d'armée.

ASSAINISSEMENT DE L'HABITATION.

L'étude du casernement présente encore à considérer l'éclairage, le chauffage et la ventilation. Ces trois questions sont connexes, car les appareils d'éclairage et de chauffage doivent servir aussi au renouvellement de l'air des locaux, qu'ils contribuent à vicier.

ÉCLAIRAGE. — L'éclairage *naturel* se fait par les fenêtres. Dans les grandes chambres de casernement, les fenêtres sont au nombre de quatre, disposées deux par deux sur les petits côtés de la pièce. Elles mesurent $2^m,50$ de haut sur $1^m,20$ de large, dans les casernes des types 1874 et 1889; leurs dimensions sont donc suffisantes pour assurer l'ensoleillement et diffuser partout la lumière ; elles ne laissent aucune partie obscure et satisfont à la théorie, qui fixe la surface d'éclairage à un dixième de la superficie du plancher et à un quarantième de l'espace cubique. Opposées deux à deux, elles permettent, lorsqu'elles sont ouvertes, de ventiler le local à grands courants. Elles devraient être pourvues extérieurement de persiennes ou de volets pour protéger l'intérieur des chambres contre la chaleur du soleil en été et contre le froid en hiver.

L'éclairage *artificiel* se fait au pétrole, au gaz ou à l'électricité, suivant les ressources locales et la disposition des casernes.

Depuis 1889, l'éclairage électrique est utilisé dans les casernes neuves (Épinal, Lure, Héricourt, Melun, etc.), lorsqu'elles sont édifiées dans un secteur déjà desservi par un branchement spécial et qu'il est possible de se procurer l'électricité à bon compte. Ce mode d'éclairage est supérieur aux autres, en ce qu'il dégage peu de chaleur et ne vicie pas l'atmosphère. On emploie de préférence les lampes à incandescence.

Malheureusement, l'éclairage des casernes par l'électricité constitue encore l'exception.

C'est le gaz qui est actuellement le plus utilisé. L'emploi des manchons incandescents (1) (système Auer) a sensiblement accru son intensité lumineuse (4 fois), tout en brûlant moins de gaz. Bon pour l'éclairage des escaliers, des corridors, le gaz présente des inconvénients sérieux pour les chambrées, à cause de la chaleur et des produits volatils que sa combustion dégage. Un bec qui consomme 138 litres à l'heure élève de 0 à 100° la température de 154 mètres cubes d'air (Briquet). 1 mètre cube de gaz consomme en brûlant $1^{mc},10$ d'oxygène et donne $0^{mc},57$ ou $1^{kg},13$ d'acide carbonique (Laveran). A cela, il faut ajouter encore la possibilité de fuites accidentelles, pouvant déterminer soit des intoxications par l'oxyde de carbone, soit des explosions. Quoi qu'il en soit, en raison de son faible prix de revient et des nombreuses commodités qu'il offre, le gaz sera longtemps encore employé dans les locaux militaires. Il importe donc de savoir qu'on peut, dans une notable mesure, obvier aux inconvénients précédents en utilisant la chaleur produite pour la ventilation des chambres, au moyen d'un tuyau évasé, installé au-dessus des becs de gaz et communiquant avec une gaine de ventilation, dont le tirage est ainsi activé.

L'*huile de pétrole* est employée encore dans nombre de petites casernes; elle a été substituée à l'huile ordinaire, qui exigeait pour

(1) Circulaire du 25 novembre 1905, *B. O. P. R.*, p. 1729, et Circulaire du 18 avril 1906.

les lampes plus de soins d'entretien et était plus dispendieuse. L'emploi du pétrole est interdit dans les magasins d'habillement et dans les hôpitaux; l'usage de l'*essence* est prohibé dans tous les casernements (Circulaire ministérielle du 4 mai 1901).

CHAUFFAGE. — La température des locaux d'habitation ne doit jamais incommoder les occupants; elle ne doit donc pécher ni par excès, ni par défaut. Une température de 12 à 14° est nécessaire pour les salles de jour, alors que 10 à 12° suffisent pour les chambres de nuit. Pendant la saison froide, il faut donc recourir au chauffage pour obtenir une température convenable. L'on est d'accord pour reconnaître que, dans les locaux collectifs, le chauffage central est préférable à tous égards ; mais on discute sur le meilleur système à adopter, en tenant compte, d'une part, des frais d'installation et d'entretien ; d'autre part, des avantages hygiéniques qu'offrent les divers procédés. Cette question ne doit pas nous arrêter, attendu que le chauffage central n'existe pas dans nos casernes, bien qu'il soit d'usage courant en Allemagne, en Suède et en Hollande. A notre connaissance, jusqu'ici un seul essai a été tenté en France, c'est à Briançon, où les casernes de Sainte-Catherine sont chauffées et ventilées par l'air chaud. D'après les documents de l'officier du génie qui a réalisé l'installation (1) (Dubois), celle-ci, prévue lors de la construction, n'a entraîné qu'une dépense de 18 100 francs par bâtiment de 700 hommes, et son entretien annuel ne revient pas à plus de 200 francs. D'après le même auteur, l'achat des poêles nécessaires à ces casernes serait revenu à 3100 francs et leur dépense annuelle à 600 francs.

Cette unique expérience est en faveur du chauffage central ; toutefois, à l'air chaud qui présente de multiples inconvénients, il faut préférer la vapeur à basse pression. On peut donc réclamer cette amélioration, sinon pour les vieilles casernes, du moins dans les constructions nouvelles. Le chauffage central rend la ventilation facile, si bien que les deux systèmes, combinés comme il convient, permettent aux habitants de « respirer toujours un air frais et pur sans éprouver la moindre impression de froid » (Lacau).

Dans les casernes, le chauffage se fait ordinairement par chambre ; il est donc local, partiel, et on utilise à cet effet des poêles en fonte dont le modèle courant est un peu primitif (poêle à cloche). Disposés vers le milieu de la chambre, ces appareils de chauffage sont munis, pour l'échappement des gaz, de tuyaux plus ou moins longs aboutissant à une cheminée.

A côté de quelques avantages, les poêles en fonte présentent de graves inconvénients. La faible épaisseur et la nature de leur paroi les rendent bons conducteurs du calorique : ils s'échauffent rapide-

(1) *Revue du Génie*, t. V.

ment et dégagent beaucoup de chaleur; par contre, la fonte est trop facilement portée au rouge; dans cet état, elle calcine les poussières et modifie sensiblement les propriétés de l'air, au point d'indisposer les personnes présentes. Pendant longtemps, on a attribué les malaises observés au passage, à travers la fonte ainsi rendue perméable, de gaz toxiques, notamment d'oxyde de carbone, émanés du foyer de combustion. Cette interprétation est erronée; il est reconnu aujourd'hui que c'est surtout en modifiant l'état hygrométrique de l'air, qui se dessèche et rend dès lors plus difficiles les échanges gazeux de la respiration et de la perspiration cutanée, que les poêles en fonte, chauffés au rouge, provoquent de la céphalalgie, des vertiges et de la somnolence.

Pour obvier à ces inconvénients, on conseille de vaporiser de l'eau dans la pièce, au moyen d'un récipient disposé sur le poêle; mais, pour être suffisante, la surface d'évaporation doit égaler le quart de la surface active du foyer, ce qui, à vrai dire, est rarement réalisé en pratique.

Avec les poêles en fonte, la chaleur rayonnante est également trop vive; il y aurait avantage à les entourer d'une enveloppe de tôle perforée formant écran.

En résumé, ces poêles surchauffent pendant un temps limité, puis s'éteignent ensuite faute d'aliments, et l'atmosphère de la chambre se refroidit bien vite.

Il serait à désirer que, pendant la saison froide, le soldat revenant de l'exercice, d'une corvée ou d'une marche, trouve en rentrant une chambre suffisamment chauffée. Cette condition n'est guère réalisable avec les poêles du modèle courant, qui sont à combustion rapide, qu'il faut allumer chaque jour et charger fréquemment, sous peine de les voir s'éteindre souvent. A cet égard, il semblerait préférable d'utiliser les poêles à combustion continue, susceptibles de recevoir en une ou deux fois la charge de combustible nécessaire pour vingt-quatre heures, et pouvant rester allumés du commencement à la fin de l'hiver. Malheureusement, les allocations réglementaires de combustible ne suffiraient pas à leur entretien. De plus, les poêles à combustion continue ont été progressivement transformés en poêles à combustion lente, dont les inconvénients multiples en contre-indiquent l'emploi dans les casernes.

Les poêles à combustion lente sont basés sur ce principe vrai, que les combustibles, quels qu'ils soient, dégagent le maximum de chaleur, quand leur combustion s'opère en présence de la quantité d'air strictement nécessaire. Mais, dans leur désir de tirer le meilleur parti possible du combustible employé, les constructeurs sont allés jusqu'à supprimer les orifices de ventilation, se contentant des mal-joints des portes ou des fissures du cendrier pour entretenir la combustion du foyer. Bien plus, quelques-uns ont disposé sur les tuyaux d'échappement de la fumée et des gaz des clefs dites de réglage, qui permettent encore de restreindre, disons même de suspendre le tirage.

Dans ces conditions, l'air arrive en quantité insuffisante, et l'oxygène fait défaut pour transformer en acide carbonique tout le carbone du combustible ; celui-ci donne dès lors des produits d'oxydation incomplète, notamment de l'oxyde de carbone, qui tend à se répandre dans la pièce, soit par les interstices du poêle lui-même, soit entraîné par les courants descensionnels, si fréquents dans les cheminées qui tirent mal. Les poêles à combustion lentes ont donc anti-hygiéniques, et les prétendus avantages qu'ils semblent présenter à première vue ne sont obtenus qu'au prix de graves inconvénients, puisqu'ils n'exposent rien moins qu'à l'intoxication par l'oxyde de carbone. Pour ces diverses raisons, et pour quelques autres d'ordre économique, les poêles à combustion lente n'ont pas été mis en usage dans l'armée.

Le règlement du 15 janvier 1890 (1) sur le service du chauffage prescrit, par son article 7, que « les corps sont tenus de faire usage du combustible dont l'emploi est le plus économique dans la localité qu'ils occupent ». Aux termes du décret du 27 novembre 1887, les corps percevaient pour le chauffage des prestations individuelles, variables par conséquent avec les effectifs, au lieu des allocations collectives fixes précédemment accordées. De plus, le taux était basé sur les besoins généraux de la localité où se trouvait la portion principale du régiment, en sorte que, si cette localité se trouvait dans une zone tempérée, les détachements casernés dans des régions plus froides ne recevaient que des primes insuffisantes.

En présence de ces inconvénients, il a été procédé à la revision de l'ancien règlement, et, depuis le 15 janvier 1891, les corps perçoivent, à titre d'indemnité de chauffage des chambres, des allocations en deniers représentant la valeur des rations de combustible auxquelles ils ont droit, d'après les tarifs n° 3 (taux des rations) et n° 4 (durée du chauffage) dudit règlement. Le tableau suivant en résume les principales dispositions :

DIVISION DE LA FRANCE en 5 régions.	TAUX DES RATIONS par poêle et par jour.		DURÉE du chauffage d'hiver.
	Charbon.	Bois.	
Région très chaude.......	2 kilos.	4 kilos.	2 mois (du 16 décembre au 15 février inclus).
— chaude...........	3 —	5 —	3 mois (du 1er décembre au 28 février).
— tempérée........	4 —	7 —	4 mois (du 16 novembre au 15 mars inclus).
— froide............	5 —	9 —	5 mois (du 1er novembre au 31 mars inclus).
— très froide........	6 —	11 —	6 mois (du 16 octobre au 15 avril inclus).

(1) *B. O. Ministère de la Guerre*, vol. 5 de l'édition refondue.

Une exception est faite en faveur des troupes constituant la garnison du gouvernement de Paris (1). Bien qu'elles se trouvent dans la région tempérée, le chauffage de leurs chambres est réglé d'après le tarif fixé pour la région froide, mais sans modification de la durée déterminée pour la région tempérée (quatre mois).

Les troupes casernées dans les bâtiments du système Tollet bénéficient également d'une prolongation de deux mois (un mois avant, un mois après l'époque fixée pour la durée du chauffage d'hiver).

Le chauffage des locaux à usage commun (infirmerie, salles d'école, de lecture, de réunion, bibliothèque, mess, etc.) est assuré à l'aide de rations fixes annuelles, déterminées par le tarif n° 2 du règlement, et servant, le cas échéant, à faire face aux besoins imprévus de l'ensemble du corps (art. 13).

Le total des rations de chauffage, calculé d'après le nombre des poêles, est arrêté au commencement de chaque hiver par un procès-verbal dressé par le sous-intendant militaire, de concert avec le chef du génie (art. 15) : mais il peut être modifié ultérieurement suivant les circonstances et donner lieu à un nouveau procès-verbal de constat.

La répartition des appareils de chauffage est spécifiée par l'article 34 du règlement sur le service du casernement (3 mars 1899), d'après les bases suivantes : pour les chambres de troupe, deux à quatre poêles par unité administrative, suivant l'effectif, le climat et les dispositions particulières du casernement ; pour les logements de sous-officiers, chambres d'infirmerie et ateliers des corps, un poêle par local séparé ou pour deux pièces contiguës, en communication directe.

Cette répartition n'est pas toujours suffisante ; avec elle, quelques chambrées ne sont pas pourvues de poêle ; les lavabos, qu'on a le tort de placer au rez-de-chaussée des bâtiments, au lieu de les installer à proximité des chambres, les escaliers, les corridors qui y conduisent, ne sont pas chauffés ; ce sont là autant de défectuosités qui plaident en faveur du chauffage central, bien supérieur, au point de vue de la salubrité, au chauffage local actuellement en usage dans les casernes. Toutefois il faut reconnaître que, depuis la création des locaux de jour, le chauffage des chambres a perdu de son importance, puisque les hommes disposent toujours de pièces collectives où ils peuvent aller se reposer et se chauffer.

VENTILATION. — Lorsqu'on pénètre pendant la nuit ou avant le réveil dans un casernement habité, l'odorat est fâcheusement impressionné par des émanations mésodorantes, qui proviennent de la pollution de l'atmosphère. Cette pollution résulte : 1° des actes chimiques qui se produisent au cours de la respiration [diminution de l'oxygène de l'air, rejet d'acide carbonique et de vapeur

(1) Observation annexée au tarif n° 4 du Règlement du 15 janvier 1890.

d'eau, élaboration d'un poison spécial volatil, décrit par Brown-Séquard et d'Arsonval, sous le nom d'*anthropotoxine* ou *zootoxine*, mais non admis par tous (1)]; 2° de la perspiration et de l'exhalaison cutanée (sueur, sécrétion sébacée, malpropreté, etc.); 3° des gaz émanant des voies digestives; 4° des produits de combustion dégagés par les appareils de chauffage et d'éclairage; 5° des détritus organiques souillant les murs et les planchers; 6° des poussières, de la fumée de tabac, des souillures des vêtements et des chaussures, etc.

De ces diverses causes, beaucoup sont évitables. On peut, en effet, agir efficacement sur celles qui dépendent du manque de propreté des individus ou des locaux; par contre, on est désarmé contre les échanges gazeux, qui sont fonction de la respiration.

Pour déterminer le degré de viciation de l'air, on se contente en pratique de doser sa teneur en acide carbonique, estimant que les autres produits toxiques doivent se trouver en quantité proportionnelle à celle de ce gaz. Le dosage de l'acide carbonique s'opère assez aisément, grâce à la propriété que présente ce corps de se fixer sur certaines bases (chaux, potasse, baryte). C'est sur ce principe que sont basés les procédés de Regnault, de Gréhant, de Pettenkofer, de Hesse, de Volpert.

L'air pur ne contient pas plus de 3 à 4 dix-millièmes d'acide carbonique; il devient hygiéniquement irrespirable quand la proportion atteint 6 dix-millièmes (Roth et Lex), 8 dix-millièmes (Parkes) et 1 millième (Pettenkofer).

Cube d'air. — En respirant, l'homme absorbe l'oxygène de l'air et rejette de l'acide carbonique; les quantités exhalées en une heure, par un adulte du poids de 72 kilogrammes, sont, d'après Voit et Pettenkofer, de 16^{lit},8 dans le sommeil, de 22 litres au repos à l'état de veille et de 36 litres en période de travail. Il est donc nécessaire que tout l'acide carbonique ainsi exhalé puisse se diffuser dans une masse d'air assez volumineuse, pour que sa proportion ne dépasse pas les limites extrêmes indiquées précédemment; sinon, l'homme n'ayant plus à sa disposition qu'un air déjà prérespiré, ruminé en quelque sorte, par conséquent vicié et toxique, se trouve dès lors exposé à tous les dangers du confinement (accidents aigus et chroniques). Quel est donc le cube d'air nécessaire à chaque individu pour que l'atmosphère des locaux reste pure?

Les données précédentes permettent de le déterminer mathématiquement. Dans les chambres de nuit, chaque soldat devra disposer d'un volume d'air (x) suffisant pour que les 16^{lit},8 d'acide carbonique qu'il expire par heure ne portent pas au delà de 4 dix-millièmes le taux du mélange.

(1) Brown-Séquard et d'Arsonval, *Acad. des sciences*, 9 janvier 1888, 11 février et 24 juin 1889. Dastre et Loye, Bergey, Rauer, Weir-Mitchell, etc., sont arrivés à des résultats contradictoires.

Le problème se pose de la façon suivante :

$$\frac{16,8}{x} = \frac{4}{10\,000}\,; \quad \text{d'où} \quad x : \frac{16,8 \times 10\,000}{4} = 42\,000 \text{ litres ou 42 mètres cubes par heure.}$$

Dans les locaux de jour, le cube d'air est un peu plus élevé, soit 50 mètres cubes par heure.

Comme les dimensions des casernes ne permettent pas d'octroyer à chaque soldat un pareil volume d'air, on tourne la difficulté en renouvelant l'air plus souvent. Mais il faut bien savoir qu'il est une limite au-dessous de laquelle on ne saurait descendre, car la ventilation ne doit jamais produire de courants d'air sensibles, pouvant incommoder les habitants.

Le cube d'air ne doit pas être trop cherché en hauteur, c'est-à-dire demandé surtout à une seule des dimensions de la chambre. L'expérience a montré, en effet, qu'il était inutile de donner aux pièces plus de 4 mètres d'élévation, car, au delà de ce chiffre extrême, l'aération se fait mal.

Au contact du corps de l'homme ou de tout autre source de calorique, l'air s'échauffe, devient plus léger et forme un courant ascensionnel ; mais, à mesure qu'il s'élève, il se refroidit et donne bientôt naissance à un courant inverse ; en sorte que, dans une chambre trop élevée, les couches supérieures restent en dehors du circuit, et l'air n'y est pas ou mal renouvelé.

Surface. — L'étude du cube d'air nécessaire à chaque homme comporte donc, comme corollaire, celle de l'espace superficiel à lui allouer. Il faut reconnaître qu'on s'est toujours beaucoup plus préoccupé de la première, mais les nouvelles doctrines étiologiques prouvent toute l'importance qui s'attache à la seconde. Les expériences de Straus et Dubreuilh avaient montré, depuis longtemps, que l'air expiré était presque constamment privé de microbes ; mais Flügge (1) et ses élèves, Heymann, Steinitz, sont venus nous apprendre que les malades projettent autour d'eux, en parlant et surtout en toussant ou en éternuant, des gouttelettes très ténues de salive chargées de germes pathogènes. Les constatations faites pour la tuberculose sont également vraies pour les autres maladies infectieuses, dont l'agent spécifique végète dans la bouche ou les voies respiratoires. Par mesure de prophylaxie préventive, il est donc nécessaire d'espacer suffisamment les lits pour que leurs occupants se trouvent à la limite de la zone dangereuse, que créerait autour de lui un malade en incubation, ou non encore reconnu, et que la respiration ne se fasse pas de bouche à bouche.

Les méfaits de l'encombrement, le rôle favorisant qu'il joue dans la diffusion des épidémies, ont été signalés depuis bien longtemps

(1) Flügge, Propagation de la tuberculose. *Rev. d'hyg. et de pol. sanit.*, octobre 1901.

par les médecins militaires ; aussi a-t-on cherché à y porter remède. Aux termes du décret du 3 mars 1899, portant règlement sur le service du casernement, il est prescrit (art. 30) que, dans la contenance *normale* des chambres de troupe, un volume d'air d'au moins 17 mètres cubes doit être attribué à chaque homme, indistinctement pour toutes les armes, et que l'intervalle entre deux lits doit être de 50 centimètres au moins. Par contre, la contenance maxima est calculée de manière à assurer à chaque homme un volume minimum de 12 mètres cubes d'air dans les casernements d'infanterie et de 14 mètres cubes dans ceux de cavalerie et d'artillerie, et à laisser au moins 25 centimètres d'intervalle entre les lits. Ces dernières dispositions étaient absolument insuffisantes ; c'est pourquoi une circulaire ministérielle du 9 avril 1903 les a supprimées.

D'après cette circulaire, il faut considérer comme étant encombrés et par conséquent devant être desserrés tous les casernements qui ne répondent pas aux données de la contenance normale (17 mètres cubes par homme et 50 centimètres d'intervalle entre les lits). Pour augmenter le nombre des places, il est prescrit de reviser l'assiette de chacune de ces casernes, en s'attachant de la façon la plus absolue à attribuer au logement des hommes les locaux les mieux appropriés à l'habitation, locaux trop souvent accaparés pour servir de magasins, d'ateliers, de bureaux divers ou de logements pour maîtres-ouvriers, sous-officiers mariés, etc. Tous les services accessoires doivent être au besoin reportés en dehors des pavillons d'habitation. On ne saurait trop approuver ces dispositions. Le cube d'air réglementaire en France est supérieur à celui adopté dans les autres nations. D'après Laveran (1), il est de 16^{mc},8 en Angleterre, de 15^{mc},3 en Autriche, de 12^{mc},9 pour l'infanterie et de 15^{mc},3 pour la cavalerie et l'artillerie en Allemagne, de 10 à 12 mètres cubes en Belgique. Quoi qu'il en soit, les détails ci-dessus mentionnés montrent qu'un volume d'air de 17 mètres cubes par homme n'est suffisant qu'à la condition de renouveler cet air au moins deux fois et demie à trois fois par heure, car on n'a pas défalqué dans cette estimation la place occupée dans les chambres par la literie et le mobilier.

Ventilation naturelle. — Le renouvellement de l'air peut se faire par les orifices existant normalement dans les murs de l'habitation : fenêtres, portes, cheminée, etc. Deux fenêtres opposées, largement ouvertes, permettent d'effectuer rapidement une ventilation à grand courant de tout l'atmosphère d'une pièce ; c'est donc un moyen très énergique, intensif, excellent, recommandé d'ailleurs par le règlement (art. 354 du Service intérieur, Infanterie) ; mais il ne peut s'effectuer que d'une manière intermittente, lorsque la chambre est inoccupée, à cause des courants d'air qu'il provoque. Entre temps, la

(1) Laveran, Traité d'hygiène militaire, p. 666.

différence existant entre la température de l'intérieur des chambres et celle de l'extérieur provoque un appel constant d'air par les mal-joints ou les fissures des fenêtres et des portes, à travers les matériaux poreux et perméables des parois, etc. C'est pour cette raison que les lits voisins des portes sont ordinairement protégés par des paravents en bois, fixes, s'élevant à 1 ou 2 mètres au-dessus du sol et chassant l'air directement vers le milieu des salles. Malgré sa constance et sa continuité, cette aération est insuffisante pour des locaux collectifs; force est de recourir à des appareils spéciaux.

Ventilation artificielle. — Les dispositifs susceptibles d'être adoptés sont nombreux et variés, comme on peut s'en rendre compte en consultant le fascicule V du *Traité d'hygiène* (1). Nous ne mentionnerons ici que ceux qui ont été utilisés jadis ou qui sont encore en usage dans les bâtiments militaires. Anciennement, on n'employait guère que des ventouses ménagées dans l'épaisseur des murs de façade et situées, d'une part, au niveau du plancher, de l'autre, au-dessous du plafond; l'air pénétrant par les premières produisait dans les jambes des courants incommodants et froids. Plus tard, des circulaires (31 mars 1883 et 12 juillet 1884) ont recommandé de remplacer par de la toile métallique un des carreaux supérieurs des fenêtres. Ce procédé a été abandonné à l'usage : si les mailles sont larges, elles laissent pénétrer trop d'air pendant la saison froide; si elles sont étroites, elles sont vite colmatées par les poussières et par l'oxydation. Les impostes, vasistas, châssis mobiles, suivant un axe vertical ou horizontal, sont encore communément employés, mais aux tiges de manœuvre, aux chaînettes et aux cordons de tirage d'autrefois, qui se rompaient ou favorisaient le bris des vitres lorsqu'on les fermait trop violemment, le service du Génie à substitué un système mécanique très résistant, mais dispendieux. Aujourd'hui, les deux dispositifs réglementaires sont : 1° la vitre Castaing pour l'introduction de l'air; 2° l'appareil Renard pour son extraction.

Vitre Castaing (2). — Aux lieu et place d'un des carreaux supérieurs de la fenêtre, on dispose deux vitres parallèles, distantes entre elles de 1 centimètre ; la vitre extérieure, interrompue à sa partie inférieure, reste distante à ce niveau de 4 centimètres de la feuillure correspondante; la vitre intérieure, coupée à sa partie supérieure, présente le même écart entre son bord libre et la feuillure supérieure. L'air extérieur pénètre donc de bas en haut entre les deux vitres et arrive à la partie supérieure de la pièce, sans incommoder les habitants. Le service du génie a modifié ce dispositif, en raccourcissant les vitres, qui ne se recouvrent plus que sur une

(1) Voy. Hygiène de l'habitation, fasc. V du *Traité d'hygiène* de Brouardel et Mosny.

(2) Castaing, Nouveau dispositif d'aération pour les chambres de caserne. *Arch. méd. et pharm. milit.*, 1891, p. 142.

hauteur de 4 à 5 centimètres ; de plus, comme on ne se conforme pas toujours à l'écart de 1 centimètre indiqué par l'auteur, il en résulte que le courant d'air est parfois intensif et gênant.

Au début, les deux vitres étaient fixes (fig. 22) ; il n'était alors pas possible de procéder au nettoyage de leurs faces opposées et d'enlever les poussières qui s'accumulaient entre elles. Dardignac (1) a rendu mobile la vitre intérieure, en la faisant pénétrer par glissement dans la rainure d'un châssis incomplet, adapté à la face interne de la

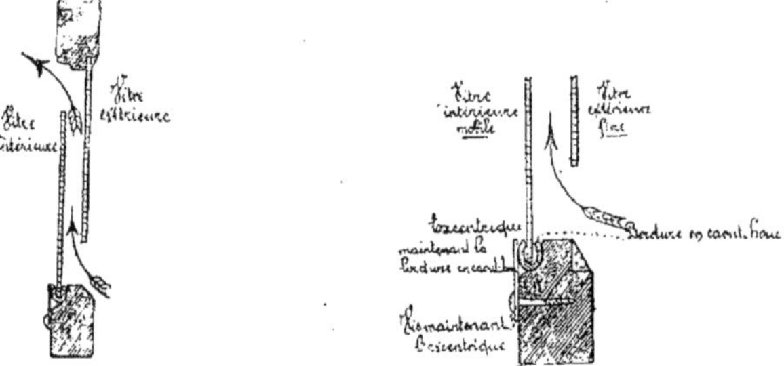

Fig. 22. — Vitre Castaing, primitive. Fig. 23. — Vitre Castaing, modifiée.

fenêtre. Afin d'éviter le bruit désagréable que produisait la vitre mobile sous l'influence des trépidations transmises, Castaing a disposé la vitre dans un tube de caoutchouc fendu (fig. 23) formant bordure et l'a maintenue à l'aide d'excentriques (Exposition de 1900). Les manipulations nécessaires pour enlever et replacer le carreau mobile exposent à le briser ; c'est pourquoi nous conseillons de le fixer comme à l'ordinaire (clous et mastic) sur un châssis incomplet, qui, lui, sera mobile et pourra s'ouvrir ou se fermer à volonté au moyen de deux charnières latérales.

Appareil Renard. — Le ventilateur du commandant Renard, connu encore sous le nom de ventilateur Bellot et Retterer, ressemble fort à celui d'Arnott. Il se compose d'une boîte en zinc A, qu'on place dans l'épaisseur de la paroi d'une cheminée *d*, au-dessous du plafond. La face qui correspond à la chambre est munie d'un grillage mobile *c*, à larges mailles, pour faciliter le nettoyage. Sur ce grillage un peu incliné en avant et en bas, vient reposer un rideau de soie noire, suspendu par son bord supérieur. L'air de la pièce, qui tend à s'échapper sous l'influence de la température inté-

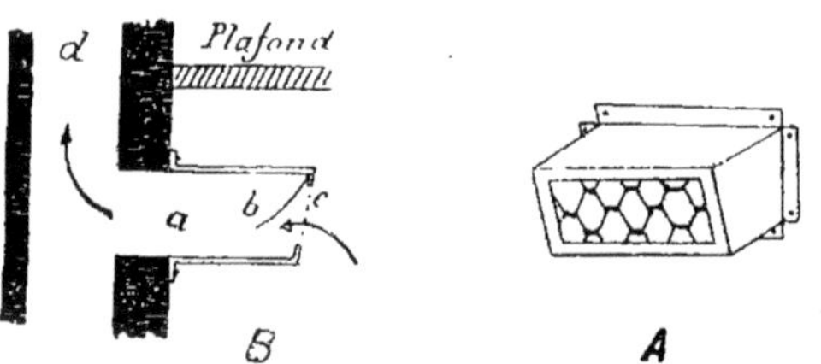

Fig. 24. — Ventilateur du commandant Renard.

(1) Dardignac, *Rev. d'hyg. et de pol. sanit.*, 1893, p. 204.

rieure et du tirage de la cheminée, soulève le voile ; par contre, les courants descendants l'appliquent fortement contre le grillage ; cet appareil sert donc uniquement à l'extraction de l'air vicié (fig. 24).

Dans le même but, on peut encore utiliser les cheminées ordinaires, ou des gaines d'aération analogues ; la seule différence de température entre l'intérieur de l'habitation et l'extérieur suffit à produire une aspiration convenable et à provoquer le déplacement spontané de l'air des chambres. L'évacuation est bien plus active lorsqu'on fait du feu. On obtient des résultats également favorables en coiffant l'extrémité supérieure des cheminées de chapiteaux mobiles (Wolpert, Buchan, etc.) ou de mitres spéciales utilisant le vent comme force aspiratrice. Dans les casernements éclairés au gaz, on peut se servir, en vue de leur aération, de la chaleur dégagée par les becs (Coulier).

Conditions d'une bonne ventilation. — Quels que soient les appareils employés, la ventilation dans les casernes, comme dans tous les locaux collectifs, doit satisfaire à un certain nombre de conditions. Pour être bien entendue, elle doit s'exercer d'une manière automatique et continue. Si le soldat doit tirer des chaînettes, faire jouer des ressorts, en un mot mettre lui-même les appareils en activité, on peut être sûr que les mécanismes seront promptement détériorés, ou qu'il négligera souvent de s'acquitter de cette corvée, soit par oubli involontaire, soit de parti pris, en hiver, sous prétexte de froid.

La ventilation ne doit pas être incommodante, mais se faire d'une manière insensible, sans jamais donner lieu à des courants d'air gênants, véritables douches glacées. A cet effet, les orifices d'entrée devront diriger l'air vers les parties supérieures des locaux, sous forme de colonnes brisées se réfléchissant sur le plafond, ou de faisceaux divergents comme dans les briques à trous coniques ou les vitres perforées de Trélat, dont la partie évasée doit toujours être installée à l'intérieur de la pièce. Si la ventilation est tant soit peu gênante, les orifices seront rapidement bouchés par les intéressés à l'aide de papier, de morceaux d'étoffe ou d'autres objets. L'observation journalière en fait foi.

L'air sera suffisamment renouvelé pour que sa teneur en acide carbonique ne dépasse jamais le taux de l'air hygiéniquement respirable ; les orifices de ventilation seront donc calculés en conséquence. Pour se rendre compte de la valeur de leur fonctionnement, il suffit de déterminer leur surface utile et de rechercher, à l'aide d'instruments spéciaux, dits anémomètres (de Combe, de Casella), la vitesse du courant d'air qui les traverse. En pratique, la ventilation peut être considérée comme satisfaisante, lorsque les locaux habités ne dégagent aucune mauvaise odeur, appréciable le matin au réveil.

Il est indispensable de prévoir des orifices distincts pour l'entrée et la sortie de l'air. Une expérience bien simple en démontre la nécessité. Dans une éprouvette un peu profonde, une bougie introduite allumée ne tarde pas à s'éteindre sous l'influence de l'acide carbonique, car l'aération est défectueuse. Si on sépare en deux parties l'orifice supérieur de l'éprouvette, à l'aide d'un morceau de carton introduit verticalement, ou, plus simplement, si l'on accroche à la paroi un petit tube de verre pénétrant à une certaine profondeur, la bougie reste allumée et se consume jusqu'au bout. Grâce à la cloison de carton ou au tube de verre, il peut s'établir aisément deux courants différents, l'un descendant, l'autre ascendant, qui réalisent la ventilation de l'éprouvette.

Dans les habitations, où doivent être placées ces orifices ? On croyait autrefois que le gaz acide carbonique, en raison de sa densité, s'accumulait dans les couches inférieures des locaux ; c'est pourquoi les systèmes de ventilation étaient situés à la base des murs. Cette opinion est erronée ; Berthollet a montré, en effet, que, « contrairement aux lois du mélange des liquides, les divers fluides élastiques, qui sont sans action chimique entre eux, se répandent uniformément dans toute l'étendue d'un espace limité et indépendamment de leur densité respective ». Aussi est-on d'accord aujourd'hui pour attribuer indistinctement aux ouvertures d'entrée, comme à celles d'évacuation, un emplacement à la partie supérieure des locaux, près du plafond. Toutefois, on fait exception pour les habitations dotées du chauffage central à la vapeur, dans lesquelles on fait déboucher les prises d'air extérieur dans les parties basses des chambres, au-dessous des radiateurs. L'air neuf s'échauffe au contact de ces appareils et tend à s'élever le long des parois sans incommoder les habitants.

Sous l'influence des variations atmosphériques, les courants sont parfois renversés ; les orifices d'entrée servent alors d'orifices de sortie et inversement.

EAU (1).

Liquide de première nécessité, l'eau sert comme agent de propreté, à l'hygiène du corps (toilette, bains, douches), au lavage du linge et des vêtements, au nettoyage des locaux, à l'arrosage des cours, etc. C'est elle encore, qui entraîne et véhicule les matières usées dans les canalisations et les égouts. Au point de vue alimentaire, elle est nécessaire aux préparations culinaires et à la cuisson des légumes ; elle constitue, en outre, la seule boisson réglementaire du soldat.

Pour les soins à donner aux animaux domestiques, notamment aux chevaux, l'eau est aussi indispensable. Enfin, par mesure de sécurité générale, elle permet, quand besoin est, de combattre les incendies.

(1) Pour les généralités, consulter les articles de MARTEL, l'Eau, Étude hydrologique, et de OGIER et BONJEAN, l'Eau, Étude microbiologique et chimique, fascicule II du *Traité d'hygiène*.

Ses emplois sont donc multiples et variés ; aussi convient-il d'envisager séparément la quantité nécessaire et la qualité désirable, la première important surtout aux usages domestiques, la seconde à la nutrition.

Quantité. — Si l'on tient compte des exigences de la voirie, on estime ordinairement à 200 litres par jour et par habitant la quantité d'eau nécessaire dans les grandes villes. A Paris, la municipalité fournit aux casernes 120 litres d'eau (dont 40 de source) par jour et par homme ou par cheval. Une décision ministérielle (6 décembre 1889) a fixé de la manière suivante les quantités à allouer aux troupes, indépendamment de l'eau nécessaire au service des latrines, urinoirs et égouts :

30 litres par fantassin et par jour.
35 — par cavalier —
50 — par cheval —
100 — par cantine ou par ménage.
400 — par voiture à 2 roues et par mois.
600 — — à 4 — —

C'est là une amélioration notable, puisque l'instruction complémentaire du règlement de 1856 fixait autrefois à 6 litres par homme et par jour la quantité d'eau potable que devaient fournir les puits ou fontaines des casernes.

Dans certaines circonstances, par suite de force majeure, les allocations précédentes ne peuvent pas être observées ; il faut alors rationner les troupes, et l'on estime à 9 litres par jour la quantité nécessaire aux besoins de l'alimentation et aux soins de propreté. Ces 9 litres se répartissent de la façon suivante :

Boisson, café, préparation des aliments	4lit,500
Soins de propreté	3lit,500
Eau perdue	1 litre.
	9 litres.

En cas de *rationnement forcé*, chaque homme n'a droit, par vingt-quatre heures, qu'à 5 litres d'eau en été et à 3 litres en hiver. Dans les forts, la capacité des citernes a été déterminée de façon à pouvoir donner quotidiennement 5 litres par homme en temps de guerre et 10 litres en temps de paix.

Ces dernières quantités sont insuffisantes dans les conditions ordinaires ; aussi, pour éviter tout mécompte, il convient en pratique de calculer toujours les besoins éventuels, en tablant sur le nombre maximum d'hommes ou de chevaux susceptibles d'être alimentés et sur les exigences de la saison chaude.

Qualité (1). — Les troupes sont généralement soumises au régime des eaux des localités où elles tiennent garnison. Elles sont donc

(1) Pour les généralités, consulter l'article d'Ogier et Bonjean, l'Eau, Étude microbiologique et chimique, fascicule II du *Traité d'hygiène* de Brouardel et Mosny.

alimentées soit en eau de source, soit en eau de fleuve ou de rivière, soit en eau de puits, suivant les ressources locales et les sacrifices budgétaires consentis par les municipalités.

Contrairement à ce qu'on pensait autrefois, la provenance d'une eau ne peut fournir que des présomptions sur sa valeur hygiénique réelle. Pour apprécier, comme il convient, une eau d'alimentation, il faut se livrer à une étude minutieuse et prolongée, comportant des expertises diverses et répétées, car une eau bonne aujourd'hui peut être mauvaise demain, si elle est exposée à subir des pollutions accidentelles. C'est pourquoi le règlement sur le Service de santé de l'armée à l'intérieur a prescrit (Notice, n° 35) de constituer, pour chacune des eaux potables utilisées dans les garnisons, un dossier constamment tenu à jour par les médecins, qui enregistrent toutes les modifications apportées ou survenues dans le service. Ce dossier renferme principalement : 1° les résultats de l'enquête locale ; 2° l'étude des caractères physiques et organoleptiques ; 3° les résultats des diverses analyses chimiques et bactériologiques ; 4° la relation des épidémies devant être rattachées à l'eau, leurs causes et leur pathogénie.

Enquête locale. — Vu son importance, l'enquête locale doit être aussi complète que possible. Elle vise donc (chapitre II de la Notice 35) : 1° l'origine de l'eau (source, puits, galeries filtrantes, rivière) ; 2° l'étude géologique du sol : sa nature, sa perméabilité étudiée au besoin à l'aide de solutions de sel ou de matières colorantes (fluorescéine) ou de cultures microbiennes inoffensives (levures, etc.) : la disposition des diverses couches, l'existence de failles, fissures, bétoires; 3° l'origine, la direction générale, la profondeur de la nappe d'eau, la possibilité du mélange des eaux superficielles aux eaux profondes ; 4° la zone d'alimentation des sources et le périmètre de protection nécessaire; 5° les causes de contamination possibles (pacage, épandage d'engrais humains, dépôts de fumier) ; 6° le mode de captage; 7° le débit ; 8° l'étude de la canalisation sur toute son étendue : aqueducs clos où à ciel ouvert, nature des conduites (maçonnerie, ciment, poterie), des joints, leur étanchéité ; profondeur de la canalisation, pression de l'eau, regards de visite, etc.

A ces renseignements d'ordre général, l'enquête locale doit encore en ajouter d'autres, lorsque l'eau provient d'un puits, d'un cours d'eau, de citernes.

Puits. — Sa profondeur, hauteur de l'eau, ses variations saisonnières, son niveau par rapport à celui des cours d'eau voisins, mode de puisage (seau, pompe), diamètre du puits; nature des parois, leur étanchéité ; existe-t-il une margelle, une couverture ? Disposition du terrain autour du puits (nivellement, aire imperméable, etc.), conditions de voisinage (latrines, lavoirs, écuries, habitations, eaux résiduelles, etc.).

Rivières. — Distance de la source, nature des terrains arrosés, localités traversées ; établissements industriels établis sur les rives, causes de souillures en amont, navigabilité.

Citernes. — Leur installation : parois, couverture, etc. ; surfaces destinées à recueillir les eaux pluviales; dispositif employé pour laisser perdre la première eau ; filtre à l'entrée, sa constitution ; fréquence des nettoyages : conditions de voisinage.

Réservoirs. — Nombre, emplacement, nature, nettoyages, précautions prises pour les protéger contre la chaleur et les souillures ; cheminées d'aération, tuyaux de trop-plein.

Si l'eau est épurée avant d'être mise en consommation, on décrit les appareils utilisés ainsi que les dispositions de détails prises pour leur installation et pour l'exécution du service.

Caractères physiques et organoleptiques. — La température et la limpidité présentent un intérêt capital. Une fraîcheur constante (de 8 à 14°), une limpidité de tous les instants, ne se rencontrent que dans l'eau de la nappe profonde ; au contraire, leur variation sous l'influence des saisons et des pluies caractérise les eaux d'infiltrations superficielles et doit faire redouter une épuration incomplète. Plus une eau se trouble rapidement et abondamment à la suite des pluies ou des fontes de neige, plus elle doit être tenue pour suspecte (eaux vauclusiennes, failles, bétoires, etc. ; insuffisance de la couche filtrante).

Analyses chimique et bactériologique. — Valables uniquement pour l'échantillon examiné, les expertises chimiques ou bactériologiques doivent être fréquemment répétées, car la composition d'une eau, de même que sa teneur en germes, varie souvent avec les vicissitudes atmosphériques Aussi est-il prescrit de procéder périodiquement à l'analyse des eaux utilisées dans les établissements militaires. Les échantillons sont adressés aux laboratoires régionaux de chimie et de bactériologie, qui transmettent ensuite aux intéressés les comptes rendus des analyses. La notice n° 35 a le soin de rappeler les conditions dans lesquelles les échantillons doivent être recueillis et expédiés. Chaque envoi est accompagné d'une feuille de renseignements faisant connaître l'origine de l'eau, le point où elle a été prélevée, sa température, les causes motivant l'analyse, etc.

Relation des épidémies d'origine hydrique. — En dehors des cas où la constatation de l'agent spécifique est faite dans l'eau incriminée, grâce aux recherches bactériologiques qui mettent en évidence le corps du délit, l'origine hydrique d'une épidémie peut encore être soupçonnée, quand celle-ci se manifeste d'une manière brusque et massive, fournissant en quelques jours un grand nombre de malades, puis cesse de même rapidement, peu après que la consommation de l'eau suspecte a été interdite. Dans la recherche des relations de cause à effet, pouvant exister entre l'épidémie régnante et les modifications survenues dans le régime des eaux, il faut tenir grand compte de la durée des périodes d'incubation et d'invasion de la maladie. Avec ces divers renseignements, recueillis pendant un laps de temps assez long, on peut se faire une opinion précise sur la valeur réelle d'une eau de boisson. Grâce à ces éléments d'appréciation collectionnés par le Service de santé, le ministre de la Guerre a pu déterminer les garnisons où l'eau distribuée était de mauvaise qualité. Aux termes des articles 9 et 10 de la loi du 15 février 1902 sur la protection de la santé publique, les municipalités sont tenues aujourd'hui d'assurer dans les meilleures conditions l'alimentation des habitants en eau potable. On peut donc les mettre en demeure d'obtempérer à la loi ; mais il est des cas où la pénurie régionale, l'insuffisance des ressources budgétaires et la complexité des travaux à exécuter, rendent l'adduction d'eau de source bien difficile, sinon impossible. Le ministre de la Guerre a le droit d'ordonner le retrait temporaire ou définitif des troupes, dans les garnisons où le régime des eaux est par trop défectueux; mais, avant d'en venir à cette mesure extrême, qui heurte bien des intérêts et soulève toujours des conflits, on cherche ordinairement à résoudre la difficulté.

Les moyens dont on dispose sont, d'une part, l'installation d'une double canalisation et, d'autre part, l'épuration des eaux distribuées.

DOUBLE CANALISATION. — Le principe de la double canalisation consiste à réserver uniquement pour l'alimentation des hommes l'eau de bonne qualité (de source par exemple), dont on peut disposer, et à fournir pour tous les autres usages de l'eau impure, telle que l'eau de rivière. La double canalisation s'impose dans les grandes villes; sa nécessité en a été admise par l'Académie de médecine, avec cette restriction toutefois que les canalisations devaient être absolument distinctes, afin que la séparation fût toujours complète. Jusqu'en 1887, les casernes de Paris étaient uniquement alimentées en eau de rivière (Ourcq ou Seine). Le médecin inspecteur général L. Colin obtint alors qu'une borne-fontaine d'eau de source fût placée à la porte de chaque caserne; plus tard, de Freycinet fit prolonger la canalisation dans l'intérieur même des casernes, afin de mettre l'eau potable plus à la portée des hommes. Le règlement sur le Service intérieur des corps de troupes (art. 358, Infanterie) prescrit que, dans les casernements où il existe des eaux de provenance et de qualité différentes, des écriteaux portant en gros caractères : « Eau bonne à boire », « Eau dangereuse », « Défense de boire de cette eau », soient apposés sur les diverses prises d'eau. Malgré toutes les consignes données, l'expérience a montré que le fait d'avoir, dans un établissement militaire, une double canalisation constituait un véritable danger ; les hommes, poussés par la soif, vont, en dépit des conseils qui leur sont prodigués, s'abreuver au robinet le plus proche et surtout à celui qui donne l'eau la plus fraîche, insouciants des dangers auxquels cette manière de faire les expose. C'est pourquoi, toutes les fois que la chose est possible, il est convenu de supprimer désormais les prises d'eau impure dans les casernes.

ÉPURATION DE L'EAU. — A défaut d'eau de source, les municipalités utilisent aujourd'hui de l'eau de fleuve ou de rivière, épurée artificiellement à l'aide de divers procédés (1) mécaniques (filtres à sable, galeries filtrantes, puits Lefort) ou chimiques, ozone, etc. Dans le but de rechercher le meilleur moyen de purification de l'eau applicable aux agglomérations urbaines, la ville de Paris, au mois d'avril 1905, a ouvert un concours dont les résultats ne sont pas encore connus. Lorsque les appareils, notamment les filtres à sable, sont « scientifiquement construits et bactériologiquement conduits », les résultats obtenus peuvent être très satisfaisants. Comme exemple, on peut citer la garnison de Vincennes, qui, depuis qu'elle est alimentée par la Société de Choisy-le-Roi, a un état sanitaire bien meilleur.

Ébullition. — En cas de force majeure, par suite d'accidents par exemple, il peut arriver que des modifications s'imposent dans le service des eaux et qu'on soit obligé de substituer éventuellement de l'eau douteuse à de l'eau de bonne qualité. Afin de pouvoir prendre aussitôt les mesures préventives qui conviennent, le règlement prescrit aux commandants d'armes, de s'entendre avec les autorités locales, pour être informés en temps utile de ces éventualités, conformément aux dispositions de la circulaire du 21 mars 1898 du ministre de l'Intérieur.

De même, lorsque les médecins constatent, chez les hommes qui se présentent à la visite, un ensemble de symptômes morbides (diarrhée, embarras gastrique, etc.), pouvant faire suspecter la qualité de l'eau de boisson et redouter une pollution accidentelle, ils doivent provoquer de la part du commandement les ordres nécessaires, pour que les robinets, les pompes, les puits soient condamnés et que les hommes ne consomment plus que de l'eau bouillie, aromatisée avec du thé, afin de la rendre acceptable.

Les allocations de thé, primitivement réglées par la circulaire du 30 mars 1895, complétée par celles des 6 mars 1896, 18 janvier 1900, 12 mars 1900 et 30 octobre 1901, font aujourd'hui l'objet de la prime éventuelle n° 1, prévue par le nouveau règlement sur le Service des ordinaires (art. 12). Chaque homme a droit à 2 grammes de thé par jour. Comme cette quantité est suffisante pour donner une saveur agréable à l'infusion, sans la rendre astringente, il n'est pas distribué de sucre, lorsqu'il s'agit uniquement de corriger la mauvaise qualité de l'eau. Le thé est fourni par les hôpitaux militaires ou la pharmacie régionale, suivant les ordres du directeur du Service de santé. Dans

(1) Consulter le fascicule II du *Traité d'hygiène* de Brouardel et Mosny.

chaque chef-lieu de corps d'armée, de même que dans les hôpitaux régionaux, se trouve une collection d'appareils nécessaires à l'ébullition de l'eau, à son rafraîchissement et à sa mise en distribution. De grands bouilleurs (système François Vaillant) ont été spécialement adoptés à cet effet.

Pour plus de sécurité, le Service de santé a décidé, depuis longtemps déjà (22 juillet 1889), que, dans toutes les garnisons où avaient sévi des épidémies imputables à l'eau (fièvre typhoïde, dysenterie, etc.), il serait procédé à la purification permanente de l'eau de boisson dans l'intérieur même des casernes, à domicile par conséquent. Le moyen primitivement employé a été la filtration par les bougies Chamberland.

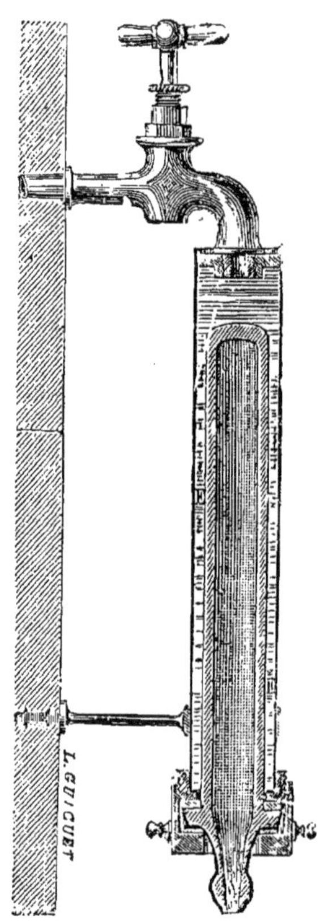

Fig. 25. — Filtre Chamberland.

Filtration sur bougie de porcelaine. — Les éléments de filtration, ordinairement appelés bougies, sont constitués par des cylindres creux de porcelaine dégourdie, terminés par une bague et une tétine en porcelaine émaillée. Le modèle le plus communément employé est la bougie Chamberland, système Pasteur (fig. 25). La bougie F est utilisée avec les faibles pressions; la bougie B, en pâte plus dure, est préférable pour les pressions supérieures à 1 atmosphère. On se sert aussi de la bougie Brulé, qui présente avec la précédente de grandes analogies. Quelle que soit leur provenance, ces filtres doivent satisfaire à certaines conditions, qui ont été déterminées par une lettre ministérielle du 19 décembre 1901. Éprouvées sous une pression d'air de 1 kilogramme, après une immersion préalable de dix à quinze minutes dans l'eau, pour bien imbiber la partie poreuse, les bougies ne doivent laisser échapper aucune bulle gazeuse, sinon leur dégagement indique l'existence de fêlure ou de fissure et motive leur rejet. Elles doivent supporter, sans s'altérer, l'action de la chaleur, afin de pouvoir être stérilisées et régénérées par le flambage ou le passage à l'autoclave. Leur proportion de carbonate de chaux sera inférieure à un demi pour cent, car cette substance se décompose à haute température et fait perdre à la pâte ses propriétés premières. Le pouvoir filtrant doit correspondre à un débit de 4 à 5 litres à l'heure, sous une pression de

10 mètres, et les germes microbiens doivent être arrêtés en totalité, au moins pendant les trois jours qui suivent la mise en marche.

La filtration par pression est le seul procédé réglementaire (fig. 26). Dans le dispositif couramment employé, les bougies sont enfermées dans une gaine métallique résistante et installées séparément sur la canalisation d'eau, autant que possible dans un local frais (pièce du rez-de-chaussée ou cave). Tout ce qui concerne l'installation et l'entretien des filtres se trouve réglé par l'instruction du 12 janvier 1901 (1).

Les bougies, ainsi indépendantes, sont groupées ordinairement par

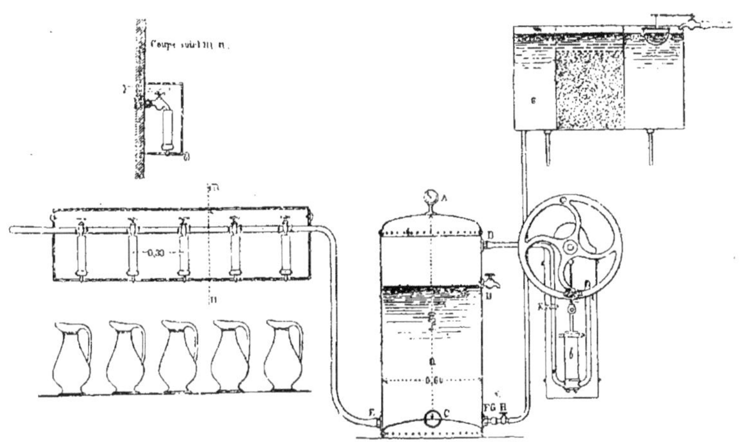

Fig. 26. — Filtres (installation réglementaire).

A, manomètre; B, robinet de jauge; C, bouchon de vidange; D, raccord pou l'arrivée de l'air; E, raccord pour la sortie de l'eau; F, raccord pour l'arrivée de l'eau; G, clapet de retenue; H, robinet à deux eaux; K, robinet de la pompe à air; *a*, accumulateur; *b*, pompe à air montée sur plateau en chêne; *c*, bâche d'alimentation servant en même temps de filtre dégrossisseur.

nombre de 5, dans des caisses en bois dont le fond est constitué par le mur du local. La paroi antérieure, mobile à l'aide de charnières, est fermée à clef. Le côté inférieur est percé de trous, au droit de chaque tétine, pour donner passage à l'eau filtrée, qui est reçue dans des cruches en grès, disposées sur un évier en tôle ou en zinc, ou bien sur le sol, s'il est imperméable. Un écoulement est prévu pour le trop-plein. Grâce à ces précautions, les hommes ne peuvent toucher aux filtres, en venant s'approvisionner de l'eau dont ils ont besoin.

Pour obtenir un fonctionnement convenable, il est nécessaire que la pression de l'eau dans la canalisation atteigne au moins 10 mètres, soit 1 atmosphère. Le meilleur rendement s'effectue sous une pression de 20 mètres d'eau ou de 2 atmosphères. Si la pression

(1) Cette instruction abroge les notes ministérielles du 22 juillet 1889, du 7 février 1890, du 21 juillet 1894, du 17 mars 1898.

est trop faible, il est indispensable de recourir à l'emploi d'accumulateurs de pression. Le modèle en usage dans les établissements militaires se compose d'un récipient en tôle galvanisée, de forme cylindrique, capable de résister à une pression permanente de 3 atmosphères; sa contenance est soit de 375, soit de 750 litres; les premiers suffisent pour un effectif de 100 hommes, les seconds pour 200. L'air est refoulé et comprimé dans ces récipients à l'aide d'une pompe à air qui leur est annexée. Un manomètre donne les indications nécessaires. Dans l'étude d'une installation, lorsqu'on recherche si un accumulateur de pression s'impose, il ne faut pas tabler uniquement sur la pression de l'eau dans la canalisation principale, mais encore tenir compte des pertes de charge, parfois très notables, qui peuvent résulter des branchements, du nombre et de la nature des prises d'eau existant en amont, et surtout de la nécessité de recourir à un filtre dégrossisseur.

En pratique, on estime que le rendement d'une bougie suffit pour alimenter 7 hommes par jour; pour une compagnie de 100 hommes, 15 bougies sont donc nécessaires, et il en faut 240 pour un régiment d'infanterie à 3 bataillons.

Les bougies Chamberland, de même que les bougies similaires, sont des filtres parfaits; leur emploi journalier dans les laboratoires, pour séparer par filtration les toxines des cultures, en est la meilleure preuve. Toutefois, pour en retirer au point de vue pratique tous les résultats qu'on est en droit d'attendre, il faut prendre les précautions suivantes: 1° Avant de les mettre en service, s'assurer qu'elles ne présentent ni fêlure, ni fissure. La bougie étant préalablement bien humectée et restant plongée dans l'eau, on insuffle de l'air dans sa cavité intérieure, au moyen d'un ajutage en caoutchouc fixé sur la tétine, et d'une poire de Richardson ou d'une pompe aspirante et foulante (appareil Potain, pompe de bicyclette), ou même d'un simple soufflet. Toute perforation anormale est décelée par un dégagement de bulles gazeuses, d'autant plus grosses et d'autant plus abondantes que le pertuis est plus volumineux. Les grosses solutions de continuité se reconnaissent aisément, les petites veulent être cherchées. A cet effet, il faut examiner avec attention toute la surface de la bougie parfaitement éclairée.

2° Le montage doit être fait avec soin. Il est capital de ne pas omettre de faire glisser le long de la bougie, jusqu'à ce qu'elle repose sur le rebord saillant de la tétine, la rondelle de caoutchouc qui est destinée à assurer une occlusion hermétique. Faute de cette précaution, l'eau ne traverse pas la paroi poreuse, mais s'écoule au dehors, en bavant le long de la tétine, après s'être polluée au contact de toutes les souillures déposées sur la surface extérieure de la bougie.

Si l'écrou est serré trop fortement, la bougie se casse au niveau du rebord de la tétine, et l'eau n'est plus épurée. L'exagération anormale du débit fera soupçonner cet accident.

Une fois la bougie placée dans son manchon métallique, on remplit celui-ci d'eau, afin d'en chasser l'air qui pourrait nuire au rendement de l'appareil; puis on le visse sur le robinet de la canalisation, qui est alors ouvert. Le filtre entre aussitôt en fonctionnement.

3° Lorsque l'eau est limoneuse (eau superficielle), il est nécessaire de la faire passer au préalable à travers un filtre « dégrossisseur », destiné à retenir les corpuscules solides en suspension. Malgré cette précaution, la surface de la bougie se recouvre plus ou moins rapidement d'un dépôt qui en colmate les pores et en diminue progressivement le débit, au point de le réduire parfois presque à zéro.

Sous une pression constante, le rendement des bougies est en raison inverse de l'impureté de l'eau et de l'épaisseur de la couche limoneuse déposée sur la bougie, en d'autres termes, de la durée du fonctionnement.

En présence de la diminution progressive du débit, il devient nécessaire de procéder au nettoyage, puis à la stérilisation et à la régénération du filtre. Ces opérations peuvent être plus ou moins espacées, suivant la limpidité de l'eau; on les pratique généralement une fois par semaine.

Nettoyage. — Après avoir été retirée de la gaine métallique, la bougie est brossée énergiquement sous un filet d'eau, car le dépôt est adhérent. Au cours de l'opération, l'orifice de la tétine est forcément souillé par l'eau de lavage et par les mains; en sorte que une bougie ainsi nettoyée ne saurait être remise en service avant d'avoir été stérilisée à nouveau. C'est pourquoi les filtres Chamberland à bougies séparées et indépendantes sont d'un emploi peu commode dans les garnisons, où l'eau est très impure et nécessite des nettoyages fréquents (1). Outre les difficultés matérielles qu'elle entraîne, la complexité des manipulations expose les bougies à des heurts souvent répétés et susceptibles de provoquer des fêlures qui peuvent passer inaperçues; dans ces conditions, la filtration ne saurait donner qu'une sécurité trompeuse.

On a tourné la difficulté en s'ingéniant à rendre les nettoyages plus faciles. A cet effet, on a utilisé un appareil spécial, *dit nettoyeur du système André*. Cet appareil se compose d'un réservoir métallique étanche et résistant, à l'intérieur duquel les bougies Chamberland, disposées en cercles concentriques, sont fixées en bas par des raccords en caoutchouc serrés par des bagues métalliques à des tétons de bronze traversant la paroi du fond, en haut à des portées en ébonite au moyen de calottes en caoutchouc. Ce dispositif est assez élastique et souple pour permettre, sans crainte de casser les

(1) A Versailles, l'opération du nettoyage doit être pratiquée deux fois par jour.

bougies, d'effectuer un brossage énergique de leur surface, au moyen de frotteurs en caoutchouc à deux branches, auxquels une manivelle transmet un double mouvement de rotation et d'ascension ou de descente. Les tiges qui supportent les frotteurs sont creuses et percées d'orifices, laissant à un certain moment arriver l'eau sous forme de jets multiples et puissants, afin de laver les bougies et d'entraîner le dépôt limoneux qui les recouvre. Pour rendre ce dépôt moins adhérent, on introduit dans l'appareil une poudre inerte, très fine (poudre d'entretien), qui se fixe sur les bougies et en facilite le nettoyage, jouant en quelque sorte le rôle de dégrossisseur.

Pour vérifier le débit individuel de chaque bougie, il suffit de déposer le collecteur inférieur en dévissant un écrou ; on aperçoit alors les tétons de cuivre, qui sont reliés à ceux des filtres. Mais la grosseur du jet ne renseigne qu'imparfaitement sur l'intégrité des bougies ; elle ne saurait nullement révéler l'existence de petites fêlures, susceptibles cependant de laisser passer les germes contenus dans l'eau. On peut, il est vrai, insuffler de l'air dans chaque bougie et rechercher s'il y a dégagement de bulles gazeuses, par les regards vitrés placés en opposition dans la paroi verticale de l'appareil. Cette manœuvre, en somme suffisante pour les solutions de continuité de quelque importance, devient beaucoup plus délicate pour les petites fêlures, qui peuvent échapper aux recherches les plus minutieuses.

Les filtres Chamberland à nettoyeur André présentent des avantages incontestables : facilité et rapidité du nettoyage, possibilité de l'effectuer chaque jour, par conséquent augmentation du rendement et maintien du débit à un taux plus constant ; mais, indépendamment du prix de revient élevé et de la difficulté d'opérer la stérilisation des bougies, il faut reprocher à cet appareil de nécessiter des raccords en caoutchouc, qui à la longue se durcissent, perdent leur élasticité, se craquellent, se fissurent et entraînent fatalement la pollution de l'eau filtrée. C'est pourquoi on a renoncé à leur usage dans l'armée.

Stérilisation. — Bien que les pores du filtre Chamberland aient un diamètre supérieur à celui de la plupart des microorganismes, les bougies, grâce au phénomène de l'attraction moléculaire des corps, n'en arrêtent pas moins tous les germes contenus dans le liquide à filtrer. Toutefois, cette propriété n'est pas permanente ; absolue pendant les premiers jours qui suivent la mise en service, elle disparaît bientôt : sa durée oscille entre cinq et quinze jours, suivant les saisons, suivant les bougies, car toutes n'ont pas la même porosité, suivant la pureté de l'eau (Miquel) et sa pression (Lacour). D'après l'explication généralement acceptée, les microorganismes végètent dans les sinuosités de la paroi poreuse, et leurs colonies finissent par atteindre la face interne de la bougie; à ce moment, l'eau qui filtre les entraîne et n'est plus amicrobienne; il faut alors désinfecter le filtre. D'après l'instruction du 12 janvier 1901, la stérilisation des bougies doit être pratiquée au moins une fois par semaine; nous ajouterons que cette précaution s'impose toutes les fois que les bougies sont nettoyées à la main. On peut recourir aux procédés suivants : 1° immersion dans l'eau bouillante pendant une demi-heure; 2° passage à l'autoclave ou dans une étuve à vapeur sous pression; 3° flambage au four Pasteur ou dans un four de boulanger, voire même dans un four de cuisine. Pour être efficace, la stérilisation par la chaleur sèche doit atteindre au moins 180 à 200°; point n'est besoin de thermomètre pour contrôler la température, il suffit d'obturer l'orifice de la tétine à l'aide d'un tampon de ouate et de prolonger le chauffage jusqu'à ce que le coton présente une coloration brune, une teinte de roussi. Il va de soi que les bougies filtrantes doivent être préalablement desséchées avant d'être soumises à la chaleur sèche, afin d'éviter tout mécompte; cette précaution rend l'opération plus longue.

En pratique, on peut encore utiliser le permanganate de potasse pour stériliser les bougies (Guinochet) (1). Bien que ce désinfectant chimique réalise difficilement une stérilisation absolue, aux doses indiquées de 5 à 6 p. 1 000, son action maintenue pendant un certain temps est pourtant suffisamment énergique pour tuer tous les germes à l'état de cellules végétatives. Or les microbes pathogènes de l'eau, les plus dangereux pour l'homme, sont rarement à l'état sporulé; on peut donc, en l'absence des moyens précédents, recourir aux solutions de permanganate.

Régénération. — Régénérer et stériliser une bougie filtrante sont théoriquement deux opérations différentes, puisque la première a pour but de lui rendre son débit primitif et la seconde de détruire les germes déposés à sa surface ou dans son épaisseur. Quoi qu'il en soit, en pratique, ce double résultat peut être simultanément obtenu, à l'aide du flambage au four Pasteur ou de la stérilisation à l'étuve Geneste-Herscher.

On a conseillé aussi l'emploi successif du permanganate de potasse (à 5 p. 1 000) et du bisulfite de soude à 5 p. 100 [Guinochet (2) et H. Vincent (3)], du chlorure de chaux du commerce, puis de l'acide chlorhydrique (à 1/5, pendant quinze minutes chaque fois) [Couton et Gasser (4)]. Quel que soit le procédé auquel on a recours, il faut laisser perdre la première eau qui s'écoule, car, au contact des substances

(1) Guinochet, *Arch. méd. expér.*, 1893 et 1894.
(2) Guinochet, Épuration, filtration et stérilisation des eaux potables. *Journal de pharmacie et de chimie*, 1er octobre 1893.
(3) H. Vincent, *Arch. de méd. et de pharm. milit.*, 1897, p. 81.
(4) Couton et Gasser, *Revue d'hygiène* 1895, n° 4, p. 316.

chimiques qui imprègnent la bougie, l'eau prend une saveur désagréable.

Au cours des transports et des diverses manipulations nécessitées pour le nettoyage, la régénération et la stérilisation des bougies, il est avantageux de se servir de paniers métalliques, formés de 2 plaques parallèles, sans soudures, percées de trous se correspondant, et destinés à recevoir les bougies, afin d'éviter qu'elles ne se fêlent en s'entre-choquant.

Stérilisation par la chaleur sous pression. — Grâce au contrôle bactériologique effectué par les laboratoires régionaux, on a pu constater que la filtration de l'eau sur bougies poreuses donne des résultats d'autant meilleurs que les médecins apportent plus de soins à l'entretien de l'installation ; par contre, la moindre négligence, un manque de surveillance, une faute dans l'expertise des bougies, leur stérilisation ou leur mise en place, se traduisent par un fonctionnement défectueux. Ces filtres doivent donc être constamment suivis de très près ; c'est pourquoi l'on a dit d'eux qu'ils constituaient de merveilleux instruments de laboratoire, mais de médiocres appareils pour casernes. On leur reproche d'être trop fragiles, d'exiger des manipulations assujettissantes et une surveillance minutieuse, qu'il n'est pas toujours possible d'exercer ; en un mot, de n'être point pratiques dans le métier militaire. C'est pourquoi le ministre de la Guerre, après avis de l'Académie de Médecine (séances des 27 octobre et 10 novembre 1903), a prescrit d'utiliser, concurremment aux filtres Chamberland, des stérilisateurs d'eau par la chaleur sous pression. Ceux-ci ont été installés de préférence dans les garnisons où avaient sévi précédemment des épidémies d'origine hydrique. La stérilisation de l'eau en vase clos, sous pression, offre l'avantage de s'opposer au dégagement de gaz qui se produit fatalement dans le chauffage à l'air libre ; l'eau ainsi traitée conserve donc sa saveur et n'est point indigeste.

Les premiers modèles utilisés dans l'armée, à titre d'essai (vers 1893), ont été des appareils Rouart, Geneste et Herscher. Le stérilisateur pouvait se disposer sur un chariot locomobile, et être pourvu d'un groupe moteur-pompe actionné par la vapeur de la chaudière, ce qui permettait de l'utiliser en pleine campagne. Les appareils dont il est fait actuellement usage sont beaucoup moins complexes, plus faciles à conduire, et les perfectionnements réalisés dans leur construction fournissent de meilleurs résultats. Ils sont des trois types suivants :

1° Stérilisateurs « Salvator » (système Vaillard-Desmaroux), d'un débit horaire de 250, 500 et 1 000 litres (fig. 27) ;

2° Stérilisateurs « Pastor » (système Malvezin), de 250, 500 et 1 000 litres à l'heure (fig. 28) ;

3° Stérilisateurs Maiche, de 100, 250 et 500 litres à l'heure (fig. 29).

Les deux premiers fonctionnent au charbon, d'une manière intermittente ; le troisième fonctionne au gaz ou au pétrole, d'une façon continue.

Un quatrième appareil, d'un débit plus restreint et d'un volume très réduit, est actuellement en essai : c'est le stérilisateur Cartault, qui fonctionne au gaz ou à l'alcool et donne 12 à 15 litres à l'heure.

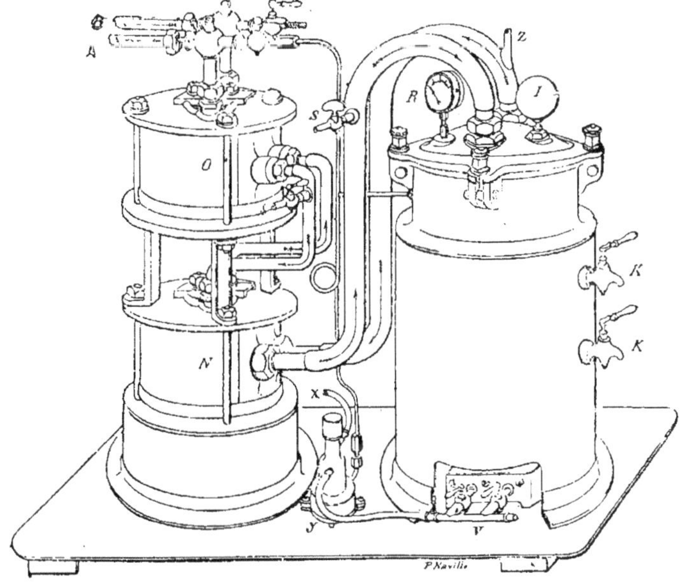

Fig. 27. — Stérilisateur *Salvator*, système Vaillard-Desmaroux (petit modèle).

A, arrivée de l'eau souillée ; B, sortie de l'eau stérilisée ; I, soupape ; K, robinets de vidange ; N, 1er récupérateur ; O, 2e récupérateur ; R, manomètre ; S, robinets de prise d'eau chaude ; V, brûleur à gaz ; X, arrivée du gaz au régulateur ; Y, régulateur à gaz ; Z, gaine du thermomètre de sortie.

C'est en quelque sorte un stérilisateur de ménage, pouvant être utilisé dans les infirmeries.

Comme organes essentiels, ces stérilisateurs comprennent :

1° *Un caléfacteur* dans lequel l'eau est portée à la température de 110 à 115° sous pression. Dans les appareils Salvator et Pastor, le caléfacteur se compose d'un serpentin constitué par deux rangées de tubes superposés et reliés entre eux par des boîtes extérieures amovibles, pour permettre et faciliter le détartrage. Ce serpentin plonge dans un bain-marie constituant une véritable chaudière, pourvue de tous ses accessoires de sécurité : manomètre, soupapes de sûreté, niveau d'eau, etc.

Dans le stérilisateur Maiche, le caléfacteur est formé par une simple marmite autoclave en cuivre, enveloppée d'une double gaine concentrique en tôle, à l'intérieur de laquelle une lame disposée en hélice oblige les gaz chauds à circuler plusieurs fois autour de la chaudière avant de s'échapper par la cheminée.

2° *Un régulateur de température automatique*, commandé par la chaudière et ne permettant la sortie de l'eau traitée que lorsqu'elle a atteint le degré voulu de stérilisation.

3° *Des échangeurs-récupérateurs*, où l'eau circule sous une faible épaisseur en deux courants contigus, mais de sens inverse, l'un cen-

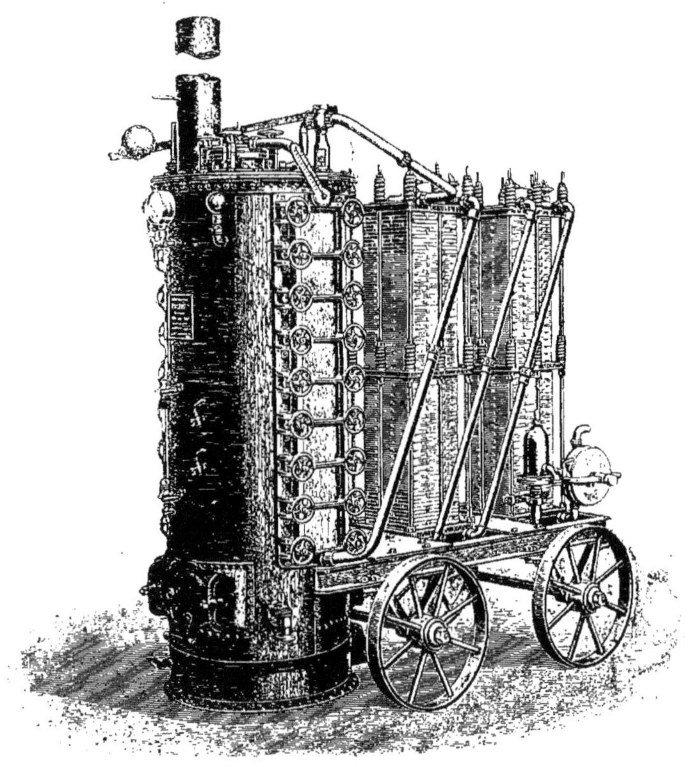

Fig. 28. — Stérilisateur *Pastor* de 1000 litres à l'heure (F. Malvezin).

tripète (eau impure), se dirigeant vers le caléfacteur, l'autre centrifuge (eau stérilisée), s'en éloignant.

Cette disposition a pour but d'assurer l'échange des températures entre l'eau stérilisée, d'une part, et l'eau impure, d'autre part. L'eau froide qui entre dans l'appareil refroidit l'eau stérilisée qui en sort, si bien que sa température est très voisine de la température originelle; inversement, l'eau stérilisée échauffe l'eau impure, au point que sa température à l'entrée dans le caléfacteur est déjà supérieure à 100°, ce qui réalise une économie très notable de combustible. Lorsque les pparcils sont au régime normal de marche et fonctionnent régulièrement, l'écart de température de l'eau, de l'entrée à la sortie du stérilisateur, ne dépasse pas 2 à 4° ; en réduisant le débit, on peut encore diminuer cet écart.

Comme on le voit, les échangeurs-récupérateurs sont les parties

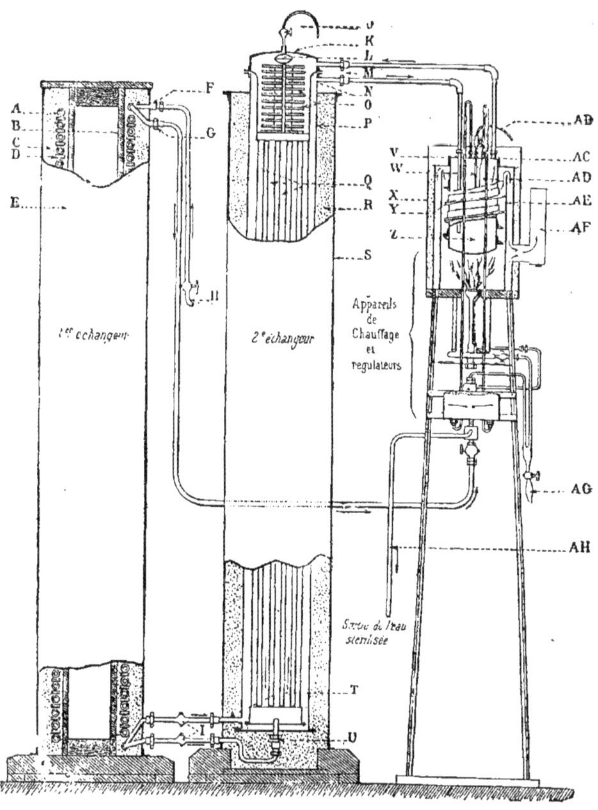

Fig. 29. — Stérilisateur Maiche.

A, tubes concentriques en étain ; G, conduite de sortie de l'eau stérilisée ; H, conduite d'arrivée de l'eau impure ; L, purgeur automatique ; M, conduite d'entrée de l'eau stérilisée dans l'échangeur ; N, conduite de sortie de l'eau impure ; Q, faisceaux de tubes verticaux de l'échangeur ; T, conduite d'eau impure ; U, conduite d'eau impure stérilisée ; Z, chaudière.

véritablement originales de ces appareils ; ils diffèrent sensiblement suivant les constructeurs. Dans l'appareil Salvator, ils se composent de deux feuilles métalliques, enroulées concentriquement, en laissant entre elles deux canalisations géométriquement égales. Ceux du stérilisateur Pastor sont constitués par des plaques métalliques superposées, de faible épaisseur, mais nervées de façon à offrir une grande solidité. Le modèle courant de l'appareil Maiche comprend deux échangeurs de structure différente : le premier se compose de deux tubes en étain de 45 mètres de longueur, inclus l'un dans l'autre et enroulés en spirale sur un cylindre de bois. Chaque tour de spire est isolé des tours voisins par une lame de feutre; pour éviter toute déperdition de calorique, l'ensemble des spires est recouvert d'un épais manchon de feutre et d'un cylindre en tôle. Le deuxième échangeur est formé par un faisceau de vingt et un tubes en cuivre étamé, de 25 millimètres de diamètre, disposés parallèlement les uns aux autres dans un cylindre de cuivre vertical, mesurant 20 centimètres de diamètre sur 2 mètres de haut.

4° *Un régulateur de débit, constitué par un robinet qu'on peut ouvrir plus ou moins largement.*

Des manomètres et des thermomètres sont disposés en divers points du circuit, afin de renseigner sur la perte de charge résultant du passage de l'eau dans l'appareil, sur la pression de marche, sur le degré de chauffage et sur l'écart de température de l'entrée à la sortie. Outre que ces données sont nécessaires pour surveiller le bon fonctionnement du stérilisateur, elles renseignent aussi sur l'opportunité du détartrage.

Enfin, le fonctionnement continu et automatique de l'appareil Maiche exigeant qu'un ou plusieurs brûleurs soient sans cesse allumés, comme dans les étuves des laboratoires de bactériologie, il était nécessaire de prévoir la possibilité de l'extinction fortuite du gaz; c'est pourquoi, afin de prévenir tout accident, il a été reconnu nécessaire de doter ce stérilisateur d'un interrupteur de gaz et d'un avertisseur électrique.

Au point de vue expérimental, ces trois types de stérilisateurs donnent des résultats excellents. L'eau traitée sort absolument stérile, ainsi que le prouvent l'ensemencement en bouillon de culture de grandes quantités d'eau (500 centimètres cubes et plus).

Quoi qu'il en soit, ce serait une erreur de croire qu'on puisse, en pratique, adopter indifféremment l'un ou l'autre de ces appareils. Indépendamment des qualités de construction, de solidité, de marche,... qui ont leur importance, il convient, dans le choix à établir, de s'inspirer aussi des conditions suivantes, qui varient d'une garnison à l'autre : effectifs à desservir, nombre de casernes à alimenter, leur distance, locaux disponibles pour l'installation, prix de revient des combustibles (charbon, pétrole...), pression de la canalisation urbaine, ses variations, analyse chimique de l'eau...

D'après la notice provisoire des sections techniques du génie et de santé du 23 juin 1905 (1), les installations doivent être organisées de façon à permettre de fournir au moins 3 litres d'eau stérilisée par homme et par jour; cette fixation comprend non seulement l'eau de

(1) Cette notice abroge celle du 11 mai 1903.

boisson, mais encore celle qui est nécessaire pour la préparation des aliments (lavage des légumes destinés à être mangés crus, rinçage de la vaisselle, etc...). En été, particulièrement dans la région méridionale, l'allocation devra pouvoir être portée à 5 litres par homme et par jour. Ces données servent à calculer la quantité d'eau nécessaire.

Pour obtenir un fonctionnement normal et régulier, il est indispensable que la pression dans la conduite d'alimentation soit au minimum de 10 mètres pour les stérilisateurs Salvator et Maiche, et de 15 mètres pour les stérilisateurs Malvezin. Cette pression doit, autant que possible, rester constante et ne pas excéder 20 mètres, sinon les variations brusques qui peuvent survenir produisent des coups de bélier capables de détériorer certains organes plus ou moins délicats.

Lorsque la pression est trop faible, il faut recourir à l'emploi d'une pompe ; celle-ci peut alimenter directement le stérilisateur, ou remplir des réservoirs situés dans les combles. Dans le premier cas, la pompe doit être à moteur (gaz, pétrole ou électricité) et se régler automatiquement afin de desservir l'appareil sous une pression constante ; dans le second cas, une pompe à bras manœuvrée par des hommes de corvée peut suffire, à condition que le travail n'excède pas quatre heures par jour, c'est-à-dire qu'il ne soit pas excessif.

Si la pression est trop élevée, un détendeur convenablement réglé doit être placé en amont du stérilisateur.

L'expertise chimique fournit des renseignements non moins importants au point de vue pratique ; une eau sujette à se troubler (eau superficielle, de rivière...) réclame un filtre dégrossisseur ; une eau calcaire, incrustante, exige des détartrages fréquents. Or cette opération est longue ; elle présente parfois des difficultés telles qu'elle interrompt pendant plusieurs jours le fonctionnement du stérilisateur, ce qui est éminemment préjudiciable, si l'on ne dispose pas d'un second appareil ou de réservoirs d'une capacité suffisante. On peut, à la vérité, fragmenter les nettoyages, en opérant successivement et séparément sur le serpentin, la chaudière, le détartreur et chacun des échangeurs. Quoi qu'il en soit, avec les eaux fortement incrustantes, l'emploi des stérilisateurs par la chaleur sous pression expose à de notables difficultés, même ceux dont le nettoyage semble à première vue être commode, comme l'appareil Malvezin, par exemple.

Le débit des appareils étant continu, alors que le puisage de l'eau par les consommateurs est intermittent, il est indispensable de disposer des réservoirs pour l'eau stérilisée. Ceux-ci servent encore pour l'approvisionnement, lors des arrêts de fonctionnement nécessités par les opérations de nettoyage ou par des causes accidentelles. Pour parer à toute éventualité, leur capacité totale doit correspondre entre la moitié et les trois quarts des besoins d'une journée. Ces réservoirs doivent être installés dans des conditions telles que l'eau soit à l'abri des contaminations par les poussières, par les insectes, par les animaux de toute espèce. Le modèle adopté dans l'armée est en tôle galvanisée, avec couvercle à emboitement ; sa capacité utile est de 500 litres. Grâce à une disposition particulière de la canalisation, ces réservoirs peuvent être isolés, se remplir, se vider séparément. Ces conditions facilitent les nettoyages et les stérilisations périodiques, empêchent une trop longue stagnation de l'eau et permettent de vidanger chaque jour les réservoirs avant de les remplir.

A condition de se conformer scrupuleusement, pour la mise en marche et la conduite des appareils, aux indications fournies par les constructeurs, les installations ainsi comprises procureront toujours de l'eau dépourvue de germes pathogènes. Ce résultat, déjà fort appréciable, n'est pourtant point suffisant en pratique; ce qui importe avant tout, c'est que l'eau stérilisée soit réellement consommée par les hommes : or, pour cela, il est indispensable qu'elle soit fraîche ; sinon, quoi qu'on fasse, en dépit des conseils et des consignes donnés, ils iront fatalement, en été, se désaltérer aux bornes-fontaines ou aux autres robinets de la caserne, donnant de l'eau impure, dangereuse, mais rafraîchissante. L'observation journalière est là pour le prouver (1).

L'eau sort des stérilisateurs à une température supérieure de 2 à 4° à celle qu'elle présente à l'entrée. Si cette température n'excède pas 15° au cours de la saison chaude, il suffit de s'opposer à l'échauffement ultérieur de l'eau stérilisée dans les réservoirs, en plaçant ceux-ci dans un local clos et frais et en les entourant au besoin d'une double enveloppe protectrice.

Lorsque la température de l'eau, à son arrivée au stérilisateur, dépasse déjà 15°, il convient de protéger la conduite d'amenée, et le cas échéant, les réservoirs de comble; si ces précautions sont insuffisantes, il faut recourir à l'emploi de la glace pour le rafraîchissement artificiel de l'eau stérilisée, soit à l'aide de moyens de fortune (serpentin entouré de glace dans un double tonneau contenant une matière isolante), soit à l'aide de dispositifs plus compliqués (bacs à glace en amont, glacière, etc.).

L'eau stérilisée doit être laissée à la libre disposition des hommes; les robinets de distribution seront donc placés dans un endroit ouvert, à l'abri de la chaleur en été et de la gelée en hiver.

Comme on le voit, la question de l'épuration de l'eau par la chaleur sous pression est beaucoup plus complexe qu'elle ne le paraît à première vue : le stérilisateur n'est pas tout à lui seul, les dispositions de détail de l'installation ont également, en pratique, une importance capitale. Les négliger, c'est courir au-devant d'un échec et risquer

(1) SIMONIN, L'eau des casernes et la fièvre typhoïde. *Bulletin médical*, 15 novembre 1905.

de faire condamner comme mauvais un procédé pourtant excellent en lui-même. Dans l'étude d'un projet d'installation de stérilisateur d'eau par la chaleur sous pression, il importe donc de procéder tout d'abord à une enquête locale, portant sur les divers points précédemment énoncés. En possession de ces données, on pourra, mais seulement alors, savoir si l'installation est réellement avantageuse, si elle doit être exécutée, et comment il faut la concevoir (Simonin).

Résultats sanitaires obtenus par l'épuration de l'eau de boisson. — Il est dûment établi que l'eau potable peut, à la suite de souillures accidentelles, véhiculer les germes spécifiques de certaines maladies infectieuses, telles que la fièvre typhoïde, la dysenterie, le choléra, etc., et donner ainsi naissance à des épidémies. Ces épidémies d'origine hydrique sont évitables, à condition de soumettre à une épuration artificielle convenable les eaux qu'on sait ne pas être irréprochables ou qui sont mal protégées contre les diverses causes de contamination, en un mot les eaux douteuses, suspectes ou mauvaises. Cette affirmation se trouve vérifiée par les résultats favorables enregistrés dans le milieu militaire à partir de 1888, à la suite de l'adduction d'eau de source dans certaines garnisons et de l'utilisation des filtres Chamberland dans bon nombre d'autres. Les chiffres suivants, empruntés à la statistique médicale de l'armée, en font foi :

Fièvre typhoïde : Morbidité et mortalité générales de 1888 à 1903.

ANNÉES.	A L'INTÉRIEUR.		GOUVERNEMENT MILITAIRE DE PARIS.	
	Morbidité générale p. 1 000.	Mortalité générale p. 1 000.	Morbidité p. 1 000.	Mortalité p. 1 000.
1888	11,15	1,82	13,17	2,45
1889	9,60	1,56	11,22	2,18
1890	8,44	1,31	5,89	1,11
1891	7,92	1,28	7,93	1,64
1892	10,53	1,62	6,90	1,35
1893	7,41	1,15	5,43	1,14
1894	6,42	1,05	8,88	1,79
1895	6,12	1,02	5,40	0,52
1901	4,30	0,63	2,79	0,34
1902	3,70	0,52	2,29	0,39
1903	5,00	0,72	4,62	0,87

Comme on le voit, le taux de la morbidité et de la mortalité par fièvre typhoïde est allé rapidement en décroissant, à partir du moment où les troupes ont reçu dans les casernes de l'eau de bonne qualité. Sans doute, la fièvre typhoïde n'a pas complètement disparu de l'armée, mais la cause en est saisissable : l'homme ne consomme pas uniquement de l'eau à la caserne, il en boit en ville, il en boit dans les campagnes traversées pendant les marches ou les manœuvres, dans les cités, dans les villages où il se rend pour raison de service ou au cours des permissions qui lui sont accordées.

De plus, l'étiologie de la fièvre typhoïde ne tient pas exclusivement dans un verre d'eau, elle reconnaît d'autres facteurs; c'est pourquoi, en admettant même qu'on arrive, par l'assainissement des casernes, à supprimer totalement la genèse de la fièvre typhoïde *intra muros*, il n'en resterait pas moins des cas d'importation contractés à l'extérieur, comme l'a montré, pour le Ier corps d'armée, le médecin principal Renard (1). Contre ceux-là, l'hygiène des casernes est désarmée. Quoi qu'il en soit, le seul fait d'avoir brusquement diminué de près de moitié et la morbidité et la mortalité par fièvre typhoïde, en dotant les établissements militaires d'eau de source et d'eau filtrée, montre toute l'importance du rôle joué par l'eau de boisson dans la propagation de cette affection. Or la fièvre typhoïde est, de toutes les maladies, celle qui grève le plus lourdement la statistique de la mortalité dans l'armée : en 1887 et en 1888, elle causait à elle seule près du tiers de la totalité des décès. Il convient donc au Service de santé de persévérer plus que jamais dans cette voie, et de continuer à faire tous ses efforts pour que l'eau distribuée aux soldats soit toujours de qualité irréprochable. Sans doute, les difficultés matérielles sont considérables; mais, à notre époque, ce n'est pas une raison suffisante pour entraver le progrès. En tout cas, il ne faut jamais oublier que la valeur du capital humain est bien supérieure à celle de tous les autres; « un cercueil qui se ferme sur un homme de vingt ans emporte beaucoup plus qu'il ne contient (2). »

L'EAU POTABLE EN MANŒUVRES, EN CAMPAGNE. — En manœuvres, le soldat, cantonné chez l'habitant, s'alimente aux fontaines, aux sources, puits ou pompes, qui sont signalés comme étant les meilleurs à l'officier de campement ou au médecin, par la municipalité ou la population. L'eau qui est indiquée comme douteuse ou qui est reconnue mauvaise est consignée à la troupe; un écriteau portant : « Défense de boire de cette eau », est immédiatement placé près des points de puisage, qu'on fait garder au besoin par une sentinelle (art. 360, Infanterie). Il est également recommandé de tenir pour suspects les puits ou les pompes qui sont placés dans le voisinage des fosses d'aisances ou des amas de fumier.

L'enquête locale ne saurait suffire en temps de guerre, surtout lorsqu'on se trouve en pays ennemi; c'est pourquoi le règlement sur le Service de santé en campagne de l'armée allemande (3)

(1) Renard, Pourquoi la fièvre typhoïde a-t-elle cessé de diminuer dans l'armée? *Arch. de méd. et de pharm. milit.*, janvier 1896.

(2) Vaillard, La fièvre typhoïde à Cherbourg. Rapport au Comité consultatif d'hygiène, 1899.

(3) Kopp, Analyse des eaux en campagne. *Arch. de méd. et de pharm. milit.*, mars 1906, p. 228.

prescrit de faire analyser l'eau par le pharmacien de la compagnie sanitaire, qui dispose d'un matériel spécial à cet effet. Aucune disposition analogue ne se trouve mentionnée dans le règlement actuel de l'armée française, dont l'élaboration, il est vrai, date de 1892; mais, au besoin, on pourrait recourir à la méthode indiquée par Pignet et

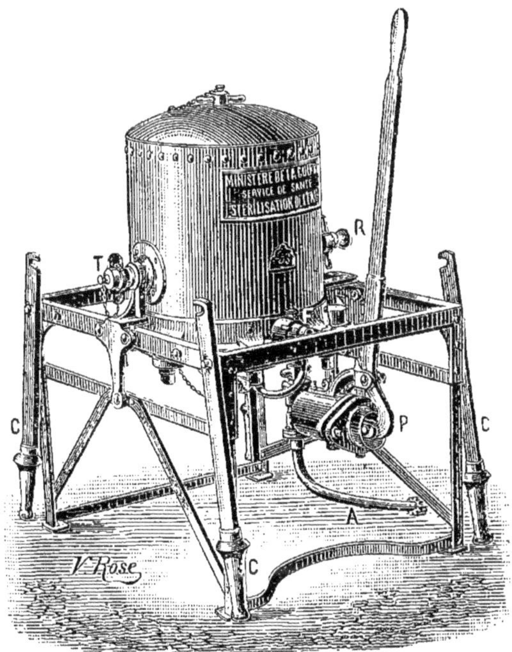

Fig. 30. — Filtre de campagne (Chamberland).

A, tuyau de prise d'eau; C, C, C, brancards repliés; F, arrivée de l'eau impure; P, pompe; R, sortie de l'eau stérilisée; T, récipient ou autoclave.

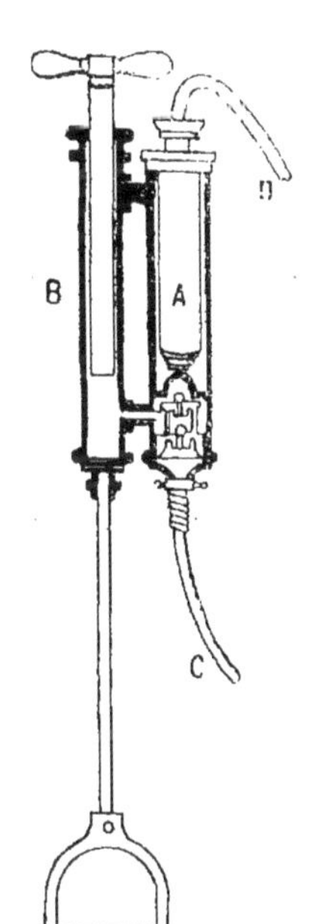

Fig. 31. — Filtre Berkefeld de campagne.

A, bougie filtrante; B, pompe; C, tube d'aspiration; D, tube d'écoulement.

Hue (1), méthode qui, au moyen de comprimés divers, permet de procéder rapidement à l'expertise chimique de l'eau.

Bien qu'on puisse, à l'heure actuelle, discuter sur la valeur des renseignements fournis par l'analyse chimique, on ne saurait nier cependant que, dans certaines circonstances, ce moyen d'investigation, tout incomplet qu'il soit, est susceptible de donner des indications importantes. Malheureusement, il n'est applicable qu'aux troupes en station et non en cours de marche; c'est pourquoi l'on a préféré, en France, rechercher des moyens commodes d'épuration (2),

(1) Pignet et Hue, Nouveau procédé rapide pour l'analyse chimique de l'eau, Paris, 1902.

(2) Lapasset, Procédés extemporanés de purification des eaux. *Arch. de méd. et de pharm. milit.*, 1900, p. 240). — Vaillard, Épuration de l'eau potable en cam-

comme étant plus intéressants au point de vue pratique. En effet, dans les guerres, les maladies font plus de victimes que le feu de l'ennemi, et les affections les plus meurtrières sont précisément la fièvre typhoïde et la dysenterie, qui sont susceptibles de se transmettre par l'eau. Or, en campagne, les troupes ont rarement le choix ; il leur faut utiliser l'eau qu'elles rencontrent et, suivant les circonstances, s'approvisionner aux rivières, aux ruisseaux, aux marais ou aux mares, c'est-à-dire à des eaux de provenance pour le moins suspecte.

Jadis, on se préoccupait uniquement de clarifier l'eau et de corriger le goût désagréable qu'elle pouvait présenter ; aujourd'hui, on cherche avant tout à la priver des germes dangereux qu'elle peut véhiculer. Les moyens auxquels on peut recourir sont : la filtration, la stérilisation par la chaleur, l'épuration chimique.

Filtration. — Nous n'entrerons pas dans le détail de tous les procédés d'épuration mécanique, ni des moyens de fortune qui ont été utilisés par les armées, pour améliorer sinon la qualité, du moins l'aspect de l'eau de boisson. Ils reposent tous sur l'emploi de sable, gravier, cailloux, charbon, etc., disposés par couches successives, dans des récipients divers (tonneaux, caisses) ; il serait également superflu de mentionner tous les divers filtres individuels ou collectifs dont on s'est servi, car ces appareils ne sont, après tout, que des clarificateurs et non des stérilisateurs. Bien plus, si leur nettoyage et leur désinfection ne sont pas convenablement pratiqués, ils dégagent promptement une odeur putride et polluent l'eau, qui se charge des germes abandonnés dans l'appareil, lors des filtrations précédentes.

Parmi les plus usités, il faut citer les filtres à l'amiante, tels que le filtre Breyer et le filtre de Kuhn, qui sont utilisés dans l'armée autrichienne ; le filtre Maignen, dont divers modèles ont été employés par les Anglais en Égypte.

Les seuls filtres véritablement stérilisateurs sont le filtre Chamberland (fig. 30) et le filtre Nordtmeyer-Berkefeld (fig. 31), en terre d'infusoires agglomérée : le premier a été utilisé par les troupes françaises lors de la campagne du Dahomey ; le second, adopté en Allemagne, en Angleterre et en Italie, a servi dans la dernière expédition de Chine. Dans les appareils de campagne, les bougies sont enfermées dans une gaine métallique résistante, à l'intérieur de laquelle une pompe aspirante et foulante envoie de l'eau sous pression. Les observations recueillies au cours de ces deux périodes de guerre (1) (Dahomey, Chine) ont donné lieu aux constatations suivantes.

pagne. *Arch. de méd. et de pharm. milit.*, juillet 1902, p. 1). — Luthot, Épuration des eaux de boisson en campagne. Thèse de Lyon, 1904. — Lambert, *Ann. d'hyg. et de méd. colon.*, 1906.

(1) Molinier, Remarques sur les filtres Chamberland en usage dans la colonne expéditionnaire du Dahomey. *Arch. méd. navale*, 1892, t. LXII, p. 469. — Barthélemy, La guerre au Dahomey. *Arch. méd. navale*, 1896, t. LX, p. 181. — Morgenroth et Weigt, *Hygienische Rundschau*, 1901, p. 773-783.

Lorsque l'eau est vaseuse, les bougies s'encrassent rapidement et le débit devient nul; il est dès lors nécessaire de procéder, avant la filtration, à l'alunage de l'eau, à sa décantation ou à sa clarification, opérations possibles en station, mais non en marche.

La régénération et la stérilisation des bougies ne sont rien moins que faciles ; leur fragilité les expose à des avaries fréquentes. Les pistons et les clapets des pompes se détériorent aisément, et celles-ci sont rapidement mises hors d'usage. Ces constatations ont été confirmées par Raugé au Bénin (1), et par les médecins des États-Unis, lors de la guerre hispano-américaine (2). La conclusion suivante s'impose donc : ces appareils peuvent rendre des services en station, dans les formations sanitaires ou les cantonnements, lorsqu'ils sont à poste fixe, mais il faut y renoncer pour les troupes en marche.

Stérilisation par la chaleur. — Quoique simple et généralement recommandée, l'ébullition de l'eau est la plupart du temps impraticable en campagne. A la durée du chauffage, il faut ajouter le temps nécessaire au refroidissement : il faut de plus des ustensiles propres, afin de ne communiquer à l'eau aucun mauvais goût. Ce sont là autant de conditions difficiles à remplir. Quoi qu'il en soit, on ne saurait trop conseiller aux troupes de préparer chaque fois qu'elles le pourront, après le repas du soir, une infusion aromatique légère de thé ou de café, destinée à remplir les bidons pour la marche du lendemain.

Les stérilisateurs d'eau sous pression paraissent plus avantageux à première vue; il est certain qu'ils peuvent rendre des services dans les formations fixes ; mais l'étude qui en a été faite précédemment montre qu'ils sont inutilisables pour les colonnes en marche et que, même en station, leur installation rencontrera parfois des difficultés telles que leur fonctionnement pourra en être compromis.

Pendant la campagne de Madagascar (1895), deux stérilisateurs du modèle Rouart, Geneste et Herscher, ont été envoyés aux troupes, mais n'ont pas été utilisés : par contre, le corps expéditionnaire de Chine a employé avec profit des stérilisateurs Vaillard-Desmaroux dans ses formations sanitaires.

La filtration, l'ébullition et, dans certaines circonstances, la stérilisation par la vapeur sous pression, étant des moyens de purification peu praticables en campagne, il importait dès lors de trouver un autre procédé. Renonçant aux moyens physiques et mécaniques, on s'est adressé aux agents chimiques.

Épuration chimique. — *Alun*. — Le corps chimique le plus anciennement employé est l'alun, qui se décompose en sulfate de chaux et en alumine; celle-ci entraîne en se précipitant les substances en suspension dans l'eau. Il faut environ de 1 à 3 grammes

(1) Raugé, Rapport sur le service de santé du Bénin. *Arch. méd. navale*, t. LXI, p. 100.
(2) *Report of the surgeon general to the Secretary of War*, Washington, 1899.

d'alun pour 10 litres d'eau. Au Tonkin, on a coutume de placer les cristaux dans un bambou percé de trous et d'agiter ce bambou pendant dix minutes dans le récipient qui contient l'eau à purifier, après quoi on laisse reposer, puis on décante.

L'alunage constitue un excellent moyen de clarification ; mais son action bactéricide est insuffisante.

Les substances suivantes jouissent au contraire d'un pouvoir antimicrobien réel.

Bisulfate de soude. — Préconisé par Parkes et Ridéal, le bisulfate de soude a été utilisé par les Anglais dans la guerre sud-africaine. Firth lui a reconnu une action bactéricide manifeste, mais beaucoup plus lente que ne l'avaient indiqué les premiers auteurs.

Pour tuer le bacille typhique en cinq minutes par exemple, il faut employer 5 grammes de bisulfate par litre, ce qui donne à l'eau une réaction acide, qu'il importe de neutraliser ensuite par du bicarbonate de soude.

Hypochlorite de chaux (procédé de l'armée autrichienne). — Cette substance intervient par le chlore qu'elle met en liberté ; son action a été étudiée par Kretschmer, Traube, Bassenge et Löde, qui a fixé à 2 centigrammes (soit 8 milligrammes de chlore libre), la moyenne nécessaire pour stériliser 1 litre d'eau en trente minutes. L'eau doit être clarifiée au préalable, si elle est trouble ; puis on y verse le chlorure de chaux délayé dans un peu d'eau.

Ainsi traitée, l'eau reste parfois laiteuse par suite de la précipitation des carbonates et du déplacement de l'acide carbonique, ce qui exige une deuxième filtration. De plus, elle prend un goût particulier qui la rend difficilement acceptable ; aussi est-il nécessaire de neutraliser l'excès de chlore par de l'hyposulfite de soude.

Enfin, contrairement à la plupart des autres substances qui peuvent être préparées sous forme de comprimés, le chlorure de chaux doit être conservé en poudre ; celle-ci est très hygroscopique ; elle devient bientôt pâteuse, déliquescente, ce qui rend alors son dosage exact difficile.

Brome (armées allemande et italienne, procédé Schumburg). — A la dose de 6 centigrammes de brome libre par litre d'eau, tous les microbes asporulés sont tués en cinq minutes. De plus, l'eau conserve sa couleur, sa limpidité et sa saveur première, si l'on a soin de neutraliser l'excès de brome par du sulfate de soude. C'est donc un purificateur excellent (1). Comme le brome est un corps peu maniable, on se sert en pratique des solutions suivantes :

1° Brome....................................	21gr,91
Bromure de potassium....................	20 grammes.
Eau distillée..............................	100 —

20 centimètres cubes pour 100 litres d'eau.

(1) Les expériences de Schumburg ont été contrôlées par : Testi, *Giornale medico del R. Escreito*, 1901 ; — Vaillard, *loc. cit.* ; — Pfuhl, *Zeitschrift für Hyg.*, 1900.

2° Bisulfate de soude	9gr,5
Carbonate de soude	0gr,4
Eau distillée	1 000 grammes.

1 litre de cette solution pour 100 litres d'eau traitée.

La solution de brome est contenue dans de petites ampoules de verre scellées à la lampe; on les brise sous l'eau au moment du besoin, ce qui complique un peu les manipulations et les approvisionnements.

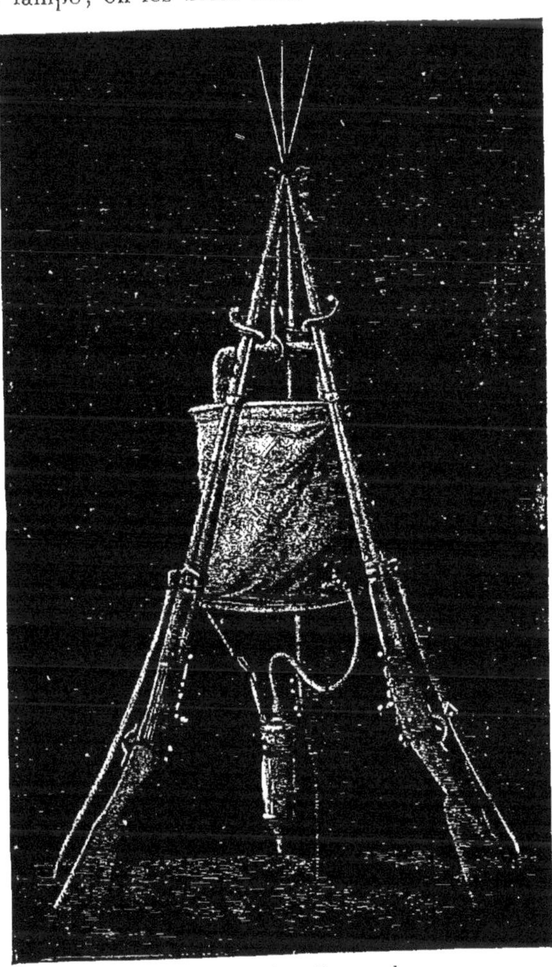

Fig. 32. — Filtre d'escouade.

Permanganate de potasse. — Grâce à son pouvoir oxydant bien connu, le permanganate de potasse pur ou sous forme de mélange complexe (poudre alumino-calcaire de Lapeyrère, procédé Lambert) tue les germes non sporulés de l'eau, à condition de le laisser agir pendant un temps suffisant et de ne pas opérer sur un liquide trop terreux. A la dose de 2 à 4 centigrammes par litre, il faut trente à quarante minutes de contact dans les conditions ordinaires.

En pratique, que l'on se serve de permanganate ou de tout autre antiseptique, la quantité à employer doit, pour être suffisante, toujours dépasser la dose strictement nécessaire; par contre, il importe d'en neutraliser l'excès, qui pourrait être nocif pour la santé. A cet effet, on a préconisé contre le permanganate de potasse en excès l'addition de certaines substances organiques (café, quinquina, sucre), ou la filtration sur du noir animal de la poudre de charbon de bois, ou des appareils composés de corps réducteurs. On a utilisé dans l'armée (marine, campagne de Chine) le filtre Lapeyrère, constitué par un rouleau de tourbe saturée d'oxyde brun de manganèse, enfermé dans une gaine en étain [filtre d'escouade (fig. 32)].

Ce filtre a un débit relativement faible (20 litres à l'heure); il s'encrasse, se colmate rapidement et doit par conséquent être nettoyé souvent, ce qui complique les opérations.

Iode. — Au lieu des substances précédentes, M. Vaillard (1) a conseillé l'emploi de l'iode, après que les expériences confiées à M. Simonin eurent démontré que ce corps offrait pour la purification de l'eau des avantages sensiblement équivalents à ceux du brome. En effet, à la dose de 50 ou mieux de 75 milligrammes par litre, l'iode, en dix minutes, tue tous les microorganismes non sporulés, contenus dans des eaux impures, comme l'eau de Seine ou de mare; résultats en somme complètement satisfaisants, puisque les germes pathogènes se trouvent ordinairement dans l'eau à l'état de cellules végétatives. De plus, l'iode en excès est facilement réduit par l'hyposulfite de soude, ce qui laisse à l'eau traitée ses propriétés organoleptiques premières.

La réaction est rapide et simple ; elle donne naissance à de l'iodure de sodium ; mais la proportion est si faible (à peu près 1 décigramme par litre) qu'elle n'incommode en rien.

L'application de la méthode par les troupes en marche a été facilitée grâce à la préparation de comprimés (2) (Georges), dont l'emploi simplifie notablement les manipulations. Ces comprimés sont dosés pour épurer 10 litres d'eau, soit la contenance d'un seau ou d'un bidon de campement. La technique est la suivante : dans un peu d'eau, on fait fondre simultanément un comprimé bleu d'iodate de soude et un comprimé rouge d'acide tartrique ; sous l'influence de l'acide, l'iode est mise en liberté et teinte le liquide en jaune brun. On verse alors la préparation dans le seau contenant l'eau à purifier ; celle-ci se colore aussitôt.

On laisse agir dix minutes, après quoi on décolore à l'aide d'une

(1) Vaillard, *loc. cit.*

(2) Formule des comprimés (Georges, *Arch. méd. et pharm. milit.*, juillet 1902, p. 37):

1° Iodure de potassium sec	10 grammes.
Iodate de soude sec	1gr,560
Bleu de méthylène	Q. S. pour colorer.

Pour 100 comprimés.

2° Acide tartrique	10 grammes.
Sulfo-fuchsine	Q. S. pour colorer.

Pour 100 comprimés.

3° Hyposulfite de soude	11gr,60

Pour 100 pastilles.

pastille blanche d'hyposulfite, qu'on a préalablement fait dissoudre dans un peu d'eau. Il est indispensable de ne pas opérer la dissolution des comprimés d'iodate et d'acide tartrique dans la masse totale du liquide, car les carbonates de l'eau pourraient neutraliser l'acide tartrique et empêcher de ce fait la mise en liberté de l'iode, c'est-à-dire annihiler la réaction stérilisante.

Sous tous les rapports, il est avantageux de clarifier par une filtration préalable les eaux troubles, vaseuses, avant de les traiter.

A cet effet, on peut se servir d'un seau de campement dont la partie inférieure aura été disposée pour laisser écouler l'eau, et à l'intérieur duquel on aura placé deux tamis métalliques avec de la poudre d'amiante interposée ; tout autre dispositif pourrait être adopté à condition d'être résistant et pratique.

A la suite des essais qui ont eu lieu au cours de manœuvres dans les Alpes, on a reconnu que la stérilisation par l'iode communiquait une saveur désagréable à l'eau, lorsque celle-ci était contenue dans des seaux de toile neuve ; il est donc préférable de se servir de récipients déjà usagés, qui n'exposent pas à cet inconvénient.

Bien que rapide, l'épuration par l'iode exige encore de vingt à trente minutes, ce qui est long pour des hommes qui ont soif et qui sont impatients de se désaltérer. Pour éviter tout retard, on pourrait charger de l'opération des infirmiers ou des hommes spécialement dressés à cet effet (équipe sanitaire), qui accompagneraient l'avant-garde ou le campement, en sorte que la colonne, en arrivant à l'étape, trouverait à sa disposition de l'eau prête à être consommée.

LOCAUX ACCESSOIRES.

L'hygiène des locaux accessoires demande à n'être pas perdue de vue ; une surveillance étroite s'impose à leur sujet comme pour les locaux d'habitation. La façon défectueuse dont ils sont construits, leur mauvaise disposition, leur mauvais entretien, peuvent contribuer à compromettre la mauvaise hygiène de la chambrée et la santé du soldat ; leur rôle dans la transmission des maladies contagieuses n'est pas à démontrer. L'installation des latrines, des cuisines, des réfectoires, des locaux disciplinaires, de l'infirmerie régimentaire, etc., doit à cet égard attirer l'attention.

LATRINES. VIDANGES. — L'homme adulte rejette par vingt-quatre heures, en moyenne, de 1 400 à 1 500 grammes de matières excrémentitielles, comprenant 1 200 à 1 300 grammes d'urine et 120 à 200 grammes de matières fécales. Sous l'action de la fermentation, ces excreta dégagent des gaz mésodorants (ammoniacaux, hydrosulfures, etc.), qui peuvent pénétrer à l'intérieur des habitations et en vicier l'atmosphère ; de plus, les matières rendues par les hommes en incubation de maladies infectieuses ou convalescents contiennent des germes pathogènes, qui, essaimés accidentellement à la surface du sol, sont susceptibles de créer des foyers épidémiques par des modalités diverses.

Si l'on envisage le nombre d'hommes qui habitent les casernes, et la quantité de matières excrémentitielles produites chaque jour, on conçoit que l'évacuation de ces matières constitue un des facteurs les plus importants de la salubrité et de l'assainissement des locaux collectifs.

Le problème est complexe; il comporte trois opérations successives, qui sont : la collecte, l'évacuation et la destruction. Nous n'étudierons que les dispositions en usage dans l'armée, renvoyant pour les indications générales et les questions de détails au fascicule XV du *Traité d'hygiène.*

Enlèvement et destruction des matières usées. — La collecte se fait à l'aide des urinoirs et des latrines. Les latrines et les urinoirs de jour sont ordinairement installés dans de petits édicules construits à proximité des bâtiments d'habitation, autant que possible du côté opposé aux vents régnants, afin d'éviter l'apport de mauvaises odeurs.

Il est indispensable d'installer aussi des cabinets pour la nuit; ceux-ci doivent se trouver dans l'intérieur des bâtiments d'habitation, soit disposés dans des windows, comme à la caserne des dragons de Vincennes, soit dans des tourelles isolées, reliées au bâtiment voisin par une passerelle suffisamment abritée.

On ne saurait, en effet, par les nuits pluvieuses et froides, obliger les hommes à sortir dehors et à traverser les cours pour se rendre aux latrines. Outre le danger de refroidissement auquel ils seraient ainsi exposés, malgré le manteau qui a été mis récemment à leur disposition (Circulaire du 16 mars 1905), il y a lieu de craindre, pour peu que le besoin à satisfaire soit impérieux, qu'ils ne se rendent pas jusqu'aux lieux d'aisances et qu'ils souillent les abords des bâtiments. Bien qu'étanches, les baquets et les récipients divers qui sont placés sur les paliers ou dans les corridors, dans les casernes dépourvues de latrines de nuit, sont insuffisants; il est de plus bien difficile d'empêcher la pollution du sol sur lequel ils reposent.

Les dispositions suivantes ont été adoptées pour les urinoirs et les latrines.

Urinoirs. — Dans les casernes, on utilise les urinoirs à *plaque* ou à *auge*; dans les hôpitaux, ceux à *bassin*.

Urinoirs à plaque. — Les premiers se composent d'une surface verticale, sur laquelle l'urine glisse lors de sa projection; collectée par une rigole située à la partie inférieure de la plaque, elle s'écoule ensuite dans une canalisation souterraine. Le revêtement de l'urinoir doit être imperméable, et autant que possible fait d'une seule pièce pour supprimer les joints; les meilleures substances à employer sont, sans contredit, la lave émaillée, l'opaline laminée, le verre: mais les premiers sont d'un prix de revient élevé. Quant aux lames de verre, qu'elle que soit leur épaisseur, elles ne résistent pas aux violences exercées par les hommes. C'est pourquoi, après les essais tentés dans les casernes de Nantes, elles ont été abandonnées. On leur préfère aujourd'hui les plaques d'ardoises, qui coûtent moins cher et donnent des résultats supérieurs au grès ou au ciment primitivement utilisés.

Pour faciliter l'écoulement de l'urine et l'entretien de l'urinoir, on avait recours autrefois à un ruissellement d'eau continu (pleureuse), ou à des chasses automatiques intermittentes. Malgré la grande consommation de liquide ainsi faite, on n'empêchait pas toujours les incrustations de sels urinaires, ni l'odeur ammoniacale produite par leur fermentation. Aux effets d'eau, une circulaire du 22 décembre 1898 a substitué le graissage comme procédé d'assainissement des urinoirs.

Le graissage (procédé Beetz, de Vienne) doit être pratiqué de la manière suivante : à l'aide de brosses en chiendent emmanchées et trempées dans une solution d'acide chlorhydrique au dixième, on décape soigneusement les parois de l'urinoir (ardoise, grès, ciment, etc.), en les brossant énergiquement. Il n'y a pas à redouter la détérioration des conduites par la solution acide, car celle-ci est promptement neutralisée par les sédiments ammoniacaux.

Sur les surfaces ainsi nettoyées et bien asséchées, on passe, à l'aide d'un pinceau, une couche légère d'un mélange d'huile lourde de houille et d'huile minérale, fait en proportion telle que la densité n'atteigne pas 1 000 (approximativement un tiers d'huile minérale pour deux tiers d'huile lourde). On frotte ensuite la surface ainsi traitée avec des linges secs pour enlever l'enduit en excès ; la plaque doit présenter une teinte mate, mais ne pas laisser au toucher de traces d'huile apparentes.

Le graissage doit être renouvelé tous les quatre jours en été et tous les huit jours en hiver ; mais il est superflu de procéder chaque fois au décapage à l'acide chlorhydrique ; cette opération ne s'impose que lorsque les dépôts urinaires sont abondants.

Urinoirs à auge. — L'urinoir *à auge* ou *à retenue d'eau* est formé d'un caniveau ordinairement en grès, de forme demi-cylindrique, élevé à la hauteur des genoux et contenant constamment une certaine quantité d'eau, qui sert à diluer l'urine. L'eau arrive par l'une des extrémités de l'auge, soit d'une façon permanente, au moyen d'un robinet à débit réglé, soit d'une manière intermittente par des chasses successives et automatiques ; elle s'écoule à l'autre extrémité par un trop-plein. Ce procédé exige une grande consommation d'eau ; il a, par contre, l'avantage de ne pas exposer aux éclaboussures, comme l'urinoir à plaque.

Urinoirs à bassin. — Modification du système précédent, l'urinoir *à bassin* se compose de pot-applique, dont l'extrémité antérieure se prolonge ordinairement sous forme de bec, destiné à recueillir les dernières gouttes d'urine; dans l'intérieur du bassin, coule un mince filet d'eau, qui entraîne l'urine aussitôt émise. Ce dispositif est trop fragile pour être applicable dans les casernes.

Quel que soit le système en usage, il importe que les abords des urinoirs soient recouverts de matières non poreuses, pour ne pas se laisser imprégner par l'urine tombée sur le sol ; à chaque nettoyage, ils doivent être désinfectés à l'aide de crésyline ou d'autres liquides antiseptiques ; faute de quoi ils dégagent sans cesse des odeurs nauséabondes, surtout pendant la période des chaleurs.

Latrines. — En raison même de leur destination spéciale, les latrines doivent être installées et entretenues avec le plus grand soin, sinon elles inspirent, et pour cause, de la répugnance et du dégoût aux visiteurs, tout en les exposant à bien des contaminations. S'il est relativement facile de soigner les cabinets d'aisances d'une famille, il est beaucoup plus difficile de tenir propres ceux qui servent à des collectivités. C'est pourquoi on a toujours cherché, dans l'armée, à simplifier leur installation le plus possible. Malgré la valeur des arguments mis en avant par certains hygiénistes (Richard) (1), la plupart des médecins militaires sont d'avis qu'il faut, dans les casernes, des sièges à position accroupie et non à position assise. Dans les agglomérations, en effet, l'usage a montré que les sièges à position assise sont constamment souillés, et que, d'instinct, les hommes montent sur ces sièges pour s'y accroupir, malgré la surveillance et les consignes.

Le moyen le plus sûr d'empêcher cet abus est de supprimer radicalement les sièges à position assise. Toutefois on est d'accord pour reconnaître que, dans les hôpitaux, les latrines doivent être organisées de façon à permettre, suivant les habitudes et les préférences de chacun, la défécation assise ou accroupie.

Position accroupie. — A l'ancien « trou à la turque », par trop rudimentaire, on a substitué de vastes cuvettes, où l'emplacement des pieds est bien indiqué par des pédales en relief ; le meilleur modèle est constitué par des pièces en grès vitrifié, absolument imperméables et par conséquent faciles à nettoyer. Si l'homme s'installe comme il doit le faire, les déjections sont reçues en totalité par la canalisation sous-jacente, sans risquer de s'égarer sur les parois du siège. Quant à l'urine, sa collecte totale est plus difficile à réaliser, malgré l'installation en contre-bas de la cuvette, malgré la rigole et la pente ménagées en avant ; le jet d'urine a une direction et une force telles que le sol est fatalement mouillé, ou tout au moins

(1) E. Richard, *Précis d'hygiène appliquée*, p. 167.

éclaboussé. C'est là une défectuosié que font valoir les adversaires de ce mode de défécation ; elle exige en effet des lavages fréquents, pour empêcher les incrustations urinaires et le dégagement des gaz ammoniacaux qui en serait la conséquence, car l'urine renferme à elle seule les trois dixièmes de l'azote contenu dans les excreta.

Position assise. — Les appareils pour défécation assise comportent la cuvette proprement dite et le dessus de siège. Bien que les modèles de cuvettes varient avec les constructeurs, on peut cependant les ramener à deux types principaux, qui sont : la *cuvette conique ou en hotte* et la *cuvette plate ou à retenue d'eau*. Dans la première, l'inclinaison donnée aux parois rend plus difficile leur souillure par les déjections, et conséquemment facilite leur nettoyage.

Avec les cuvettes plates, la consommation d'eau serait moins considérable (E. Richard), car le liquide retenu dans le fond du récipient empêche les matières fécales d'y adhérer en raison de leur viscosité ; toutefois ce liquide présente l'inconvénient de rejaillir et d'éclabousser les personnes qui font usage de l'appareil, si elles ne prennent pas la précaution de déposer au préalable une feuille de papier à la surface de l'eau.

Sur les bords de la cuvette repose le dessus de siège ; celui-ci se fait en bois, ou mieux en ébonite ou autre substance non poreuse. Il est fixe ou mobile ; souvent, un mécanisme analogue à celui des strapontins dans les théâtres le relève dès qu'on cesse de s'asseoir.

En France, le règlement prévoit que le nombre des sièges dans les casernes doit être calculé dans la proportion de un siège pour soixante-dix hommes.

Que l'installation soit faite en vue de la défécation assise ou de la défécation accroupie, elle doit, pour être salubre, satisfaire à un certain nombre de conditions. De jour comme de nuit, le local doit être parfaitement éclairé ; la surveillance est dès lors plus facile, et les hommes n'ont plus aucune appréhension pour s'installer convenablement au-dessus du tuyau de chute. De cette façon, les souillures accidentelles sont plus aisément évitées, et les visiteurs ne sont plus exposés à emporter à la semelle de leurs chaussures, jusque dans les chambrées, des matières fécales souvent virulentes.

Dans la construction des parois des latrines, ne doivent entrer que des matériaux non poreux, imperméables, afin de ne pas se laisser imprégner par les matières organiques, liquides, solides ou gazeuses, et de pouvoir supporter sans aucune détérioration les lavages à grande eau ou la désinfection à l'aide de solutions antiseptiques diverses. Dans les latrines à siège assis, la propreté sèche est préférable ; elle n'est pas applicable dans les latrines à défécation accroupie.

Les parois seront lisses autant que possible et les joints bien soignés, pour s'opposer aux infiltrations. Afin d'éviter toute mauvaise odeur, les cabinets seront suffisamment ventilés, toutefois sans excès, par crainte de refroidissement en hiver.

Enfin ils seront toujours en bon état d'entretien; plus ils seront tenus propres, plus les visiteurs seront naturellement portés à être soigneux; en ces lieux, comme en beaucoup d'autres, la propreté invite à la propreté.

On diminuerait notablement la souillure des murailles, du linge et des vêtements, en mettant dans les cabinets, à la libre disposition des hommes, du papier découpé d'avance; on supprimerait de ce fait l'obstruction si fréquente des canalisations par l'abus de journaux entiers ou de corps étrangers, tels que linge, paille, foin, etc.

En terminant, il est intéressant de signaler la tentative qui a été faite dans certaines garnisons du XVIIIe corps par Devalland (1) pour permettre aux hommes de se nettoyer commodément la région ano-génitale en dehors des bains-douches réglementaires. Il a installé un « bidet automatique » d'un modèle spécial, consistant en une pomme d'aspersion, pouvant donner une douche ascendante, qu'on gradue à volonté, sans avoir à redouter les éclaboussures.

Vidanges. — Pour éloigner les excreta des casernes, le service du génie est forcé de recourir aux systèmes de vidange en usage dans la place.

Le procédé de choix, lorsqu'il est réalisable, est l'évacuation immédiate à l'égout, qui doit être utilisée non seulement pour les déjections, mais encore pour les eaux ménagères, les eaux pluviales et les eaux de nettoyage.

Le système du *tout à l'égout* offre, en effet, l'avantage de ne laisser séjourner aucune matière putride à l'intérieur des habitations. Mais, pour que son fonctionnement soit parfait, il exige : 1° des chasses d'eau suffisantes, s'effectuant en amont des latrines ; 2° la disposition en aval de siphons hydrauliques, ventilés pour ne pas se laisser forcer et ayant une plongée d'au moins 5 centimètres ; 3° des canalisations appropriées. L'étude détaillée de ces différentes parties sera faite au fascicule XV du *Traité d'hygiène*, auquel il convient de se reporter.

Si l'évacuation immédiate par le tout à l'égout n'est pas possible, force est de recourir aux procédés à collectionnement; la durée de l'emmagasinage peut être plus ou moins longue.

Le *système Berlier* a été installé en 1882, à Paris, à la caserne de la Pépinière; les matières solides et liquides arrivent dans un premier récipient (récepteur), muni d'une grille destinée à arrêter les corps étrangers volumineux; elles passent ensuite dans un deuxième (évacuateur), qui est relié à une canalisation spéciale, dans laquelle le vide est fait en permanence.

La communication s'établit automatiquement à l'aide d'un flotteur,

(1) Devalland, Ferron, *Caducée*, 1905.

lorsque le volume des déjections est suffisant pour soulever ce dernier, qui ouvre alors l'orifice de la canalisation, où les matières sont aspirées aussitôt.

Le procédé Berlier donne des résultats pratiques satisfaisants; malheureusement, son installation exige une usine dotée de puissantes machines et une canalisation particulière, susceptible de pouvoir être visitée en vue des réparations à effectuer. Ces conditions peu économiques ont empêché sa généralisation.

Les *tinettes filtrantes*, « hypocrisie du tout à l'égout », ne sont plus utilisées dans les établissements militaires ; la dilution qu'elles font subir aux matières n'est rien moins que rationnelle; elles peuvent déborder et souiller le local où elles sont installées; enfin leur vidange peut être la source de bien des infections.

Il en est de même de la *tinette-siphon Augier* (1), qui était employée autrefois dans les localités où la municipalité imposait le système diviseur.

La *fosse Mouras*, ou vidange automatique par dilution simple, a eu jadis ses partisans. Elle se composait d'une fosse fixe, remplie d'eau, dans laquelle tombaient les excreta amenés par un tuyau de chute plongeant dans le liquide. Accumulées dans les parties déclives, les matières solides entraient en fermentation, se désagrégaient et se dissolvaient, puis étaient entraînées dans l'égout par un siphon de départ, qui s'amorçait à un niveau supérieur de quelques centimètres à l'extrémité du tuyau de chute. En été, lorsque l'eau venait à manquer, la fosse Mouras fonctionnait comme une fosse fixe, avec des inconvénients d'autant plus grands qu'elle n'était pas installée pour cet usage.

On tend à y revenir aujourd'hui avec la *fosse septique automatique* du système Bezault, qui n'est en somme qu'une amélioration du procédé Mouras, basée sur le principe de l'épuration bactérienne du *septic tank*. En effet, la fosse septique du système Bezault se compose d'un réservoir étanche (en tôle galvanisée, en ciment armé ou en maçonnerie), hermétiquement clos, comprenant deux compartiments inégaux, communiquant entre eux par de petits orifices; dans l'un des compartiments, arrive le tuyau de chute, de l'autre part le tuyau de vidange formant siphon; tous deux plongent dans le liquide jusqu'à une certaine profondeur.

Sous l'action des germes anaérobies, les matières organiques solides se désagrègent et se détruisent; le deuxième compartiment ne reçoit plus que des matières liquides épurées, dit l'inventeur, de 50 p. 100, et qui, à défaut d'égout, peuvent être envoyées dans un puisard garni de matières filtrantes (mâchefer, sable), ou être utilisées par la culture, sous forme d'épandage. Le projet d'appli-

(1) Augier, *Revue du Génie militaire*, 1890, p. 201.

cation du système Bezault aux casernes est actuellement à l'étude.

Lorsque le tout à l'égout n'est pas réalisable, on a recours aujourd'hui encore au procédé des *tinettes mobiles* (système Goux et Thuasne). Ce procédé est basé sur la propriété que présentent les substances pulvérulentes et sèches de se mélanger intimement aux matières fécales et à l'urine, de manière à former un compost qui ne dégage aucune mauvaise odeur, par suite de la suppression des fermentations putrides.

Les tinettes en usage dans l'armée consistent ordinairement en des récipients de tôle galvanisée, de forme cylindrique et d'une contenance de 120 litres. La tinette est munie sur les côtés de deux poignées métalliques, qui facilitent son transport; un couvercle en ferme l'ouverture.

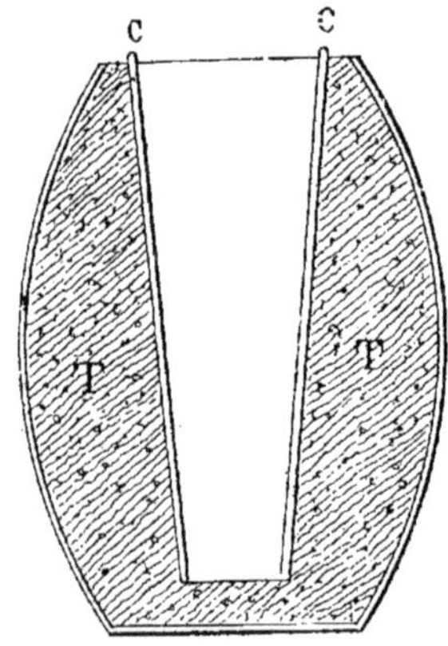

Fig. 33. — Tinette Goux.

Pour donner de bons résultats, la tinette doit être garnie de matières pulvérulentes et sèches (1), qu'on dispose de la façon suivante (fig. 33) : Une couche de 10 à 15 centimètres est placée sur le fond ; puis on introduit dans la tinette un moule de forme conique (C), autour duquel on tasse légèrement le mélange absorbant (T), de manière à combler tout l'espace vide restant. Lorsque le moule est retiré, la tinette est prête à servir; on la dispose alors dans le petit édicule destiné à la recevoir ; un entonnoir métallique, assujetti sous le siège des latrines, reçoit les matières liquides et solides et les dirige dans la cavité centrale de la tinette, en les empêchant de s'égarer au dehors.

Les tinettes doivent être changées avant d'être complètement remplies, sinon elles peuvent déborder sur place ou au cours des manipulations, qui sont rendues plus difficiles. Pendant la vidange, il importe que le contenu de la tinette ne se répande pas à terre; l'enlèvement doit donc s'exécuter sans difficulté. Les tinettes reposant sur le sol seront retirées de plein pied par une porte ménagée à

(1) En 1871, au camp de Satory, on s'est servi du mélange suivant (Laveran) :

Paille de chanvre	2	hectolitres.
Feuilles de chanvre	2	—
Déchets de laine	1	—
Gadoue ou boue de ville desséchée	1/2	—
Sulfate de fer pulvérisé	1/4	—

Dans le procédé type, on recommande l'emploi des poussières et des balayures des greniers à fourrage, des déchets de graines, du crottin de cheval, de la tourbe, de fanes séchées.

la partie postérieure de l'installation; une bonne poignée de substances absorbantes sera jetée sur le contenu de la tinette avant de placer le couvercle, qui doit assurer une fermeture étanche. C'est à ces conditions seulement qu'on retirera de bons effets de l'emploi des tinettes mobiles. Or, en pratique, les choses se passent généralement d'une manière différente.

Les soumissionnaires de ce service se contentent de garnir purement et simplement les tinettes de quelques tortillons de paille ordinaire, sans prendre la peine de la hacher ni de la tasser, ce qui est totalement défectueux et insuffisant. Les cahiers des charges doivent spécifier désormais que les récipients seront apprêtés non seulement avec des substances sèches, mais encore pulvérulentes, et au besoin spécifier la composition du mélange suivant les régions et les ressources dont elles disposent.

On n'a pas prévu la désinfection des tinettes; cette opération s'impose surtout pour celles qui, étant mal garnies, sont souillées par les matières fécales qui arrivent au contact direct de leurs parois.

Or, au cours d'épidémies de dysenterie, de fièvre typhoïde, etc., les tinettes polluées sont susceptibles d'essaimer la contagion, car elles sont interchangeables non seulement entre les diverses unités d'un régiment, mais encore entre les différentes casernes d'une garnison.

Durant les épidémies, on pourrait avantageusement mélanger aux matières pulvérulentes et sèches des substances antiseptiques, de préférence le sulfate de cuivre, dont le pouvoir désinfectant a été bien mis en évidence par H. Vincent (1). Enfin il convient de ne pas projeter dans les tinettes de grandes quantités d'eau, car celle-ci, en mouillant la garniture, supprime du même coup son efficacité. C'est pourquoi ce système ne saurait être employé avec profit que pour des latrines installées au rez-de-chaussée, afin d'éviter les longs tuyaux de chute, qu'il serait nécessaire de nettoyer.

CUISINES. — Il importe au plus haut point que les cuisines soient installées dans un pavillon isolé du reste des bâtiments d'habitation. La pratique ancienne d'après laquelle elles occupaient le rez-de-chaussée ou le sous-sol des bâtiments est condamnable. Avec un pavillon séparé, l'aération et l'éclairage ne sont pas compromis, et les odeurs de cuisine ne montent pas directement dans les chambres.

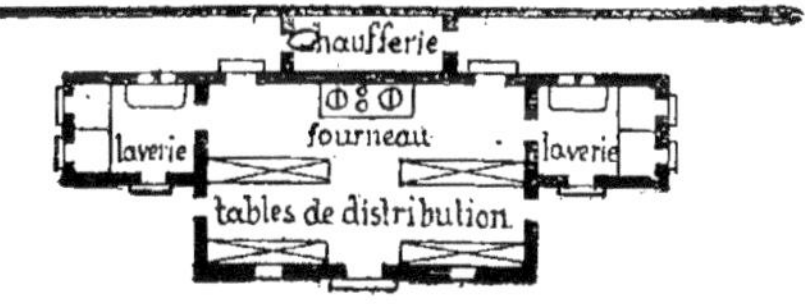

Fig. 34. — Cuisine.

Le bâtiment où la cuisine est installée doit être placé du côté opposé aux vents régnants par rapport aux bâtiments des hommes.

(1) H. Vincent, *Annales de l'Institut Pasteur*, 25 janvier 1895, et *Revue d'hygiène et de police sanitaire*, juin 1904.

Il doit comporter : 1° un local où s'effectue la cuisine proprement dite, avec les fourneaux réglementaires adossés contre un mûr ; 2° un local où la distribution des mets se pratique; plusieurs portes y donnent accès ; 3° de chaque côté de la cuisine proprement dite, deux pièces pour laver la vaisselle, puis des locaux servant de magasin de réserve pour la viande, pour les légumes, pour les denrées alimentaires en général ; des portes s'ouvrant extérieurement y conduisent; 4° enfin un couloir, véritable chaufferie, situé immédiatement derrière le mur où les fourneaux sont adossés, où les cuisiniers introduisent le combustible, évitant par conséquent la souillure de la cuisine même par le charbon et les cendres (fig. 34).

La cuisine doit être largement ventilée ; les fenêtres doivent être de grandes dimensions ; à la toiture, des lanterneaux seront installés pour assurer l'échappement des buées et favoriser la ventilation.

Le sol doit être imperméable (grès cérame) ; on lui ménagera des pentes suffisantes pour assurer l'écoulement des eaux de lavage ; un caniveau avec siphon est de toute nécessité.

Les parois doivent, elles aussi, être imperméables au moins jusqu'à 2 mètres au-dessus du sol ; un carrelage de faïence assure cette imperméabilité.

Les eaux grasses doivent être recueillies dans des tinettes métalliques, munies de bondes à fermeture étanche.

RÉFECTOIRES. — Les hommes ne doivent pas prendre leurs repas dans la chambrée ; on évite ainsi les souillures inévitables du local habité par le soldat. L'installation de réfectoires s'impose donc.

La notice sur les casernements types (1889) stipule que ces réfectoires doivent être installés dans des bâtiments spéciaux, à proximité des cuisines, à moins qu'il n'existe dans les bâtiments de casernement proprement dit des surfaces non utilisées, et que l'on affectera, dans ce cas, à l'usage de réfectoires, par mesure d'économie.

La même notice prescrit encore que chaque réfectoire sera affecté à une seule unité, avec une entrée particulière. Cette mesure doit être de rigueur : il est encore des casernes, des bastions où il n'existe qu'un réfectoire pour tout un bataillon ; cette pratique est essentiellement défectueuse, elle est de nature à favoriser l'expansion des maladies contagieuses ; bien des épidémies, de fièvres éruptives notamment, se propagent d'une compagnie à l'autre à la faveur de cette agglomération, dont tous les individus se trouvent ainsi en contact plusieurs fois par jour ; nous avons constaté le fait en plusieurs circonstances.

Le sol des réfectoires sera imperméable pour favoriser la propreté du local ; le mobilier sera composé de tables et de bancs mobiles, pour qu'on puisse utiliser ces locaux comme salles de théorie, de réunion, etc. Des armoires seront installées pour protéger le pain des soldats ; elles demandent à être bien aérées; on pourra les remplacer par des étagères.

La notice prévoit aussi que des caves pourront être créées sous les réfectoires, pour la conservation des boissons alimentaires de l'unité correspondante.

CANTINES ET MESS. — Comme les cuisines, les cantines ne doivent pas être placées, ainsi qu'il arrive souvent, au rez-de-chaussée d'un bâtiment dont le premier étage est occupé par les chambrées. Un pavillon isolé doit leur être réservé ; il doit comprendre une salle de consommation et une cuisine.

Le sol doit être carrelé, condition qui facilite l'entretien et la propreté ; les locaux doivent être bien éclairés et bien ventilés.

La surveillance doit s'exercer non seulement sur l'hygiène générale des cantines, mais sur la nature des produits de consommation vendus au soldat. Une circulaire récente (1) interdit en effet la vente des boissons alcooliques dans les établissements militaires. Ces prescriptions ne sont d'ailleurs pas toujours observées. Il serait à désirer que les cantines de l'armée française ressemblent aux cantines de certaines armées européennes. En Allemagne, on n'y trouve ni tables, ni bancs; les soldats n'y font ainsi que de courtes stations; cette mesure devrait être adoptée dans notre pays.

Le mess des sous-officiers demande encore à siéger dans un bâtiment spécial, avec jardinet clos attenant. Un cabinet d'aisances et des urinoirs seront établis dans les angles de l'enclos.

SALLES DE RÉUNION, DE JEUX, BIBLIOTHÈQUES. — La notice des casernements types prévoit que les réfectoires pourront être utilisés pour en faire des salles de réunion pour la théorie, les conférences, etc.

Des locaux devraient être spécialement destinés à des salles de réunion, de jeux, et même des bibliothèques, où le soldat pourra deviser, se distraire, s'instruire même après les pénibles journées d'exercice et de corvées. Beaucoup seront ainsi retenus à la caserne et seront soustraits aux dangers connus du cabaret et des bouges, où ils se rendent surtout par désœuvrement. « Les cabarets recueillent ceux que la caserne n'a pas su retenir. Ils y entrent attirés non par la soif, mais par le besoin de se trouver à couvert, de s'asseoir. Mais il leur faut payer cette hospitalité; ils boivent donc; tout d'abord avec regret, à cause de la dépense, puis avec plaisir. Le lendemain, ramenant avec la nuit le même vide dans la caserne, chasse de nouveau les hommes vers ce plaisir qui devient habitude. Puis le vin délie les langues, échauffe le sang ; ils se laissent conduire vers d'autres maisons chaudes et closes, les seules où, par une

(1) A) Circulaire du 21 mars 1901. *B. O.*, vol. 83, p. 140. — B) Décision présidentielle du 5 mai 1901, supprimant, en temps de paix, les allocations d'eau-de-vie aux militaires de toutes armes, y compris la gendarmerie (vol. 88).

ironie étrange, ils retrouvent le sentiment du chez soi et comme une impression de foyer (1). »

Il importe donc, vis-à-vis du soldat, d'allier l'hygiène morale à l'hygiène physique, et, en l'occupant, en le distrayant aux heures dangereuses, les salles de réunion, etc., auront un rôle utile et même prophylactique vis-à-vis des deux fléaux connus, l'alcoolisme et les maladies vénériennes.

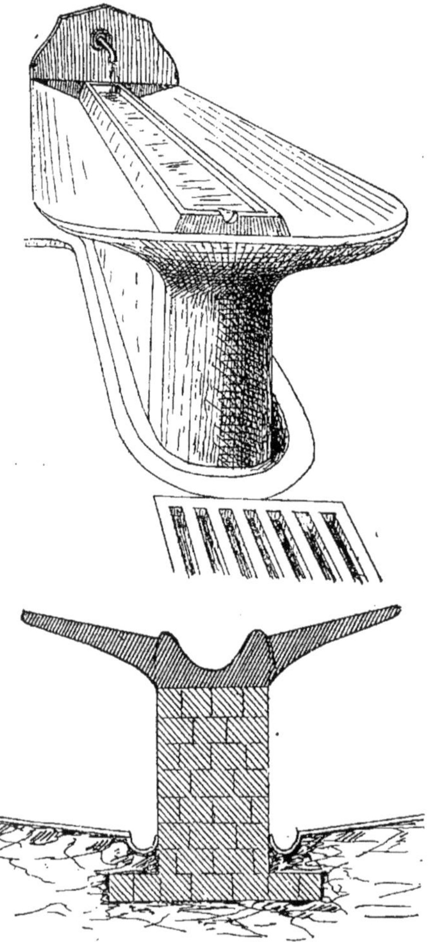

Fig. 35. — Lavoir (élévation et coupe).

LAVABOS; BAINS. — Les données relatives à l'installation des lavabos et des bains ont été signalées plus haut; nous n'y reviendrons pas. Rappelons que les bains doivent occuper un pavillon séparé, distinct de l'infirmerie régimentaire, avec laquelle ils ne doivent présenter aucun contact; il y a avantage à les installer à proximité des cuisines ou des buanderies, les chaudières de ces services pouvant ainsi facilement fournir de l'eau déjà chaude.

LAVOIRS. — Les soldats doivent laver eux-mêmes les serviettes, mouchoirs, effets de toile, parfois même un effet de drap. Dans ce but, des lavoirs sont installés dans les casernes. Ils sont couverts et constitués par une auge étroite, où coule de l'eau propre; elle est flanquée de deux surfaces inclinées, où le linge se lave, se savonne et se rince (fig. 35).

L'écoulement de l'eau usagée est assuré par des trous ménagés dans l'épaisseur des deux faces inclinées.

Les lavoirs, dans l'infanterie ou l'artillerie, doivent mesurer 15 à 16 mètres de long et 12 mètres dans la cavalerie.

A chaque lavoir correspond un séchoir constitué par des fils de fer

(1) E. Lamy, *Revue des Deux Mondes*, 15 mars 1894.

galvanisés tendus entre des montants en fer, solidement scellés dans le sol.

ÉCURIES. — Dans beaucoup de casernements anciens, d'artillerie et de cavalerie, les écuries occupent le rez-de-chaussée de bâtiments dont le premier étage abrite les hommes de troupe; il est inutile d'insister beaucoup pour montrer combien cette installation est nuisible à l'hygiène du soldat. La santé des chevaux en souffre aussi, en raison du défaut de lumière et de ventilation. La Commission anglaise du casernement, réunie en 1861, a condamné cette pratique; dans les casernes récemment construites, les écuries sont indépendantes.

La ventilation des écuries est assurée par des prises d'air établies de tous les côtés, et par des lanterneaux dont la toiture est mince; l'air chaud, vicié par l'exhalation d'acide carbonique et la putréfaction des matières fécales et des urines, s'échappe ainsi facilement. La morbidité hippique en est fort diminuée; la morve est bien moins fréquente qu'auparavant.

Le sol doit être imperméable ; il en est de même des parois, au moins dans leur partie inférieure. Leur propreté est de rigueur.

Les auges, les mangeoires sont en fonte; les râteliers, en fer, sont rectilignes et individuels ; cette disposition en favorise l'entretien.

Une prise d'eau est installée à côté de ces bâtiments.

SELLERIES. — A côté des écuries, on doit installer des selleries, où sera disposé tout le harnachement des chevaux. Il faut en effet éviter à tout prix le séjour des selles, brides, etc., dans les chambres, comme on le voyait il y a peu de temps.

COURS DES CASERNES. — Les cours des casernes réclament, au point de vue de la propreté, la plus grande vigilance. Il importe qu'elles ne servent pas de dépotoirs aux détritus de la vie du soldat; aussi devra-t-on veiller à ce que le fumier, les immondices ne s'y accumulent pas ; les cours étroites et encaissées deviendraient facilement ainsi des foyers d'infection dangereux. De même, le sol des cours ne doit jamais être souillé par les eaux ménagères; celles-ci doivent être évacuées rapidement dans une canalisation souterraine.

Pour éviter la poussière des cours et son rôle nocif dans l'étiologie des maladies infectieuses, on a proposé le pavage en bois, l'asphalte comprimé, etc., qui en diminueraient les inconvénients. Aucun de ces procédés n'a été adopté. Le sol des cours est actuellement recouvert de cailloux ou de pavés, et l'on connaît la quantité de poussière soulevée dans les casernes dès que le vent s'élève. Aussi Hublé (1) demandait-il récemment, pour fixer les poussières au sol, que du pétrole ou du coaltar bouillant soit répandu à la surface du sol des casernes, comme on l'a fait sur les voies publiques (Guglielminetti)

(1) Hublé, Congrès international d'assainissement et de salubrité de l'habitation, Paris, 1904.

Le coaltar est peu coûteux; son application a des effets prolongés et ne serait nécessaire que deux fois par an; enfin la teinte sombre qu'il donne au sol s'éclaircit rapidement; son emploi n'augmente pas la fréquence des glissades ou des chutes, condition importante à envisager pour les troupes de cavalerie.

FOSSES A FUMIER. — Le fumier doit être transporté dans les fosses par des brouettes de fer. Les fosses doivent être étanches, pour éviter les infiltrations de purin dans le sol, et, à la faveur des fissures possibles, dans les puits et la nappe souterraine.

Ces fosses à fumier doivent être situées loin des locaux habités par les hommes, loin des cuisines, pour éviter les mauvaises odeurs et le transport, par les mouches qui y pullulent, des germes infectieux. Les fosses à fumier demandent à être vidées fréquemment.

CORPS DE GARDE. — Les corps de garde réclament une hygiène irréprochable; les hommes s'y succèdent constamment ; à la faveur de cette succession journalière, ils peuvent devenir une cause importante de propagation de maladies infectieuses.

Chaque corps de garde doit être composé de deux pièces : l'une servant de réfectoire, l'autre de dortoir.

Dans le dortoir, chaque homme doit disposer d'un cubage égal à celui qui lui est alloué dans sa chambre. L'attention doit être particulièrement attirée du côté d'une ventilation efficace (vitres Castaing, appareil Renard) et d'un chauffage suffisant et non dangereux ; le fonctionnement des poêles doit être particulièrement surveillé. La propreté doit être rigoureusement assurée chaque jour : 1° après la soupe du soir; 2° avant la relève. Chaque semaine, le corps de garde doit être nettoyé à fond, ainsi que l'ameublement, préalablement porté en plein air.

Les lits de camp doivent être composés de planches mobiles, pour permettre des nettoyages efficaces; à ce point de vue, l'imperméabilisation des planches s'impose; celles-ci doivent reposer sur des bâtis métalliques.

Le sol doit être imperméable pour faciliter les lavages fréquents.

Il sera constitué par de l'asphalte ou par un dallage en ciment. Sinon, il conviendra de le coaltariser suivant les règles admises pour la coaltarisation des planchers et des murs dans les casernements. Une fois l'imperméabilisation effectuée, le nettoyage du sol ne sera plus effectué qu'à l'aide du faubert humide, jamais par les balais.

Chaque semestre, les murs seront badigeonnés à la chaux; les soubassements seront enduits de coaltar sur une hauteur de $0^{m},80$.

Dans les locaux des corps de garde, on disposera des crachoirs larges, stables, garnis de poussière humide de charbon, ou mieux de coke tenu humide; ils seront vidés et lavés aussi souvent que possible par les hommes de garde. Leur contenu sera jeté dans le foyer incandescent des bains par aspersion, ou bien celui du poêle le plus voisin, mais jamais dans celui des cuisines. Il serait préférable d'employer des crachoirs à hauteur d'homme.

Pour chaque corps de garde, il convient d'aménager une latrine, dont la disposition sera conforme aux lois de l'hygiène; elle sera suffisamment rapprochée du poste et exclusivement réservée à l'usage des hommes de garde.

Un poste d'eau potable sera établi à proximité.

Dans le corps de garde, on déposera une cruche pour eau de boisson. Elle sera munie d'un couvercle et posée sur un support fixe, à une certaine hauteur au-dessus du sol, afin de la protéger le plus possible contre les poussières. Cette cruche devra être nettoyée chaque jour avec le plus grand soin et lavée à l'eau bouillante une fois par semaine.

Il conviendra de soumettre, tous les deux mois, les capotes des sentinelles à l'action des vapeurs sulfureuses. En temps d'épidémie, surtout de fièvres éruptives, cette mesure devrait être prise journellement; de plus, dès qu'un homme de garde est atteint d'une maladie contagieuse, la désinfection du local et de son contenu s'impose d'urgence (Instruction sur l'hygiène des corps de garde, 5 septembre 1901).

LOCAUX DISCIPLINAIRES. — Les locaux disciplinaires, quels qu'ils soient (salles de police, prison cellulaire) ne doivent aucunement, par leur agencement, compromettre la santé des hommes appelés à les occuper.

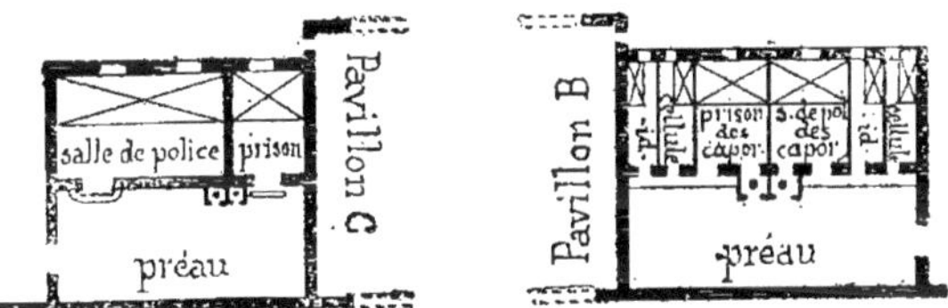

Fig. 36. — Locaux disciplinaires (d'après Arnould).

Le cubage d'air individuel ne doit pas être inférieur à 15 mètres cubes. La ventilation s'effectue, suivant la dimension des locaux, par une ou plusieurs ventouses placées dans le plafond et communiquant avec des tuyaux d'aspiration s'élevant jusqu'au faîtage.

L'éclairage est assuré par de larges fenêtres opposées aux portes et munies de persiennes en fer avec abat-jour inversés.

Dans chaque local, on installera une planche à pain.

Les lits de camp que les hommes ont à leur disposition sont du même type que ceux des corps de garde; ils seront construits d'une façon identique, de façon à pouvoir être nettoyés journellement (fig. 36).

Le sol sera imperméable et sera lavé fréquemment.

Autrefois, dans les locaux disciplinaires, l'homme n'avait à sa disposition, pour les besoins d'exonération naturelle, qu'un simple baquet dit « baquet de propreté ». Plus tard, on plaça dans le local un seau hygiénique, puis on installa des latrines s'ouvrant directement dans le local. Actuellement, les latrines ne communiquent plus avec ce dernier : elles donnent sur un préau, sur lequel s'ouvrent les locaux disciplinaires; des tinettes s'y trouvent disposées, réclamant, comme pour tout le reste du casernement, des mesures hygiéniques sévères.

Pendant les hivers rigoureux, des dispositions spéciales doivent être prises pour éviter les accidents par le froid ; à la couverture allouée normalement aux hommes punis de prison ou de cellule, doivent être ajoutées, quand la température le nécessite, de la paille de couchage et une demi-couverture. Les détenus pourront aussi porter leurs vêtements de drap sous la blouse et le pantalon de treillis.

Si, malgré ces précautions, la rigueur du froid faisait craindre quelque accident, la détention en cellule doit être ajournée, ou bien elle doit s'effectuer dans un autre local convenablement choisi (Circulaire du 23 février 1890).

INFIRMERIE RÉGIMENTAIRE. — Dans les vieux casernements, on trouve encore les infirmeries régimentaires placées au milieu des locaux d'habitation; pour loger et traiter les hommes atteints d'affections bénignes, on réservait quelques chambres, à l'extrémité d'un bâtiment, dont on les séparait toutefois. C'était ce groupement qui recevait le nom d'infirmerie.

D'après la notice sur les casernements (types 1889), une excellente mesure a été prise dans les casernes nouvellement construites : l'infirmerie régimentaire est complètement isolée des locaux d'habitation du soldat; elle constitue un pavillon séparé, distinct du reste de la caserne et entouré d'un jardinet clos destiné aux malades convalescents.

Le bâtiment de l'infirmerie est composé d'un rez-de-chaussée, d'un étage et de combles (fig. 37).

Au rez-de-chaussée prennent place :

1° La salle de visite, pouvant à la rigueur servir de logement pour le sous-officier de l'infirmerie.

L'éclairage de cette pièce demande à être suffisant; on y installera un robinet d'eau, une armoire fermant à clef pour les médicaments, une armoire à bibliothèque, un réchaud à gaz, s'il y a lieu ;

2° Une salle servant de réfectoire et de lieu de réunion aux malades et convalescents ; elle pourra aussi servir de salle d'attente pour les malades se présentant à la visite ;

3° Une chambre pour la tisanerie et le chauffage des bains ;

4° Un cabinet attenant à une chambre pouvant recevoir deux baignoires et des lavabos;

5° Une chambre servant de magasin pour les effets des malades, les ustensiles et les approvisionnements de l'infirmerie.

Le règlement prévoit que les locaux pour les douches destinées à la troupe peuvent être installés dans le pavillon de l'infirmerie. En ce cas, ils doivent comprendre deux pièces, l'une pour les bains, l'autre servant de vestiaire. L'entrée de ce service doit être distincte de celle de l'infirmerie, pour que le contact avec les malades soit évité.

Au premier étage, les locaux seront destinés au traitement des malades fiévreux, blessés, vénériens et convalescents. Une salle spéciale sera réservée pour chacune de ces catégories; elles resteront indépendantes les unes des autres. Il faudra prévoir encore une chambre pour le traitement des sous-officiers malades.

Ces chambres de malades doivent remplir toutes les conditions

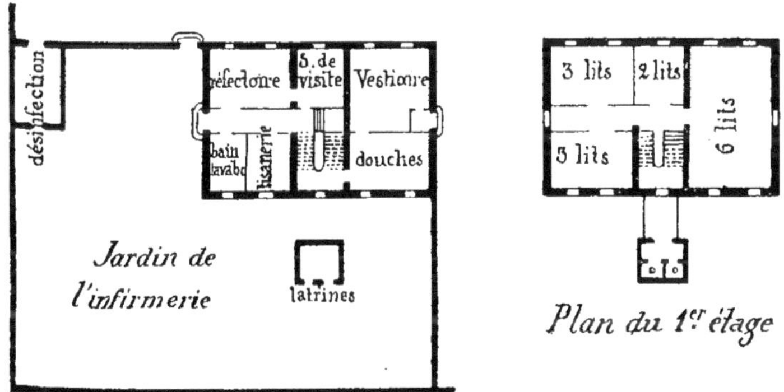

Fig. 37. — Infirmerie pour un bataillon (type 1898) (d'après Arnould).

hygiéniques requises pour la santé des hommes affectés à y séjourner, même un court espace de temps.

Elles doivent être assez spacieuses pour que chaque lit occupe 8 mètres carrés de surface et que chaque homme ait à sa disposition au moins 20 mètres cubes d'air. L'éclairage et la ventilation doivent être parfaits : les fenêtres seront grandes; celles qui se trouvent exposées au soleil seront munies de persiennes.

Les parquets seront indispensables.

Entre le rez-de-chaussée et le premier étage, des latrines seront installées dans une tourelle annexe, isolée du bâtiment principal, et reliée à ce dernier par un passage clos et bien éclairé. Ces latrines comprendront un urinoir et deux sièges, l'un pour la position accroupie, l'autre pour la position assise. Dans le cas où l'on fera usage de tinettes, elles seront disposées au rez-de-chaussée de la tourelle et retirées du côté des jardins.

Le plus grand état de propreté doit régner dans ce local, et les latrines doivent être soigneusement désinfectées chaque jour avec les antiseptiques usuels (crésyl, huile lourde de houille, etc.). Elles seront éclairées durant la nuit.

Dans les combles, on disposera le matériel de réserve du service de santé.

Les escaliers et les portes de tous ces locaux seront assez larges pour qu'on puisse y faire passer aisément un brancard.

Dans le jardin, on disposera un urinoir et des latrines dans un coin de l'enclos. En un autre coin, on pourra installer un petit réduit pour la désinfection qu'on peut avoir à pratiquer, tout particulièrement pour la sulfuration.

Toutes les salles doivent être parquetées, ou mieux carrelées; les parois devront être peintes à l'huile ou vernissées. Tout le local sera entretenu journellement dans un parfait état de propreté.

On ne doit soigner à l'infirmerie que les hommes atteints d'affections bénignes et ne réclamant qu'un court traitement. Les maladies contagieuses semblent ne pas devoir y prendre place; s'il est des malades suspects, dont le diagnostic ne soit pas encore ferme, il est préférable de les envoyer à l'hôpital que de les garder « en observation », même dans un local isolé de l'infirmerie, où l'isolement ne saurait être suffisant. Il faut en effet à tout prix éviter que l'infirmerie n'arrive à constituer un foyer d'infection épidémique au cœur même d'un casernement.

En théorie, l'infirmerie est inaccessible à la troupe; mais les relations sont fatales entre le personnel de l'infirmerie et les différentes unités qui y viennent régler certains détails administratifs; de telles allées et venues peuvent être préjudiciables à l'hygiène, en raison de l'extension des maladies contagieuses qu'elles peuvent favoriser.

De même, on ne saurait voir sans crainte tous les hommes malades d'un même régiment se trouver en contact dans la salle d'attente, avant la visite médicale : que l'un d'eux soit atteint de fièvre éruptive par exemple, il peut semer les germes à des hommes de plusieurs unités, et le régiment entier ne tardera pas à être contaminé. Si la mesure suivante ne paraît pas pouvoir être prise en tout temps, on peut tout au moins y avoir recours pendant les épidémies : on pourrait faire venir séparément à la visite les unités les unes après les autres, ce qui diminuerait d'autant les contacts, et l'infirmerie pourrait être accusée moins souvent de servir à la transmission des maladies infectieuses.

REGISTRE DE CASERNEMENT.

Des notions précédentes, il ressort que la salubrité des casernes dépend de facteurs nombreux et variés, que l'usage seul permet parfois d'apprécier comme il convient. Les défectuosités inhérentes à certaines dispositions, en apparence heureuses, ne se révèlent souvent qu'après une observation minutieuse et prolongée.

En d'autres termes, pour connaître la valeur hygiénique d'une caserne, pour découvrir ses points faibles et savoir quelles sont les mesures d'assainissement qui s'imposent, il faut l'avoir fréquentée pendant un temps assez long. Or les nécessités du service militaire entraînent parmi les médecins des corps des changements répétés ; à chaque mutation, le nouveau médecin, arrivant dans un milieu inconnu de lui, se trouvait forcément dans l'embarras pour signaler au commandement les améliorations et les modifications utiles en vue de la prophylaxie à établir. Jusqu'à ces dernières années, il ne pouvait s'inspirer d'aucun document précis, susceptible de le renseigner ; toutes les constatations faites par ses prédécesseurs étaient donc perdues pour lui. C'était là une lacune regrettable. Aussi, dès 1884, le médecin principal Renard (1) réclamait-il la création d'un carnet de casernement, contenant toutes les indications utiles. Ce carnet est réglementaire depuis plusieurs années déjà. En effet, à la date du 29 juin 1898, le ministre de la Guerre a décidé que les médecins chefs de service dans les corps de troupe (2) seraient tenus d'ouvrir et de tenir constamment à jour un registre médical de casernement, conforme au modèle donné. Ce registre facilite les mesures préventives contre les maladies épidémiques et contagieuses, car les renseignements qu'il comporte résument toute l'étude hygiénique et épidémiologique de la caserne. Il comprend en effet les chapitres suivants (3).

A. ***Installation du casernement***. — 1° Historique du casernement. Usage auquel le terrain était affecté avant la construction des bâtiments ;

2° Topographie, altitude ;

3° Nature du sol sur lequel a été établi le casernement ; profondeur de la nappe d'eau souterraine ;

4° Plan général, et type de la construction, orientation, assiette normale du casernement ;

5° Rapport de la surface bâtie à l'aire circonscrite par le mur d'enceinte ;

6° Chambres.
- Cubage des chambres, aire et cube moyens attribués à chaque habitant : 1° d'après l'assiette normale du casernement ; 2° d'après le nombre habituel des occupants ;
- Revêtement intérieur des murs ;
- Planchers et entrevous ;
- Moyens de ventilation, de chauffage et d'éclairage ;
- Logements des sous-officiers et employés mariés.

7° Locaux accessoires.
- Cuisines, réfectoires, cantines, locaux disciplinaires ;
- Lavabos, bains par aspersion, lavoirs ;
- Locaux et appareils de désinfection ;
- Écuries, fumiers, dépôts d'immondices ;
- Latrines et urinoirs, vidanges.

(1) Renard, Projet d'études méthodiques de l'hygiène des casernements. *Arch. méd. et pharm. milit.*, 1884, p. 49.

(2) Les médecins-chefs des hôpitaux militaires tiennent un registre analogue.

(3) Instruction du 29 juin 1898, relative à la tenue d'un registre de casernement.

8° Infirmerie régimentaire, situation, isolement, nombre, disposition des locaux ;

9° Eaux d'alimentation : origine, quantité, qualité, moyens d'épuration, distribution des prises d'eau ;

10° Égouts, système d'égouts. Issue des eaux pluviales ou ménagères provenant des cuisines, lavabos, bains, lavoirs, écuries ;

Tracé du réseau des eaux et des égouts sur le plan général du casernement ;

11° Valeur générale et salubrité du casernement. Principaux desiderata ;

12° Conditions de voisinage, densité de la population dans le quartier environnant, salubrité de ce quartier ;

Établissements et industries insalubres situés à proximité, avec indication de leur distance à la caserne ;

13° Améliorations et réfections importantes concernant l'hygiène de la caserne ;

B. ***Épidémiologie de la caserne***. — Historique des épidémies de la caserne, et, s'il y a lieu, caractères particuliers de la morbidité locale. Relation des épidémies annuelles, mentionnant :

1° La date de la manifestation et la durée de l'épidémie ;

2° Leurs principaux caractères et la gravité des atteintes ;

3° Le nombre d'hommes malades et le nombre de décès ;

4° La distribution des cas dans les bâtiments (statistique localiste) ;

5° Causes présumées de l'épidémie ;

6° Mesures prophylactiques mises en usage ;

7° La terminaison.

Comme on le voit, les renseignements sont complets et constituent en quelque sorte un véritable *casier sanitaire*, permettant aux médecins qui se succèdent dans les corps de se documenter rapidement sur la valeur hygiénique des casernes, sur la nature des maladies régnantes et sur les mesures prophylactiques propres à les combattre.

HABITATIONS TEMPORAIRES.

Sous le terme d'habitations temporaires, on désigne ordinairement les *camps*, le *cantonnement*, le *bivouac* et les *casemates*. Motivées par les nécessités de la vie militaire, ces habitations offrent généralement moins de confort et de salubrité que les habitats permanents ; par cela même, leur étude hygiénique n'en est que plus importante.

CAMPS.

Installés dès le temps de paix, en vue de l'instruction des troupes (manœuvres ou tirs), les camps sont destinés à être occupés successivement par différents corps qui viennent tour à tour s'y préparer à la guerre; tels sont actuellement les camps de Châlons, de Sathonay, du Ruchard, d'Auvours, d'Avor, de Mahy, de Sissonne, etc. Afin de pouvoir apprécier leur valeur hygiénique et dans le but de rechercher les mesures susceptibles de l'améliorer, le ministre a prescrit (Circulaire du 8 décembre 1899) d'établir pour chacun d'eux un dossier sanitaire, conformément à un programme se rapprochant de celui indiqué pour les casernements et les hôpitaux par l'instruction du 29 juin 1898.

Il importe, en effet, que les camps soient aussi bien organisés que possible, sinon leur insalubrité influera d'autant plus sur l'état sanitaire des troupes que celles-ci sont déjà fatiguées par le voyage et par les manœuvres. Une bonne installation dépend des dispositions suivantes :

Emplacement. — L'importance qui s'attache à l'emplacement n'avait pas échappé aux anciens, puisque Vitruve raconte que les augures romains immolaient des animaux pour s'assurer de l'état de leurs viscères avant de s'établir dans un pays. Les camps doivent, en effet, être installés dans des régions salubres, afin que les troupes qui viennent y séjourner tour à tour n'aient pas à souffrir des inconvénients inhérents à la localité. Il appartient donc au médecin qui fera partie de la commission d'études de rechercher par une enquête locale minutieuse quelles sont les maladies régnant dans la contrée, si elles sont endémiques (paludisme, goitre, dysenterie, fièvre typhoïde, etc.) ou accidentelles ?... A ces données épidémiologiques, il devra joindre des observations météorologiques, portant sur les vents régnants, les écarts de température et les températures extrêmes au cours des diverses saisons, l'abondance des pluies, la fréquence des orages, leur violence, etc.

Le régime des eaux sera étudié avec soin, au point de vue de leur quantité, de leur qualité, de leur provenance, de leurs causes possibles de pollution et des moyens d'y remédier.

Il convient également d'envisager la nature même du sol, son usage ; à ce propos, toutes les considérations développées précédemment, au sujet de l'emplacement des casernes, trouvent ici leur place. Un terrain légèrement incliné, perméable, situé sur le versant d'une colline, bien exposé pour éviter les excès de température (chaleur ou froid), à l'abri des vents régnants, est le plus favorable.

Si la nappe d'eau superficielle est trop voisine de la surface du sol, le terrain devra être asséché par le drainage.

Assiette du camp. — Comparable à une cité exclusivement militaire, le camp possède des rues et des habitations. Du bon entretien des rues dépend la propreté du sol des locaux; c'est pourquoi il convient, lorsque l'installation doit être de longue durée, d'empierrer les rues et d'y passer le rouleau, afin d'éviter qu'elles soient défoncées et boueuses.

La disposition des habitations se fait dans un ordre donné; elles sont orientées par rapport à une ligne fictive, qu'on suppose faire face à l'ennemi et représenter la ligne de bataille; cette ligne s'appelle *front de bandière*. On donne le nom de *rangée* à la série des habitations qui est parallèle au front de bandière, et celui de *file* à la série qui est disposée perpendiculairement.

Les habitations affectées aux hommes de troupe sont en avant, sur plusieurs rangées et plusieurs files: derrière elles, se trouvent les cuisines, les locaux disciplinaires, l'infirmerie (à moins quelle ne soit isolée), puis, plus loin, les locaux réservés au logement des officiers. Quant aux latrines, elles sont installées réglementairement à 60 mètres en avant du front de bandière et à 60 mètres en arrière du logement des officiers.

Suivant les circonstances, les locaux d'habitation sont constitués par des *baraques* ou par des *tentes*; les premières sont ordinairement en usage dans les camps sédentaires, permanents (camps baraqués); les secondes dans les installations provisoires, mobiles (camps sous tentes).

Camps baraqués. — Leur construction et leur aménagement varient avec les ressources locales et la nature de l'installation. Au premier camp de Boulogne (1803), les soldats construisaient eux-mêmes des baraques avec des perches, des pierres et du gazon (Bertrand) (1).

Moins rudimentaires et moins primitives furent celles du camp du Nord (1854), formé en vue de la guerre de Crimée, à Boulogne et dans les localités voisines (Wimereux, Ambleteuse, Equihem et Honvault). Elles se composaient d'une charpente en bois, avec un clayonnage de saucissons de paille, enduits de terre glaise intérieurement et extérieurement.

Toutes les baraques étaient construites sur le même modèle : le toit était en chaume; une porte de bois blanc donnait accès dans l'intérieur; l'éclairage était assuré par deux fenêtres, et le mobilier se composait de lits de camp en planches pour douze hommes.

Avec le camp de Châlons (2), l'installation se perfectionne. Aux tentes utilisées en 1857, on substitue l'année suivante des constructions en briques ou en pisé, avec plancher, plafond et murailles enduites de plâtre; le toit est couvert d'ardoises.

Chaque baraque comprend une petite pièce pour les quatre sous-officiers de la compagnie et une vaste salle (mesurant 30 mètres de long sur 6 de large et 3m,25 de hauteur), susceptible de loger cinquante hommes de troupe, couchés dans des lits analogues à ceux des casernes. Le cube d'air est de 17 mètres pour les sous-officiers et

(1) Cité par J. Périer, Histoire médicale des camps de Boulogne. *Rec. mém. méd. milit.*, 2e série, t. XVIII, p. 1.

(2) M. Lévy et Boisseau, art. « Camp », Dict. encyclop. des sciences médicales.

de 10 mètres pour les soldats; la ventilation est assurée par des fenêtres opposées (6 du côté où se trouve la porte, 7 sur l'autre façade) et par des ventouses d'admission au bas de la muraille. Au camp de Sathonay, les premières baraques furent construites en bois et recouvertes de zinc; on les abandonna dans la suite, à cause des températures excessives résultant du revêtement métallique. Les constructions actuelles sont en pisé, le sol est bitumé ; comme dimensions, elles mesurent 15 mètres de long sur 6 de large et 8 de haut.

Dans les camps élevés en 1871, autour de Paris (Satory, Villeneuve-l'Étang, Rocquencourt, Saint-Germain, Meudon, Saint-Maur), les parois des baraquements étaient en planches avec couvre-joints : quelques-unes seulement avaient une double paroi. Le sol était constitué par la terre sans aucun revêtement imperméable ; la toiture, primitivement en carton bitumé, fut recouverte ensuite à l'aide de tuiles. D'après Marvaud (1), les baraques de Villeneuve-l'Étang présentaient les dimensions suivantes : longueur, $18^{m},50$; largeur, $5^{m},50$; hauteur latérale, 2 mètres, et aux extrémités formant pignon, $3^{m},25$. Deux portes étaient ménagées sur les petits côtés, et 5 fenêtres, mesurant $1^{m},30$ de largeur et $0^{m},65$ de hauteur, étaient opposées sur les deux faces. Le cube d'air était de $6^{mc},600$, et aucun système de ventilation n'avait été installé.

Pour loger en 1872 les troupes allemandes d'occupation, on éleva dans l'est un certain nombre de baraquements, d'après les plans fournis par la commission militaire prussienne que présidait un médecin. Les bâtiments en bois, couverts de tuiles ou de tôle ondulée, étaient bien compris; ils furent utilisés plus tard pour loger nos troupes (Saint-Nicolas, Saint-Dié, Verdun, etc.), et quelques-uns servent encore aujourd'hui (Bar-le-Duc).

Chaque baraque mesurait 48 mètres de longueur sur 8 de largeur et 3 de hauteur. Elle était séparée en deux parties par un large couloir central, de chaque côté duquel se trouvait une chambre de sous-officier et une chambre de troupe (douze à vingt hommes).

Comme le montre ce rapide aperçu historique, si les premières baraques furent des abris de fortune, les installations ultérieures ont été de plus en plus perfectionnées.

A l'étranger, les camps baraqués ont été et sont encore employés. On peut citer : en Amérique, ceux de la guerre de Sécession, ceux de Colombie, de Californie, du Dakota, de l'Arizona ; en Angleterre, celui d'Aldershot ; en Russie, ceux de Krasnoé-Sélo, de Moscou, de Varsovie ; en Allemagne, celui de Dœberitz ; en Italie, ceux de Somma, Fojano, San-Morizio ; en Belgique, celui de Beverloo.

Mettant à profit le résultat des diverses expériences faites tant en France qu'à l'Étranger, on peut en déduire les conditions auxquelles

(1) Marvaud, Étude sur les casernes et les camps permanents. *Annales d'hyg. publ. et de méd. légale,* 2e série, t. XXXVII, 1872, et t. XXXIX, 1873.

doivent satisfaire les baraquements pour être sains et salubres.

Les matériaux de choix sont le bois et le fer pour les charpentes, les planches de bois tendre, le pisé ou de préférence la brique pour les revêtements.

Pour mieux protéger contre le froid en hiver et la chaleur en été, les parois seront doubles avec matelas d'air interposé.

Les bâtiments à simple rez-de-chaussée doivent être isolés du sol, afin d'être à l'abri des gaz toxiques de la terre qui tendraient à pénétrer dans l'habitation, surtout par les temps de pluie. A cet effet, l'emplacement peut être imperméabilisé à l'aide d'une couche de bitume, d'asphalte ou de béton de ciment ; ou bien encore, le plancher de la baraque peut être surélevé de $0^m,30$ à 1 mètre, en laissant libre l'intervalle sous-jacent, qui doit alors communiquer largement avec l'air extérieur.

Jamais le plancher ne sera en contre-bas du sol; en d'autres termes, l'emplacement ne doit pas être creusé.

Il importe que la toiture constitue un abri suffisant contre la chaleur en été et le froid en hiver, ce qui condamne les couvertures métalliques (zinc, tôle ondulée, etc.).

L'ardoise et la tuile sont préférables ; les couvertures en ciment volcanique, avec gravier superposé, sont à recommander, parce qu'elles n'exigent pas de charpente compliquée et sont parfaitement résistantes.

Le plafonnage peut être utile pour assurer une protection plus complète des locaux, car les baraques ont pour caractéristique d'être chaudes en été et froides en hiver. Les chiffres suivants, que nous avons relevés à l'hôpital annexe du Béquet, près de Bordeaux, en fournissent la preuve :

HEURES des observations.	TEMPÉRATURE au soleil.	TEMPÉRATURE à l'ombre.	TEMPÉRATURE dans une salle de malades (bâtiment en pierres).	TEMPÉRATURE dans une baraque (Dœcker).	
				Fermée.	Ouverte (6 panneaux relevés).
10 heures	28°	25°	24°	33°	31°
Midi.........	39°	35°	25°	41°	35°
2 heures soir..	35°	29°	26°	35°	32°
5 — ..	30°	28°	25°	34°	32°

Des chéneaux en métal ou en bois doivent être disposés pour recevoir la pluie tombant sur la toiture et la déverser dans une gouttière commune se rendant dans une canalisation spéciale ou aboutissant à une rigole empierrée.

De même que les bâtiments permanents des casernes, les baraques doivent avoir une orientation convenable ; les principes sont ici les mêmes. Dans les régions tempérées ou froides, les faces principales seront donc tournées à l'est et à l'ouest.

Afin de favoriser l'accès de l'air et de la lumière sur les côtés opposés des baraques, il convient de laisser entre elles une distance au moins égale à une fois et demie leur hauteur.

Toutes les autres considérations qui ont été développées au sujet des casernes trouvent également ici leur application.

Dans les chambres, le nombre des hommes sera fractionné autant que possible. Dans leurs baraquements de 1872, les Allemands ne réunissaient pas plus de dix à vingt hommes.

L'aire superficielle sera suffisante pour que les lits soient au moins à 1 mètre de distance les uns des autres.

Quant au cube d'air, il pourra varier suivant l'activité de la ventilation, sans descendre toutefois au-dessous des limites fixées à propos des casernes.

Ce serait en effet une profonde erreur de penser que la question de l'aération n'intéresse pas les camps baraqués, du moment qu'ils sont installés dans la campagne, que les parois des constructions sont faites de matières légères, non imperméables, et qu'ils sont occupés par les troupes surtout pendant la belle saison, alors qu'on peut sans inconvénient laisser les fenêtres ouvertes pendant la plus grande partie de la journée.

Le séjour dans une atmosphère confinée est toujours à redouter durant les nuits. Le danger est d'autant plus sérieux que le cube d'air généralement alloué dans les baraques est insuffisant (10 mètres cubes au camp de Châlons, 6 mètres cubes dans les camps établis autour de Paris en 1871, sauf au camp de Saint-Maur, où il atteignait 13 mètres cubes; 15 mètres cubes au camp d'Avor).

En plus des différents systèmes d'aération étudiés pour les casernes, il convient de citer encore le dispositif adopté dans les baraques américaines, dont le toit, ouvert dans toute sa longueur, sur une largeur de $0^{m},30$ environ, est protégé contre la pluie par un surtoit, à pentes parallèles à celles du toit proprement dit. En hiver, les poêles sont installés de telle façon qu'ils concourent également à la ventilation des baraques, dont ils assurent le chauffage. A cet effet, ils sont entourés en partie par une enveloppe métallique, communiquant avec une prise d'air extérieure, ménagée sous le plancher, qui est à double paroi. L'air froid, en pénétrant dans les baraques, s'échauffe donc au contact du poêle. L'air vicié s'échappe par une gaine en bois enveloppant le tuyau de fumée à sa partie supérieure et venant déboucher sur le toit.

Les fenêtres, opposées deux à deux, seront suffisamment grandes et nombreuses : des impostes pourront être placées au-dessus des portes.

Dans les pays chauds et notamment dans les colonies, les constructions devront être pourvues, sur chacune de leurs faces, de véranda formée par le prolongement du toit. Si le plancher est surélevé au-dessus du sol, ces vérandas constituent alors une sorte de balcon couvert.

Dans les régions à malaria, les fenêtres seront garnies de toiles métalliques, et un tambour spécial sera installé devant chaque porte pour empêcher l'accès des moustiques à l'intérieur de l'habitation.

L'application des dispositions précédentes rend les baraques saines et confortables; elle donne au camp baraqué la valeur d'un casernement permanent, à pavillons séparés, établi suivant le type du *block system.*

Mais la salubrité du camp ne réside pas uniquement dans les constructions; elle dépend encore de la qualité de l'eau potable, du système de latrines utilisé, des moyens de vidange praticables, etc.

Si le camp n'est pas desservi par une canalisation d'eau de source à l'abri de tout soupçon, il sera nécessaire de recourir à l'épuration par les filtres ou mieux par les stérilisateurs d'eau par la chaleur sous pression, en s'inspirant des observations mentionnées précédemment. Depuis la mise en usage d'un appareil Vaillard-Desmaroux, au camp de Saint-Germain, l'état sanitaire des troupes qui l'ont occupé a été bien meilleur.

Les latrines doivent être installées avec soin et surveillées d'une manière attentive. Le tout à l'égout ne sera qu'exceptionnellement réalisable. Ordinairement, on est forcé de recourir aux tinettes mobiles du système Goux. Leur garniture intérieure devra être faite de matières pulvérulentes et sèches, et non de manchons de paille, qui ne conviennent en aucune façon. Enfin des urinoirs seront installés en nombre suffisant, à proximité des baraques, pour éviter la souillure du sol par les hommes, qui ne prendraient assurément pas la peine de se rendre aux latrines pour uriner.

Comme système de vidange, on ne saurait trop recommander l'épandage, toutes les fois que le terrain s'y prête. L'essai tenté au camp de Sissonne (1) est tout en faveur de ce procédé. Associé aux fosses septiques automatiques du système Bezault, il semble constituer actuellement la meilleure méthode d'évacuation et d'épuration des matières fécales et des eaux usées.

Au camp de Sissonne (Aisne), le champ d'épandage a une superficie totale de $2^{ha},7076$; il est situé à 1 800 mètres du camp et à 1 500 mètres des premières maisons du bourg. Sa division en neuf quadrilatères d'irrigation, jointe à un système de vannes particulier, permet de pratiquer l'épandage par intermittence, dans chaque fraction du champ; on peut donc régler à volonté l'irrigation, suivant les exigences de la végétation et les saisons. Les eaux usées sont collectées dans un dépotoir étanche de 130 mètres cubes de capacité

(1) Thooris, Le champ d'épandage du camp de Sissonne. *Arch. de méd. et de pharm. milit.*, mars 1903, p. 193.

utile, correspondant à la quantité utilisée chaque jour par une brigade d'infanterie (4000 hommes à raison de 30 litres d'eau par homme). Du dépotoir les eaux sont refoulées dans la canalisation par deux pompes conjuguées, actionnées par un moteur à pétrole.

Les frais de cette installation se sont élevés à 43844 francs, se répartissant de la façon suivante :

Acquisition du terrain	3 993 francs.
Canalisation	22 051 —
Moteur à pétrole à deux pompes conjuguées	3 900 —
Dépotoir, accessoires et installation du champ d'épandage	13 900 —
Total	43 844 francs.

A cette dépense, il convient d'opposer celle occasionnée par la vidange des tinettes mobiles, qui, exécutée à l'entreprise, à raison de 1 centime par homme et par jour, se montait à 5 000 francs pour la saison d'occupation.

Les camps baraqués, qui sont en somme des camps sédentaires, doivent être pourvus des mêmes locaux accessoires que les casernes.

Les bains-douches y sont nécessaires, lorsqu'il n'existe pas à proximité de mer ou de rivières permettant la balnéation en pleine eau. A Krasnoé-Sélo, les Russes ont installé des bains de vapeur, qui font partie de l'hygiène habituelle des garnisons. Des jeux divers, des salles de réunion, de lecture, des bibliothèques seront d'un puissant secours contre le désœuvrement et l'ennui qui accompagnent souvent le séjour dans les camps et poussent les hommes à s'exposer, dans les cabarets du voisinage, à l'alcoolisme et au péril vénérien dû à la prostitution clandestine.

Enfin les chevaux ne sauraient être laissés en permanence à la corde, en plein air ; des écuries indépendantes des habitations de la troupe doivent donc être élevées.

Camps sous tentes. — Contrairement aux camps baraqués, qui sont permanents, les camps sous tentes sont provisoires et mobiles.

Cette distinction, importante en l'espèce, fait qu'on n'est pas toujours aussi méticuleux dans le choix de l'emplacement. En certaines circonstances, d'ailleurs, la question militaire prime toutes les autres ; l'hygiène doit alors s'incliner pour reprendre ensuite ses droits, dès que les nécessités stratégiques deviennent moins impérieuses. Que le camp soit baraqué ou sous tentes, les règles de la castramétation restent les mêmes.

Dans les camps sous tentes, le confort est moins grand et les mesures hygiéniques moins perfectionnées, car on est souvent forcé de recourir à des moyens de fortune.

La tente actuellement en usage dans l'armée française pour l'établissement des camps est la tente dite *conique*, *turque*, *à marabout*, ou à *Seize*, qui mesure 6 mètres de diamètre à la base et 3 mètres de hauteur.

La toile est soutenue par un mât central, se fixant dans un chapiteau placé au sommet; deux rangées de piquets l'assujetissent à sa périphérie. Son poids est de 58kg,500; sa capacité est de 30 mètres cubes, ce qui donne moins de 2 mètres cubes d'air par homme, puisque la tente doit en principe contenir seize soldats, et qu'il faut défalquer l'espace qu'ils occupent ainsi que celui qui est pris par leur équipement, la paille de couchage, etc. Si la forme conique présente l'avantage de donner moins de prise au vent et, par conséquent, de mieux résister aux bourrasques, elle a toutefois l'inconvénient de ne permettre la station debout que dans la partie centrale.

Les hommes se couchent la tête tournée vers la périphérie et les pieds du côté du mât. Bien que la tente soit constituée par un simple tissu de toile, les échanges gazeux s'opèrent difficilement, surtout lorsque la toile est imprégnée d'humidité; aussi, pour éviter les dangers de l'encombrement, a-t-il fallu prévoir des moyens de renouveler l'air. La ventilation se fait par deux portes opposées, qui, suivant les conditions atmosphériques, peuvent être maintenues plus ou moins relevées au moyen de 2 piquets. Le sommet de la tente est ouvert au-dessous du chapiteau et constitue en quelque sorte une cheminée d'appel. Enfin la toile même de la tente s'arrête environ à 30 centimètres du sol et se prolonge au delà par une toile grossière, dite *toile à pourrir*, qu'on enterre ou qu'on peut relever sans nuire à la stabilité de la tente, de manière à établir un courant d'air balayant la surface même du sol. Quoi qu'il en soit, on ne répartit ordinairement que dix hommes au lieu de seize par tente conique.

Certaines précautions sont à recommander. Pour mettre les occupants à l'abri des émanations telluriques et de l'humidité, il serait à désirer que le sol fût imperméabilisé sur l'emplacement même de la tente. En pratique, on bat et on tasse le terrain, ce qui n'est pas suffisant. Jamais il ne faut tolérer que le sol soit creusé ; l'histoire des *taupinières* de Crimée a montré les graves inconvénients auxquels cette manière de faire expose. Pour recevoir les eaux de pluie découlant de la surface de la tente, il convient de ménager, tout autour de la toile à pourrir, une rigole à pente régulière et uniforme, qui conduise les eaux dans les canalisations ou les drains chargés de les évacuer au loin. La terre retirée de la rigole est rejetée sur les bords de la toile à pourrir.

Telles quelles sont, les tentes constituent un excellent abri contre le rayonnement nocturne; mais elles protègent mal contre la chaleur ou le froid, car la toile qui entre dans leur confection est bonne conductrice du calorique.

En Algérie, on a vu parfois le thermomètre marquer 62° à l'intérieur des tentes ; on conçoit aisément que ces conditions soient favorables à la production du coup de chaleur. C'est pourquoi on doit, en été, comme dans les pays chauds, chercher à protéger la toile des tentes contre l'action directe des rayons solaires, soit en la recouvrant de branchages, de paille ou de tissus, soit en l'arrosant du côté exposé au soleil. Cette dernière précaution peut suffire à elle seule à faire baisser la température intérieure d'une dizaine de degrés (M. Lévy et Boisseau) (1).

Pendant la saison froide, il sera avantageux de mettre les tentes à l'abri du vent, au moyen d'installations de fortune.

Lorsqu'on dresse une tente, il faut avoir soin de ne pas trop tendre la toile si elle est sèche, car, sous l'action de la pluie ou de l'humidité, elle se resserre, se rétrécit, et peut se déchirer si elle est usagée, ou perdre sa stabilité par suite de l'arrachement des piquets.

Sous la tente, les hommes ne doivent jamais coucher directement sur le sol, par crainte de l'humidité et du refroidissement consécutif. En temps de paix, le soldat français reçoit 5 kilogrammes de paille tous les quinze jours. Pour éviter que cette paille soit sans cesse piétinée et ne se transforme rapidement en fumier, il faut conseiller aux hommes, lorsque le séjour doit être prolongé, de natter la paille ou d'en confectionner des paillassons, qui, pendant le jour, seront roulés dans la tente, ou, ce qui est préférable, exposés à l'air ou au soleil, quand le temps le permettra.

En campagne, à défaut de paille, les hommes doivent faire provision d'herbes sèches, de feuillages ou de menus branchages pour constituer une litière sur laquelle ils se coucheront.

Les camps sous tentes, destinés en temps de paix à être occupés périodiquement en vue de l'instruction des troupes, peuvent être alimentés en eau potable dans les mêmes conditions que les camps baraqués permanents. Toutes les dispositions exposées précédemment à ce sujet trouvent donc ici leur application. Il n'en est plus de même pour les camps mobiles, où le séjour est de peu de durée. Ces camps doivent donc, autant que possible, être installés à proximité d'un cours d'eau, de sources ou de puits à débit suffisant, afin d'éviter le transport à longue distance, qui est toujours préjudiciable à la bonne qualité de l'eau. Toutes les précautions seront prises pour éviter que l'eau ne soit polluée en amont du point où elle est puisée pour l'alimentation des hommes ; lavoirs ou abreuvoirs seront donc reportés en aval, et au besoin les points d'eau seront gardés par des factionnaires.

Si la qualité de l'eau est douteuse, il conviendra de l'épurer avant consommation, par l'un des procédés rapides étudiés précédemment (épuration chimique par exemple).

(1) M. Lévy et Boisseau, art. « Camp », Dict. encyclop. des sciences médicales.

Dans les camps mobiles, les latrines sont constituées par de petits fossés creusés à 60 mètres en avant du front de bandière et à 60 mètres en arrière de la dernière rangée de tentes; on donne à ces latrines le nom de *feuillées*, parce qu'elles sont généralement dissimulées derrière des branchages. Primitivement, on creusait une grande fosse, mais la profondeur d'une part, les bords glissants et mobiles d'autre part, inspiraient une légitime méfiance aux visiteurs, surtout pendant la nuit, de telle sorte qu'ils s'exonéraient non dans la fosse, mais aux alentours.

La circulaire du 22 août 1889 a prescrit d'établir les feuillées en creusant un sillon à parois taillées à pic, aussi profond que le permet la pioche, mais n'ayant pas plus de largeur que le fer de la pelle réglementaire.

En plaçant ses pieds l'un à droite, l'autre à gauche, l'homme se trouve à cheval sur le fossé, qui peut dès lors recevoir en totalité l'urine et les matières fécales. La terre retirée du sillon est rejetée de chaque côté, à 30 centimètres environ; il est recommandé aux hommes d'en faire tomber avec le pied une quantité suffisante pour recouvrir leurs excreta avant de quitter la feuillée.

Matin et soir, le service de semaine fait jeter dans les sillons des matières désinfectantes (sulfate de fer au dixième, ou lait de chaux, à raison de 25 grammes par homme), puis les cendres des divers foyers; le fossé est ensuite comblé avec de la terre, qui est fortement tassée. Ce procédé prévient les mauvaises odeurs et empêche la dissémination par les mouches et les autres insectes des microorganismes contenus dans les matières fécales. C'est, en quelque sorte, une application de l' « Earth System », qui, d'après le *Deutéronome*, était déjà mis en pratique par les Hébreux, sur les recommandations de Moïse (M. Lévy et Boisseau).

L'emplacement des feuillées est indiqué pendant le jour par les branchages qui les abritent et, pendant la nuit, par une lanterne allumée.

Avant de lever le camp, les feuillées doivent être convenablement comblées; à chaque extrémité, on dispose des branchages et des pierres, afin d'indiquer nettement leur emplacement et d'empêcher les troupes qui pourraient ultérieurement venir s'installer au même endroit de fouiller le sol à leur niveau.

Différents modèles de tentes. — **Armée française.** — En raison même de l'inclinaison de la toile, la tente conique ne permet pas de se tenir debout dans une grande partie de son intérieur. Pour obvier à cet inconvénient, on a cherché à augmenter les dimensions verticales de la tente, en élargissant sa partie supérieure à l'aide de rayons articulés sur une virole mobile le long du mât central, en d'autres termes, au moyen d'un dispositif analogue à celui des parapluies, ce qui permet en outre de tendre la toile à volonté, suivant qu'on élève plus ou moins les rayons. Telles sont : *la tente octogonale Guilloux* (huit tringles en fer), et *la tente dite de conseil ou de quartiers généraux* (rayons en bois).

La tente *Taconnet*, ou tente elliptique à deux mâts, était autrefois destinée aux camps stationnaires. Elle pouvait contenir 16 hommes. La toile reposait sur une traverse horizontale de 2 mètres de long, supportée par deux montants verticaux, également de 2 mètres, et circonscrivait sur le sol un espace elliptique mesurant 6 mètres de long sur 4m,30 de large. Son poids était de 30 kilogrammes et sa capacité de 24 mètres cubes. On l'a abandonnée, car elle résistait mal au vent, et on lui a substitué la tente conique, qui est encore réglementaire.

L'armée française a fait usage, pendant longtemps, d'une tente de marche dite *tente-abri*, se composant de deux pièces de toile (1m,70 de long sur 1m,60 de large), réunies à la partie supérieure au moyen de boutons et de boutonnières, de deux montants en bois de 1m,20 de haut (en deux morceaux pouvant s'assembler au moyen d'une douille de fer-blanc), d'une corde et de six petits piquets en bois. Cette tente abritait deux hommes couchés en long ; chacun d'eux emportait sur son havresac la moitié des objets précédents, pesant en tout 1kg,820, quand la toile était sèche. Si les hommes étaient de taille supérieure à la moyenne, les extrémités des membres inférieurs se trouvaient à découvert et, par suite, mal protégées; c'est pourquoi, en pratique, les hommes se réunissaient à quatre et encore mieux à six (Morache) pour assembler leurs toiles bout à bout, au moyen des boutonnières et des boutons situés sur les côtés, de façon à obtenir un abri plus étendu et par suite plus confortable.

La tente de marche a été utilisée pendant la campagne d'Algérie (à partir de 1850) et pendant celle de 1870-1871. On y a renoncé à partir de 1878 (1); toutefois, elle a été conservée pour les troupes d'Algérie et les bataillons alpins. Ouverte à ses deux extrémités, la tente-abri n'assure qu'une protection insuffisante ; elle est également trop basse et trop étroite; on ne peut s'y maintenir que couché; de plus, elle manque de stabilité contre le vent. Un autre modèle, en apparence plus pratique, avait été proposé en 1869 par un officier français, Waldejo, et expérimenté au camp de Châlons. Chaque homme était muni d'une pièce de toile, de forme losangique, qui, réunie à une autre similaire, constituait une tente de 1m,41 de hauteur sur 2 mètres de côté; quatre hommes se dressaient une tente de 4 mètres de long sur 2 mètres de large, fermée de tous côtés.

Armées étrangères. — Au moment où la France renonçait à la tente-abri, celle-ci était adoptée par l'Allemagne et par l'Autriche.

(1) Circulaire ministérielle du 15 juillet 1878.

Cette coïncidence curieuse soulève naturellement la question de l'opportunité de la tente pour les troupes en marche.

En faveur de sa suppression, on peut invoquer les raisons suivantes : sa protection est trop incomplète pour justifier la surcharge que son transport impose aux fantassins, surtout par les temps de pluie. Au point de vue stratégique, les tentes facilitent à l'ennemi la reconnaissance de l'emplacement des troupes et de leur importance numérique ; en cas d'alerte, les tentes entravent la mobilité des hommes. C'est pourquoi Napoléon n'avait jamais consenti à leur emploi.

Par contre, en faveur de l'adoption de la tente-abri, on peut précisément invoquer l'exemple des armées de l'Empire, dont la grande mortalité doit être en majeure partie attribuée à ce fait que les troupes étaient forcées de bivouaquer. Il est, en effet, rationnel de penser que, si quelques nuits passées à la belle étoile, pendant la saison chaude, ont peu d'influence sur la santé des hommes, il n'en est pas de même quand il pleut ou quand il fait froid. Or, dans les guerres futures, il est à craindre que la masse des armées engagées ne rende le cantonnement exceptionnel, et que le bivouac ne devienne la règle, surtout à proximité du théâtre des opérations.

Comme on le voit, les arguments pour ou contre l'emploi de la tente de marche ont une réelle valeur ; l'expérience seule pourra faire connaître quelle est la meilleure solution.

La tente adoptée par l'armée allemande est en coton brunâtre, imperméabilisé ; chaque morceau mesure $1^{m},50$ de côté et est garni de boutonnières et de boutons en aluminium, permettant de les réunir bout à bout. Le poids de la toile et des accessoires porté par chaque homme est de $1^{kg},500$. En marche, la toile peut servir à protéger les soldats contre la pluie ; au bivouac, elle peut être utilisée comme manteau ou comme couverture.

La tente portative actuellement en usage dans l'armée austro-hongroise (1) est également en coton de couleur brune, mais la forme des morceaux diffère ; ceux-ci représentent un losange de 2 mètres de côté et sont pourvus de neuf olives en bois et d'autant de boutonnières symétriquement disposées. Le poids porté par chaque homme est de $1^{kg},170$. Généralement les toiles sont associées quatre à quatre ; mais, quand on campe sur un terrain très irrégulier, on ne les réunit que deux à deux ; elles constituent alors une pyramide, haute de $1^{m},50$, dont la base affecte une forme quadrangulaire et mesure 2 mètres de côté.

Les Hollandais ont adopté une tente-bonnet de police assez analogue à notre tente-abri, mais la toile est soutenue par les fusils, ce qui n'est pas admissible ; sur le sol, on étend une toile cirée, qui peut faire office de manteau pendant les marches.

(1) *Revue du cercle militaire*, 20 août 1893.

En Russie, on s'est servi récemment de tentes de différentes grandeurs, pouvant contenir de 8 à 40 hommes; elles sont constituées à l'aide de morceaux d'étoffe portés par les soldats; ce sont les tentes de grandeur moyenne (de 15 à 18 hommes) qui ont donné les meilleurs résultats, lors des expériences faites en plein hiver.

Considérations générales. — A la toile de lin ou de chanvre utilisée pour les tentes de l'armée française, les nations étrangères ont substitué des tissus de coton, qui se laissent moins pénétrer par l'humidité et sont moins bons conducteurs du calorique.

Les tentes de laine seraient préférables dans les pays froids; mais elles sont plus lourdes et leur prix de revient est plus élevé.

S'il est avantageux d'imperméabiliser le tissu de la tente contre l'eau, il est nécessaire, par contre, qu'il reste perméable à l'air. A cet effet, on devra donc renoncer à l'emploi de la gutta-percha ou du caoutchouc pour recourir aux procédés à l'acétate d'alumine ou à la paraffine.

La couleur blanche, trop voyante, est remplacée aujourd'hui par des teintes foncées (brune, cachou). On peut la conserver cependant dans les pays chauds, en raison de son faible pouvoir d'absorption pour les rayons solaires. Les tentes d'officier sont ordinairement doublées d'une étoffe de laine; elles sont ainsi mieux protégées contre le refroidissement, grâce à la couche d'air interposée. En variant la nuance de la doublure (bleue dans les pays chauds, jaune dans les pays tempérés), on peut arrêter ou laisser passer les rayons calorifiques, ce qui rend la protection plus efficace encore. Malgré ces avantages, cette disposition n'est pas applicable aux tentes destinées à la troupe à cause de la surcharge qu'elle entraînerait.

Valeur hygiénique des camps. — Ainsi que le laissent entrevoir les détails exposés précédemment, la valeur hygiénique d'un camp dépend avant tout de ses conditions d'installation; mais, toutes choses égales d'ailleurs, elle est aussi influencée par la durée d'occupation du camp. Au début, les troupes retirent un bénéfice rapidement appréciable de la vie en plein air et du changement de milieu; le séjour à la campagne leur est profitable au point de vue physique et moral. Cette influence heureuse est si manifeste qu'on a coutume, lorsqu'une épidémie éclate, de faire camper les hommes sous la tente pendant qu'on procède à la désinfection de la caserne évacuée. L'expérience a montré que cette mesure appliquée avec discernement, en tenant compte de la nature de l'infection, de la saison, des lieux disponibles, etc., suffisait le plus souvent à enrayer rapidement une épidémie naissante.

Il n'en est plus de même quand l'occupation du camp se prolonge. Fatalement et progressivement, le sol s'infecte par suite de la quantité de matières organiques de toute sorte abandonnées à sa surface ; comme il est sans cesse remué, piétiné, défoncé, il devient à son tour infectant. Le danger est encore accru quand, aux conditions telluriques précédentes, viennent s'adjoindre des influences météorologiques fâcheuses (chaleur excessive, pluie, froid, etc.).

C'est pourquoi, dans un but prophylactique, il est recommandé de tenir avec une propreté méticuleuse, non seulement l'intérieur des tentes, mais encore leurs abords. De plus, pendant la belle saison, il convient d'abattre chaque jour la tente, afin d'exposer aux rayons du soleil l'aire sur laquelle elle est dressée. Enfin le déplacement périodique du camp peut devenir une nécessité ; Baudens estimait qu'une tente ne devait jamais rester plus de quatre jours dressée à la même place. En campagne, les corps doivent éviter avec soin de camper sur un emplacement précédemment occupé par d'autres troupes ; l'histoire de l'expédition de Tunisie (1882-1883) a montré tous les inconvénients qui pouvaient en résulter, au point de vue de la propagation et de la dissémination de maladies contagieuses, telles que la fièvre typhoïde.

En dehors des circonstances spéciales imposées par l'état de guerre, il y a tout avantage à ne pas agglomérer les hommes sur un espace trop restreint, en d'autres termes, à éviter l'*encombrement* et le *confinement*. Dans les camps, l'espace est calculé à raison de 1 mètre carré par fantassin, de 2m, 50 par cavalier, ce qui paraît insuffisant : les tentes doivent être séparées les unes des autres par un intervalle au moins égal à une fois et demie leur diamètre.

Toutes les données précédentes sont confirmées par l'épidémiologie. En général, la morbidité est proportionnelle à la durée d'occupation du camp. Faible au début, elle augmente avec la prolongation du séjour. La nature des maladies diffère également : dans les premières semaines, la pathologie relève surtout des influences météoro-telluriques (bronchite, angine, pleurésie, pneumonie, rhumatisme, ou au contraire diarrhée, embarras gastrique, paludisme, suivant les saisons). Ultérieurement apparaissent la dysenterie et la fièvre typhoïde ; enfin, dans les guerres du passé, lorsque les fatigues et les privations avaient provoqué la déchéance de l'organisme, survenaient encore le typhus et le scorbut, comme on l'a observé en Crimée en 1855-1856.

Lorsque, en vue d'une expédition ou pour toute autre cause, des troupes sont concentrées dans un camp, il importe de s'enquérir au préalable de leur état sanitaire. En effet, si un régiment est atteint d'une maladie infectieuse quelconque à son départ de la garnison, il emportera avec lui le contage et l'essaimera de proche en proche, contagionnant les corps voisins avec d'autant plus de rapidité que, l'agglomération étant plus grande, les rapports deviennent plus intimes et l'infection du sol plus considérable.

Les épidémies observées lors de l'expédition de Tunisie et de

Tonkin en font foi. Celle du camp du Pas-des-Lanciers (1885) est remarquable entre toutes : 8 500 hommes, provenant de différents corps, avaient été réunis pour former la division de réserve du Tonkin. Le 62e régiment d'infanterie, caserné à Lorient, où sévissait alors la fièvre typhoïde, avait fourni un certain nombre d'unités. Des soldats, infectés avant leur départ, arrivèrent au camp en incubation, apportant la graine qui, disséminée par les matières fécales, donna naissance à une vaste épidémie. En soixante-quatorze jours, il y eut 2 902 malades et 122 décès (Duchemin).

Avant de réunir et de grouper ensemble divers détachements, il convient donc de les soumettre isolément à une observation d'autant plus minutieuse que l'état sanitaire des corps d'où ils proviennent laisse à désirer.

CANTONNEMENT.

Le cantonnement est le logement momentané des troupes dans des bâtiments autres que ceux des casernes ou des camps.

Depuis la suppression de la tente-abri, le cantonnement chez l'habitant est devenu réglementaire (1). La disposition du cantonnement dépend de la situation tactique, de la marche du jour et des projets ultérieurs du commandement. A grande distance de l'ennemi, il est étendu de manière à assurer aux hommes des abris convenables : dans son voisinage, il est plus resserré. C'est pourquoi le règlement du 28 mai 1895 (2) distingue : 1° le *cantonnement ordinaire*, qui prévoit, par habitant, 1 officier ou 5 à 6 hommes dans les villes ou localités industrielles, ou 10 hommes dans les régions agricoles ou 2 chevaux ; 2° le *cantonnement resserré*, qui ne laisse à chaque ménage qu'une ou deux pièces et occupe toutes les autres, à raison de 2 mètres carrés par homme ; 3° le cantonnement d'*alerte*, à proximité de l'ennemi, qui utilise de préférence les rez-de-chaussée et tous les grands locaux, dont les portes doivent rester ouvertes en permanence. On pratique au besoin des issues supplémentaires. Les locaux et les rues sont éclairés pendant la nuit. Les hommes couchent tout habillés, les cavaliers à côté de leurs chevaux et les officiers au milieu de leur troupe. Toutes ces précautions ont pour but de permettre aux hommes de sortir rapidement du cantonnement ; 4° enfin le *cantonnement-bivouac*, dans lequel les corps utilisent d'abord aussi complètement que possible tous les locaux disponibles ; quant aux fractions non logées, elles bivouaquent dans les cours et les jardins attenant aux locaux précédents, mais jamais dans les rues, les chemins ou sur les routes.

Le cantonnement est reconnu et préparé par un officier, assisté d'un sous-officier et de plusieurs hommes, dont la réunion porte le

(1) Service en campagne, 26 octobre 1883.
(2) Service des armées en campagne.

nom de *campement*. Le campement marche ordinairement avec l'avant-garde. En arrivant dans la localité où les troupes doivent cantonner, l'officier commandant le campement s'informe auprès de la municipalité ou, à son défaut, auprès des habitants les mieux en mesure de pouvoir le renseigner, s'il existe des épidémies ou des épizooties. Il fait contrôler les déclarations recueillies et donne des ordres, afin que tous les locaux contaminés ou suspects soient non seulement inoccupés, mais encore marqués d'un signe distinctif très apparent pour éviter qu'on y pénètre.

Le règlement (Instruction du 30 mars 1895) prévoit qu'en cas de besoin un médecin pourra être attaché au campement. La répartition des locaux est faite par le chef du campement proportionnellement aux effectifs; les fourriers reconnaissent les locaux et marquent distinctement à la craie sur la porte d'entrée le nombre d'hommes et de chevaux que la maison doit contenir, avec l'indication de la fraction à laquelle ils appartiennent. Pour les officiers, on inscrit sur la porte de leur futur logement leur nom et leur grade.

Le campement doit s'enquérir également de la qualité de l'eau de boisson et se faire désigner les prises (puits, borne-fontaine, etc.) où l'eau est bonne, mauvaise ou suspecte. Il reconnaît également les abreuvoirs, les lavoirs, etc. Au départ, on laisse subsister toutes les indications mises à la craie, afin de renseigner les corps qui ultérieurement viendraient cantonner dans la localité. De plus, le commandement consigne par écrit toutes les constatations qu'il a pu faire concernant la salubrité et l'état sanitaire de l'endroit, et il les remet sous pli fermé à la mairie, où elles doivent toujours être réclamées par les nouveaux arrivants.

On ne saurait apporter trop de soins dans la préparation du cantonnement. Au cours des grandes manœuvres, il arrive très souvent que des troupes se contaminent en séjournant dans des localités où sévissent ou viennent de sévir des maladies contagieuses.

En raison même de la densité anormale de la population, il faut veiller à la propreté des locaux et au bon entretien des latrines. On n'hésitera pas à recourir à l'emploi des feuillées, si les latrines existantes sont insuffisantes ou mal installées.

L'encombrement est fatal dans le cantonnement resserré ; aussi les troupes ne tardent pas à en ressentir les funestes effets, pour peu que leur séjour se prolonge.

L'histoire des cantonnements sous Metz et près de Paris (1870-1871) en fournit la preuve; les maisons occupées par les hommes étaient rapidement devenues des foyers d'infection. Dans les guerres de l'avenir, l'assainissement des locaux avant et après l'occupation devra préoccuper le commandement. A cet effet, on pourrait utiliser les « équipes sanitaires », dont nous avons déjà entrevu le rôle à propos de la préparation de l'eau de boisson pour les troupes en marche.

BIVOUAC.

Le bivouac désigne l'emplacement à ciel ouvert, occupé par les hommes qui, se trouvant à proximité de l'ennemi, sont forcés de passer la nuit à la belle étoile, ou sous des abris improvisés.

Cette définition montre que le bivouac est absolument antihygiénique; on ne doit donc y recourir qu'en cas d'absolue nécessité. Afin de permettre aux différentes unités de rester constituées, le bivouac est toujours établi suivant les mêmes dispositions prescrites par le règlement du 26 octobre 1883.

Pour parer, dans la mesure du possible, aux inconvénients du bivouac, il est recommandé au soldat de ne jamais coucher sur la terre nue; à défaut de paille, il étendra sur le sol des feuilles mortes, des herbes, des branchages, etc. Enroulé dans sa capote et sa couverture, le bonnet enfoncé sur les yeux, les brodequins désserrés, il reposera la tête sur son havresac et les pieds tournés vers le feu du bivouac, si le voisinage de l'ennemi n'en interdit pas l'allumage.

Des abris doivent être improvisés toutes les fois qu'on le peut, avec des branchages, de la paille, etc., disposés en cloisons verticales pour abriter contre le vent, ou sous forme de hutte ou de toit, pour protéger contre le rayonnement nocturne ou la pluie.

Nous avons vu que la toile des tentes de marche est utilisée au bivouac par les troupes qui en sont pourvues.

Sous réserve des exigences stratégiques, le meilleur emplacement pour le bivouac est un terrain en pente, bien abrité contre les vents et à portée des ressources nécessaires en vivres, eau, fourrages et bois. C'est pourquoi on bivouaque généralement à proximité d'un village ou sur la lisière d'une forêt, en un endroit aussi sec que possible.

Malgré toutes ces précautions, une nuit passée au bivouac n'est pas réparatrice; les hommes sont courbaturés, engourdis le lendemain; aussi ne doit-on jamais faire bivouaquer la même troupe plus de deux à trois jours de suite.

Lorsqu'il pleut ou lorsqu'il fait très froid, il est prudent de recommander aux hommes de ne pas dormir et de marcher au lieu de rester immobiles autour des feux.

Dans des conditions météorologiques fâcheuses, le bivouac déprime au physique et au moral. C'est alors que l'alimentation doit surtout être substantielle et qu'il convient d'augmenter le taux de la ration individuelle en allouant du sucre et des boissons toniques et alcooliques, qui seront consommées chaudes (thé, café, etc.) de préférence.

CASEMATES.

De même que le bivouac, les casemates sont antihygiéniques, mais leur installation est justifiée par les besoins de la défense. En effet, les casemates sont des abris ménagés dans l'épaisseur même des murs d'une fortification, afin de mettre les soldats à l'abri des projectiles au moment de l'attaque. Cette dernière nécessité a rendu impraticables les dispositions qui assurent la salubrité aux logements ; aussi la ventilation, l'éclairage, le chauffage et l'assèchement laissent-ils à désirer. Comme les ouvertures naturelles sont réduites à leur plus simple expression et consistent ordinairement en meurtrières, on assure le renouvellement de l'air et l'évacuation des gaz de la poudre au moyen de cheminées d'appel, dont on peut activer le tirage en allumant un foyer à la partie inférieure.

Pour lutter contre l'humidité, provenant de l'insuffisance de la ventilation et de l'épaisseur considérable des murs qui sont entourés de terre sur trois faces, on a séparé la casemate du côté extérieur par un mur à double paroi, limitant un couloir bien ventilé. De plus, le toit de la casemate est disposé en dos d'âne, afin de favoriser l'écoulement des eaux d'infiltration. Enfin la casemate est revêtue, sur toutes ses faces, de ciment hydrofuge.

Les lits sont superposés comme dans les cabines des bateaux. Un système de latrines convenable doit être installé dans les casemates mêmes, car il n'est pas admissible que les hommes quittent leur réduit pour aller s'exonérer au dehors pendant l'attaque. L'appareil incinérateur Bréchot pourra rendre des services dans les forts.

HABITATION DU SOLDAT AUX COLONIES.

Plus encore que sur le territoire français, l'habitation du soldat dans les possessions des zones chaudes et tropicales réclame des conditions hygiéniques irréprochables. Dans ces régions, les maladies infectieuses se donnent libre cours en permanence, leur gravité est plus grande ; la proximité de la population indigène, malpropre le plus souvent, est pour les casernes une menace constante de contamination ; enfin parfois l'obligation de placer les casernes dans certaines grandes villes coloniales constitue un danger permanent pour la garnison. Les villes coloniales, en effet, sont presque toutes situées sur le littoral, exposées par conséquent aux atteintes du paludisme, de la fièvre jaune, à l'éclosion et à l'importation, par les relations commerciales, de tous les fléaux venus du globe entier : choléra, peste, variole, etc. Les troupes, dans ces agglomérations urbaines, subissent donc continuellement les conséquences fatales du contre sens hygiénique qui a fixé l'emplacement de ces dernières.

C'est pour ces raisons que l'abri du soldat aux colonies doit être situé, construit, disposé, aménagé de telle façon qu'il contribue à soustraire son habitant aux influences nocives, auxquelles sa condition le soumet en permanence.

Les données qui doivent présider à cette défense devront être surbordonnées à ce principe, que nulle part plus qu'aux colonies la santé des êtres humains est étroitement liée à l'hygiène de l'habitation. L'histoire même de nos colonies prouve suffisamment le bien fondé de cette proposition.

Aux colonies, le soldat pourra occuper des habitations permanentes, mais aussi, en certaines circonstances, des habitations provisoires; nous les étudierons tour à tour. Mais, quelle qu'elle soit, l'habitation devra avant tout le bien protéger contre les agents météoriques, la chaleur surtout, et contre les agents telluriques, dont la nocivité n'est plus à prouver. Tel est le principe dont l'hygiène ne peut se départir.

HABITATIONS PERMANENTES. CASERNES. — Emplacement. — *Le choix de l'emplacement* d'une caserne doit être la première préoccupation de l'hygiéniste, avant que l'on procède à sa construction.

Les casernes actuelles se trouvent souvent au centre même des villes coloniales; il en est ainsi notamment à la Martinique, à la Guyane, à Saïgon pour la caserne d'artillerie, à Nouméa pour la caserne d'infanterie.

A Saint-Louis du Sénégal, les casernes sont groupées sur l'île, où se trouvent entassées les maisons occupées par la population civile et les bâtiments militaires et hospitaliers; l'île est d'ailleurs souvent inondée au moment des crues du fleuve.

A la Réunion, la caserne de Saint-Denis se trouve à l'extrémité d'un faubourg et à 200 mètres d'une fabrique de poudrette.

Des faits semblables abondent. Les casernes se trouvent donc, en pareilles conditions, exposées à toutes les insalubrités des villes, dans des quartiers souvent mal aérés, sans égouts et trop rapprochés des marécages.

Par contre, comme à Saïgon (infanterie), à Nouméa (artillerie), à Dakar, à Aden, à Sierra Leone, les bâtiments militaires sont situés sur le flanc des collines ou sur des plateaux élevés, où la ventilation est bonne, où le contact avec les agglomérations urbaines n'existe pas.

Il faudra donc éviter les terres basses, les vallées humides parsemées de lagunes, de marais, coupées souvent de canaux, dont les eaux sont stagnantes. Les casernes devront être construites au contraire sur le flanc des montagnes, reposant sur un sol compact, déclive, et assurant l'écoulement facile des eaux. De plus, l'emplacement de la future habitation militaire devra être éloigné des villes, surtout des villages indigènes, où les foyers épidémiques règnent constamment, sinon à l'état d'activité, du moins à l'état latent; il doit être éloigné aussi des industries malsaines (fabriques de poudrette, dépotoirs, épandage des matières fécales, etc.), capables de polluer l'eau directement ou indirectement par la souillure du sol. On évitera de même le voisinage des haies, des rideaux d'arbres, des fourrés humides, amenant des moustiques et avec eux la malaria. Il est indispensable de penser à la proximité d'une source d'eau potable.

La *constitution du sol* devra entrer en ligne de compte dans cette appréciation. Plus encore que dans nos régions, le sol devra être perméable, pour les raisons que nous avons indiquées plus haut (1); mais on doit ici signaler particulièrement le danger des terrains argileux, si fréquents dans les zones tropicales, véritables terrains de prédilection pour le paludisme à cause de la stagnation des eaux qu'ils provoquent. D'après Reynaud (2), les sols rocheux présentent aux colonies des avantages incontestables; leur nappe d'eau est très profonde et offre moins de prise à la souillure par les germes spécifiques de la fièvre typhoïde et du choléra.

Si les nécessités de la défense ou des exigences d'un autre ordre obligent à construire sur des terrains présentant des conditions hygiéniques défectueuses, il y aura lieu de pourvoir à l'assainissement du sol par le défrichement, le déboisement, la mise en culture, le drainage, le comblement, le colmatage des marais, etc.

Construction de la caserne. — L'emplacement une fois choisi, on dressera les plans de la caserne. On établira, pour sa construction, des pavillons isolés, séparés les uns des autres, suivant le principe du *block system* des Anglais.

L'orientation sera différente de celle des bâtiments de nos pays; la disposition des bâtiments doit les orienter suivant une direction nord-sud; on évitera ainsi que le maximum de chaleur soit reçu par les faces de la construction. Dans les pays chauds, la direction des vents, variables suivant les régions, doit aussi guider l'orientation.

Pour les *matériaux de construction*, il faut éliminer la terre, le pisé, le torchis, matériaux qui s'effritent au soleil, se ramollissent à la pluie; de même, on évitera « le métal, qui transforme les habitations en marmites, la paille, le chaume qui, après quelques hivernages, devient un fumier et fait des toitures un marais supérieur » (Reynaud).

La brique et le fer, ou la pierre et le fer sont les matériaux de choix. On pourra aussi utiliser le bois, mais à la condition que la construction soit assise sur un rez-de-chaussée de pierre.

(1) Voy. Casernes sur le territoire français.

(2) Reynaud, Hygiène des établissements coloniaux. Paris, 1903.

On utilisera le bois des espèces dures ou résineuses (bois de fer en Indo-Chine, bois de natte à Madagascar, bois de Moalis dans l'Afrique équatoriale).

Ces matériaux serviront à l'édification des diverses parties constitutives de la construction.

Pour les *fondations*, on se conformera tout d'abord, en ce qui concerne le sol, aux règles générales de l'hygiène du bâtiment ; mais, dans les pays chauds, on se gardera d'établir des caves, qui pourraient entretenir de l'humidité ; la construction de chaque pavillon reposera sur les voûtes en maçonnerie ou sur des coulées de béton.

On pourra aussi construire sur pilotis, système qui aura l'avantage de permettre la circulation de l'air.

Les *murs* seront assez épais pour protéger contre les températures élevées, l'humidité et les refroidissements nocturnes habituels ; ou bien ils seront à double paroi, avec matelas d'air interposé, à *double coque* (Legrand), surtout s'ils sont construits en bois. La paroi interne devra être recouverte d'enduits imperméables, d'huiles siccatives, etc., ou bien blanchie à la chaux. La paroi externe ne présentera pas une couleur blanche ; on prendra de préférence une teinte claire pour éviter le trop grand rayonnement.

Le *toit* peut être constitué par de l'ardoise ou des tuiles ; on évitera la tôle ou les tuiles métalliques.

Il y a intérêt à ce que la toiture soit double : la toiture intérieure sera composée de briques ou de tuiles ; la toiture extérieure sera placée à $0^{m},50$ au-dessus de la première et la débordera. Entre les deux, un matelas d'air renouvelable assurera la protection contre les facteurs météorologiques.

Les *parquets* seront en briques ou tuiles vernissées, en béton. Ceux des anciennes casernes devront être imperméabilisés par les procédés actuellement en usage.

Distribution des locaux. — Le rez-de-chaussée, distant du sol d'au moins 1 mètre, sera distribué en locaux non destinés aux militaires ; on y installera des réfectoires, des salles de théorie, des bureaux, etc. Il faut éviter d'y placer des buanderies ou des lavoirs, comme cela existe dans certaines casernes.

Les étages seront destinés aux chambres des soldats ; elles seront vastes, cloisonnées, mais les cloisons ne seront que partielles, pour permettre la libre circulation de l'air.

Entre le dernier étage et la toiture, on installera une sorte de premier, surmonté d'un lanterneau au-dessus du faîtage.

Tout le pourtour du pavillon sera pourvu à tous les étages d'une *véranda* qui l'encadrera complètement, et dont la largeur atteindra 3 mètres au moins. Avec ces dimensions, on assure la protection des salles habitées contre les intempéries et surtout contre l'action des rayons solaires. Sur cette véranda s'ouvriront les portes et les fenêtres larges des pavillons. Elle pourra être close dans les heures chaudes, à l'aide de persiennes mobiles, ou de stores en bambou, faciles à relever et à abaisser. Au besoin, elle pourra servir de salle à manger, de salle de théorie, de salle de conférences, etc. (fig. 38 et 39).

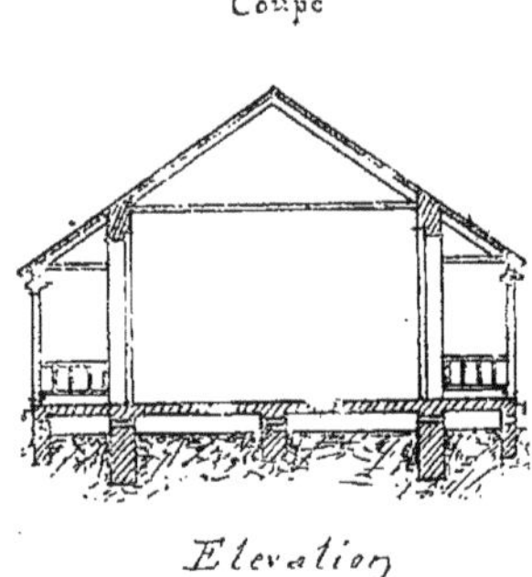

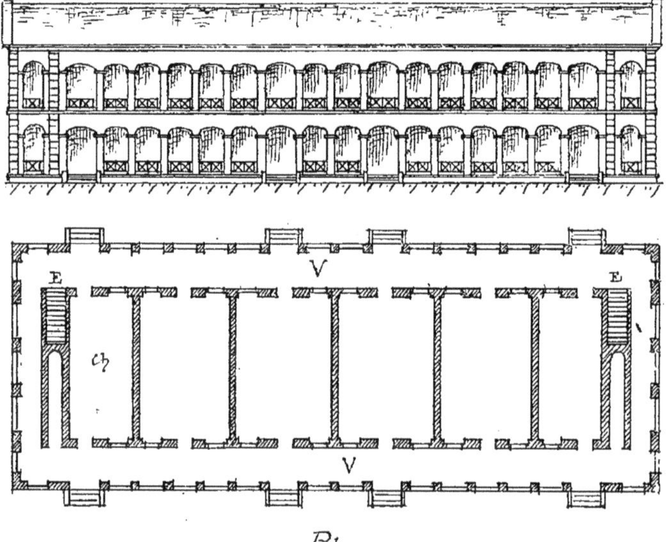

Fig. 38. — Caserne de la Martinique (Reynaud).

V, véranda ; Ch, chambrées ; E, escaliers ; C, combles.

Mais à aucun prix on ne doit la transformer en dortoir ; elle ne doit jamais être habitée la nuit.

Chaque pavillon sera construit sur le même type. La distribution particulière des locaux variera suivant l'usage auquel ils sont destinés (magasins, infirmerie, etc.).

Les ouvertures extérieures (portes, fenêtres, etc.) seront pourvues d'appareils destinés à protéger l'homme contre les moustiques ;

on y adaptera des châssis de toile métallique s'opposant à la pénétration de ces insectes dans l'intérieur du pavillon. Les portes devront être disposées en « tambour » et se fermeront automatiquement. Le tambour sera assez large pour permettre à la première porte d'être refermée quand on ouvre la seconde.

Ventilation; cubage d'air. — Dans les zones tropicales, plus qu'en France, les locaux destinés à abriter le soldat doivent être pourvus d'un cubage suffisant et d'une aération bien comprise :

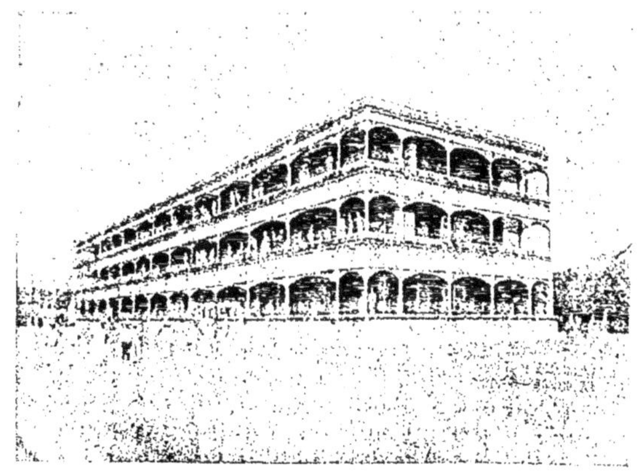

Fig. 39. — Caserne de Saïgon (Reynaud).

les troupiers y séjournent davantage que dans les régions tempérées, et l'on compte habituellement qu'ils y demeurent douze heures environ (nuit et sieste).

Le cube d'air réservé à chaque homme est identique à celui qui a déjà été spécifié plus haut.

En pratique, cette question du cubage est assez difficile à résoudre aux colonies; rien ne paraît moins stable ni moins constant que l'espace d'air dont chaque homme peut disposer à tout moment de son séjour. S'il est possible, en effet, d'assurer le cubage nécessaire en temps normal, quand une caserne abrite un effectif prévu et connu, le fait est moins aisé par suite des circonstances de guerre par exemple, où la garnison d'un poste est brusquement augmentée ; il en est de même lors de la venue d'un courrier apportant des troupes de relève. Alors l'encombrement survient avec toutes ses conséquences fatales.

Il est vrai qu'on peut y remédier d'une façon relative en établissant un système d'aération, de ventilation constante et active, dont l'effet vient compenser l'insuffisance du cubage lors des circonstances sus dites.

Dans les casernes coloniales, la ventilation est assurée par les nombreuses et larges ouvertures, portes et fenêtres, faisant communiquer les chambres avec l'air extérieur; elle doit s'effectuer encore par des impostes situés au niveau du plancher des chambres, puis des ouvertures qui s'ouvrent entre le plafond et la toiture; des conduites appliquées le long des murs débouchent pour se dégager dans des lanterneaux ou des cheminées d'appel.

Si ces moyens sont insuffisants, on peut remédier au défaut de ventilation par la mise en action de ventilateurs mécaniques.

L'*éclairage* se fait au gaz, au pétrole, à l'huile d'arachide, etc.

Du *chauffage*, il ne saurait être question dans les zones tropicales. Exception doit être faite cependant pour certaines colonies, pour le Tonkin notamment, où l'emploi de poêles est indispensable pendant l'hiver.

Mobilier. — Parmi les différentes pièces du mobilier, le lit seul peut donner lieu à des observations en ce qui concerne son emploi aux colonies.

Il importe au plus haut point de supprimer les châlits en bois et les paillasses; les planches doivent être remplacées par un treillis de bandes de fer croisées; la paillasse, par une simple toile tendue sur un cadre métallique.

Reynaud (1) propose de substituer à la laine et au crin le liège granulé, qui a été proposé par l'amiral anglais Ryder et adopté par la marine russe. La fibre de noix de coco pourrait encore être avantageusement utilisée, comme elle l'a été en Angleterre, où son emploi a amené une économie de 250 000 francs par an.

Tout ce matériel de literie demande à être désinfecté soigneusement et périodiquement.

Dans les pavillons où les ouvertures ne sont pas garnies de toiles métalliques pour s'opposer à l'entrée des moustiques, l'emploi de moustiquaires entourant les lits s'impose. Ces moustiquaires doivent isoler complètement l'homme, mais elles doivent être l'objet de tous les soins de propreté; on doit les secouer, les laver fréquemment, sous peine de les voir transformées rapidement en nids à poussière et à germes de toute sorte.

Locaux accessoires. — Les cours, les corps de garde, les locaux disciplinaires, les cuisines réclament les mêmes mesures hygiéniques que celles qu'on est habitué à voir appliquer dans nos régions. Il en est de même des locaux pour les lessives, les lavabos, etc.; à signaler seulement que dans les casernes coloniales ils sont trop rares, et ceux qui existent sont trop exigus.

L'installation des latrines est évidemment soumise aux mêmes règles que pour les casernes du territoire français.

HABITATIONS PROVISOIRES. — Les troupes coloniales ne

(1) REYNAUD, *Loc. cit.*

peuvent pas toujours trouver, dans les régions où elles sont envoyées pour la défense nationale, des casernes propres à les abriter. Aussi sont-elles obligées de se réfugier dans les locaux que le commandement trouve sous la main et utilise comme il peut. C'est ainsi que ce seront des temples, des pagodes, des factoreries, des magasins, des citadelles ennemies, etc., où les troupes seront logées provisoirement.

En certaines circonstances, ces locaux pourront, après quelques transformations, être occupés, et l'hygiène des soldats n'en souffrira que peu; ces cas sont exceptionnels, et bien souvent les conditions hygiéniques qu'ils présenteront seront des plus précaires; ces habitations provisoires ne pourront qu'avoir une influence fâcheuse sur la santé de ceux qu'elles abriteront.

Pour s'en convaincre, il suffit de constater la situation de certaines troupes au Tonkin, à Madagascar, lors d'expéditions relativement récentes.

« A Hanoï, pendant les premiers temps de l'occupation, et vu l'insuffisance des casernes de la concession, les troupes logèrent dans d'anciens magasins à riz de la citadelle, situés dans un des points les plus malsains de cette enceinte fortifiée. Là, point d'eau sous la main; 4 kilomètres à faire pour gagner la concession européenne. Un mur de 2 mètres de hauteur, entourant les bâtiments, empêche toute aération et augmente la réverbération. Les eaux sales, les immondices venant des fosses d'aisances s'accumulent dans les mares environnantes. »

A Hué, on utilisa les casernes annamites. C'étaient « de simples hangars couverts en tuiles ayant jusqu'à 300 mètres de long. Sur toute une face des bâtiments, se trouvait une série de portes grillagées en haut. Le toit descendait très bas, forçant les habitants à se courber pour entrer, et interceptant l'air et la lumière. Le sol battu, qui remplaçait le parquet absent, se trouvait plus bas que le niveau de la rue, de sorte que la moindre pluie faisait des chambres un marécage! Et, pourtant les soldats annamites non seulement couchaient, mais encore faisaient la cuisine et mangeaient dans de pareilles tanières (1)! » (Legrand.)

Legrand signale d'ailleurs qu'en Indo-Chine les conditions du premier habitat sont toujours identiques : « Ici une pagode ouverte à tous les vents; là, une caserne, une citadelle infectée; ailleurs de simples maisons ou cases particulières, qui exhalent toute cette odeur d'Annamite, horrible et indéfinissable mélange de senteurs d'opium et de poisson pourri, et partout, naturellement, pour couchage, quelques planches, plus souvent le sol jonché d'un peu de paille. »

A Madagascar, on retrouve des conditions semblables : à Tamatave, de mai à juillet 1884, le fort Hova était occupé par les troupes.

(1) Legrand, Hygiène des troupes européennes aux colonies, Paris.

« C'était une véritable cuve, dont la cour intérieure formait l'excavation et les murs les parois. Là logeaient 300 hommes et 20 chevaux, entassés dans de mauvaises baraques sans étages. Les latrines, les puits, tout était, naturellement, dans la cour du fort, que des marais entouraient de tous côtés. »

Ces descriptions montrent combien difficile est la tâche de l'hygiéniste pour rendre salubre un casernement dont l'insalubrité est la caractéristique dominante. Il faudra nettoyer, fumiger, aérer ; mais les efforts les plus louables sont rarement récompensés comme ils le méritent, et le plus souvent les troupes coloniales sont obligées d'occuper des locaux qui contribuent à affaiblir les tempéraments les plus robustes, même quand l'occupation n'est que provisoire. A vrai dire, de pareilles habitations devraient être exceptionnellement utilisées ; on peut espérer beaucoup mieux au point de vue hygiénique des locaux provisoires que l'occupant construit sur place.

Ces *logements de fortune* peuvent être construits à l'aide de matériaux apportés (planches, tôle, etc.) pour former les *baraques.*

L'emploi des baraques n'est pas en faveur aux colonies. Il n'est guère de rapport des médecins coloniaux qui, ayant eu à observer l'hygiène des troupes baraquées, n'en ait formulé de plaintes. De tous côtés on signale que le soleil disjoint les murailles et les toitures, gondole les plaques de métal ; l'eau des pluies torrentielles s'infiltre à travers les joints et les fenêtres ; le bois s'imprègne d'humidité et d'insectes ; quand les toiles, le carton-pâte sont employés dans ces constructions, les détériorations sont encore plus considérables, Aux colonies, les baraques sont de véritables fournaises pendant le jour et des glacières pendant la nuit. Si bien construites, aussi bien aérées soient-elles, elles ne peuvent servir dans les zones tropicales. Reynaud estime cependant que des baraques à double coque (double muraille, double parquet, double plafond) pourraient être utilisables et y rendre d'utiles services.

Néanmoins, de l'avis de tous les coloniaux, les baraquements ne valent pas, pour l'abri provisoire qu'ils peuvent donner aux troupes, les constructions édifiées avec les matériaux qu'on a sous la main et à la mode du pays. Les paillottes, les huttes, les gourbis, que la main indigène excelle à construire rapidement, sont habituellement très appréciés. Leur charpente est de bois, de bambou ; la toiture est faite de feuilles de palmier, etc. On peut leur donner de vastes dimensions et les doter d une véranda qui protégera bien contre les rayons du soleil.

Chaque partie des matériaux peut être alternativement remplacée, car ils peuvent s'imprégner d'humidité et devenir facilement des foyers de putréfaction. Coûtant peu cher, ils peuvent, en temps d'épidémie, être brûlés, ce qui opère une désinfection radicale.

Ces constructions extemporanées, qui servent pour les séjours provisoires, peuvent être utilisées pour les séjours de plusieurs mois, de plusieurs années ; il suffit d'améliorer petit à petit leur aménagement ; on peut alors employer le pisé, le torchis, qui donnent une plus grande solidité. Des installations de véritables casernes à pavillons séparés peuvent ainsi être effectuées, tel le poste de Chim-Koa (Tonkin) (1), qui peut être considéré comme le modèle du genre.

Les constructions furent faites en gros torchis et les toitures en paillottes épaisses.

Une caserne fut ainsi édifiée pour les Européens. Longue de 15 mètres de long sur 6 de large, elle était munie de quatre portes aux quatre points cardinaux, et de quatre fenêtres sur les faces principales du bâtiment.

Un pavillon était réservé aux sous-officiers ; un autre servait d'infirmerie.

Enfin des locaux annexes étaient installés pour les latrines, les écuries, etc.

Des constructions à peu près analogues furent effectuées pour les troupes indigènes.

Tous ces locaux étaient bien aérés ; ils étaient frais l'été et suffisamment chauds l'hiver, en raison du nombre d'hommes qui les occupaient. Ce fait serait peut-être un obstacle, car alors l'encombrement serait seul capable d'assurer une température suffisante durant les mois d'hiver du Tonkin. C'est la seule critique à adresser à l'agencement de tels casernements.

Quel que soit le mode utilisé pour de tels constructions, l'hygiéniste ne devra pas se départir des règles suivantes :

« Emplacement élevé autant que possible ; sol sec ou asséché ; causes d'infections voisines évitées, écartées ou neutralisées par des desséchements des murs, des levées de terrain ; locaux aussi vastes que possible, habitations sèches et imperméables, fraîches, aérées ; lits de camp disposés très haut au-dessus du parquet, qui sera lui-même surélevé le plus possible ; disposition judicieuse des annexes (2) » (Legrand).

HOPITAUX MILITAIRES.

Les règles générales auxquelles est soumise l'hospitalisation du soldat ne diffèrent aucunement de celles qui régissent les hôpitaux en général.

Les conditions hygiéniques requises pour le traitement du soldat ne sauraient en effet se séparer de celles qu'exige le traitement de l'ouvrier civil. Il en est ainsi du moins pour le temps de paix, et, à

(1) Clavel, *Archives de médecine navale*, t. LIII.
(2) Legrand, *Loc. cit.*

cet égard, la question des hôpitaux militaires, dits *permanents*, édifiés pour de longues périodes, ne nous retiendra pas longtemps, ce sujet ayant été traité en substance à propos de l'hospitalisation en général (1). Nous insisterons sur les hôpitaux militaires dits *temporaires*, qu'on établira en temps de guerre pour des durées limitées, et pour lesquels nous approfondirons la question des baraquements, des hôpitaux sous tentes, des hôpitaux de fortune. Enfin, en raison des conditions climatériques différentes, l'hospitalisation du soldat devra être envisagée sur le territoire français et aux colonies.

HOPITAUX MILITAIRES EN TERRITOIRE FRANÇAIS.

Ils doivent être étudiés en temps de paix et en temps de guerre.

HOSPITALISATION MILITAIRE EN TEMPS DE PAIX.

L'hospitalisation des militaires en temps de paix est soumise actuellement aux conditions stipulées par la loi du 7 juillet 1877, le décret du 1er août 1879, et enfin le décret du 3 février 1880. D'après ce dernier, les hôpitaux militaires sont divisés en :

1° Hôpitaux militaires proprement dits ;

2° Hôpitaux mixtes ou militaires, qui doivent exister dans les villes dont la garnison est supérieure à 300 hommes. Dans un hôpital civil, un certain nombre de salles sont exclusivement réservées au traitement des militaires. Le service y est fait par les médecins de l'armée;

3° Hôpitaux civils pour les garnisons où le nombre des hommes est inférieur à 300. Les militaires y reçoivent les soins de médecins civils.

Aménagement et fonctionnement des hôpitaux.

DIVERS TYPES D'HOPITAUX MILITAIRES. — Quels qu'ils soient, les hôpitaux militaires proprement dits, hospices mixtes, hôpitaux civils, ont revêtu dans l'histoire différents types, que l'on a successivement prônés comme remplissant toutes les conditions hygiéniques requises.

Le premier type qui ait été adopté et construit, et dont il subsiste encore maints exemples, est le type Vauban, calqué sur le type adopté pour les casernes de cette époque (hôpital militaire du Val-de-Grâce, hôpital militaire de Lille, tous deux installés dans des bâtiments affectés à d'anciens couvents).

Ce sont des constructions entourant des cours intérieures. Leur procès en a été fait à propos des casernes, nous n'y reviendrons pas. Cette disposition doit être d'autant plus condamnée que les hôpitaux réclament des conditions hygiéniques plus sévères. Elle n'est avantageuse qu'au point de vue administratif.

(1) Voy. Louis Martin, Hygiène hospitalière, fascicule VIII du *Traité d'hygiène* de Brouardel et Mosny.

Un autre type a été adopté dans la suite. Il consiste à établir des pavillons indépendants les uns des autres, destinés à des usages différents, mais solidaires par des galeries communes. Ils sont tous attenants par l'un de leurs côtés à une bâtisse qui les commande. Ce sont en général, comme pour le type Vauban, des bâtiments à plusieurs étages, construits en pierre de taille; ils renferment une foule de matériaux faciles à infecter et difficiles à désinfecter. De plus, les pavillons trop rapprochés les uns des autres sont parallèles; ils sont mal ventilés et ne subissent qu'insuffisamment l'action du soleil. Enfin il arrive fatalement que des services dangereux, comme celui des contagieux, ou funestes au point de vue moral, comme la salle des morts, la salle d'autopsie, voisinent trop étroitement avec des salles de malades; il en est de même des cuisines, de la buanderie, etc., qui sont parfois solidaires de celles-ci, dans le même pavillon, ou immédiatement à côté.

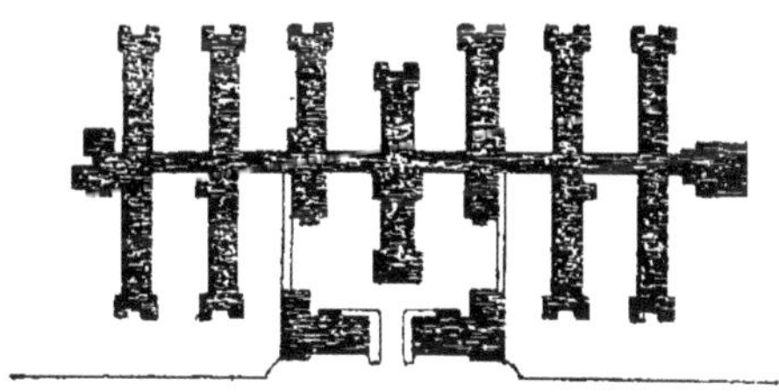

Fig 40. — Plan général de l'hôpital militaire de Woolwich.

Cette disposition, que présentent l'hôpital Lariboisière, l'Hôtel-Dieu à Paris, l'hôpital Saint-Thomas à Londres, se retrouve pour l'hôpital militaire de Woolwich (Herbert Hospital) (fig. 40). Le prix de revient de tels hôpitaux est fort élevé.

Ces considérations ont conduit les hygiénistes à réclamer la construction d'hôpitaux à petits pavillons complètement séparés, totalement indépendants les uns des autres, analogues à ceux que Tollet avait imaginés pour les casernes; autrement dit, il s'agit des hôpitaux bâtis sur le *système Tollet*, basé sur le principe du fractionnement des unités, chaque pavillon ne comportant qu'un rez-de-chaussée, un étage au plus. De cette façon, d'une part, l'insolation, la ventilation sont suffisantes; puis chaque pavillon peut recevoir des affectations différentes sans que le voisin éprouve de dommage réciproque. Enfin il permet d'avoir un pavillon de contagieux sans aucune connexion avec un autre service; les locaux administratifs, pouvant occuper le centre de tout l'ensemble des pavillons, sont nettement séparés des bâtiments destinés au traitement des malades.

Le système Tollet proprement dit comporte, comme il a été dit, des pavillons séparés, bâtis tous sur le même modèle et de dimensions égales.

L'hôpital militaire de Bourges, construit sur ces données, en est un exemple (fig. 41).

Il comporte douze pavillons destinés à abriter les malades et disposés sur deux rangées ; ils sont parallèles entre eux et séparés par des jardins.

Au centre de ces deux lignes de pavillons, s'élève un bâtiment (B) destiné aux services généraux (cuisine, pharmacie, bains, etc.). Ils ne communiquent avec les pavillons précédents que par une piste couverte, qui permet les relations obligées de ces différents services avec les services généraux. A peu de distance, et situé perpendiculairement aux pavillons de malades, se trouve un bâtiment servant de

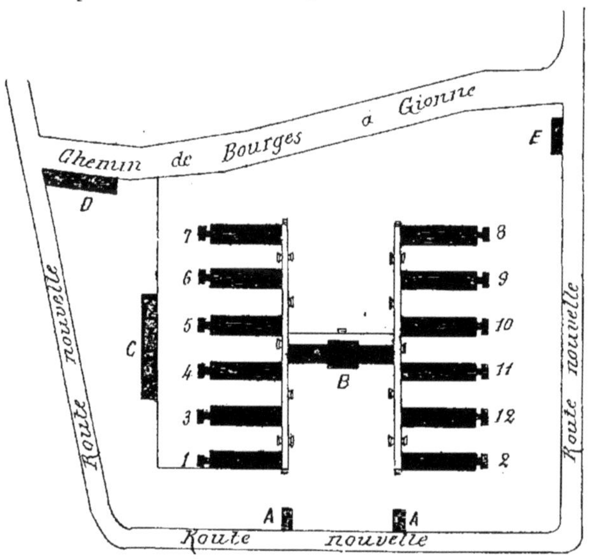

Fig. 41. — Hôpital militaire de Bourges.

A, A, pavillons d'entrée, poste, cellules, salle de police, concierge ; B, administration, services généraux ; C, magasin ; D, hangar aux voitures ; E, amphithéâtre, salle des morts ; 1, 2, 3, etc., pavillons pour les malades et les logements des infirmiers.

magasin. Au fond du terrain, à droite, loin des constructions précédentes, se trouvent la salle des morts et la salle d'autopsie.

Chaque pavillon ne comprend qu'un rez-de-chaussée surélevé sans étage.

L'hôpital Saint-Jean-de-Dieu, à Madrid, est construit sur le même principe. Le service des contagieux y est complètement isolé ; il occupe un emplacement éloigné des autres pavillons de malades, au fond du terrain destiné à l'hôpital. Des tentes peuvent être élevées à ses côtés.

L'hôpital de Montpellier est encore un exemple de l'application de ce système : ses pavillons possèdent un rez-de-chaussée et un étage, de même encore l'hôpital d'Épernay.

Les pavillons du type Tollet sont construits sur le même type que ceux qui composent les casernes : bâtiments construits en matériaux imputrescibles et incombustibles (fer et brique); ils sont surélevés au-dessus du sol; le plafond présente une forme ogivale donnant le minimum de surface infectable avec le cubage d'air porté au maximum, supprimant les points morts et assurant une ventilation naturelle aussi parfaite que possible. S'ils ne comportent qu'un rez-de-chaussée, leur paroi est double, avec un matelas d'air imperméable (fig. 18, p. 134).

Si le pavillon est pourvu d'un étage, seul l'étage est destiné à

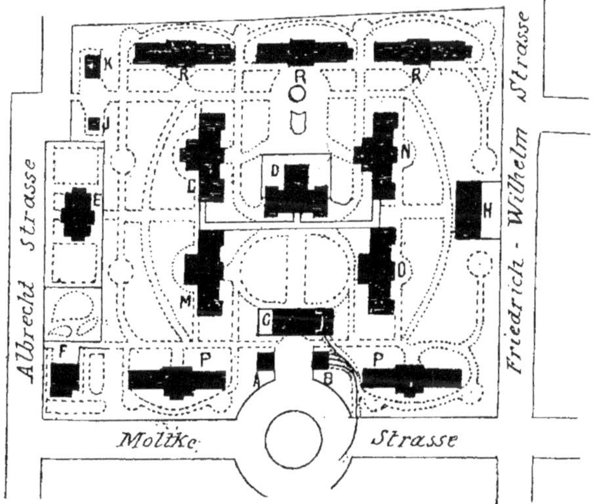

Fig. 42. — Hôpital militaire de Tempelhof.

A, concierge, chambre de garde; B, remise des voitures pour les tramways de la ville; C, services administratifs, salle d'admission, pharmacie etc.; D, pavillon à deux étages, cuisine, buanderie, laboratoire et logement du médecin chef; H, pavillon à quatre étages, magasins; L, M, N, O, P, pavillons des malades; R, pavillons de contagieux; K, chapelle; E, F, logement des infirmiers.

abriter les malades; le rez-de-chaussée est utilisé pour les promenoirs, réfectoires, magasins, etc.

Il serait désirable que, pour chaque pavillon de malades, outre les locaux accessoires (cabinets de médecins, d'infirmiers-majors et d'infirmier de visite, office) donnant sur le vestibule d'entrée, il soit établi, dans les hôpitaux militaires, comme à l'hôpital d'Épernay, des salles de jour et des réfectoires siègeant à l'extrémité. De plus, des locaux spéciaux pour les bains, les lavabos, les urinoirs, les latrines, sont de toute nécessité; ils pourront être installés dans une annexe séparée du vestibule par un couloir.

Le *block system* a apporté un perfectionnement au système Tollet. Il s'agit toujours de pavillons séparés, mais ils ne sont plus construits sur le même type. Les uns ne possèdent qu'un rez-de-chaussée, d'autre un étage, d'autres plusieurs étages. La hauteur de chaque bâtiment est établie d'après les usages que chacun est destiné à remplir. L'hôpital militaire de Tempelhof, près de Berlin, en est un exemple (fig. 42).

Il se compose d'une série de pavillons indépendants les uns des autres, groupés de la façon suivante :

1° Au centre, les bâtiments pour les services généraux et administratifs ;

2° Autour de ces derniers, quatre blocks à deux étages ;

3° Plus loin et en avant, deux pavillons à deux étages ;

4° En arrière, trois baraques d'isolement à rez-de-chaussée seulement, destinées aux contagieux ;

5° Sur les côtés enfin, des pavillons sont utilisés pour le logement du personnel, pour les magasins, etc., et comportent trois et quatre étages.

Tous ces pavillons sont donc indépendants, sauf les blocks du centre, qui sont réunis deux à deux et communiquent de même avec les services généraux par une galerie couverte.

Les lazarets de Königsberg, d'Alberstadt à Dresde, les hôpitaux militaires de Rome, de Bucarest, sont construits sur le même type.

Les hôpitaux du *type cellulaire* n'ont pu être adoptés dans l'armée. Les heureux résultats obtenus par l'hôpital Pasteur, qui en est le type, engageraient à réaliser ce desideratum.

Ces données étant établies, montrant les inconvénients des dispositions générales anciennes et les avantages des dispositions modernes, ce sera d'après ces dernières exclusivement qu'il faudra tabler pour la construction des nouveaux hôpitaux. Le système Tollet sera donc le type de choix.

Suivant ce principe, la composition d'un hôpital militaire comprendra les locaux destinés au traitement des malades et les locaux où fonctionneront les services dits annexes ou accessoires.

Les services de malades sont répartis, comme le comporte le règlement, en :

1° Division de fiévreux ;

2° Division de blessés ;

3° Division de vénériens.

Des divisions spéciales sont établies pour les officiers et sous-officiers, fiévreux et blessés.

Des pavillons séparés doivent être réservés pour chacune de ces catégories, et pour chacune d'elles, souvent suivant le genre de maladies, la répartition se fera dans des pavillons spéciaux.

CONDITIONS REQUISES POUR LES HOPITAUX. — Quel que soit le service ou le pavillon envisagé, le local destiné aux malades doit remplir certaines conditions hygiéniques, qu'il est indispensable de respecter.

Salles de malades. — *a.* ***Dimensions.*** — Chaque pavillon peut comporter une ou deux salles au maximum, dont les dimensions doivent être en rapport avec le nombre des malades. La forme sera de préférence un rectangle, plutôt qu'un carré ou une forme circulaire; une hauteur de 4 mètres est suffisante pour une largeur de 8 mètres environ.

Le nombre des lits est en général beaucoup trop élevé; dans certains hôpitaux, le chiffre monte à quarante ou quarante-cinq malades par salle, et, outre les lits disposés le long des parois, on en dispose parfois au milieu de la salle. Cette dernière pratique est défectueuse, car les lits du milieu ne subissent qu'une médiocre ventilation. Puis, dans ces conditions, les effets de l'encombrement ne tardent pas à se faire sentir, et la mortalité, comme le montrent les statistiques, augmente en proportion. Le fait est notoire, surtout dans les services de contagieux, où les associations secondaires se développent si facilement par contagion pour leur propre compte, indépendamment de celle des virus spécifiques.

Le chiffre de quarante à quarante-cinq est donc trop élevé; une salle ne doit pas donner asile à plus de vingt-quatre à vingt-cinq malades au grand maximum.

La Commission de l'Assistance publique, réunie en 1902, avait décidé de réduire le nombre des lits par salle à quatre ou six.

Le cubage d'air doit être directement proportionnel au nombre des malades.

b. **Sol, parois, fenêtres.** — Sol. — Le *sol* réclame une imperméabilité parfaite. Aussi les parquets en général doivent-ils être proscrits pour les salles de malades; les joints des planches se séparent plus ou moins et laissent les poussières bactérifères passer dans l'entrevous; ce dernier devient ainsi un foyer dangereux. On a pensé atténuer cet inconvénient en proposant les parquets démontables (système Guérin), qui présenteraient l'avantage de permettre facilement le nettoyage de l'entrevous; mais cette opération ne peut être pratiquée sans danger; ce procédé doit donc être rejeté.

On a proposé alors de rendre imperméables les parquets existants et de combler les lacunes laissées par les joints avec des produits semblables au mastic. Cette idée paraît ingénieuse de prime abord; mais, au bout de quelque temps, sous l'influence des mouvements dont les lames de parquet sont le siège, ce mastic desséché se fendille, se divise, et l'imperméabilité n'existe plus. Il en est de même de la paraffine. Il n'existe pas, en réalité, de procédé d'imperméabilisation applicable aux anciens planchers que l'on désire conserver.

La meilleure solution consiste assurément dans l'adoption du dallage, de la mosaïque qui assure l'imperméabilité parfaite. Cette dernière peut être assurée encore par le stuckolithe, le xylolithe, etc. Ce sol imperméable facilite le nettoyage humide, qui évite de soulever les poussières.

Il ne doit être recouvert d'aucun tapis. Les descentes de lit doivent être rigoureusement proscrites : ce sont des nids à poussières. On peut en dire autant du linoléum, dont on préconise l'emploi pour remplacer les tapis. Mais, sous le linoléum, les poussières s'accumulent en quantité considérable. On a proposé alors de coller le linoléum au plancher, mais il se décolle, et les poussières viennent s'y loger facilement.

Parois. — Les *parois* des salles réclament la même imperméabilité, permettant les nettoyages et les désinfections faciles. Elles seront enduites de peinture vernissée, et les soubassements seront recouverts de faïence, d'opaline ou de carreaux émaillés.

Enfin les angles des salles seront arrondis pour faciliter le nettoyage et éviter le séjour constant des poussières, qu'il est difficile d'atteindre.

Fenêtres. — Les *fenêtres* doivent être d'ouverture large et descendre le plus bas possible. Elles seront opposées pour faciliter la ventilation. Elles seront dépourvues de rideaux, qui, par les poussières qu'ils supportent, peuvent devenir des foyers dangereux d'infection. Ces fenêtres seront pourvues de persiennes ou de stores extérieurs pour empêcher, en été, l'accès des rayons du soleil. Les stores intérieurs seront évités, en raison surtout de la facilité avec laquelle ils retiennent les poussières.

Dans le système Tollet, on voit que le toit présente une forme ogivale, avantageuse à tous égards. Ce toit est muni à la partie culminante d'un surtoit; entre les deux, une ouverture permet une ventilation énergique.

c. ***Mobilier.*** — Les *lits* seront disposés la tête contre le mur ; ils doivent être facilement nettoyables ; pour ce motif, leur charpente sera métallique. Il en sera de même des sommiers ; ceux-ci seront dépourvus de ressorts à boudin, où s'accumulent les poussières ; les sommiers Herbet, dont nous avons parlé à propos du mobilier des casernes, réalisent tous les desiderata à cet égard. Les lits seront dépourvus de rideaux.

La *table de nuit* réglementaire dans les hôpitaux militaires est confectionnée en bois. Ce bois n'est pas imperméable; il se laisse imprégner par tous les produits pathologiques émis par le malade. De plus, elle présente un coffre qui devient facilement un dangereux foyer d'infection et est difficilement désinfectable. La table de nuit doit donc être en métal recouvert de peinture vernissée; les deux étages dont elle pourrait se composer seraient : l'un destiné à soutenir les fioles à médicaments, pots à tisane, etc., l'autre inférieur, destiné à recevoir le vase de nuit.

Les *crachoirs individuels*, en porcelaine, sont recouverts d'un couvercle conique, à bords obliques. Leur désinfection journalière s'impose ; avant de les donner au malade, ils doivent recevoir une certaine quantité d'antiseptique destiné à stériliser les crachats, les produits de sécrétion pharyngée, immédiatement après leur émission.

Les *crachoirs collectifs* placés dans la salle seront de préférence en métal et situés à hauteur d'homme pour éviter que les produits d'expiration ne soient projetés en dehors. Ces crachoirs contiendront eux aussi un antiseptique. Comme les précédents, ils doivent être nettoyés et désinfectés fréquemment, car les crachats adhèrent au couvercle, s'y dessèchent, se résolvent en poussière, et des germes pathogènes peuvent être véhiculés par les mouches.

Les *seaux inodores* seront les plus simples possibles.

Enfin les *objets à usage*, personnels pour les malades, seront soumis à une propreté rigoureuse. Les objets médicaux (thermomètre, abaisse-langue, etc.) se réclameront d'une propreté et surtout d'une antisepsie sévères.

Locaux annexes. — Outre les salles de malades, chaque pavillon comprend des locaux accessoires.

Donnant sur un vestibule situé à l'entrée du pavillon, on installera des lavabos, des offices, des officines destinées au lavage de la vaisselle, des cabinets pour le médecin traitant, l'infirmier-major, l'infirmier de visite, une ou plusieurs chambres de bains, etc.

Une annexe sera attenante à chaque pavillon ; elle en sera séparée par un couloir à ventilation active ; elle donnera asile à des urinoirs et à des latrines.

A l'extrémité de chaque salle, seront disposées des chambres d'isolement pour malades graves, ou malades qu'il convient de soustraire au bruit des salles, où habitent des convalescents.

Enfin il est utile de réserver dans chaque pavillon des salles spéciales, devant servir de réfectoires pour les malades qui peuvent se lever. A cet égard, la disposition adoptée dans les hôpitaux civils d'Épernay, de Rome, etc., mériterait d'être mise en pratique dans nos hôpitaux militaires.

Services accessoires. — Nous ne parlerons que des services dont l'installation et le fonctionnement regardent l'hygiène. Il suffira d'ailleurs de les rappeler, car la question est traitée tout au long dans le chapitre de l'hygiène hospitalière en général (1).

Buanderie et désinfection. — La *buanderie* d'un hôpital militaire doit être placée loin des pavillons de malades. A la buanderie on doit annexer les locaux destinés à la *désinfection*. Cette désinfection s'opère par une étuve Geneste et Herscher. Elle nécessite l'emploi d'infirmiers spéciaux capables de la faire fonctionner. Ces infirmiers doivent avoir reçu les instructions préalables sur les dangers que fait courir cette pratique et sur les moyens de les éviter.

Cette désinfection doit être effectuée pour les vêtements, le linge

(1) Voy. Louis Martin, Hygiène hospitalière, fascicule VIII du *Traité d'hygiène* de Brouardel et Mosny.

de corps, les linges de pansements, la literie des malades atteints de maladies contagieuses. Les objets que l'on porte à la désinfection doivent être placés dans des voitures spéciales faciles, elles aussi, à désinfecter; on peut, dans certains cas, se contenter de poubelles que l'on porte à bras d'homme.

Cuisine, bains, etc. — La *cuisine*, la *dépense*, les *bains*, la *pharmacie*, la *lingerie* doivent occuper des pavillons situés au centre de l'hôpital. Il y a intérêt, pour l'économie budgétaire, à ce que tous ces services soient réunis dans le même bâtiment.

Salles d'opérations. — Les *salles d'opérations* demandent aussi à occuper un pavillon spécial. Deux petits pavillons seraient même nécessaires, l'un pour les opérations aseptiques, l'autre pour les opérations septiques. De même il serait indispensable d'affecter à chacune de ces salles un personnel spécial pour éviter les chances de contamination. Ces salles d'opérations doivent être reliées aux pavillons de chirurgie par des galeries chauffées ou des souterrains. L'hygiène la plus sévère au point de vue de la propreté doit être observée dans ces locaux: toutes les conditions relatives aux parois (pas d'angles), aux planchers (imperméabilisation, dallage de préférence), etc., doivent être observées.

L'amphithéâtre d'autopsies et la salle des morts doivent occuper un espace reculé, éloigné des pavillons de malades, au double point de vue moral et hygiénique.

MESURES SPÉCIALES AU SERVICE DES CONTAGIEUX. — Tout hôpital militaire doit comporter un service de contagieux qui sera éloigné des autres pavillons de malades et doit constituer un *hôpital spécial dans l'hôpital général*. C'est « une formation sanitaire autonome », « qui doit posséder ses locaux, son personnel, son matériel, et autant que possible ses services généraux » (Simonin) (1). Seules la cuisine et la pharmacie peuvent être exceptées de ces derniers.

Le service des contagieux doit être établi pour traiter, comme son nom l'indique, toutes les maladies essentiellement contagieuses :

Variole.	Dysenterie épidémique.
Scarlatine.	Fièvre typhoïde.
Rougeole.	Méningite cérébro-spinale épidémique.
Oreillons.	Typhus.
Diphtérie.	Choléra.
Érysipèle.	Peste.

La tuberculose ouverte devrait encore prendre place dans cette liste.

L'idéal à poursuivre consiste à installer un pavillon spécial pour chacune de ces affections transmissibles : l'isolement collectif par compartimentage fixe dans un seul bâtiment est notoirement insuffisant, et l'on sait combien de cas intérieurs se déclarent dans les

(1) SIMONIN, *Arch. de méd. et de pharm. milit.*, 1er janvier 1905.

bâtiments de contagieux qui donnent abri à plusieurs catégories de ces malades.

L'isolement individuel est encore préférable que cet isolement par maladie ; dans une même salle de rougeoleux, par exemple, on sait avec quelle facilité se développent les épidémies secondaires de bronchopneumonie, de diphtérie, d'otite, etc. La répartition des malades par chambres isolées est donc la seule garantie contre ces nfections transmises secondairement (1); mais cet isolement individuel est très coûteux, exige beaucoup d'espace et, de plus, un personnel hors de proportion avec les ressources dont l'armée peut disposer.

L'isolement par pavillons séparés nous retiendra donc seul.

Locaux destinés aux malades. — Un service de contagieux doit comprendre des *locaux destinés aux malades* et des *locaux pour les services généraux.*

Répartition générale. — Pour rendre l'isolement absolu, il conviendrait de réserver un pavillon pour chaque catégorie de malades. Mais le nombre en serait trop grand pour les ressources budgétaires dont on peut disposer. D'ailleurs, il en est qui risqueraient d'être le plus souvent inoccupés ; la variole est exceptionnelle dans l'armée ; la peste, le choléra, le typhus, d'autre part, font rarement leur apparition chez le soldat, du moins en temps de paix. Il serait onéreux de consacrer à chacune d'elles un pavillon spécial. Puis certaines maladies épidémiques ne se montrent qu'en hiver, d'autres en été, la dysenterie par exemple. Certains pavillons pourront donc être utilisés à plusieurs fins, suivant la saison, la désinfection soignée devant écarter tout danger de contamination par les locaux : « Cette inégale répartition des maladies épidémiques au cours des saisons et des années, l'importance numérique essentiellement variable de leurs atteintes, le caractère exceptionnel de certaines d'entre elles, facilitent singulièrement leur isolement, à condition toutefois d'adopter certaines dispositions de répartition des malades dans les locaux, de façon à rendre ces derniers en quelque sorte *interchangeables*, c'est-à-dire utilisables simultanément ou successivement pour les affections les plus variées, la désinfection permanente enlevant tout danger à cette façon de procéder » (Simonin) (2).

Enfin, suivant les années et suivant les épidémies, les atteintes d'une même affection contagieuse présentent un chiffre extrêmement variable; en s'arrêtant, pour la fixation du nombre des lits d'un service à une proportion moyenne, pour un jour donné, on risquerait de s'exposer à de graves mécomptes. Mais, d'après M. le médecin-inspecteur Delorme (3), « on peut à la fois satisfaire aux exigences impé-

(1) Voy. Louis Martin, Hygiène hospitalière, fascicule VIII du *Traité d'hygiène* de Brouardel et Mosny.

(2) Simonin, *Loc. cit.* et *Soc. méd. publique*, avril 1906.

(3) Delorme, Ier Congrès international d'assainissement et de salubrité de l'habitation, Paris, 1904.

rieuses de cette hospitalisation, et ménager les ressources budgétaires par deux moyens applicables, l'un au système de pavillons séparés, l'autre au système du pavillon unique compartimenté. »

« On obtiendra le résultat pour le système des pavillons séparés par la construction d'un *pavillon de réserve* », qui pourrait hospitaliser « les malades de l'une ou de l'autre catégorie lorsque le chiffre de ces malades dépasserait la proportion moyenne ».

Pour le système des pavillons compartimentés, le but sera atteint par un « *compartimentage interchangeable* ». Il s'adressera surtout aux grands services de rougeole ou de scarlatine, dont l'expansion épidémique semble la plus variable. D'après cette conception, chacun d'eux « possédera dans son pavillon unique des locaux d'hospitalisation *permanents* pour ce service, et des *locaux interchangeables* ».

Les locaux permanents comprendraient un certain nombre de lits (la moitié environ), les cabinets d'isolement, les locaux accessoires, etc., et seraient destinés à servir au début d'une épidémie et pour une épidémie de moyenne intensité.

Les locaux interchangeables, comprenant l'autre moitié des lits, « tout en restant affectés en principe à l'une des catégories de contagieux (rougeoleux ou scarlatineux), ne seront pris en possession par le groupe de malades de cette catégorie qu'au fur et à mesure de l'extension de l'épidémie. Si, bien qu'appartenant au service des rougeoleux, ils sont inutilisés grâce à la limitation de l'épidémie de rougeole, ils seront au contraire susceptibles d'être envahis par les malades du service voisin (scarlatineux) au cas où l'épidémie de scarlatine concomitante présenterait plus d'extension que l'épidémie de rougeole ».

Cette organisation réclame un rez-de-chaussée pour les deux services en question et un étage. Mais une disposition assez spéciale doit être observée :

1° Il faut une interruption de la communication du premier étage et du rez-de-chaussée (portes, cloisons) ;

2° Les salles interchangeables ou « d'emprunt » recevront de préférence les convalescents ; leur contenance sera relativement faible, « pour pouvoir s'adapter aussi exactement que possible à la marche progressive de l'épidémie » ; dans ce but, elles seront segmentées, de façon que chaque nouveau compartiment ne donne asile qu'à quatre ou six malades ; ces segments seront séparés par des cloisons avec portes. De cette façon, ils ne seront occupés qu'au fur et à mesure de l'arrivée de nouveaux malades ; ils éviteront d'ouvrir une grande salle pour loger quelques malades et économiseront ainsi des lits précieux.

Chaque fois que ces segments seront abandonnés par les malades, leur désinfection rigoureuse s'imposera.

Cette disposition imaginée par M. le médecin-inspecteur Delorme et M. Simonin semble devoir donner les meilleurs résultats pratiques dans le cas où l'on est obligé d'utiliser les pavillons uniques pour les services de contagieux. Il serait à désirer néanmoins que, pour cette catégorie de malades, le système des pavillons séparés soit toujours adopté.

Dans ce cas, chaque pavillon doit comprendre :

1° Des salles de malades ;

2° Des locaux annexes;

3° Un sous-sol.

Salles de malades. — Il est indispensable de créer une séparation entre les *malades aigus* et les *convalescents*; d'où la nécessité d'installer des salles différentes, dans chaque pavillon, pour chacune de ces deux catégories.

Cette séparation est de rigueur pour le motif suivant :

a. Certaines affections n'immunisent pas : l'érysipèle, la dysenterie,

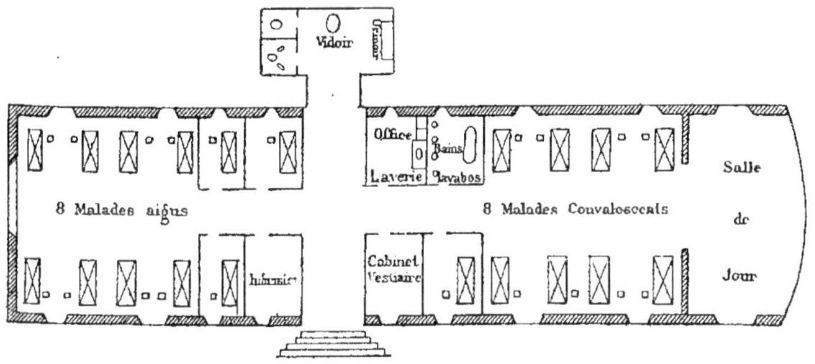

Fig. 43. — Segment type interchangeable (Simonin).

la diphtérie sont du nombre. Laisser les convalescents avec les malades aigus, c'est risquer pour eux de nouvelles réinfections ;

b. Ces malades aigus, gravement atteints, ont besoin d'un repos que ne leur laissent pas toujours les convalescents;

c. Les aigus ont besoin, plus que les convalescents, des soins du personnel infirmier. On pourra donc affecter un nombre plus grand d'infirmiers à cette catégorie et le restreindre au contraire pour les convalescents ;

d. Enfin les imprudences d'alimentation, si fréquentes et si préjudiciables à la santé de certains malades (scarlatine, dysenterie, fièvre typhoïde, etc.), grâce souvent à la bonne mais néfaste camaraderie des voisins convalescents, peuvent être ainsi évitées.

On établira donc une salle de malades aigus et une salle pour les convalescents (fig. 43).

De plus, chaque pavillon doit être pourvu de *cabinets d'isolement*, soit pour les malades très gravement atteints, délirants ou moribonds, soit en cas de complications contagieuses par elles-mêmes (bronchopneumonie, otite dans la rougeole par exemple), soit en cas d'une nouvelle infection spécifique, greffée sur la première (scarlatine et diphtérie, rougeole et diphtérie, fièvre typhoïde et scarlatine, etc., évoluant sur le même malade.

Ces cabinets d'isolement doivent être en nombre suffisant; il est assez difficile à déterminer, car certaines épidémies de rougeole, par exemple, se compliquent fréquemment de bronchopneumonie, d'autres aucunement. En moyenne, cependant, on peut prévoir qu'il en faut au moins un tiers du chiffre arrêté pour les malades atteints de l'affection simple initiale; souvent la moitié sera nécessaire.

Une *salle de jour* sera utile pour les malades qui se lèvent; elle servira de réfectoire. On pourra y installer une armoire qui recevra, dans des casiers numérotés, les couverts individuels des malades.

Locaux annexes. — Dans chaque pavillon, outre les salles réservées aux malades, on installera :

Un local pour les *latrines.* Ce local, distinct du reste du pavillon, sera situé dans une annexe communiquant avec le vestibule par une petite galerie. Des urinoirs, des latrines à la turque et un vidoir y seront installés. Ce dernier sera destiné à la vidange du contenu des vases de nuit, des terrines à gargarismes, des eaux de lavage;

Une *office* pour laver la vaisselle;

Une pièce pour les *lavabos* ;

Une *salle de bains* pourvue d'une ou plusieurs baignoires destinées à la désinfection des entrants, des convalescents et des sortants;

Un *vestiaire* où prendront place les vêtements revenus de la désinfection;

Un *cabinet d'infirmiers.*

Tous ces locaux annexes donneront sur un vestibule ayant accès à l'extérieur par la porte d'entrée du pavillon.

Sous-sol. — Le sous-sol, d'une hauteur de 2 mètres environ, muni de soupiraux, donnera asile aux différentes canalisations pour les besoins du pavillon: gaz, électricité, eau potable, eaux-vannes, chauffage, etc.

De plus, on pourra y disposer des cuves étanches, destinées à recueillir le linge sale amené par des trémies des salles de malades. On pourra aussi, dans le sous-sol des pavillons de typhoïdiques, de dysentériques, installer des canalisations aboutissant à des fourneaux pour incinération inodore des matières fécales (appareil Bréchot).

Pavillon des suspects. — Tous les pavillons destinés aux malades pourront donc être installés sur le même modèle. On les destinera chacun à des affections spéciales, ou l'on pourra, pour l'un d'entre eux, mettre en pratique les notions de l'interchangeabilité pour les maladies exceptionnelles, ou pour lesquelles l'influence saisonnière permet l'application de ce système.

L'un d'eux sera particulièrement affecté aux malades pour lesquels le diagnostic est hésitant à l'entrée, et demande, pour être confirmé, un ou plusieurs jours d'observation. C'est le *pavillon des suspects*, ou des *douteux*, ou des *malades en observation* (fig. 44).

Ce service comporte les mêmes conditions générales que les autres, mais avec cette différence essentielle : puisqu'il est destiné

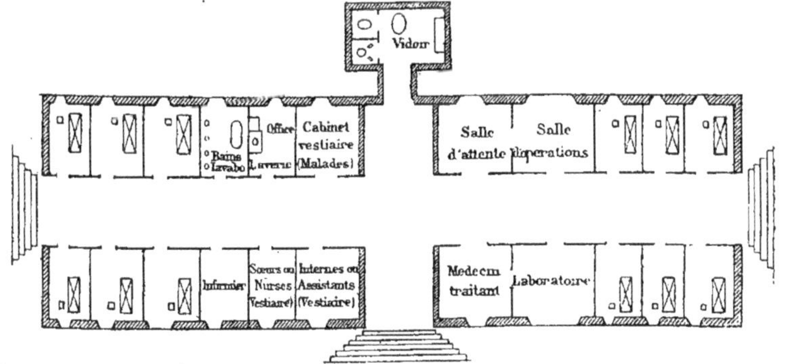

Fig. 44. — Hôpital de contagieux. Pavillon ou secteur des douteux, service de triage (Simonin).

à abriter des malades dont le diagnostic est douteux et qui peuvent être atteints de maladies contagieuses les plus diverses, l'*isolement doit être individuel.*

Le nombre des chambres de ce pavillon doit être en moyenne de 8 p. 100 de l'effectif total des malades.

Elles doivent être soumises aux mêmes règles hygiéniques que les salles des autres pavillons. Les mêmes locaux annexes doivent aussi prendre place sur le vestibule d'entrée. Mais on y ajoutera :

1° Une salle d'attente, où l'on pourra opérer le triage des malades dès leur entrée ;

2° A côté du cabinet du médecin traitant, un laboratoire de bactériologie, indispensable pour faire extemporanément les diagnostics microbiologiques appliqués à la clinique. C'est en effet dans ce pavillon que la plupart de ces recherches seront nécessaires pour aider à la différenciation de telle ou telle maladie contagieuse (angines pseudo-membraneuses, diphtériques ou non diphtériques, etc.).

Dans ce pavillon enfin, où l'isolement individuel donne les meilleures garanties, on installera une salle d'opérations.

Celle-ci est indispensable dans un service de contagieux. Il serait imprudent d'utiliser pour cette catégorie de malades la salle d'opérations des services de chirurgie générale. L'éloignement du service est en outre un obstacle à cette pratique.

Détails d'installation. — La *construction* d'un pavillon de contagieux n'est pas essentiellement différente de celle qu'exige un pavillon pour maladies générales : planchers et murs imperméables, grandes fenêtres à large ouverture, éclairage, ventilation, chauffage, etc., ne se réclament pas d'autres règles que celles exigées généralement.

Le *mobilier* est soumis aux mêmes règles que dans les services de médecine ou de chirurgie générales : les tables de nuit, les seaux hygiéniques, les crachoirs collectifs ou individuels, etc., seront aussi simples que possible, pour subir au mieux l'action des lavages et de la désinfection. On ajoutera, pour recevoir les liquides usagés des gargarismes, des terrines contenant une solution antiseptique. Des poubelles métalliques recevront le linge souillé au lit du malade, en attendant qu'il soit porté à la désinfection.

Dans chaque pavillon, outre la baignoire qui reste en permanence dans la salle de bains, on doit pouvoir disposer de baignoires mobiles pour les malades ayant besoin de bains thérapeutiques.

A cet égard, le pavillon des typhoïdiques doit être pourvu d'une installation spéciale, et, entre chaque lit, on doit pouvoir placer une baignoire. Celle-ci recevrait l'eau d'une canalisation placée le long des parois.

Les objets à usage demandent à être individuels et à être désinfectés fréquemment par l'eau bouillante; puis ils seront soumis à l'action bactéricide des antiseptiques.

Enfin à chaque pavillon sera annexé un *jardin* qui lui restera spécial, et qui sera enclos de murs pour éviter les contacts entre malades de pavillons voisins.

Personnel. — Chaque pavillon devra être pourvu d'un personnel spécial, qui lui sera exclusivement affecté. Une surveillance active sera opérée par le médecin traitant et l'infirmier-major pour éviter les rapports des infirmiers d'un pavillon avec ceux du pavillon voisin, du moins pendant les heures de service et pour les soins à donner aux malades. C'est là sans doute un côté du problème assez difficile à résoudre, en raison de la pénurie habituelle de ces agents subalternes dans les hôpitaux militaires.

Ces infirmiers ne seront pas indifféremment affectés à tel ou tel pavillon. On prendra de préférence, pour le service d'un pavillon, des sujets ayant contracté antérieurement la maladie qu'ils auront à soigner, en raison de l'immunité qu'ils ont pu ainsi acquérir. On évitera de prendre pour ce service des contagieux des réservistes ou des territoriaux qui peuvent être mariés et pères de famille, et risqueraient de rapporter chez eux les germes des affections transmissibles.

Ces infirmiers seront revêtus, pour le service, de vêtements spéciaux (vêtements de toile, serrés au cou, aux poignets, à la cheville), qu'ils n'endosseront qu'en entrant dans le pavillon et qu'ils quitteront en sortant, notamment pour prendre leurs repas. Enfin ils devront être instruits tout particulièrement sur le danger qu'ils peuvent courir eux-mêmes ; on exigera d'eux qu'ils se lavent antiseptiquement les mains et la figure avant de prendre leurs repas.

Ils prendront enfin des bains savonneux tous les deux jours.

Parmi les infirmiers d'un pavillon, il est utile que l'un d'eux soit coiffeur, pour assurer les soins des cheveux et de la barbe, avec des instruments affectés à chaque catégorie de malades.

Locaux destinés aux services généraux. — Un pavillon spécial sera destiné aux *services généraux* et au *casernement des infirmiers* (fig. 45). Il pourra se composer d'un rez-de-chaussée et d'un étage; un sous-sol sera nécessaire.

Le *rez-de-chaussée* sera composé des locaux suivants : dans une

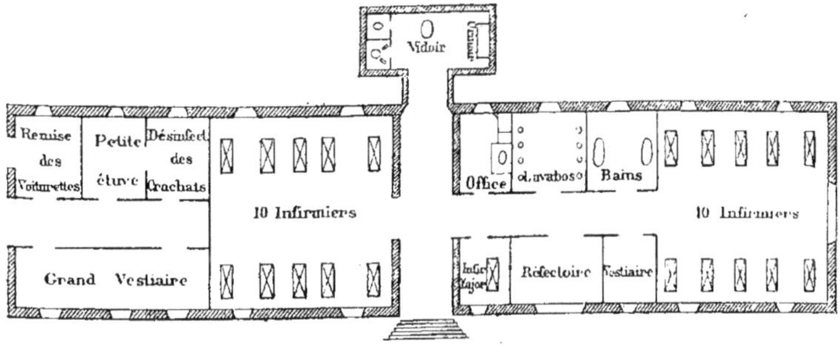

Fig. 45. — Pavillon des infirmiers et des services généraux (Simonin).

aile, une salle servant de dortoir, un vestiaire pour les infirmiers, un réfectoire, une salle de bains avec lavabo, une office avec laverie, un cabinet pour l'infirmier-major ;

Dans l'aile du côté opposé, une autre salle-dortoir, s'ouvrant sur le vestibule d'entrée, et, de l'autre côté, sans communication avec elle, les locaux suivants :

Un vestiaire destiné à recevoir tous les effets désinfectés ;

Une pièce servant de remise pour plusieurs voitures métalliques à couvercles pour transporter à l'étuve les vêtements, le linge des malades, et les répartir dans les différents vestiaires;

Une pièce abritant une petite étuve à désinfection (Vaillard et Besson, par exemple).

Une autre pièce pour la désinfection des crachats (appareil Geneste et Herscher).

A l'*étage du dessus*, deux grandes pièces seront installées pour y recevoir, l'une une réserve de linge, l'autre une réserve de literie.

Le *sous-sol* sera destiné aux appareils générateurs de vapeur ou d'électricité.

FONCTIONNEMENT DU SERVICE DANS UN HOPITAL MILITAIRE. — Le fonctionnement du service dans un hôpital militaire doit être envisagé dans les services généraux de médecine et de chirurgie et dans le service des contagieux.

Services généraux de médecine et de chirurgie. — Le malade porteur d'un billet d'entrée à l'hôpital est dirigé tout d'abord au bureau des entrées, où l'on procède aux formalités administratives nécessitées par son admission. De là, il se rend à la salle du médecin de garde, qui l'examine et le classe dans une des catégories suivantes : contagieux ou non-contagieux (blessés, vénériens, etc.). Puis il est conduit au vestiaire, où il abandonne ses vêtements, qui sont ultérieurement désinfectés, s'il y a lieu, et où il touche des vêtements d'hôpital. Le malade est accompagné ensuite jusque dans le service, où il recevra les soins du médecin traitant.

Suivant son état ou la nature contagieuse de l'affection dont il est porteur, le malade peut être, après la visite du médecin de garde, conduit directement dans son service ; ses vêtements sont ultérieurement envoyés au vestiaire.

Outre les soins médicaux proprement dits, le malade sera soumis pendant tout son séjour à des mesures hygiéniques rigoureuses.

Dès son entrée, il prendra un bain général, ou seulement un bain de pieds.

Il aura à sa disposition des ustensiles (couteau, fourchette, verre, etc.), qui devraient être individuels et être marqués du numéro du lit occupé par le malade.

Le linge sera changé fréquemment : les draps, tous les dix jours ; le linge de corps, tous les huit jours ; les serviettes, tous les cinq jours.

Les malades prendront journellement des soins de la bouche et de propreté générale. Des bains leur seront donnés, toutes les semaines, sauf contre-indication venant de leur état de santé.

Il sera bon de renouveler cette pratique la veille et le jour de leur sortie.

Quand ils sortent de l'hôpital, les malades touchent leur linge personnel, qui a été lavé et au besoin désinfecté.

Service des contagieux. — Les malades qui entrent à l'hôpital pour une maladie contagieuse diagnostiquée par le médecin du corps sont amenés par une voiture spéciale, qui doit être désinfectée par les soins de l'hôpital.

Cette catégorie de malades ne doit jamais passer par le bureau des entrées ; des malades non contagieux y séjournent souvent fort longtemps, et peuvent s'y trouver en contact prolongé avec des contagieux.

La même mesure devrait être prise en ce qui concerne la salle du médecin de garde. Dans cette dernière, des malades attendent souvent que l'examen de leurs camarades soit terminé ; ils peuvent y attendre aussi le médecin de garde occupé dans l'hôpital à donner des soins pour lesquels il a été appelé. Des contagieux peuvent ainsi se mêler à des non-contagieux et les contaminer. Plusieurs jours après, ces derniers voient éclore chez eux des affections, fièvres éruptives ou autres, qu'ils propagent à leurs camarades de lit, entrés pour tout autre motif. Ainsi naissent beaucoup de cas intérieurs, qu'il serait facile d'éviter. Tout malade contagieux devrait donc éviter non seulement le bureau des entrées, mais aussi la salle de garde et être dirigé immédiatement vers le service des contagieux. Le médecin de garde, averti, viendrait les y examiner dans la salle d'attente, pour confirmer le diagnostic du médecin du corps et opérer le triage convenable.

Les mêmes mesures devraient être prises pour les suspects.

Une fois entrés dans le pavillon où ils seront traités, les malades doivent prendre un bain général ou un bain de pieds, si leur état de santé le leur permet. Leurs vêtements sont envoyés immédiatement à la désinfection. Il en est de même du linge, qui doit être préalablement trempé dans de la lessive bouillante.

Les chaussures, qui ne peuvent supporter l'action de l'étuve, seront lavées avec une solution de crésyl à 5 p. 100. Le képi, qui comporte dans sa confection des pièces de cuir, recevra des pulvérisations de formol.

Dès qu'ils peuvent se lever, les malades reçoivent des vêtements d'hôpital; sur la manche du veston ou de la capote est cousu un galon de laine, destiné à les distinguer des autres malades. Il serait utile de leur donner une couleur différente, suivant la nature de l'affection contagieuse dont ils sont atteints; au retour de la désinfection, les mêmes vêtements reviendraient toujours au même pavillon.

Durant leur séjour au pavillon, la prophylaxie des associations secondaires devra être effectuée. On l'exécutera par l'isolement complet des malades présentant des complications contagieuses par elles-mêmes. Celles-ci pourront être prévenues par les gargarismes fréquents, ou mieux les grands lavages de la cavité bucco-pharyngée. Des instruments spéciaux seront, pour ce faire, affectés à chaque pavillon et ne devront pas en sortir. Il serait désirable que chaque malade disposât d'ustensiles individuels.

Le mobilier, les objets à usage seront fréquemment nettoyés et lavés avec des solutions antiseptiques.

Les crachoirs, les terrines à gargarismes, etc., recevront chaque jour un produit antiseptique, où les produits pathologiques seront immédiatement stérilisés.

Des bains fréquents seront donnés aux malades, surtout à ceux qui sont atteints de fièvres éruptives et particulièrement de scarlatine. Quelle que soit d'ailleurs l'affection en cause, un grand bain sera donné le jour de la sortie du malade, quand il aura quitté ses vêtements d'hôpital et avant qu'il endosse ses vêtements d'extérieur.

Aussitôt habillé, il ne séjournera plus dans la salle de malades, et il attendra l'heure de la sortie au vestiaire, par exemple, où il ne risquera plus ni de contaminer, ni d'être à nouveau contaminé.

Pendant le séjour des militaires au service des contagieux, toute visite de parents ou d'amis devra être interdite.

Dans les locaux interchangeables, quand une maladie infectieuse a achevé son œuvre, et que le local doit abriter des sujets atteints de toute autre affection transmissible, la désinfection s'impose : désinfection du local, des lits, de la literie, des ustensiles, etc. Elle doit s'effectuer soigneusement, suivant les règles habituelles.

Ces mesures de désinfection s'appliquent évidemment encore aux cabinets d'isolement du pavillon des douteux, où chaque chambre qui vient d'être quittée peut, d'un moment à l'autre, recevoir un malade d'une catégorie différente.

Cette désinfection des locaux s'effectuera d'après les données réglementaires indiquées par la notice du règlement sur le service de santé à l'intérieur.

Conçu dans cet esprit, l'isolement peut être considéré comme suffisant, et c'est sur ces données que l'on tablera dès lors dans l'armée pour installer des services de contagieux, devant réclamer le moins de dépenses possibles.

Mais, avant que tous les hôpitaux militaires soient dotés de semblables bâtiments, il importe d'utiliser comme ils sont ceux que l'on possède et d'éviter, autant que faire se peut, les contacts entre les malades et les sujets sains.

A aucun prix le service des contagieux ne doit siéger dans un bâtiment où des services de malades généraux sont installés ; il faut lui conserver un bâtiment spécial, isolé avec un jardin spécial, enclos d'un grillage ou mieux d'un mur.

Ces bâtiments, qui comportent en général un rez-de-chaussée et un ou deux étages et deux salles en moyenne par étage, donneront donc asile à toutes les maladies contagieuses. Celles-ci seront dès lors réparties de façon qu'une salle ne contienne qu'une catégorie de malades. Chacune d'elles sera pourvue de cabinets d'isolement pour les malades graves, ou moribonds, ou atteints de complications contagieuses.

Enfin une petite annexe attenante à ce pavillon sera réservée à des chambres d'isolement pour les douteux ou les suspects.

Dans un tel service de contagieux, où l'isolement n'est que très imparfait, le médecin traitant doit tenir la main à ce que la prophylaxie soit mise en pratique avec toute la rigueur désirable.

Le personnel doit être spécialement affecté au service. Il y couchera, il y prendra ses repas. Mais il a fatalement des relations avec les services généraux : la dépense, la lingerie, le matériel, la buanderie, etc.

Chaque catégorie de malades devrait être soignée par les mêmes infirmiers attachés exclusivement au service d'une salle. Mais, dans l'état actuel des choses, ce personnel est notoirement insuffisant, et, dans certains services de contagieux, un infirmier est appelé à servir dans plusieurs salles, où sont traitées des maladies transmissibles différentes; un ou deux infirmiers de visite sont obligés de donner leurs soins indifféremment dans toutes les salles du service. Ils doivent donc recevoir des instructions très précises concernant les soins de propreté qu'ils doivent prendre en quittant une salle et avant de pénétrer dans une autre; sans ces précautions, ils risquent de transmettre de l'une à l'autre des affections contagieuses et de créer ainsi de nombreux cas intérieurs. Le médecin traitant doit veiller tout particulièrement à l'exécution de ces prescriptions, et, en son absence, l'infirmier-major doit opérer strictement cette surveillance.

Malgré tout le soin que l'on peut mettre à observer toutes les règles prescrites, il existera toujours, en pareilles conditions, des « fuites ». A la légèreté ou à l'insouciance fréquente des infirmiers, s'adjoindra ce fait que les convalescents se rencontrent dans le même escalier, se retrouvent dans le jardin commun, où les diphtériques, les scarlatineux, etc., peuvent faire des échanges mutuels de germes; puis cet autre que le local des latrines est unique pour tous les malades, où les virus des oreillons, de la scarlatine, de l'érysipèle, etc., se côtoient et s'installent en maître dans un espace restreint, visité journellement par tous les contagieux du service.

On comprend que, sans parler même d'une infinité d'autres détails, l'isolement, aussi surveillé soit-il, devient ainsi complètement illusoire. L'installation de services de contagieux vraiment dignes de ce nom doit donc être effectuée dans tout hôpital militaire.

Personnel médical des hôpitaux militaires.

MÉDECINS. — **Médecin-chef.** — Dans un hôpital militaire, la direction du service appartient au médecin le plus élevé en grade, ou le plus ancien dans le grade; il prend le titre de *médecin-chef.* Il a autorité sur tout le personnel militaire attaché à l'hôpital.

Il assure par lui-même et par les médecins placés sous ses ordres le service médico-chirurgical. Il fait établir par l'officier d'administration gestionnaire et approuve la répartition des officiers, adjudants d'administration et infirmiers militaires dans les différents services.

Son action s'étend à toutes les parties du service. Il est détenteur des ordres et documents relatifs à la mobilisation.

Il prend part aux conférences concernant les travaux de construction, d'appropriation, d'affectation et d'amélioration des locaux destinés au service de l'hôpital.

Il préside et dirige les conférences qui doivent être faites tous les quinze jours aux médecins aides-majors sur tous les points de science, de pratique et d'application des règlements. Il tient le registre des procès-verbaux de ces conférences.

Tous les matins, le médecin-chef réunit les médecins traitants au rapport journalier. Il y règle toutes les questions relatives à l'administration de l'hôpital et au bon fonctionnement de chaque service.

Il donne communication des ordres émanant de l'autorité militaire et du directeur du service de santé et inscrit ses propres décisions sur le registre des rapports journaliers. Les médecins traitants lui rendent compte des précautions prises dans leur service contre la propagation des maladies contagieuses ; il s'informe de l'état des malades graves et se rend à leur lit en consultation toutes les fois qu'il le juge opportun.

Médecins traitants. — Chargés du traitement des malades, ils sont responsables vis-à-vis du médecin-chef du fonctionnement et de la bonne tenue de leur service.

Ils font chaque jour, le matin et le soir, deux visites à l'hôpital ; ils les répètent, de jour ou de nuit, si l'état de quelque malade l'exige.

Les visites sont faites à sept heures, du 1er avril au 30 septembre ; à sept heures et demie, du 1er octobre au 31 mars ; les contre-visites sont faites de deux à quatre heures.

Le médecin traitant a seul le droit d'ordonner les médicaments et le régime alimentaire. Les médicaments compris dans la nomenclature des hôpitaux militaires sont les seuls qui puissent être prescrits. En cas d'urgence, cependant, des médicaments non réglementaires peuvent être ordonnés.

Les prescriptions sont faites habituellement à la visite du matin pour toute la journée, sauf les modifications qui peuvent être apportées lors de la contre-visite.

Les médecins traitants rendent compte au médecin-chef de toutes les circonstances graves qui se présentent, et notamment des indices qui pourraient leur faire craindre l'apparition d'une épidémie ; ils le consultent pour toute opération importante et lui en font connaître les suites.

Ils consignent sur un registre spécial leurs recommandations concernant les malades gravement atteints ou à observer, ou exigeant, en dehors des heures de visite, des soins spéciaux.

Ils dirigent l'instruction des médecins placés sous leurs ordres, en les associant à toutes les recherches qui ont pour but d'éclairer leur diagnostic ; ils dirigent aussi l'instruction technique des infirmiers.

Le premier jour de chaque mois, ils fournissent au médecin-chef un rapport sur le service pendant le mois précédent, sur la situation sanitaire, les manifestations épidémiques et tout fait marquant. Ils fournissent la liste des opérations pratiquées et en indiquent les résultats.

Médecins aides-majors. — Les médecins aides-majors secondent les médecins traitants dans toutes les parties du service. Ils s'assurent de l'exactitude des relevés d'aliments et de médicaments, ainsi que de la bonne tenue des cahiers de visite.

Ils dirigent et complètent l'instruction technique des infirmiers.

Les médecins aides-majors d'un même hôpital concourent au service de garde.

Le médecin de garde reçoit et fait placer les entrants dans les diverses salles, après les avoir examinés. Il doit toujours être prêt à porter ses secours partout où il est nécessaire, et ne peut sortir de l'établissement.

Il assiste aux distributions d'aliments, et il veille à ce que les malades à la diète de pain reçoivent les bouillons et les boissons aux heures fixées par le médecin qui les a prescrits.

Il se conforme aux indications des médecins traitants mentionnées sur le registre spécial des malades graves; il leur rend compte des observations qu'il a faites. Il constate les décès.

Il établit, signe et remet au médecin-chef le rapport journalier sur l'exécution du service pendant les vingt-quatre heures.

PHARMACIENS. — Le pharmacien chef de service est chargé, sous l'autorité du médecin-chef, du service de la pharmacie.

Le service journalier de la pharmacie consiste dans la préparation des tisanes et des médicaments, prescrits sur les relevés et bons particuliers, l'exécution des diverses préparations officinales, la livraison des substances prescrites pour le service général, les salles d'opérations et de pansements.

Il veille à la tenue des armoires des poisons et contre-poisons. Il fait partie de la commission de réception des denrées, déguste chaque jour les aliments; il surveille l'étamage des ustensiles, d'après les instructions en vigueur.

Le pharmacien doit assurer en outre les diverses analyses chimiques et les expertises.

A des époques déterminées (20 janvier et 20 juillet), il établit les demandes semestrielles de matériel, médicaments et objets d'exploitation. Il exécute les demandes qui lui sont faites par les corps de troupe et les infirmeries vétérinaires.

Il veille à la réception, à la conservation et à l'emmagasinement des drogues et des verres qu'il a reçus. Il visite les approvisionnements de réserve tous les trois mois et chaque fois qu'il en reçoit l'ordre; il s'assure que les médicaments y sont en bon état de conservation, et fait procéder au remplacement de ceux qui sont altérés, ou demande la mise en service de ceux qui sont sur le point d'atteindre leur terme de conservation.

Le pharmacien est responsable de l'ordre, de la discipline de son personnel et de la bonne tenue des locaux de son service.

INFIRMIERS. — Recrutement. — Il y a peu de temps encore, les infirmiers étaient recrutés dans les corps de troupe ; une fois que les classes étaient terminées, les chefs de corps, sur la proposition des commandants de compagnie, désignaient un certain nombre d'hommes pour être versés dans les sections d'infirmiers militaires. Régulièrement, ces désignations devaient se faire suivant les aptitudes des soldats capables de remplir ce rôle. En réalité, les chefs d'unité ne désignaient pour cet emploi que ceux de leurs hommes qui constituaient des déchets pour leur compagnie ; aussi les malingres, les indisciplinés étaient-ils appelés à soigner les malades des hôpitaux. Cette façon de faire laissait donc beaucoup à désirer.

Actuellement, le recrutement des infirmiers se fait directement par voie d'appel, parmi les jeunes soldats que l'on incorpore dans les sections d'infirmiers. Les commandants de recrutement sont chargés de les désigner nominativement, en tenant compte de leur aptitude professionnelle. Si cette mesure était appliquée dans toute sa rigueur, ce recrutement serait parfait ; mais on a trop tendance à envoyer des malingres dans les sections d'infirmiers ; on oublie trop facilement que le métier d'infirmier militaire est pénible, et qu'il nécessite parfois des travaux de force assez considérables ; de plus, ces hommes sont en contact constant avec les malades ; pour résister à l'action pathogène de tous les germes qu'ils sont appelés à héberger (tuberculose, fièvre typhoïde, etc.), ils doivent présenter une constitution robuste, sinon ils ne peuvent faire face à tous les assauts qu'ils ont à subir. Enfin ils assurent, surtout en temps d'épidémie, un service de garde très pénible ; il n'est pas rare de voir des infirmiers prendre la garde toutes les deux ou trois nuits.

L'idéal à poursuivre serait d'avoir dans les hôpitaux militaires un corps d'infirmiers de carrière pouvant contracter des rengagements, analogue à celui que possède la marine ; dans ce but, les engagements dans les sections devraient être autorisés ; or le règlement est formel à ce sujet : « Aucun engagement ne peut être reçu au titre des sections, et les engagés volontaires des autres corps de troupes ne peuvent être admis à y passer par voie de changement d'arme. »

Organisation et commandement. — Les sections d'infirmiers militaires comportent des sous-officiers, des caporaux et des soldats à raison d'un sergent et deux caporaux pour treize hommes de l'effectif.

Les nominations des gradés sont faites au fur et à mesure des vacances par les directeurs du service de santé, en suivant un tableau d'avancement établi lors des inspections.

Les sections sont placées sous l'autorité des médecins-chefs des hôpitaux militaires; elles sont commandées et administrées par un officier d'administration du service des hôpitaux, assisté d'un ou de plusieurs officiers adjoints ou d'adjudants.

Instruction. — L'instruction donnée aux infirmiers militaires est *professionnelle* et *technique*.

L'*instruction professionnelle* est donnée pendant toute l'année à tous les infirmiers, quelles que soient les fonctions qu'ils remplissent dans les établissements hospitaliers. Elle a trait à l'organisation générale et au fonctionnement du service de santé à l'intérieur et en campagne.

L'*instruction technique*, d'une durée de trois mois, est réservée aux infirmiers classés dans le peloton spécial d'instruction.

Les infirmiers qui font partie de ce peloton d'instruction sont exercés :

1° A la tenue des cahiers de visite ;

2° A la connaissance détaillée du régime alimentaire des malades (divers régimes, alimentation des officiers, des sous-officiers, des soldats, boissons alimentaires, menus communs des différents régimes, allocations, répartitions, substitutions, suppléments);

3° A l'établissement des bons et des relevés d'aliments, de médicaments et d'objets de pansement ;

4° A l'hygiène hospitalière : antisepsie médicale, aération des salles de malades, température, propreté des salles, des latrines, des malades; antisepsie des vêtements, de la literie, du mobilier, etc. ;

5° A l'asepsie et l'antisepsie chirurgicales ; entretien des salles d'opérations et de pansements : objets de pansements, agents antiseptiques, service de la salle d'opérations avant, pendant, après les opérations;

6° A la petite chirurgie : applications de glace, de sinapismes, de cataplasmes, d'emplâtres, de ventouses, de sangsues; administration de collyres, de gargarismes, pratique des grands lavages buccaux, des injections, des irrigations, des pulvérisations; massages, etc. ;

7° A l'usage du thermomètre en différentes circonstances : température des salles, des bains, des malades ; établissement de la courbe de température ;

8° A l'hydrothérapie : lotions, drap mouillé, bains thérapeutiques (chauds et froids) ; bains de vapeur et fumigations ;

9° A la confection des bandages (bandages simples, bandages composés);

10° Aux soins à donner en face d'une hémorragie, d'une fracture, etc., en attendant l'arrivée du médecin.

Service des infirmiers. — Le service est différent suivant qu'on envisage les diverses sortes d'infirmiers attachés à une salle de malades : *infirmiers-majors*, *infirmiers de visite*, *infirmiers de salles.*

Infirmier-major. — Sergent ou caporal, l'infirmier-major préside à l'exécution des détails du service par les infirmiers placés sous ses ordres. Il est responsable vis-à-vis du médecin traitant de la discipline générale, de l'ordre, de la propreté, de la bonne exécution du travail. Vis-à-vis de l'officier gestionnaire, il est responsable de la tenue des locaux accessoires ou inoccupés, de l'entretien du matériel et des aliments qu'il reçoit de la dépense pour les malades.

Le service commence aussitôt après l'appel du matin ; il réunit les infirmiers dans son cabinet, examine leur propreté, les répartit dans les salles et auprès des malades graves, en tenant compte de leur aptitude et de leur zèle.

Il s'occupe de toutes les questions administratives concernant l'entrée et la sortie des malades; il établit le rapport journalier qui devra être visé et signé par le médecin traitant ; il lui présente les bons et les relevés qui devront être envoyés à la pharmacie et à la dépense.

Pendant la visite, il prend note de toutes les instructions particulières du médecin traitant.

Il procède à la distribution des aliments; il se rend à la dépense prendre livraison des boissons et des aliments.

Après les repas des infirmiers, il surveille les travaux de propreté (lavage de la vaisselle, nettoyage des salles, etc.).

Sous sa surveillance, le linge sale est transporté à la buanderie, dans des récipients clos.

Il préside à l'échange périodique du linge. Il envoie aux bains les malades qui doivent en prendre l'après-midi.

Le service de la contre-visite s'exécute comme pour la visite; de même pour le service du repas du soir.

Si un malade présente un malaise imprévu, ou si l'état d'un malade s'aggrave soudain, il le fait assister d'un infirmier et fait appeler le médecin de garde.

Le soir, après avoir pris son repas, il fait une ronde, s'assure que les infirmiers de garde sont à leur poste et donne ses instructions pour la nuit.

Infirmier de visite. — L'infirmier de visite est spécialement chargé du service des écritures et des pansements.

Avant la visite, le cahier en mains, il aide à la distribution du petit déjeuner. Il prend la température des malades et exécute toutes les instructions du médecin traitant.

A l'arrivée de ce dernier, il soumet à son visa les bons d'aliments et de médicaments délivrés aux entrants depuis la dernière visite, et qui doivent être annexés aux relevés de la veille; de même pour les aliments, les médicaments etc., prescrits à la visite de la veille.

L'infirmier de visite suit la visite du médecin traitant et prend en note toutes les prescriptions alimentaires et thérapeutiques.

Après la visite, il fait les étiquettes qui doivent être apposées sur les fioles à médicaments, puis il se rend à la pharmacie pour recevoir les médicaments du relevé; aidé de l'infirmier de salle, il procède à la distribution des potions et des tisanes. Il fait prendre aux malades les remèdes ordonnés; il fait les pansements prescrits.

A moins d'un ordre formel du médecin traitant, il rapporte chaque jour à la pharmacie les médicaments qui n'ont pas été consommés depuis la précédente visite, ou qui cessent d'être employés.

A la sonnerie de la soupe, il se rend à la dépense avec le cahier de visite du jour, et se met à la disposition de l'infirmier-major pour assurer la distribution des aliments.

A midi, après son repas, il procède au nettoyage de la salle de pansements et du matériel. Il fait une ronde dans les salles pour s'assurer que les médicaments ordonnés sont pris. Plus tard, il reprend la température des malades.

Lors de la contre-visite, il remplit le même rôle qu'à la visite du matin. Il fait signer au médecin traitant les bons particuliers d'aliments et de médicaments pour les entrants de la journée.

Après cette contre-visite, il porte ces bons à la dépense et à la pharmacie et touche les aliments et les médicaments demandés.

Infirmier de salles. — Après l'appel du matin, les infirmiers de salles revêtent leur tenue de travail et se présentent à l'infirmier-major, qui se rend compte de leur propreté et les désigne pour assurer l'entretien de tel ou tel local. Des consignes ou des ordres verbaux leur indiquent leur besogne.

Ils se rendent dans les salles auxquelles ils sont affectés, ouvrent les fenêtres pour aérer, allument les poêles et entretiennent le chauffage. Ils lavent ensuite les pots à tisane pour les descendre à la pharmacie après la visite. Ils veillent à ce que les malades prennent les soins de propreté individuelle et fassent leur lit, si ces derniers peuvent se lever. Si les malades restent couchés, ils leur apportent les objets nécessaires à leur toilette et font leur lit.

L'infirmier de salle suit le médecin traitant pendant la visite, prend en note les tisanes prescrites, les bains ordonnés et a soin de préparer sur une table ou un chariot roulant, une cuvette, du savon, une serviette pour que le médecin puisse se laver les mains. Il tient une autre serviette pour l'auscultation des malades.

Après la visite du matin, il recueille les fioles vides et les pots à tisane pour les rendre à la pharmacie. Il présente à ce service les bons de tisanes, rapporte les pots remplis dans la salle des malades et les distribue suivant les indications du médecin.

Il enlève les crachoirs particuliers, les vide dans un récipient spécial et les lave ; il en est de même des vases de nuit qu'il va nettoyer aux latrines.

Il aide ensuite l'infirmier de visite à la distribution des médicaments pour l'usage interne, renfermés dans des fioles de verre incolore, et portant des étiquettes blanches où sont inscrits le numéro du lit et le nom de la potion. Les médicaments pour l'usage externe sont contenus dans des fioles en verre jaune, portant une étiquette orangée avec le mot « poison » écrit en grosses lettres, si le médicament est dangereux. De concert avec l'infirmier de visite, il indique aux malades la façon de prendre les potions. Il applique les pommades et procède aux injections, irrigations, etc.

A l'heure de la distribution des aliments, il se rend à la dépense, où il exécute les ordres de l'infirmier-major.

Entre les repas, l'infirmier de salle emporte à l'office la vaisselle des malades et leur couvert, et les lave. Puis il procède au nettoyage de la salle, des murs, des fenêtres, des tables de nuit, des planchettes de lit, des tables, des cuivres, des fourneaux, suivant les indications hygiéniques habituelles ; le soir, il s'occupe de l'éclairage de la salle.

Lors de l'arrivée d'un entrant, l'infirmier de salle prépare immédiatement son lit ; il l'aide à se déshabiller et à se coucher ; il prend un pot à tisane qu'il porte à la pharmacie après avoir fait signer au médecin de garde un bon de tisane et un bon d'aliments pour la journée ; la pharmacie et la dépense lui délivrent immédiatement ce qui leur est ainsi demandé.

En dehors de ce travail journalier, les infirmiers doivent procéder périodiquement à des nettoyages particuliers : nettoyage des crachoirs communs ; échange du linge, etc. Ils assurent encore le service de garde, divisé en deux parties : la première garde dure de six heures du soir à minuit ; la deuxième garde dure de minuit à six heures du matin.

L'infirmier de garde ne doit pas se coucher ou se laisser aller au sommeil ; il doit toujours être vigilant, il doit aller chercher le médecin de garde en cas d'incident ou d'aggravation dans l'état de santé d'un malade.

Registre de casernement des hôpitaux.

La tenue régulière du registre de casernement pour les hôpitaux militaires, prescrite par la décision ministérielle du 29 juin 1878, présente la plus haute importance au point de vue de l'hygiène générale d'une garnison. Elle complète heureusement la même mesure prise pour les corps de troupe (Voy. plus haut, p. 214).

Le registre médical de casernement (hôpitaux) est mis à jour par les soins du médecin-chef. Il vise :

1° L'*installation de l'hôpital*, où des données sont précisées sur l'historique de l'hôpital (usage auquel le terrain était affecté avant la construction des bâtiments), la topographie de l'établissement (hôpital étant sur une colline, un plateau, un bas-fond, etc., la nature du sol (humus, roches, terres rapportées ; profondeur de la nappe souterraine).

Le plan général de l'hôpital y est tracé, en spécifiant le type de la construction, son orientation, les conditions de voisinage et notamment la densité de la population du quartier environnant, la salubrité de ce quartier, etc.

Des indications précises sont fournies sur les locaux (nombre de salles, affectation des divers services ; cubage d'air moyen revenant à chaque lit ; nature et installation des planchers, moyen de ventilation, de chauffage et d'éclairage ; locaux accessoires et service d'exploitation).

Des renseignements sont consignés sur les eaux d'alimentation, leur origine, leur qualité, les moyens d'épuration, etc., sur les égouts.

La rédaction de cette première partie est complétée par une appréciation générale sur la valeur et la salubrité de l'hospitalisation ; on doit y ajouter tous les desiderata qu'elle comporte.

2° Le *milieu urbain*, où sont étudiés : la topographie médicale de la ville ou de la région, les eaux d'alimentation (origine, qualité, quantité, canalisation, réservoirs, distribution, causes de souillure) ; les égouts, la voirie, les dépôts d'immondices.

Une place doit être réservée pour les établissements et les industries insalubres, proches ou éloignées de l'hôpital.

On insiste enfin sur l'endémie, l'épidémiologie régionale, la nature habituelle des maladies transmissibles qui y règnent, enfin la réceptivité comparée de la population civile et de la population militaire aux influences pathogènes de la région.

3° L'*épidémiologie de la garnison*. « Sous ce titre, à la suite des renseignements historiques qui auront pu être retrouvés, seront mentionnées annuellement les épidémies de quelque importance. » On insistera sur les origines et les causes probables de leur localisation.

4° Les *conventions* (*hospices mixtes*) passées entre les administrations civiles et l'administration de la guerre pour le traitement des malades militaires.

5° L'*état des médecins de l'hôpital*, tenu par ordre chronologique d'une part pour les médecins-chefs, d'autre part pour les médecins en sous-ordre.

HOSPITALISATION MILITAIRE EN TEMPS DE GUERRE (1).

Les ressources que les médecins d'armée peuvent trouver sur le territoire des opérations de la guerre sont indiscutablement insuffisantes ; l'absence de constructions destinées au traitement des malades est la règle. L'hospitalisation sur place, dans les conditions du temps de paix, est donc impossible à réaliser ; on n'y peut compter.

D'autre part, si les formations sanitaires sont amplement pourvues d'objets de pansement et d'instruments chirurgicaux, elles sont dépourvues du matériel lourd et encombrant qu'on pourrait utiliser pour abriter confortablement les blessés ; des raisons d'ordre tactique s'y opposent.

Puis on ne peut prévoir en temps de guerre les besoins de l'hospitalisation pour tous les moments d'une campagne ; ils sont essentiellement variables suivant les circonstances.

Enfin les circonstances voudront que, d'un moment à l'autre, une formation sanitaire aura à recevoir, à nourrir et à soigner un nombre très élevé de blessés. Après un combat, dans l'espace d'une journée, un corps d'armée devra recueillir, sur quelques kilomètres carrés, des milliers d'hommes qui demanderont une hospitalisation immédiate.

En temps de guerre, par conséquent, vu l'absence de ressources, vu le nombre de malades à soigner en quelques heures, l'hospitalisation ne saurait revêtir un caractère permanent ; il ne peut s'agir que d'une hospitalisation *extemporanée*, souvent même d'une hospitalisation d'*urgence*, qui, la plupart du temps, ne saurait être que provisoire.

Les procédés utilisés pour cette hospitalisation provisoire, installée dans des conditions d'aménagement si rapide, seront fatalement sommaires ; par ce seul fait, ils devront sacrifier le bien-être individuel à l'obligation de secourir un grand nombre de sujets en un court espace de temps.

Malgré cela, ***si le confort est négligé, les principes hygiéniques doivent être respectés.*** Dans cette hospitalisation du temps de guerre, on évitera, dans la mesure du possible, l'encombrement ; l'influence néfaste de l'air vicié, que l'on écartera par une ventilation bien comprise, sera activement combattue ; les mesures prophylactiques concernant la souillure du sol, etc., devront être mises constamment en vigueur.

Enfin, dans le cas où une hospitalisation établie pour une durée éphémère doit être ultérieurement de plus longue durée, il importe que les procédés utilisés soient perfectibles.

(1) Pour étudier complètement cette question, on lira avec fruit le livre de M. Ferrier, auquel nous avons fait de larges emprunts : De l'hospitalisation d'urgence en temps de guerre, F. R. de Rudeval, éditeur, Paris, 1903.

Tels sont les grands principes réclamés en temps de guerre par cette hospitalisation souvent si difficile à réaliser.

Dans toutes les situations tactiques où l'on peut se trouver en campagne, on n'aura pas toujours à faire face aux mêmes nécessités. C'est ainsi que, *dans la zone de l'avant*, le chiffre des blessés à recueillir et les conditions dans lesquelles ils seront recueillis seront complètement imprévus.

Dans la *zone de l'arrière*, le problème sera moins malaisé à résoudre ; les ressources seront plus nombreuses, les besoins seront en général moins urgents, etc. : devant des conditions différentes, les procédés varieront d'avec les précédents. C'est ce qui motive la division rationnelle de cette étude, qui envisagera l'hospitalisation dans la zone de l'avant et dans la zone de l'arrière.

Hospitalisation dans la zone de l'avant.

L'hospitalisation dans la zone de l'avant est de très courte durée : les ambulances ne fonctionnent que dans la journée d'un combat ; elles sont relevées dès le lendemain par l'hôpital de campagne, relevé lui-même trois à quatre jours après par les hôpitaux auxiliaires de campagne ou par les hôpitaux improvisés sur place.

Par conséquent, le but initial, surtout en ce qui concerne les ambulances, consistera à protéger les blessés contre les intempéries ; à part le rôle médical qu'elles doivent remplir, elles chercheront à fournir à l'homme malade un abri, quel qu'il soit, suffisant pour l'empêcher de souffrir de la chaleur ou du froid.

Or l'ambulance divisionnaire est complètement dépourvue de

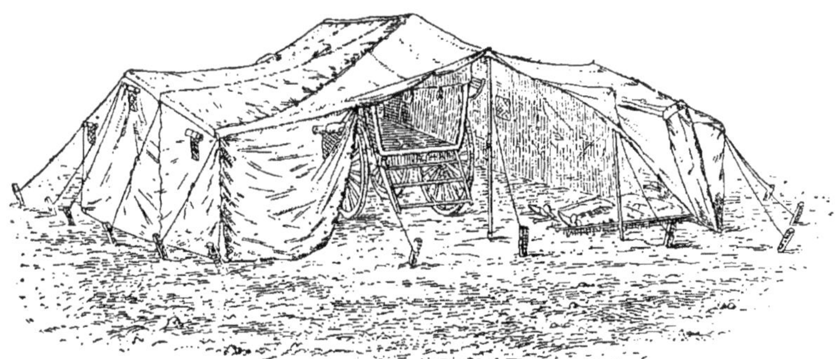

Fig. 46. — Tente Tortoise.

matériel destiné à assurer ce premier soin. Elle ne possède dans son approvisionnement que deux tentes « Tortoise » (une par section). Cette tente Tortoise (fig. 46), d'ailleurs, n'est prévue que pour servir de salle d'opérations : on peut l'utiliser, il est vrai, comme abri, mais pour couvrir un chiffre dérisoire de blessés. Il y aurait évidemment avantage à augmenter le nombre de ces tentes dans chaque section d'ambulance, car elles peuvent rendre des services.

On peut en effet les monter très rapidement : la toile qui, en marche, est roulée et contenue dans deux fausses ridelles appliquées sur les côtes d'un fourgon d'ambulance, est facilement déroulée ; on la tend autour du fourgon à l'aide de seize bâtons de tente et de petits piquets.

Dans l'état actuel des choses, on ne peut s'adresser qu'aux *locaux de réquisition* et aux *abris de fortune* pour abriter les blessés et les soigner.

A. *LOCAUX POUR LES MALADES.* — **Locaux fournis par les réquisitions.** — Ils appartiennent à des types assez variés, et leur valeur hygiénique diffère suivant les locaux utilisés.

L'hospitalisation dans les *maisons d'habitation ordinaires* n'est habituellement pas à conseiller. Elles ne fournissent, en dehors des chambres réservées aux habitants, que deux à trois pièces au grand maximum. Ces dernières sont le plus souvent exiguës et ne peuvent donner abri qu'à quelques malades. Cette disposition complique singulièrement le service, étant donnée la dissémination fatale des hommes dans plusieurs de ces maisons. De plus, l'accès en est assez difficile, et le transport par brancards devient parfois impossible par les escaliers étroits et contournés par lesquels ils doivent passer.

Les *grandes maisons bourgeoises*, les *châteaux* avec les dépendances peuvent au contraire être d'un grand secours ; les locaux sont vastes, bien aérés, bien éclairés, et le médecin chargé du soin des malades peut installer un véritable hôpital avec des services généraux, dont le voisinage est appréciable. Dans les jardins, dans les parcs, on peut encore installer des tentes, dont on ne doit pas dédaigner les services.

On ne pourra guère compter sur les *mairies*, dont cependant certaines salles spacieuses pourraient donner abri à un assez grand nombre d'hommes. Mais ces locaux sont habituellement occupés par l'état-major, qui trouve sur place des renseignements très utiles.

Les *collèges*, les *lycées* fourniront souvent d'excellentes installations pour cette hospitalisation d'urgence. Tout y est installé pour loger une collectivité, et la plupart des locaux n'auront guère besoin d'un surplus d'aménagement ; les dortoirs, les cuisines sont tout installés ; les réfectoires, salles d'études, etc., offriront souvent toutes les commodités désirables pour séparer les malades en catégories, ou installer dans le voisinage des services généraux. Dans les grandes villes, ces établissements sont assez vastes pour être transformés en un véritable hôpital.

Les *salles publiques* que l'on trouve dans beaucoup de villages importants pourront de même rendre des services appréciables. On les utilise souvent pour former le noyau principal de l'installation d'une ambulance.

On peut en dire autant des *usines*, dont les magasins et au besoin les hangars peuvent être avantageusement utilisés.

A moins de nécessité absolue, on éliminera les locaux fournis par les *églises*; ils sont spacieux parfois, mais dans les villages ils sont souvent très restreints; de plus, ils sont humides, mal éclairés, mal ventilés, et le chauffage en hiver y est habituellement fort imparfait.

On a fondé beaucoup d'espoir sur l'utilisation des *fermes* pour les transformer en hôpitaux de campagne ou en ambulances. En réalité, elles n'offrent que des ressources très restreintes.

La maison d'habitation n'est pas habituellement assez vaste et ne diffère pas sensiblement à cet égard de celles qui ont été envisagées plus haut.

Les hangars pourront abriter un certain nombre de malades, mais ils devront être clôturés par des bâches, des draps.

On ne pourra compter sur les greniers, difficilement accessibles; l'aménagement dans les écuries et les étables est impossible à envisager. Le verger peut seul permettre d'élever des tentes improvisées.

Ces locaux habités fournis par les réquisitions présentent souvent de réels avantages : « Ils offrent, en général, un abri plus efficace que les constructions légères, telles que les baraques et les tentes. Malheureusement, ils peuvent être insuffisants ou faire défaut. Quelquefois même on doit délaisser des locaux souvent bien disposés, parce qu'ils sont susceptibles, en raison de leur situation stratégique, de devenir des centres de résistance, ou bien parce qu'ils abritent ou ont abrité des malades atteints d'affections épidémiques; enfin, très souvent, les besoins de l'hospitalisation dépassent les ressources locales » (Ferrier) (1).

Abris de fortune. — Dans un pays où l'absence de locaux se fait sentir, d'une façon absolue ou même relative, il importe de créer des installations offrant aux malades ou blessés des abris contre les intempéries. Ces abris improvisés ne seront que provisoires dans la plupart des cas; on les établira en attendant que, si le séjour doit être prolongé, on puisse ou les perfectionner, ou créer des installations plus confortables.

On pourra employer, par exemple, des charrettes, qu'on recouvrira d'une bâche, d'une couverture, de draps, de cartons feutrés, cartons bitumés, soutenus par des planches, des branches, des perches, etc. D'autres abris reposant sur le sol seront construits avec des montants de fer ou de bois, qu'on enfoncera dans le sol et qu'on reliera entre eux par des perches, des fils de fer, des cordes, des rails de chemin de fer, des poutres quelconques, etc. On utilisera les arbres des vergers, des avenues : on tendra des cordes d'un arbre à l'autre, et ces cordes pourront supporter des toiles de tentes, des prélarts,

(1) Ferrier, *Loc. cit.*

des couvertures, dont on assujettira les bords de chaque côté pour former une espèce de tente. On pourra les fixer encore à des murs par des clous, des crochets, et la tente ainsi préparée aura l'aspect d'un triangle-rectangle.

Quand on peut disposer de promenades publiques, de grandes tentes pourront être improvisées : entre deux rangées d'arbres, on installera une véritable toiture soutenue par des cordes ou des fils de fer, et les côtés obliques de cette tente seront fixés au sol avec des pierres ou des piquets.

Le médecin principal Salle (1) a étudié et expérimenté plusieurs procédés très pratiques, qu'on peut effectuer aisément et en peu de temps avec des draps ou des couvertures, que l'on trouve dans les approvisionnements de l'avant.

Ces couvertures sont assemblées par des coutures faites en faufil par des aiguilles d'emballeur et de la ficelle fine. Sur les bords et aux angles, on assujettit des cordes de tension à l'aide de boutons confectionnés extemporanément en enserrant dans la couverture deux ou trois cailloux par une ligature à la ficelle.

Ces cordes, munies d'un garrot latéral, vont s'adapter à des piquets que l'on peut aisément confectionner à l'aide d'une hachette.

Avec ce matériel sommaire, on peut installer des abris de fortune suffisamment résistants et protégeant bien le malade contre les intempéries : leurs dimensions peuvent être relativement importantes. M. Salle monte ainsi des abris en utilisant les arbres, comme il est dit plus haut : une corde bien tendue est liée à ses deux extrémités à deux arbres, à $1^{m},90$ de hauteur. La tente est roulée préalablement en deux globes sur la corde, de façon à faire reposer sur cette dernière la partie médiane. On laisse tomber les globes de chaque côté, et le déroulement de la tente s'effectue de lui-même. Il ne reste plus qu'à tendre les cordeaux de tirage. On creuse une rigole extérieure, et l'on rejette la terre sur le bord de la tente.

Par des procédés sensiblement identiques, on peut monter des tentes ouvertes et des tentes arabes en plein champ.

Quatre couvertures peuvent suffire pour abriter huit blessés couchés sur brancard ; avec neuf couvertures, assemblées sous forme de tente arabe, en plein champ, on peut abriter dix-huit blessés ; quarante-cinq minutes à une heure suffisent pour élever la première, deux heures pour la seconde. Une équipe de quatre hommes commandés par un caporal est suffisante pour les édifier.

Ces abris improvisés pourront assurer une protection suffisante contre les intempéries ; ils seront à cet égard au moins équivalents à la tente Tortoise. Il faudra cependant qu'ils présentent certaines conditions pour être réellement utiles :

(1) Salle, *Arch. de méd. mil.*, 1902.

Ils devront d'abord être assez spacieux pour abriter un bon nombre de malades. Puis ils devront être assez élevés pour que le personnel médical ou infirmier n'ait pas à prendre une attitude inclinée, fatigante pour soigner ou panser les malades. Il convient de leur donner une hauteur supérieure à 1^{m},70. Les blessés seront placés en deux rangées parallèles, perpendiculaires à l'axe de l'abri, et distantes du centre de 1 mètre environ.

Ces abris devront être suffisamment solides pour résister à la violence de certains vents. Cette solidité dépend beaucoup de la charpente.

Enfin, pour remplir leur rôle d'abris établis pour des besoins urgents et rapides, le temps que leur construction exigera devra être aussi bref que possible.

L'installation de ces abris de fortune ne sera pas sans rencontrer parfois d'énormes difficultés. Pour les édifier, il faut trouver des matériaux : les réquisitions peuvent les fournir, mais parfois au prix d'une perte de temps fort considérable, préjudiciable au caractère même de cette hospitalisation d'urgence. Puis il peut y avoir des inconvénients majeurs, parfois, à disposer du matériel des approvisionnements, qu'on peut avoir à utiliser dans un autre but. Aussi M. Ferrier (1) pense-t-il avec juste raison qu'on pourrait employer la tente individuelle, qui fait partie de l'équipement normal des soldats dans certaines troupes. Il faudrait, en un mot, imiter le système employé par le service de santé, en Allemagne, pour assurer l'installation rapide d'abris de fortune.

En Allemagne, en effet, toutes les troupes possèdent la tente-abri ; de forme carrée, elle est pourvue de boutonnières et de boutons sur tous ses côtés. Il est donc facile de réunir ces tentes les unes aux autres et d'obtenir ainsi de grandes surfaces de toile imperméable.

La description des tentes d'hôpital improvisées avec les tentes-abris de l'armée allemande est empruntée à M. Ferrier.

a) Un premier modèle (fig. 47) est dressé au moyen de seize toiles avec les accessoires correspondants (cordes et supports). Ces accessoires, empruntés à l'équipement du soldat, sont même en excédent ; c'est ainsi que le montage de cette tente n'exige que vingt supports ajustables ; or l'emploi de seize tentes permettrait d'en disposer de trente-deux, si l'on utilisait tous leurs accessoires.

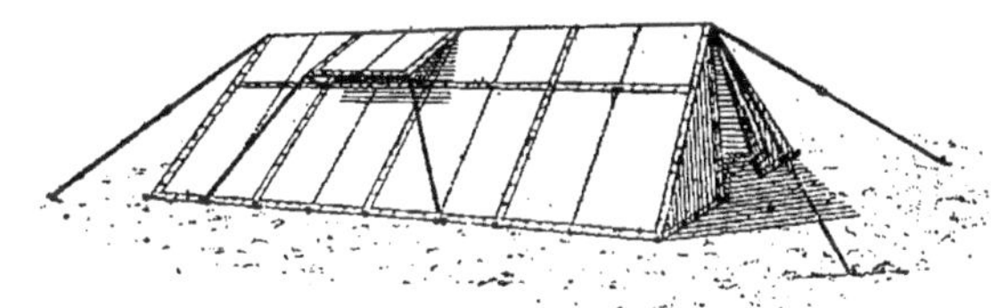

Fig. 47. — Tente d'hôpital improvisée avec les tentes-abris de l'armée allemande (d'après Ferrier).

(1) Ferrier, *Loc. cit.*, p. 34.

Les toiles sont réunies sur trois rangées de quatre pour former la toiture ; celle-ci est soutenue par cinq supports, traversant en haut les boutonnières métalliques des toiles ; les supports sont latéralement maintenus par deux cordes fixées au sol. Chaque extrémité de la tente est fermée par deux toiles repliées en diagonale. Pour permettre la ventilation, on peut relever en partie, au moyen de deux supports, une des toiles de la toiture.

Cette tente peut recevoir vingt hommes blessés légèrement, ou huit à dix hommes grièvement blessés, et couchés sur des brancards. Enfin elle est suffisamment confortable pour qu'on ait pu penser l'utiliser comme abri pour les blessés, au besoin pendant plusieurs jours.

Le seul reproche qu'on puisse faire à cette tente est le défaut de la solidité de la charpente ; les supports ajustables réglementaires des tentes-abris sont, en effet, un peu fragiles ; aussi, lorsque l'installation sur place doit se prolonger quelque temps, il est recommandé de remplacer ces supports par des perches suffisamment résistantes.

b) Lorsque les conditions atmosphériques le permettent, on peut construire de grandes tentes, ouvertes à chaque extrémité.

c) Le modèle indiscutablement le meilleur est celui représenté figure 48. Cette tente se compose de vingt-deux lais de toile, de deux piquets ajustables pour le faîtage et de deux perches destinées à servir de supports verticaux ; chaque extrémité est fermée par trois toiles disposées en diagonale. Pour donner de l'air et de la lumière, on soulève une des toiles du milieu, que l'on soutient au moyen de petits supports réglementaires. Cette tente peut recevoir dix à douze blessés couchés sur des brancards et des paillasses, ou vingt hommes légèrement blessés.

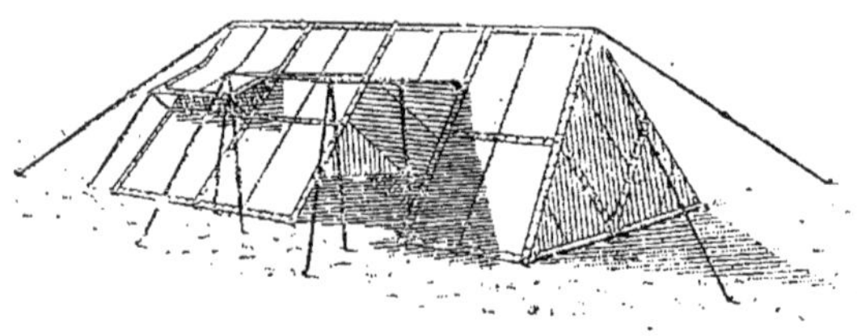

Fig. 48. — Grande tente d'hôpital improvisée avec les tentes-abris de l'armée allemande (d'après Ferrier).

Les tentes de ce genre ne laissent rien à désirer ; elles ne sont pas inférieures comme solidité et comme abri aux types les meilleurs, employés jusqu'ici ; aussi, dans l'armée allemande, toutes les voitures de transport pour malades et tous les fourgons des compagnies sanitaires sont munis de cinq perches pour en faciliter la construction. Les infirmiers et les brancardiers dans les régiments et les hôpitaux sont entraînés au montage de ces divers modèles de tentes, qu'ils arrivent à élever très rapidement.

En France, la tente individuelle n'est pas réglementaire dans toutes les troupes. De plus, elle n'est pourvue de boutons et de boutonnières que sur trois côtés (1). Dans les troupes où elle pourrait être utilisée pour la construction d'abris, on devrait donc la coudre sur le quatrième côté, ce qui occasionnerait une perte de temps.

M. Ferrier conclut à ce sujet : « Si des considérations basées sur le poids de la tente-abri empêchent de généraliser son emploi, ces considérations n'existent pas pour les troupes du service de santé. L'introduction de la tente-abri dans leur équipement régulier ne représenterait, en effet, qu'une surcharge peu importante, largement compensée d'ailleurs par l'absence de fusil et de cartouches ; elle aurait pour avantage de mettre en temps normal, à la disposition des hommes, un élément de protection nullement à dédaigner au bivouac, et, en cas d'affluence de blessés, de fournir aux formations sanitaires une ressource précieuse au point de vue de l'installation. On aurait ainsi, à l'ambulance, près de deux cents tentes-abris et, à l'hôpital de campagne, une quarantaine environ. Ces tentes-abris seraient insuffisantes pour permettre de parer à toutes les éventualités : elles constitueraient cependant un appoint assez important, que l'on serait heureux de trouver dans les cas difficiles. »

Les abris improvisés qui viennent d'être passés en revue protègent assez bien contre le soleil, le vent, la poussière et la pluie ; mais ils ne peuvent garantir que très imparfaitement contre les variations de température. Cependant on peut les perfectionner et les aménager de telle façon que l'on puisse lutter contre l'excès de froid ou de chaleur ; cette hospitalisation, ainsi comprise, pourra être d'assez longue durée.

Contre l'excès de chaleur, on peut, dans nos climats, se défendre aisément. Il suffit de relever les parois latérales de ces abris, en produisant ainsi une ventilation large, qui amène un certain degré de refroidissement de l'air ambiant.

Contre le froid, on peut lutter en doublant la paroi de la tente d'une seconde enveloppe de toile, toutes deux étant distantes de 15 à 20 centimètres ; on interpose ainsi un matelas d'air, mauvais conducteur de la chaleur.

B. ***LOCAUX ACCESSOIRES***. — Le local destiné à recevoir les malades n'est pas le seul à envisager dans une formation sanitaire ; il faut prévoir des *locaux accessoires* : ils sont indispensables au fonctionnement hygiénique des ambulances et des hôpitaux de campagne.

Salles d'opérations. — Une mention spéciale doit être faite pour les *salles d'opérations*.

Elles peuvent être installées dans des chambres des locaux de réquisition ; des hangars, des tentes, des abris improvisés quelconques sont souvent les seules ressources dont on dispose ; on peut même

(1) Décision ministérielle du 5 octobre 1897. *B. O. P. R.*, 2e semestre 1897, p. 384.

être appelé à opérer d'urgence en plein air. Quel que soit le local destiné à servir à ces opérations, la principale préoccupation du chirurgien consiste à mettre son blessé à l'abri des poussières, agents infectants par excellence.

Les chambres qui servent de salles d'opération devront être particulièrement propres ; si la propreté n'est pas rigoureuse, des draps seront fixés au plafond et sur les murs. Il en sera de même pour les tentes, et à plus forte raison pour les hangars, qui contiennent toujours des quantités énormes de poussières de toute origine.

Cuisines. — L'installation des *cuisines* a son importance : on utilisera les cuisines des maisons particulières, mais elles rendront peu de service en raison de leur exiguïté habituelle.

Souvent donc on aura recours à des installations de fortune ; on emploiera le fourneau du capitaine de génie Dautheville (Michel Lévy et Boisseau), ou celui dont le médecin-major Sabatier a usé à Madagascar ; on utilisera tous les moyens dictés par l'ingéniosité de chacun.

Latrines. — Parmi les locaux accessoires, c'est évidemment l'installation des *latrines* qui réclame le plus de soins, en raison de la facilité avec laquelle, si elles sont mal comprises, elles peuvent devenir des agents de dissémination de maladies transmissibles.

A part les latrines, le plus souvent insuffisantes, qu'on rencontre dans les locaux de réquisition, c'est toujours à l'improvisation que l'on aura recours.

Autant que possible, l'emploi des feuillées devra être écarté ; elles sont éminemment dangereuses au point de vue de la dissémination des germes. Si on est obligé de les utiliser, on n'en usera que d'une façon passagère, en attendant une solution meilleure.

Les tinettes mobiles sont infiniment plus avantageuses : on emploiera les récipients les plus divers, et en particulier les récipients métalliques ou en poterie, qui ne se laissent pas imprégner, comme les objets de bois, par les matières fécales ; si l'on n'a à sa disposition que des baquets, leur intérieur (fond et paroi) devra être recouvert de coaltar ou de plaques de fer-blanc que les caisses à biscuits peuvent fournir.

Ces tinettes seront placées au-dessous de planches goudronnées qui serviront de siège. Elles seront garnies de paille, de sciure de bois, de terre sèche arrosée d'un désinfectant (sulfate de fer, chaux, tourbe, charbon, etc.).

Ces latrines devront chaque jour être vidées à distance ; leur contenu sera incinéré et enfoui à une assez grande profondeur.

C. ***MATÉRIEL.*** — L'emplacement, le choix, la disposition des locaux improvisés, leurs qualités hygiéniques ne sont pas les seuls objets de préoccupation des médecins des formations sanitaires : ils devront aussi porter leur attention sur le matériel destiné à leur aménagement; il faut coucher rapidement les malades qui arrivent en foule, il faut installer un système suffisant de chauffage.

Dans les cas urgents, quand les blessés affluent en grand nombre, on pourra étendre de la paille sur le sol; on la recouvrira de draps et de couvertures; on aura soin d'en augmenter l'épaisseur au niveau de la tête.

Certaines formations sanitaires, l'hôpital de campagne par exemple, sont pourvues d'enveloppes de paillasse; on les remplira de paille; elles formeront l'élément principal d'une couchette. Mais la paille et la paillasse reposent ainsi sur le sol; si l'hospitalisation des blessés doit se prolonger plusieurs jours, elle ne peut suffire, et il faut alors employer des lits.

On ne pourra guère compter sur les lits fournis par voie de réquisition, il faut faire confectionner des lits improvisés.

Il est à cet égard certains procédés pratiques indiqués par le règlement sur le service de santé en campagne, auquel nous renvoyons le lecteur. D'autres peuvent être encore utilisés. Ainsi M. Ferrier signale qu'on peut installer un ensemble de quelques chaises se touchant par leur bord antérieur; des matelas ou des paillasses peuvent reposer sur les sièges réunis. « On pourra employer ce procédé, lorsqu'on installera provisoirement des blessés dans une église; on aura ainsi un grand nombre de lits solides avec montants latéraux. Lorsqu'on voudra pratiquer un examen ou un pansement, il suffira d'enlever latéralement la chaise correspondant à la région blessée. »

Des lits pourront être installés avec les brancards que fourniront les formations sanitaires; on les garnira de paille ou de paillasses rapidement confectionnées. Les brancards eux-mêmes peuvent être improvisés d'après tous les modèles connus.

Quel que soit le matériel de couchage employé, les lits devront être disposés au-dessus du sol.

Dans la zone de l'avant, le chauffage présente une grande importance, car, à part les locaux de réquisition, les abris improvisés se prêtent mal à une température constante, étant données les déperditions considérables de calorique auxquelles leur construction donne lieu. Le problème est difficile à résoudre : on pourra toutefois employer des poêles de fonte, comme pour les tentes ou baraques (Voy. plus loin); en certains cas, ils fourniront une chaleur suffisante; le tuyau d'échappement s'ouvrira à l'extérieur.

On peut utiliser aussi, si les appareils de chauffage font complètement défaut, le poêle de Port, poêle de campagne construit avec des briques cimentées par de l'argile; aucune pièce métallique n'entre dans sa composition, à part un opercule qui se place devant le foyer, et qui n'est nullement indispensable, et le tuyau de fumée; celui-ci est coudé pour activer le tirage. Le bois seul est utilisable pour faire fonctionner ce poêle : le coke, la houille y brûlent mal.

Hospitalisation dans la zone de l'arrière.

Dans la zone de l'arrière, l'imprévu n'est pas la règle; les oscillations dans le mouvement des blessés et des malades, si marquées dans la zone de l'avant, se répercutent d'une façon beaucoup moins accusée. Et cependant l'affluence des blessés à certaines périodes sera telle qu'elle nécessitera encore l'hospitalisation extemporanée. Mais, alors que dans la zone de l'avant les blessés ne doivent rester sur place qu'un temps très court, qui sera exceptionnellement prolongé, dans la zone de l'arrière, au contraire, l'hospitalisation sera de plus longue durée; on devra donc être plus sévère, plus rigoureux pour le choix des locaux et leur aménagement; les constructions qui serviront d'abris seront plus confortables, plus solides, et offriront des conditions en rapport avec la durée de l'hospitalisation.

Locaux de réquisition. — L'hospitalisation dans la zone de l'arrière pourra être effectuée en utilisant les *locaux de réquisition* envisagés plus haut, à la condition essentielle qu'ils offrent toutes les garanties désirables pour l'hygiène, le confort des blessés et des malades et la facilité de l'exécution du service. Ces conditions sont indispensables dans la zone de l'arrière, étant donnée la durée du séjour que les blessés doivent faire dans de semblables locaux. A cet égard, les lycées, les collèges pourront rendre d'importants services.

Si les locaux de réquisition ne remplissent pas les conditions indiquées, mieux vaut employer le système de l'hospitalisation dans les *baraques* ou sous la *tente*.

Baraques transportables. — Les *baraques* employées devront être transportables; les baraques fixes, quoique établies souvent pour un temps, sont trop longues et trop difficiles à édifier; leur construction réclame des matériaux spéciaux, qu'on ne peut avoir sous la main dans toute localité; pour pouvoir les transporter, il faut les démolir complètement; enfin leur prix de revient est fort élevé. Dans la zone de l'arrière donc, si les baraquements doivent être utilisés pour l'hospitalisation, c'est à la baraque transportable qu'il convient de s'adresser.

Ces baraques doivent réunir certaines conditions nettement définies au point de vue matériel et hygiénique.

Conditions requises pour l'emploi des baraques. — Une baraque transportable doit être *légère* et *facile à monter*. Ce sont les qualités primordiales. A cette double condition, répond la division de l'ensemble de la baraque en *segments*, aussi *peu nombreux* que possible pour éviter qu'il ne s'en égare, assez *légers* pour qu'un à deux hommes puissent les manier.

La résistance du matériel qui la compose doit être suffisante pour que leur intégrité soit assurée pendant les transports. Les divers segments doivent être réduits à un petit nombre de types, cette condition réalisant la facilité du raccordement lors de la mise en place ; et ainsi l'absence d'une seule pièce ne risque pas d'amener la mise hors de service de l'ensemble.

L'installation des baraques réclame des qualités concernant le confortable hygiénique.

Le cubage d'air nécessaire à chaque homme doit atteindre 12 mètres cubes au minimum. Ce chiffre est assez restreint, et il doit être augmenté si l'aération n'est pas suffisante.

La ventilation demande à être intégralement assurée : elle le sera par l'ouverture des portes et des fenêtres, l'usage de ventouses dans les parois, et par une ouverture ménagée au niveau du faîtage.

L'éclairage ne devra pas faire défaut ; on l'obtiendra par un certain nombre de fenêtres. Celles-ci devront être spacieuses, mais ne devront pas descendre trop bas, sous peine de faire subir aux malades couchés l'action nocive des courants d'air.

Pour obtenir une température constante, aussi égale que possible, les parois de ces baraques devront être doubles ; le matelas d'air ainsi interposé, mauvais conducteur de la chaleur, s'opposera aux trop grandes déperditions de calorique en hiver, comme aussi au trop grand échauffement du local, pendant les grosses chaleurs.

Le système de chauffage adopté pour la saison froide a ainsi pour but, d'une part, de chauffer l'air intérieur puisé au dehors et, de l'autre, de favoriser l'évacuation de ce dernier.

Pour éviter l'humidité, l'emplacement et l'orientation de la baraque devront être bien choisis (1) ; elle devra être surélevée au-dessus du sol ; l'enveloppe devra être étanche et, dans ce but, rendue imperméable.

Les matériaux qui sont si facilement souillés par les poussières et les produits pathologiques émanés des malades seront imputrescibles.

Chaque baraque sera pourvue de latrines, qu'on installera dans un cabinet adjacent au local, qu'elle offre comme abri aux malades et blessés.

Elle constituera un bâtiment stable, pouvant résister au vent et à toutes les intempéries. Elle devra pouvoir être mise en utilisation immédiate dès que le besoin s'en fait sentir ; enfin elle pourra être facilement transportable d'un point à un autre par voie de terre ou par voie de fer.

Telles sont les conditions de tout ordre que doivent remplir ces baraques transportables, telles qu'elles ont été indiquées par le Comité international de la Croix-Rouge de Genève, lors du concours qui fut ouvert à Anvers en 1885.

(1) Voy. Louis Martin, Hygiène hospitalière, fascicule VIII du *Traité d'hygiène* de Brouardel et Mosny.

Types français de baraques transportables. — **Baraque Döcker.** — Utilisée par presque toutes les armées européennes, la baraque Döcker (fig. 49) est réglementaire dans l'armée française.

Son plancher est en bois ; il est surélevé à $0^m,25$ au-dessus du sol ; pour le transport, les planches sont assemblées de façon à former des caisses enveloppant les segments destinés aux parois et au toit.

Les parois et le toit sont composés de panneaux ; ces derniers sont constitués par des cadres de bois de 1 mètre de large et de $0^m,025$ d'épaisseur ; ils sont revêtus, sur leurs deux faces, d'un carton de

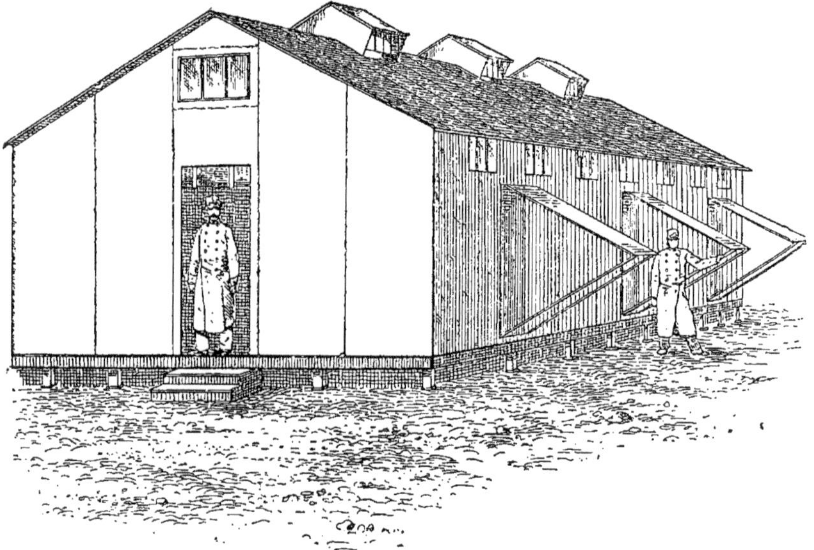

Fig. 49. — Baraque Döcker. Grand modèle adopté par l'armée française.

feutre spécial, sur lequel une toile est collée ; cette disposition forme donc une double paroi ; la paroi extérieure est imperméable ; la paroi intérieure est rendue incombustible par imprégnation de sulfate d'ammoniaque et badigeonnage au silicate de potasse.

Ces panneaux s'assemblent à l'aide d'encoches et de crochets qui les relient les uns aux autres ; l'ensemble de la baraque est consolidé à l'aide de fermes.

Les pignons sont percés de portes, surmontées d'impostes. Deux ou trois lanterneaux sont placés à la partie inférieure du toit, au niveau du faîtage.

Sur chaque paroi latérale, s'ouvrent cinq grandes fenêtres opposées ; elles mesurent 1 mètre de long sur $0^m,60$ de large.

La baraque adoptée en France mesure 15 mètres de long, 5 mètres de large et 5 mètres de haut. Elle peut contenir seize lits d'hôpital ; son cubage atteint 295 mètres cubes ; chaque homme dispose donc de 27 mètres cubes environ.

Les latrines sont disposées dans une petite annexe, ouvrant sur un vestibule situé à la porte d'entrée. Un dispositif ingénieux oblige la fermeture de la porte de ces latrines : elle ne peut s'ouvrir que quand la porte qui donne accès à la salle des malades est fermée. Les odeurs qui se dégagent des cabinets d'aisances ne peuvent donc pénétrer jusque dans l'intérieur de la baraque.

La baraque Döcker a rendu déjà de grands services ; on ne peut lui reprocher que son peu de solidité ; de plus le matelas d'air interposé entre les deux parois est insuffisant et ne soustrait pas suffisamment la salle des malades aux oscillations de température, surtout à la chaleur.

Baraque Tollet transportable. — L'ossature de cette baraque se compose d'une semelle qui s'applique sur le sol et de fermes métalliques qui s'articulent avec la semelle. Mises en place, elles revêtent une forme ogivale.

Les panneaux dont l'ensemble constitue les parois sont en bois et en zinc. Ils sont agencés de façon à former une double paroi ; le matelas d'air interposé est épais de $0^{m},08$. Les panneaux extérieurs sont garnis extérieurement de feuilles de zinc, intérieurement d'une feuille de papier goudronné destinée à préserver le bois de l'humidité. Une tôle vernie double le côté interne des panneaux intérieurs.

Ces panneaux se fixent à l'intérieur et à l'extérieur de l'ossature métallique ; des boulons avec écrous les relient entre eux.

La ventilation est assurée par des fenêtres, puis par une longue fente large de $0^{m},22$, ménagée au niveau du faîtage et recouverte par un chapeau de bois. Des panneaux pleins peuvent d'ailleurs être soulevés pour augmenter l'aération. Les fenêtres, au nombre de huit, sont constituées par des panneaux formant cadres ou châssis et pouvant recevoir des vitres.

Le plancher est formé de lambourdes de $0^{m},11$ de large. Un espace de $0^{m},11$ le sépare du sol.

Aux extrémités de cette baraque, sont installés deux cabinets, annexés à la salle centrale destinée aux malades et séparés de cette dernière par des rideaux. Elle peut contenir douze lits. Chaque homme dispose de $15^{mc},50$. Elle mesure 15 mètres de long, 6 mètres de large et 3^{m}, 50 de haut.

La baraque Tollet démontable est solide ; la ventilation y est suffisante ; mais son prix est élevé, plus élevé que celui de la baraque Döcker ; elle est beaucoup plus lourde que cette dernière.

Baraque Espitallier. — Construite par le commandant du génie Espitallier, cette baraque présente comme caractéristique l'emploi à peu près exclusif de carton comprimé, compact et inaltérable, entrant dans la composition non seulement des parois, mais encore de l'ossature (fig. 50).

Le plancher est formé de panneaux de 1m,50 de large; leur longueur est variable suivant les dimensions de la baraque; ils sont épais de 0m,006.

Les parois sont constituées par l'agencement de panneaux semblables, mesurant 3 mètres de haut sur 1m,60 de large; ils sont épais de 0m,40. Chacun d'eux se présente comme un panneau creux à châssis

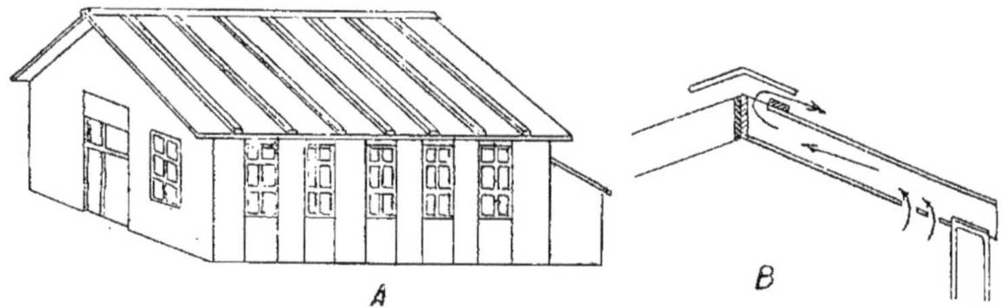

Fig. 50. — Baraque Espitallier. — A, perspective; B, coupe du toit.

en sapin ou en carton de 4 millimètres d'épaisseur; ils s'emboîtent par la tranche et sont reliés entre eux par des agrafes.

Le toit est formé des mêmes panneaux réunis deux à deux, au faîtage, par des charnières.

Les pignons sont constitués par des panneaux analogues à ceux des parois : chacun d'eux est percé d'une porte.

Les fenêtres mesurent 0m,90 de large sur 1m,50 de haut. Dans le plafond, à sa jonction avec les parois, sont percés de nombreux orifices; au niveau du faîtage, une rainure ouverte laisse échapper l'air vicié. Elle est recouverte d'une tuile faitière. L'union de tous ces orifices constitue le système de ventilation.

Le chauffage est assuré par des poêles d'un système quelconque, ou par un thermo-siphon.

Une annexe est destinée au local des latrines : elle est constituée par des panneaux de carton de 4 centimètres d'épaisseur. Sur 1 mètre de haut, ces parois sont, non pas vernissées, mais ardoisées; cette annexe est munie d'un siège à la turque.

Le type principal de baraque proposé par Espitallier mesure 22m,80 de long, 6m,70 de large, et présente une hauteur de muraille de 3 mètres, 4 mètres sous le faîtage.

Cubant 570 mètres et mesurant 163 mètres carrés, cette baraque peut recevoir vingt-quatre lits d'hôpital. Chaque malade dispose donc de 29 mètres cubes d'air. Comme disposition intérieure, elle présente deux salles de douze lits, et, entre elles, son centre est occupé : d'un côté, par un vestibule de 3m,60 sur 4m,40; de l'autre, par deux cabinets, larges chacun de 1m,60 sur 2m,60 de profondeur.

Baraque Olive. — Le Dr Olive a fait construire une baraque très légère; les parois et la toiture sont faites de cadres en bois démontables, garnis d'un mince treillis de fil de fer supportant une plaque de gélatine durcie au bichromate. Cette enveloppe est doublée de toile pour la toiture, de feutre ou de papier pour la paroi. Le plancher sert de caisse pour les éléments de la baraque avant son installation.

Établie pour 10 lits et pourvue d'un couloir central, cette baraque mesure 7m,40 de long pour 5m,80 de large et 3 mètres de haut.

Toutes ces baraques semblent assurer, dans la grande majorité des cas, une hygiène suffisante. Elles protègent relativement contre le froid, non peut-être à cause de leur double paroi, en général trop peu épaisse, mais en raison de la facilité avec laquelle on peut les chauffer : il est vrai que c'est au prix d'une assez grande quantité de combustible. Contre la chaleur, elles protègent encore, mais à la condition qu'elles assurent une large ventilation.

Elles sont appelées à rendre des services appréciables quand il s'agit d'installer extemporanément une hospitalisation assez prolongée ; mais elles coûtent fort cher, et le Service de santé de même que les sociétés de secours aux blessés n'en disposent que d'un petit nombre. L'hospitalisation sous tentes semble présenter à cet égard, comme à d'autres, certains avantages.

Tentes. — Les *tentes d'hôpital* rendront de grands services malgré tous les reproches qu'on leur a primitivement adressés (insuffisance de protection contre le froid, usure et souillure rapides).

Certaines conditions doivent régler leur emploi :

1° Les tentes devront être assez spacieuses pour qu'on y puisse installer des lits et que le personnel puisse circuler facilement autour des malades ;

2° Chaque homme pourra y disposer d'un cubage d'air égal à 12 mètres cubes au minimum. Elles seront construites de façon que, même étant fermées, la ventilation y soit assurée et l'éclairage suffisant ;

3° La protection contre le froid ou la chaleur devra être obtenue ; elle sera réalisée par les tentes à double paroi, avec matelas d'air interposé. Le chauffage doit être possible dans la saison froide ;

4° Les tentes doivent être très stables et offrir une grande résistance à la violence des vents.

Tente Tollet. — La tente Tollet d'hôpital mesure 15 mètres de long sur 5 mètres de large et 5 mètres de hauteur. Le cube d'air atteint 200 mètres cubes.

Elle présente une forme ogivale (fig. 51). La charpente est métallique ; cette ossature est constituée par sept fermes de forme ogivale, quatre demi-fermes formant chevrons, d'une semelle et d'entretoise. Le tout est surmonté d'un faîtage en bois.

L'enveloppe est double. L'enveloppe extérieure est en toile imperméable, reposant directement sur le faîtage et les fermes ; ces dernières étant recouvertes de peinture à l'huile, la rouille de l'étoffe n'est pas à redouter. L'enveloppe intérieure est en coton rendu non inflammable. Une ferme métallique s'intercale entre ces deux enveloppes.

Celles-ci présentent chacune huit ouvertures correspondant entre

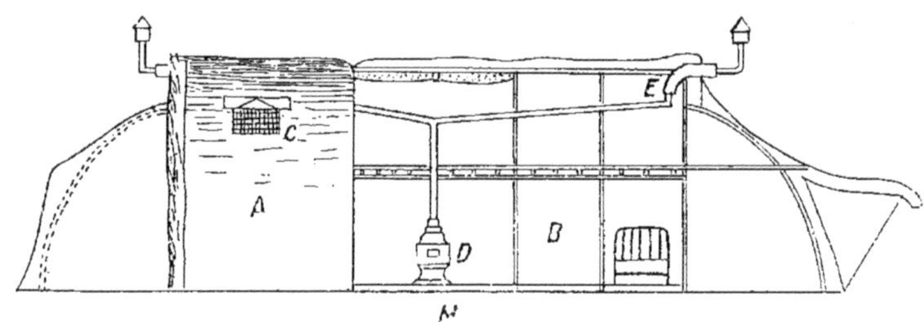

Fig. 51. — Grande tente Tollet (Laveran).

A, enveloppe ; B, ossature métallique ; C, fenêtre garnie de toile-canevas avec volet ; D, poêle ; E, tuyau de poêle avec coude.

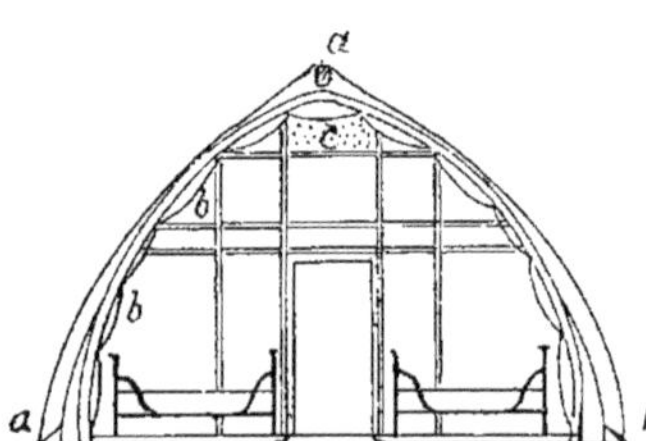

Tente Tollet (coupe transversale).

a, toile extérieure ; *b*, enveloppe intérieure ; *c*, toile-canevas occupant la partie inférieure des pignons.

elles ; elles sont garnies de toile-canevas et d'un volet qu'on peut rabattre à volonté.

La tente est installée sur le sol tassé et sablé ; ou bien on construit un plancher avec des panneaux reposant sur des lambourdes, qui l'isolent du sol ; cette disposition élimine l'humidité.

La ventilation est assurée, la tente étant fermée, par les ouvertures qui laissent l'air filtrer à travers la toile-canevas, de même aussi par une fente longitudinale disposée au niveau du faîtage, permettant libre communication entre l'air extérieur et l'air intérieur.

Lors des fortes chaleurs, on peut, de chaque côté de la tente, former des vérandas en relevant la toile extérieure, soutenue par des piquets de tente. La toile intérieure est de même relevée en dedans à hauteur nécessaire.

Le chauffage est réalisé par un poêle dont le tuyau d'échappement passe dans une ouverture du faîtage. Ce tuyau ne se trouve en contact avec les toiles que sur un point, où l'on a placé un coude de tôle à deux enveloppes. Il y a donc formation d'un matelas d'air intermédiaire.

La tente Tollet utilisée pour l'hospitalisation donne d'excellents résultats ; elle est solide, se démonte facilement ; elle protège efficacement contre le froid et la chaleur ; elle se chauffe aisément ; elle est assez spacieuse. Son montage est aisé, et, en quarante-huit heures, on peut édifier un hôpital complet.

Chaque tente peut abriter vingt-six blessés. Pour cent malades, il faudra donc huit grandes tentes, auxquelles on en adjoindra de plus petites pour les services généraux ou accessoires.

Tente Herbet. — La tente Herbet est construite sur un modèle analogue à celui de la tente Tollet ; mais, au lieu d'être ogivale, elle est rectangulaire. Elle est formée d'une charpente métallique, composée par un cadre de fer en quatorze pièces, reposant sur le sol

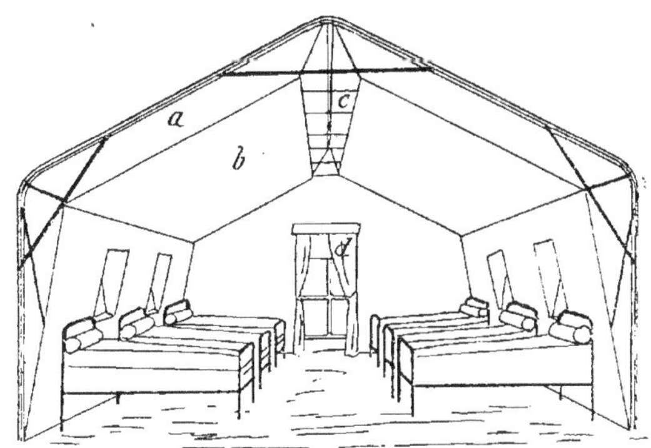

Fig. 52. — Coupe de la tente Herbet.

a, toile extérieure ; *b*, toile intérieure ; *c*, toile de faîtage.

et constituant la semelle, puis par cinq fermes reliées entre elles et maintenues par des arcs-boutants. Aux deux extrémités, sont montées deux ossatures pour tambours à portes.

L'enveloppe est double : l'enveloppe *extérieure*, d'une seule pièce, recouvre le dessus et les grands côtés ; elle est percée de huit fenêtres ; celles-ci sont pourvues de rideaux extérieurs et de châssis auxquels des vitres peuvent s'adapter. Les pignons et les tambours sont recouverts de deux toiles. L'enveloppe *intérieure* est formée de cinq pièces, destinées à chaque pignon et à chaque grand côté, où elle est percée de fenêtres correspondant à celles de l'enveloppe extérieure. L'une de ces pièces est destinée au faîtage.

La ventilation se fait par les fenêtres des pignons, que l'on doit toujours laisser ouvertes, sauf par les mauvais temps. Le chauffage est facile. Pendant l'hiver de 1891, une tente Herbet a été édifiée par l'Association des Dames françaises; la température s'y est maintenue à 18°, même quand la température extérieure atteignait 11° au-dessous de zéro.

En été, la chaleur y est restée très supportable, grâce à la ventilation par le faîte et au matelas d'air interposé entre les deux enveloppes, distantes de 1 mètre.

Cette tente contient douze lits : elle est longue de 18 mètres. Elle est moins chère que la tente Tollet; elle se monte plus facilement; son cubage est plus élevé (fig. 52).

Tente américaine. — Cette tente a été utilisée en 1870 par les Américains, qui, en plein Paris, à l'ambulance de l'avenue de l'Impératrice, ont installé un véritable hôpital sous tentes; celui-ci a fonctionné pendant toute la durée du siège, même par les froids les plus rigoureux.

Une de leurs tentes était cylindro-conique, en forme de bonnet de police, haute, spacieuse, et pouvant contenir douze lits. Les autres, au nombre de trois, étaient longues, pouvant abriter vingt à trente malades. Elles étaient pourvues d'un plancher; la toile était double, et un système de calorifère entretenait jour et nuit une température très suffisante. L'aération se faisait par la filtration de l'air à travers la toile. Le seul reproche qu'on puisse leur faire, c'est que le cubage d'air était insuffisant; il est vrai que la ventilation était constante.

Les hôpitaux sous tentes ne méritent pas les critiques qu'on leur a adressées au point de vue hygiénique. Bien au contraire, l'histoire des événements des guerres modernes semble plaider en faveur de cette installation.

Michel Lévy (1), qui les avait utilisés dans la guerre de Crimée, rapporte que le taux de mortalité des cholériques qui y furent traités fut deux fois moindre que celui des mêmes malades traités dans les hôpitaux. Le Fort (2) parle dans le même sens en ce qui concerne la guerre de 1870-71, et montre que la dissémination, à laquelle se prête merveilleusement ce système, avait présenté une très heureuse influence sur la disparition de la septicémie et de la pourriture d'hôpital.

Le Fort, d'ailleurs, a pu établir des comparaisons entre les hôpitaux sous tentes et les hôpitaux baraqués mobiles. Pour lui, son expérience personnelle, jointe à celle des médecins qui ont observé à la même époque et dans les mêmes conditions, montre nettement que la tente protège mieux que la baraque contre les influences météorologiques; que la ventilation, le chauffage en sont plus faciles; le nettoyage par les lavages antiseptiques est de même plus aisé; la tente est plus claire, plus gaie que la baraque, condition qui n'est pas sans influence sur le moral déjà déprimé des blessés et des malades; enfin elle est infiniment plus mobile et transportable.

Abris transportables de réquisition. — En dehors de ces baraques et tentes d'hôpital réglementaires, l'hospitalisation temporaire dans la zone de l'arrière pourrait être réalisée parfois par l'aménagement d'*abris transportables fournis par voie de réquisition*. M. Ferrier (3) a envisagé cette hypothèse et a montré combien ils

(1) Michel Lévy, *Annales d'hygiène publique et de médecine légale*, 2e *série*, 1871.
(2) Le Fort, La chirurgie militaire et les hôpitaux de secours. Paris, 1872.
(3) Ferrier, *Loc. cit.*

pourraient rendre de services dans les cas où il serait difficile de disposer des moyens habituels, précédemment étudiés. On pourrait utiliser en effet :

1° Des baraques ou tentes foraines ;

2° Des tentes ou baraques analogues à celles que possèdent les entrepreneurs de fêtes ou de banquets ;

3° Des constructions légères, analogues à celles qui servent aux concours agricoles ou régionaux.

« Ces abris sont en général construits de telle façon qu'on peut les élever rapidement en quelques heures. En outre, destinés à contenir un grand nombre de personnes pendant des représentations parfois assez longues, ils garantissent suffisamment contre les intempéries ; nous sommes convaincu qu'avec quelques dispositions complémentaires, faciles à prendre dans la plupart des cas, au sujet de la ventilation et du chauffage, ils pourraient, sans inconvénient, assurer le couvert à des blessés, même en hiver.

« Il y aurait évidemment une sélection très sévère à exercer parmi ces abris, qui diffèrent beaucoup par leurs formes, leurs dimensions et leur valeur hygiénique. On ne retiendrait que les tentes et baraques d'un montage et d'un transport faciles, assez spacieuses pour abriter un certain nombre d'hommes, et suffisamment confortables pour remplir suffisamment le rôle auquel on les destine. La réquisition de ces tentes et baraques constituerait une réserve, où l'on pourrait puiser pour la construction rapide des hôpitaux temporaires, et même des hôpitaux auxiliaires de campagne » (Ferrier).

Enfin, en certaines circonstances. quand l'affluence des blessés sera rapidement trop considérable, les baraques et les tentes pourront être en nombre trop restreint pour le nombre des malades à hospitaliser.

Dans ces conditions, l'installation d'abris de fortune sera très utile.

Conditions d'installation de ces hôpitaux. — Qu'il s'agisse d'un hôpital baraqué transportable, ou d'un hôpital sous tentes, les conditions qui devront présider à leur installation hygiénique seront toujours identiques : l'emplacement à choisir ne sera pas différent de celui que réclament les hôpitaux sédentaires, ou tout au moins devra-t-il s'en rapprocher le plus possible. Il sera subordonné bien souvent, il est vrai, à des considérations stratégiques ; s'il ne doit pas trop s'éloigner des grandes villes, en raison de l'approvisionnement, il ne doit pas non plus trop s'écarter des lignes de communication, car, dans la zone de l'arrière, on sait le grand rôle des évacuations des blessés sur le territoire national ; il ne devra guère être distant encore du territoire des opérations militaires, pour éviter aux blessés de parcourir de trop grandes distances. Mais dans ces conditions, réclamées par les circonstances, le médecin-chef de ces hôpitaux ne devra jamais se départir des considérations hygiéniques qui règlent l'emplacement des hôpitaux en général (1).

De même la disposition des locaux devra se rapprocher aussi étroitement que possible de celle que l'étude de l'hospitalisation en temps de paix nous a enseignée. Les pavillons constitués par les baraques ou les tentes seront installés en deux rangées parallèles et distantes d'une fois et demie la hauteur de chacune de ces unités. Ils seront desservis par les services généraux, que l'on placera, pour plus de commodité, au milieu des services de malades.

D'une façon générale, cette hospitalisation particulière pourra rendre de grands services; elle est rapide à installer, puis elle revêt le type des pavillons isolés que l'hygiène réclame déjà pour le temps de paix. Cette dissémination des locaux ne peut être que très favorable à une bonne prophylaxie.

Modes d'utilisation des hôpitaux dans la zone de l'arrière. — Ces hôpitaux édifiés dans la zone de l'arrière ne seront pas toujours utilisés dans le même but; ils pourront répondre à des destinations diverses, mais bien déterminées.

Ils serviront à hospitaliser les *blessés intransportables*, qui, dans 15 p. 100 de cas, ne peuvent être évacués sur le territoire national, en raison de la gravité de leurs blessures.

C'est dans ces circonstances, rappelons-le, que l'usage des tentes improvisées et des abris transportables de réquisition rendra des services.

D'autre part, les malades atteints d'affections transmissibles seront isolés et traités dans des *hôpitaux spéciaux de contagieux* qui fonctionneront tant qu'ils recevront des malades de cette catégorie. Contrairement aux autres formations sanitaires équivalentes, les hôpitaux de contagieux seront établis en dehors des grandes lignes de concentration et de ravitaillement, pour éviter la trop facile dissémination des germes spécifiques. Or, les contagieux ne devant pas être évacués à distance, les hôpitaux du territoire qu'on pourrait utiliser seraient notoirement insuffisants, et l'hospitalisation d'urgence s'impose. On emploiera rarement les locaux de réquisition, qui n'offrent d'abri qu'à un nombre trop restreint de malades, qui ne donnent pas de garanties suffisantes d'isolement, et qui sont habituellement trop rapprochés des centres habités. De plus, le traitement de ces sujets réclame une hygiène sévère, notamment un cubage d'air convenable (non moins de 20 mètres cubes). C'est donc aux baraques, aux tentes, fournies par les stations-magasins, qu'on devra s'adresser, de même aussi aux abris transportables réquisitionnés et souvent aux abris de fortune, quand le nombre des malades augmente sous l'influence de bouffées épidémiques.

(1) Voy. Louis Martin, Hygiène hospitalière, fasc. VIII du *Traité d'hygiène* de Brouardel et Mosny.

Il est évident que, dans ces hôpitaux, la prophylaxie des maladies ransmissibles sera appliquée dans toute sa rigueur.

Ces hôpitaux étant appelés à traiter des contagieux de toute catégorie, l'isolement bien compris devra être rigoureusement mis en pratique. On l'assurera surtout par le morcellement des locaux, et, à cet égard, ce sont les tentes qui rendront les plus grands services, tentes réglementaires ou tentes improvisées. On pourra même les répartir en autant de groupes secondaires que l'exigera la variété des manifestations épidémiques. Elles permettront même d'installer ainsi des pavillons de suspects, où les malades attendront qu'un diagnostic ferme les destine à tel ou tel groupe de contagieux.

Dans ces hôpitaux, la désinfection des produits pathologiques prend une importance capitale. Les crachats, les liquides de vomissement, les matières fécales seront soumis à l'action des antiseptiques : crésyl, lait de chaux, sulfate de cuivre, de fer, etc. Ils seront ensuite enfouis ou bien même incinérés. Les linges, les objets de pansement, la paille de couchage, qui auront été souillés par eux, subiront le même traitement.

Les vêtements devront être désinfectés ; il est vrai que les hôpitaux de contagieux ne comprennent pas dans leur matériel d'étuve à désinfection. Et cependant celle-ci doit s'opérer : on pourra les tremper dans l'eau bouillante additionnée de liquides antiseptiques.

Il serait éminemment désirable que chaque hôpital de contagieux ne reçoive qu'une catégorie de malades; l'idéal à poursuivre pour l'efficacité absolue de l'isolement serait d'installer des hôpitaux de typhoïdiques, de varioleux, etc.

La désinfection des locaux est indispensable ; si l'hôpital a été installé dans des locaux de réquisition, les chambres abritant les malades seront désinfectées par un lavage antiseptique des planchers et des parois.

Si l'on utilise des tentes ou des abris, on les démonte complètement, et la toile ou les couvertures subissent des lavages antiseptiques. Le sol est désinfecté à l'aide de la chaux, ou bien on allume à sa surface un feu de paille ou de copeaux. Souvent, si ces tentes ont abrité des malades atteints d'affections graves, il y aura lieu de brûler les tentes, les abris, voire même la literie et les vêtements.

Les *hôpitaux d'évacuation* fonctionnent aussi dans cette zone ; leur rôle est un peu spécial : les malades n'y séjournent en théorie qu'un petit nombre d'heures ; ils ne sont qu'un lieu de transit, d'où les blessés sont de suite versés sur les voies d'évacuation vers l'intérieur. En réalité, un certain nombre d'entre eux peut y séjourner assez longtemps, soit que leur état se soit aggravé, soient qu'ils soient obligés d'attendre la formation des convois.

Il faudra donc à l'hôpital d'évacuation des locaux destinés à l'exécution de la mission qui le caractérise, puis des locaux destinés à l'hospitalisation véritable.

De simples abris couverts rempliront les premières conditions ; de simples hangars suffiront le plus souvent; on pourra, en cas de nécessité, leur adjoindre des abris improvisés.

Pour réaliser l'hospitalisation proprement dite, quelques locaux de réquisition ou l'installation de quelques tentes seront suffisants. Mais, à la suite d'un combat, des évacuations peuvent être effectuées en masse, et l'hôpital doit recevoir pour un certain nombre de jours plusieurs centaines d'hommes.

L'adjonction, dans ce cas, d'un ou de plusieurs hôpitaux de campagne facilite la tâche ; de plus, étant données les relations de l'hôpital d'évacuation avec le service de l'arrière, il sera facile de se procurer des tentes qu'on aménagera. On pourra encore utiliser des abris transportables de réquisition et aussi des abris improvisés.

Enfin l'hospitalisation dans la zone de l'arrière, d'où les évacuations seront faites vers le territoire national, sera effectuée encore dans les *trains sanitaires*, permanents ou improvisés, enfin par les voies de navigation fluviale dans les *bateaux* (types de la flûte et de la péniche).

Pour la circonstance, les trains et les bateaux seront organisés en véritables hôpitaux ; ils fonctionneront comme tels et devront assurer aux blessés et aux malades tout le confortable hygiénique que nécessite leur état de santé : la ventilation, le chauffage, la propreté, la désinfection, etc., devront être l'objet de la surveillance la plus active (1).

Hospitalisation sur le territoire national.

Sur le territoire national, l'hospitalisation des malades et des blessés s'effectue tout d'abord dans les hôpitaux *permanents* de l'intérieur, militaires et civils, puis dans les hôpitaux *temporaires* installés par le service de santé. Mais le nombre des places disponibles qu'ils peuvent offrir devient rapidement très limité, et l'hospitalisation extemporanée devient bientôt indispensable. On recourra aux immenses ressources représentées par les hôpitaux *auxiliaires* prévus dès le temps de paix et organisés par les Sociétés de secours aux blessés; on pourra utiliser ici encore le matériel d'hôpitaux baraqués démontables ou des hôpitaux sous tentes; l'emploi des abris de fortune sera parfois nécessité par l'arrivée d'un fort convoi d'évacuation survenant inopinément; mais on pourra aussi, surtout si l'hospitalisation doit se prolonger un certain temps, faire usage des *hôpitaux baraqués fixes*, qui ont fait leurs preuves en maintes circonstances.

(1) Voy. Règlement sur le service de santé en campagne, p. 211 et suiv. et 271 et suiv.

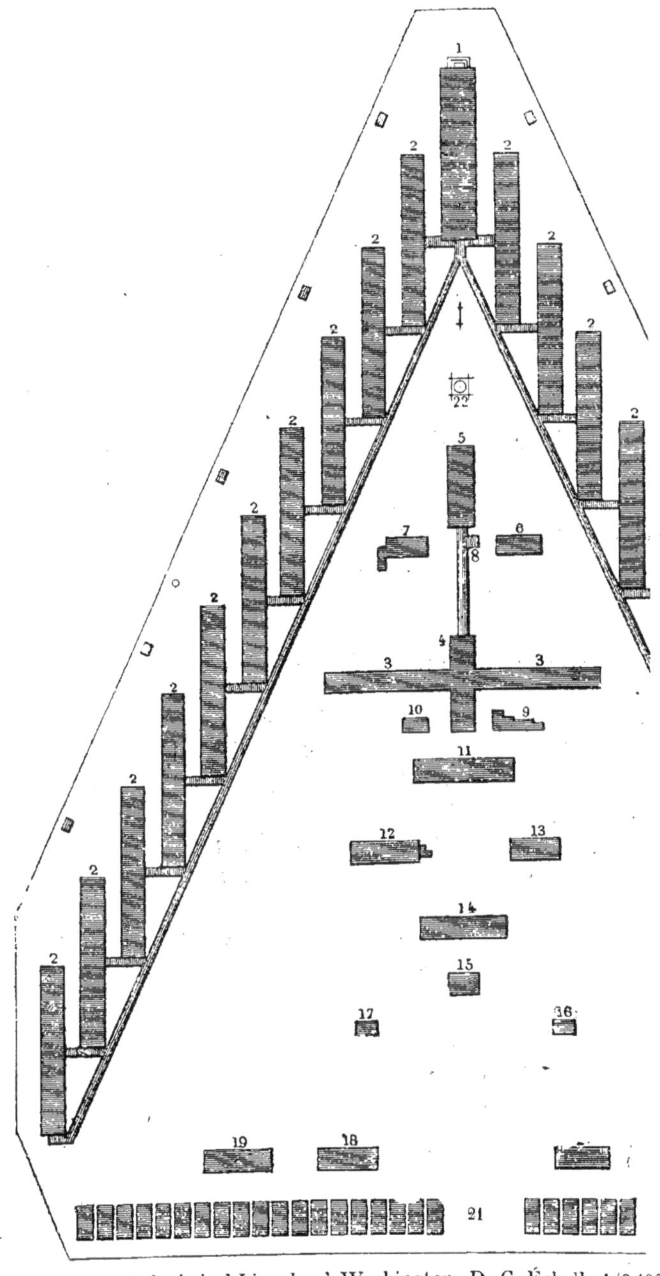

Fig. 53. — Hôpital général Lincoln, à Washington. D. C. Échelle 1/2 400.

1. Bâtiment de l'administration ; 2, 2, 2, salles ; 3, 3, salles à manger ; 4, cuisine ; 5, buanderie ; 6, appartement de l'économe ; 7, logement des sœurs ; 8, machinerie ; 9, boucherie ; 10, magasin de charbon ; 11, commissariat ; 12, couture ; 13, chapelle ; 14, écurie ; 15, logement des employés ; 16, corps de garde ; 17, salle des morts ; 18, baraque des troupes de service ; 19, 20, logement des officiers ; 21, tentes ; 22 réservoirs.

L'hospitalisation dans les baraques date de longtemps; elle a été mise en pratique déjà pendant les guerres de la Révolution et de l'Empire. Plus tard, en Crimée, les médecins anglais soignaient leurs blessés dans des baraquements, qu'on a nommés depuis *Crimean Hut*.

Mais c'est surtout pendant la guerre de Sécession que les Américains ont employé ce système : la plupart de leurs hôpitaux militaires, construits pour la durée de la guerre, étaient des hôpitaux baraqués pouvant donner asile, pour quelques-uns, à 2000 et 3000 malades.

Pendant la guerre franco-allemande, en 1870-71, nos ennemis en firent un grand usage. En France, ils furent de même utilisés; on les vit s'édifier à Paris pendant le siège : à Courcelles, au parc Monceau, au Jardin des Plantes, à Longchamp, au Luxembourg. Il importe d'ailleurs de signaler que la suppuration, la septicémie y firent moins de ravages chez les opérés que dans les hôpitaux civils, ou dans les ambulances installées dans les bâtiments publics.

Ces baraques dont sont composés ces hôpitaux peuvent être fixes ou démontables. Nous les étudierons tour à tour.

Baraques fixes. — Les baraques fixes employées dans les hôpitaux temporaires par l'armée américaine étaient toutes construites sur le même modèle; mais, suivant l'hôpital, leur disposition et leur orientation étaient variables.

Le *West Philadelphia Hospital* était composé de trente-quatre baraques réparties en deux séries parallèles (de dix-sept chacune), venant toutes communiquer par une de leurs extrémités sur une galerie latérale en bois et couverte, rappelant à peu près le plan général des premiers hôpitaux permanents; ces deux galeries parallèles étaient réunies à leurs extrémités par des bâtiments réservés aux services administratifs.

La même disposition avait été adoptée pour l'hôpital Mac Dougall, avec cette différence cependant que les baraques se trouvaient placées obliquement et parallèlement sur les côtés de la galerie. Cette dernière avait une forme de fer à cheval et, sur la partie convexe de celui-ci, les baraques étaient divergentes.

Une autre disposition avait été adoptée, notamment pour l'hôpital Hampton, l'hôpital Lincoln, etc. La galerie figurait un V renversé, et les baraques qui s'y abouchaient étaient parallèles les unes aux autres (fig. 53); au centre étaient installés les services généraux. Dans ce type, l'orientation était la même, alors que dans le précédent elle était différente pour certaines d'entre elles; un certain nombre donc présentaient l'orientation désirable, d'autres étaient moins privilégiées à cet égard. C'est encore ce défaut que l'on a reproché à l'hôpital de Hammond, où la galerie était circulaire et où les baraques étaient orientées vis-à-vis du centre, comme les rayons d'une roue; les services généraux (cuisine, vestiaire, buanderie) et le corps de garde s'édifiaient en en formant le moyeu.

La baraque américaine, quel que soit le plan de l'hôpital, revêtait toujours le même type.

Chaque baraque, distante de la voisine de 7 mètres, comportait :

1° Au centre, une salle commune mesurant 49 mètres de long, 8 mètres de large et 6m,25 de haut. Cette salle était percée de vingt-quatre fenêtres;

2° Du côté du corridor, deux cabinets pour l'infirmier-major et pour la sœur ;

3° Du côté opposé, deux petites salles réservées aux latrines et au cabinet de bain, séparées du service par un couloir.

Chaque salle de malades contenait quarante-huit lits, disposant chacun de 42me,25 d'air.

Dans cet hôpital, on avait installé, loin des salles de malades, des cuisines, des réfectoires, des buanderies, des réservoirs d'eau, une machine à vapeur, une chapelle, etc. De plus, les eaux ménagères et les immondices étaient conduits à la rivière voisine par un système de drainage.

En hiver, le chauffage de ces baraques s'effectue au moyen de poêles de fonte; leur tuyau de fumée s'échappe en traversant une

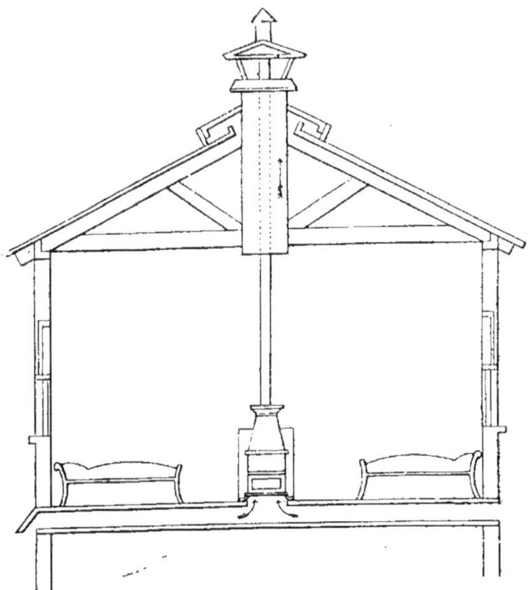

Fig. 54. — Dispositions des poêles, des prises d'air et des manches à air, vues de face (Sarazin).

manche à vent (fig. 54 et 55) servant à la ventilation, quand, par suite de l'abaissement de la température, on est obligé de fermer la lanterne (fig. 56) formant le faîte du toit.

En 1870-71, à Paris, les hôpitaux temporaires baraqués ont été installés en plusieurs points de la capitale.

Dans l'ambulance élevée à Courcelles, près du parc Monçeau, les baraques étaient placées perpendiculairement aux quatre côtés d'une grande cour carrée. Au lieu d'employer pour la construction de chacune d'elles uniquement des panneaux de bois pleins, ces derniers étaient remplacés, au-dessus et au-dessous des fenêtres, par des panneaux de toile, d'un canevas assez lâche, permettant dans une certaine mesure la ventilation par filtration.

Les latrines étaient bien installées et nombreuses. Nombreux aussi étaient les cabinets, les magasins, les salles d'opération, les salles de bains.

Tous les pavillons d'un même côté étaient reliés entre eux par un couloir, les partageant en deux parties d'inégale importance; la plus grande était destinée aux malades et contenait vingt à vingt-quatre lits ; dans la plus petite étaient installés les salles de bains, cabinets, latrines, etc.

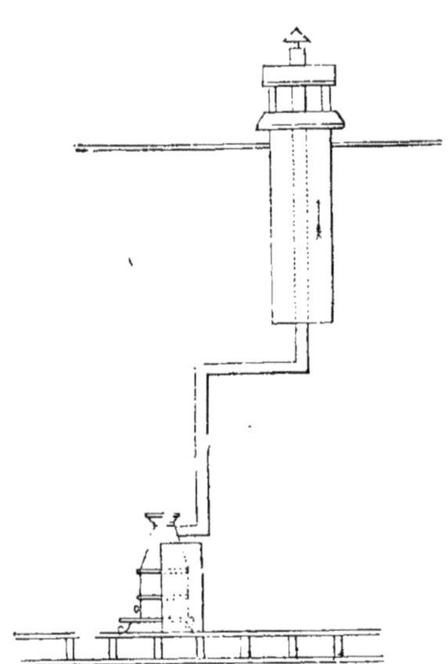

Fig. 55. — Dispositions des poêles, des prises d'air et des manches vues de côté (Sarazin).

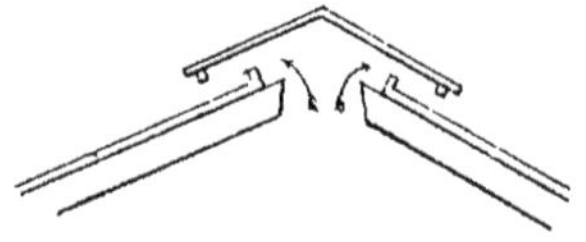

Fig. 56. — Disposition du faîte de la toiture des baraques pour permettre la sortie de l'air (Sarazin).

Le grand défaut hygiénique qu'on pouvait reprocher à une pareille formation visait le rapprochement trop étroit des baraques; ce couloir établissait entre elles trop de rapports, et l'isolement était insuffisant; enfin elles étaient, d'une façon générale, peu spacieuses. En résumé, l'ambulance de Courcelles était mal partagée au point de vue du baraquement même.

Ceux qu'on avait établis au Luxembourg, au Jardin des Plantes et à Passy étaient certes mieux conditionnés ; ils étaient composés de baraques isolées, groupées de diverses façons, suivant l'emplacement dont on disposait.

Les baraquements du Luxembourg avaient été édifiés dans l'avenue de l'Observatoire et dans les alentours et reposaient sur le bitume offert par les voies ; le sol était donc uni, compact et imperméable; de plus, il était disposé en pente douce; l'écoulement des eaux pluviales était ainsi favorisé et pouvait être entretenu dans un parfait état de propreté (fig. 57).

Vingt-deux baraques furent construites, disposées suivant le plan même du jardin. Elles étaient élevées à $0^m,50$ du sol sur des piles

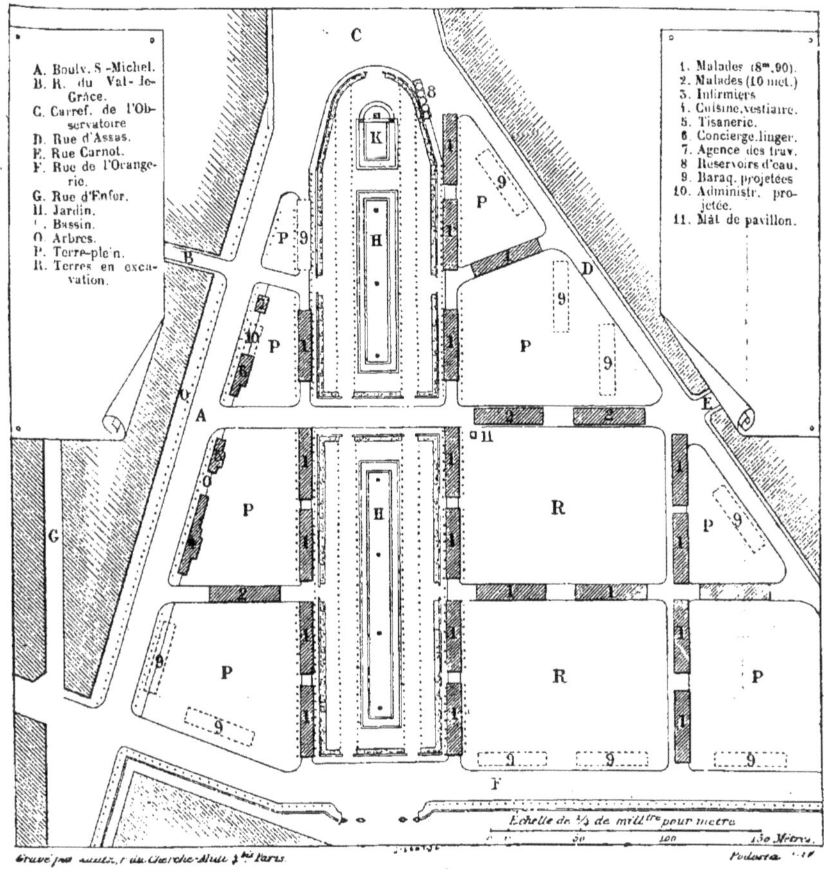

Fig. 57. — Baraquement d'ambulance du jardin du Luxembourg (Sarazin).

de maçonnerie. Elles mesuraient 38 mètres de long sur 9 à 10 mètres de large ; la hauteur atteignait 4 mètres, mesurée du parquet à l'égout du toit, et 8 mètres, mesurée jusqu'au faitage d'une lanterne de 5 mètres de large pour $1^m,50$ de haut (fig. 58).

Elles étaient construites en sapin du nord, de $0^m,02$ d'épaisseur, avec double couvre-joint. Le parquet était fait de frise de sapin de $0^m,027$, et le toit, d'un voligeage simple, était recouvert de carton bitumé.

Chaque face de la baraque était percée de douze fenêtres non opposées ($2^{m},10$ de haut, $1^{m},10$ de large), descendant à $0^{m},65$ du parquet. La lanterne du faîtage, occupant le tiers de la longueur du toit, était garnie de châssis vitrés et mobiles (fig. 58).

Tout le long de la base de la lanterne, une fente longitudinale de $0^{m},03$, toujours ouverte, était ménagée, destinée à assurer une ventilation constante, alors même que les châssis étaient fermés. Sarazin signale que cette disposition n'a aucunement gêné le chauffage, même par les plus grands froids.

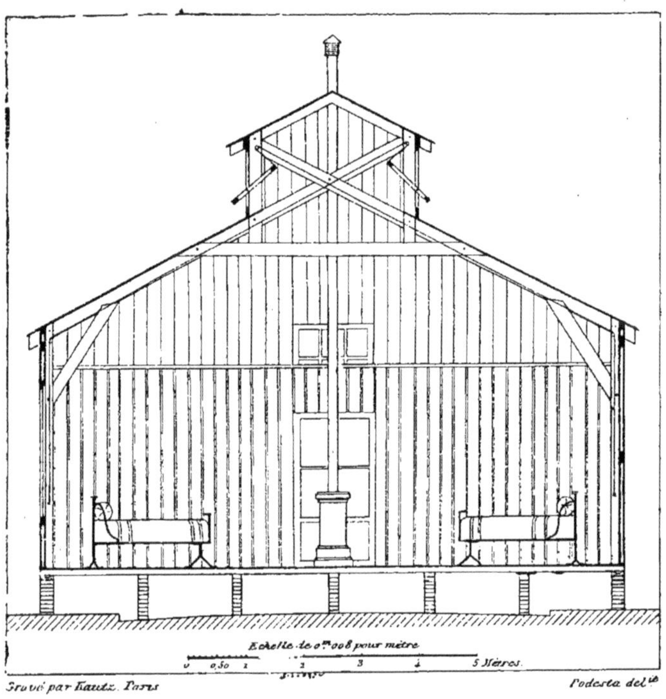

Fig. 58. — Baraquement d'ambulance du Jardin du Luxembourg. Coupe sur la salle des malades.

Enfin deux portes opposées, dans l'axe de la baraque, étaient surmontées de châssis vitrés et mobiles.

Le poutrage était léger et solide.

En ce qui concerne la disposition intérieure, on relève les détails suivants :

La salle de malades, longue de 20 mètres, donnait place à vingt lits, disposés en deux rangées alternantes (fig. 59). A son intérieur, deux poêles de fonte à charge continue, brûlant au coke, ayant prise d'air à l'extérieur, assuraient suffisamment le chauffage.

A chaque extrémité de la baraque, étaient établis deux cabinets de 4 mètres de côté, séparés de la salle commune par une cloison ; ils étaient utilisés pour le logement des infirmiers, pour l'installation des lavabos, des bains et des latrines.

Les lunettes des fosses d'aisances, pourvues de cuvettes à l'anglaise, étaient disposées contre le mur de pignon ; la fosse, extérieure au pavillon, était construite en brique, cimentée, bien isolée de la baraque, et pourvue de tinettes mobiles et hermétiques. Ces dernières étaient destinées à recevoir les matières solides; les liquides, séparés par un appareil diviseur, étaient conduits dans un égout par un tuyau recourbé en siphon, et sur lequel le conduit d'écoulement des bains et de l'évier venait se greffer. Ces conduits étaient donc continuellement lavés à grande eau, et la courbure du siphon prévenait les émanations.

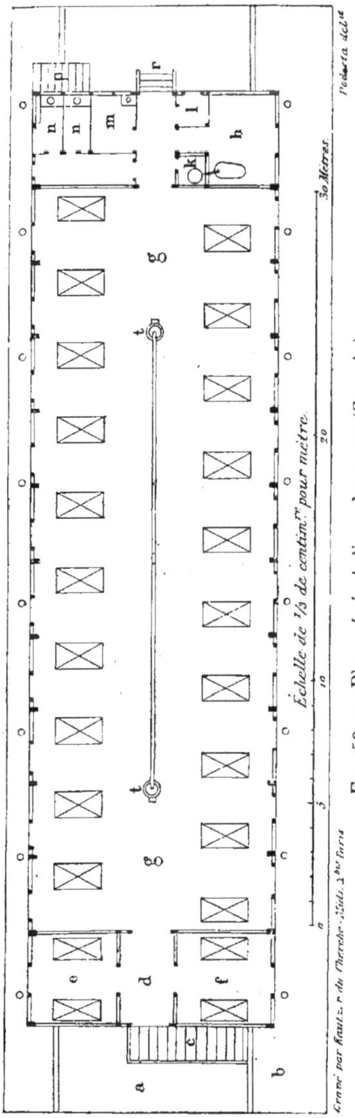

Fig. 59. — Plan général d'une baraque (Sarazin).

a, chaussée bitumée ; *b*, trottoir ; *c*, pont roulant ; *d*, vestibule ; *e*, salle des sœurs et infirmiers ; *g*, salles des malades ; *h*, salle de bains ; *k*, appareil de chauffage ; *l*, linge sale ; *m*, lavoir ; *n*, water-closets ; *p*, fosse des lunettes ; *r*, escalier rachetant des pentes ; *t*, poêle.

Construits en de telles conditions, de tels baraquements ont donné lieu à des résultats très satisfaisants. Un seul inconvénient était à signaler, non pas dans le détail de la baraque en elle-même, mais dans l'agencement des pavillons : dans les allées de l'Observatoire, ces pavillons étaient trop disséminés ; certains d'entre eux étaient trop éloignés des services administratifs, et le service en général était assez pénible.

Malgré cela, l'hôpital baraqué du Luxembourg a été considéré pendant longtemps comme l'hôpital ayant réalisé tous les desiderata, et Michel Lévy prétendait même voir en ces baraques l'hospitalisation de l'avenir.

L'hôpital baraqué de Longchamp était différent par la répartition des pavillons, rangés perpendiculairement aux quatre côtés d'une cour traversée par une route plantée d'arbres. Ils étaient construits sur un modèle sensiblement identique à celui du Luxembourg.

Il en était de même de l'hôpital du Jardin des Plantes. Les baraques de ce dernier avaient été alignées suivant leur longueur dans l'allée dite des Marronniers.

Il est bon de remarquer qu'à l'inverse des hôpitaux temporaires baraqués de l'armée américaine on n'avait ménagé, dans le type ci-dessus décrit, aucun couloir de communication entre les divers pavillons. Sarazin signale l'inconvénient de leur absence, car ils peuvent, en cas de mauvais temps, servir de promenoirs aux malades, et permettre d'arriver à pied sec dans les salles, ce qui sauvegarde la propreté des parquets. Mais il est vrai de dire qu'ainsi l'isolement n'est plus obtenu; or l'isolement est une qualité primordiale, on l'a vu, dans le fonctionnement aseptique d'un hôpital, qu'il soit destiné à abriter des malades ou des blessés.

Baraques transportables et tentes. — Sur le territoire national, on pourra utiliser en cas d'urgence les baraques transportables et les tentes. Certaines ambulances, en 1870, ont fonctionné temporairement, constituées uniquement par de tels locaux.

Locaux accessoires. — Dans le service de l'arrière et sur le territoire national, les locaux accessoires des diverses formations sanitaires ne devront pas être négligés ; mais, d'une façon générale, leur installation ne revêtira pas le même caractère d'urgence que dans la zone de l'avant. Comme pour les autres locaux, on disposera habituellement de plus de temps, de plus de réflexion; d'ailleurs cette installation se rapprochera d'assez près des installations des hôpitaux ordinaires.

L'installation des salles d'opération, des cuisines, des latrines ne présentera d'ailleurs que peu de différence avec celle qui a été étudiée dans le service de l'avant. En ce qui concerne les latrines, on sait que leur emplacement, leurs locaux sont prévus dans les annexes des baraquements démontables. Il en est de même, à plus forte raison, pour les baraques fixes. Cette disposition n'empêchera d'ailleurs pas, en certaines circonstances, l'utilisation de tinettes mobiles improvisées.

Le matériel de couchage et de chauffage est prévu aussi dans la plupart des cas ; des brancards, voir même des lits d'hôpital, seront installés, sans préjudice d'ailleurs des moyens d'improvisation qui, en maintes circonstances, devront être utilisés pour parer à toutes les nécessités les plus impératives.

En ce qui concerne le chauffage, il en sera de même ; mais, d'une façon générale, le service de l'arrière est mieux pourvu à cet égard que le service de l'avant. D'ailleurs, les tentes, les baraques sont infiniment plus faciles à chauffer que les abris improvisés. Mais ceux-ci ne sont pas rares dans certaines formations, et les moyens de chauffage que nous avons envisagés plus haut retrouveront ici leur emploi, tout particulièrement pour les hôpitaux d'évacuation, où l'utilisation des hangars, des tentes de fortune, sera fréquente.

Qu'il s'agisse d'hôpitaux baraqués fixes, d'hôpitaux baraqués temporaires, d'hôpitaux sous tentes, d'abris de fortune ou de locaux de réquisition destinés à servir à l'hospitalisation des militaires malades et blessés, les préoccupations d'ordre hygiénique des médecins-chefs des diverses formations se ramèneront toujours aux mêmes principes.

Il faudra des locaux de dimensions convenables, pouvant abriter un grand nombre de malades ; il conviendra d'obtenir une aération, une ventilation, un chauffage qui devront être suffisants pour lutter contre les effets nocifs de l'encombrement et des influences météorologiques.

Dans toutes ces formations, le rôle de l'hygiéniste prime souvent celui du chirurgien, et en tout temps d'ailleurs son attention constante devra être attirée sur les mesures propres non seulement à arrêter l'expansion des maladies contagieuses, mais aussi et surtout à prévenir leur éclosion.

Ces mesures mises en vigueur en marche, au cantonnement, au bivouac, etc., se retrouvent encore dans les hôpitaux, où tout doit être aménagé pour parer aux pires fléaux.

HOSPITALISATION MILITAIRE AUX COLONIES.

L'hospitalisation des militaires aux colonies réclame les mêmes mesures hygiéniques générales que dans les pays tempérés; en principe, elle ne saurait en différer. Et cependant les conditions climatériques sont telles que certains points sont particulièrement à envisager; nos possessions coloniales disposent d'hôpitaux fixes, permanents ; à la vérité, ils sont fort peu nombreux, et bien souvent, pour abriter le soldat malade ou blessé, il faut avoir recours à des moyens de fortune. Dans ce chapitre, donc, il faudra étudier encore l'hospitalisation permanente et l'hospitalisation temporaire.

HOSPITALISATION PERMANENTE.

Bien précaires sont, la plupart du temps, les ressources de nos colonies en hôpitaux permanents ; à part quelques rares exceptions, l'hospitalisation y est défectueuse, et l'habitation du soldat malade n'est constituée que par des installations à caractère provisoire, qu'on a améliorées dans la suite pour en faire des hôpitaux fixes.

Ces hôpitaux doivent occuper une situation identique à celle qui est réclamée par la construction des casernes; l'hôpital doit être situé hors de la ville, sur un lieu élevé, autant que possible à distance des quartiers indigènes, loin des abattoirs, des cimetières, de tous les endroits malsains en général.

Les règles qui conviennent aux casernes pour le choix des matériaux, des fondations, pour la ventilation, l'éclairage, la lutte générale contre la température et l'action des rayons solaires, sont en tout point applicables aux hôpitaux; nous n'y insisterons pas à nouveau (Voy. Les casernes aux colonies).

En ce qui concerne l'installation, l'aménagement, la disposition des locaux et leur hygiène, il semble que l'hôpital militaire de Saïgon présente, plus que tout autre, sauf améliorations possibles, les meilleures conditions hygiéniques qui aient été réalisées jusqu'à nos jours. Nous emprunterons sa description à Candé (1).

Les matériaux sont des pierres granitiques pour les soubassements, les assises et les angles, des briques pour les murs et les cloisons, du fer pour les charpentes.

L'hôpital entier est composé d'un pavillon principal, de plusieurs pavillons secondaires et de dépendances (fig. 60).

Le pavillon principal comprend trois bâtiments élevés sur une même ligne, reliés les uns aux autres par une galerie couverte. Il ne comprend qu'un étage; le rez-de-chaussée est séparé du sol par une maçonnerie en voûte, dont la hauteur varie de 1 à 2 mètres, suivant l'inclinaison du sol (fig. 60).

L'un de ces bâtiments comprend, au rez-de-chaussée et au premier étage, trois salles communiquant entre elles par des portes percées dans les cloisons. Les deux salles extrêmes contiennent vingt-quatre lits, celle du milieu vingt lits.

Chacune des salles extrêmes comprend en outre deux cabinets, l'un pour l'infirmier-major; l'autre, renfermant deux lits, est destiné aux malades graves.

Six larges ouvertures font communiquer ces salles avec la véranda; elles sont munies à leur partie inférieure d'impostes garnies d'un caillebotis en briques, permettant le renouvellement constant de l'air.

Le plafond est plâtré, les parois sont badigeonnées à la chaux, le parquet est recouvert de grandes briques plates entretenant une fraîcheur relative.

Les autres bâtiments sont reliés au précédent par la véranda; ils contiennent au rez-de-chaussée et à l'étage deux salles de vingt lits.

La véranda extérieure, large de 3 mètres, est garnie de stores; elle contient les lavabos.

(1) Candé, Thèse de Paris, 1881.

Aux extrémités de ces bâtiments, à 20 mètres en arrière, sont les latrines, auxquelles on se rend de chaque étage par une galerie couverte.

Un autre pavillon est réservé spécialement aux officiers (fig. 61);

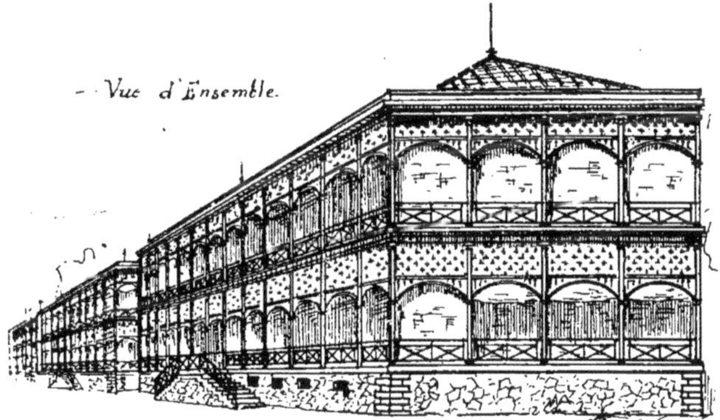

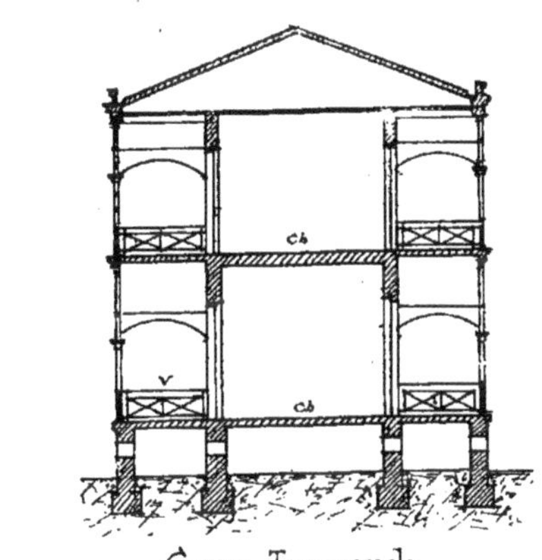

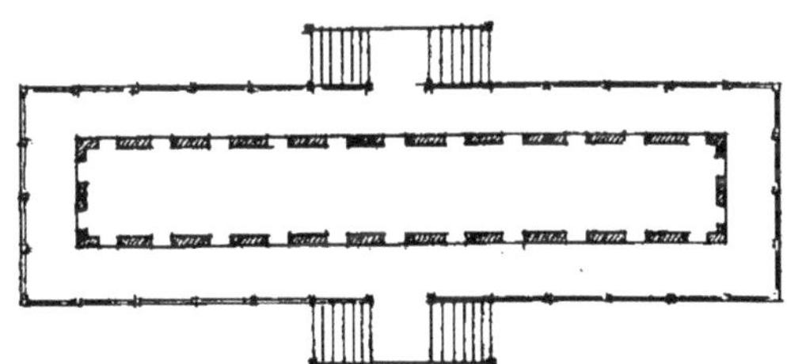

Fig. 60. — Hôpital militaire de Saïgon (Reynaud).

d'autres enfin sont destinés aux contagieux ; ils sont isolés des précédents.

Enfin, parallèlement au quartier des malades, à 50 mètres en arrière, une série de bâtiments sans étages sont installés, communiquant avec les premiers par des galeries couvertes; ils donnent asile aux services généraux : bains avec piscine, appareils à douches, etc.; pharmacie et ses dépendances : tisanerie et laboratoire; puis cuisine et ses annexes; service de la dépense, buanderie et séchoir; casernement des infirmiers.

Tous ces bâtiments sont entourés de jardins boisés.

En résumé, cet hôpital militaire de Saïgon semble réunir toutes les conditions requises pour la bonne hygiène des malades, la propreté des locaux, la protection contre les températures élevées. Il n'est pas

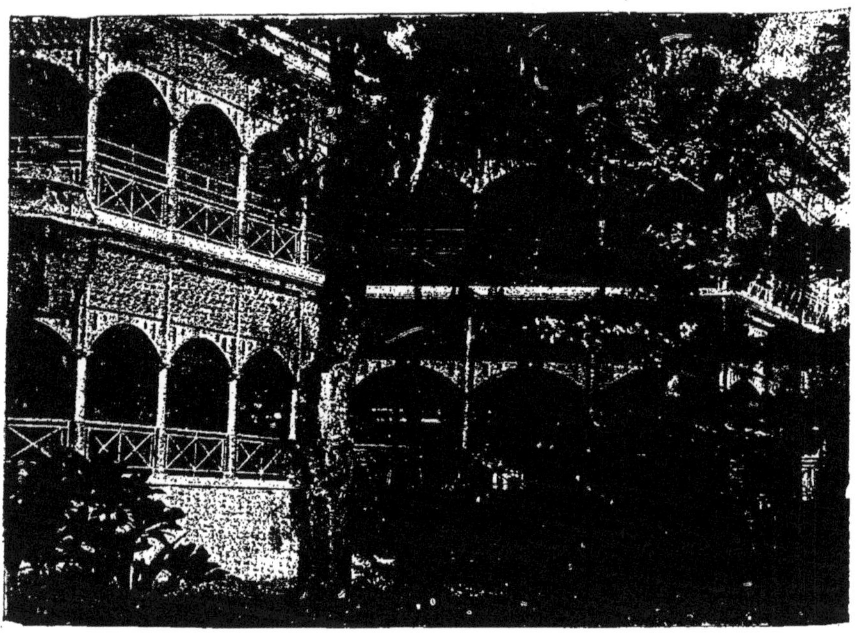

Fig. 61. — Hôpital de Saïgon. Pavillon des officiers (Reynaud).

jusqu'à un pavillon de contagieux qui n'ait été ajouté à la construction primitive et qui réalise ainsi l'isolement indispensable des maladies contagieuses.

Pour celles-ci cependant, il n'existe qu'un bâtiment; il est évident que la meilleure mesure consisterait à construire plusieurs petits pavillons, destinés à recevoir chacun une catégorie de malades (dysentériques, cholériques, etc.); l'isolement n'en serait que plus parfait.

L'hôpital de Saïgon est en réalité le seul des hôpitaux militaires coloniaux dont l'agencement réponde aux exigences de l'hygiène; pour beaucoup d'autres, l'hôpital du camp Jacob, l'hôpital de Saint-Louis, de Nouméa, etc., l'installation est très médiocre, et combien d'autres où elle est parfaitement défectueuse et contraire à toutes les lois de l'hygiène, même la plus élémentaire !

En réalité, les hôpitaux militaires dans les colonies devraient être construits suivant les lois qui régissent l'édification de ces bâtiments dans nos pays ; l'avenir de l'hospitalisation coloniale réside aussi dans l'utilisation des pavillons séparés, pouvant seuls réaliser un isolement rigoureux.

Il n'est pas douteux que les futurs hôpitaux coloniaux ne soient construits sur ce modèle idéal, auquel nous commençons d'ailleurs seulement à nous conformer.

HOSPITALISATION TEMPORAIRE.

L'hospitalisation temporaire réservée aux expéditions coloniales ne saurait comprendre l'emploi de baraques ni de tentes destinées au traitement des malades. Les distances ne permettent pas leur transport ; de plus les baraques et les tentes, telles qu'elles sont comprises pour être utilisées dans les zones tempérées, ne peuvent servir pour les zones tropicales.

Le plus souvent, quand on n'aura pas à sa disposition d'hôpitaux fixes, il faudra avoir recours aux abris improvisés, qui rendront des services incontestables.

Mais ces abris ne sauraient être construits sur le même type que ceux qu'on emploie dans nos régions ; en raison des conditions climatériques spéciales, ils devront avant tout préserver le malade contre l'ardeur des rayons du soleil et contre la chaleur pendant le jour, contre les abaissements fréquents de température qui se montrent dans la nuit.

A cet égard, l'emploi des tentes ordinaires, de la tente-abri par exemple, est impossible, si l'hôpital doit fonctionner en rase campagne.

Malgré leur double paroi, elles sont impuissantes à protéger contre les facteurs précédents, et le séjour sous de pareils abris, subissant l'action du soleil, a souvent occasionné les accidents du coup de chaleur.

Il n'en est toutefois pas de même si l'on peut placer les tentes à l'ombre, sous les arbres qui amènent de la fraîcheur et de l'humidité. A Madagascar, pendant la campagne, Sabatier a ainsi utilisé avec profit des tentes Tortoise, qu'il avait installées sous d'immenses tamariniers, formant une ombre presque impénétrable aux rayons solaires.

M. Ferrier (1) rappelle que, dans l'armée anglo-indienne, « le field-hospital comprend un certain nombre de tentes pour malades.

(1) Ferrier, *Loc. cit.*

susceptibles de recevoir chacune de six à douze hommes ; ces tentes, en forme de bonnet de police, sont à double paroi ; la paroi extérieure ne descend pas jusqu'au sol, de telle sorte qu'un courant d'air circule constamment entre les deux parois. Il est recommandé que les tentes du field-hospital soient, autant que possible, dressées à l'ombre ».

Le seul inconvénient qui puisse résulter de ce voisinage des arbres, c'est l'affluence des moustiques, contre lesquels on pourra protéger le malade par des moustiquaires.

D'autres abris sont préférables aux tentes, ce sont des huttes, des paillottes, des gourbis, construits en branchages, en bambous, etc.

Leur installation est facile et rapide : les montants sont des perches en bois, en nervures de palmiers, etc. ; la toiture est constituée par des branches d'arbres, des feuilles de palmiers, de hautes herbes. Ces abris présentent cet avantage appréciable, en cas d'infection du sol, d'être facilement déplacés au loin et d'être rapidement réinstallés.

Ces huttes improvisées, que les indigènes construisent très habilement en quelques heures, ont déjà rendu de grands services pour constituer des hôpitaux improvisés.

Dans l'expédition du Tonkin, le professeur Nimier (1) rapporte que des infirmeries-ambulances furent établies dans de simples paillottes. L'ossature était formée de bambous fixés dans le sol ; la toiture et les parois latérales étaient constituées par des paillassons, longs de 5 à 6 mètres sur 1 mètre de large, fabriqués avec de hautes herbes, disposées en couches régulières, fixées par des bambous. Sur les parois, s'ouvraient des portes ; de plus, les paillasses, mobiles dans leur moitié supérieure, pouvaient être relevées pour former véranda. L'intérieur de cet abri était divisé en stalles pouvant recevoir chacune cinq à six malades couchés sur des lits de camp ; elles étaient séparées par des paillassons de 1m,50 de hauteur, formant cloisons. Ces paillottes protégeaient bien contre le soleil, le vent et la pluie.

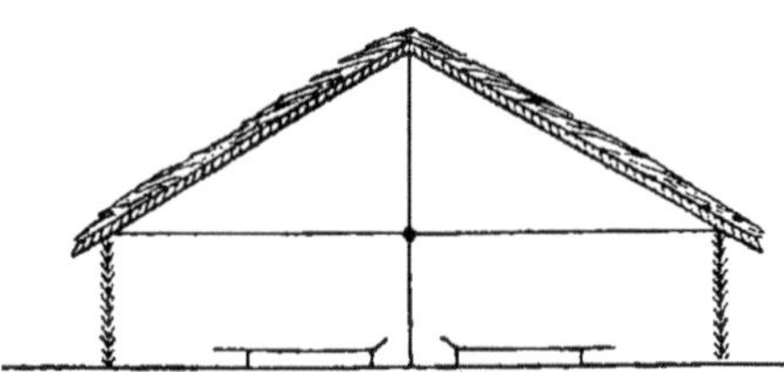

Fig. 62. — Hutte en feuillage (Vallois).

De même, le médecin-major Vallois (2) signale qu'au Dahomey on construisit des huttes semblables (fig. 62) pouvant abriter des malades ou des blessés, couchés sur des brancards juxtaposés par la têtière, laissant libre par conséquent, du côté des pieds, un passage où l'on pouvait aisément circuler. « On donnait fréquemment à l'abri la

(1) Cité par Ferrier, *Loc. cit.*
(2) Cité par Ferrier, *Loc. cit.*

forme d'un T, dont la branche verticale servait de salle de malades, et les branches transversales abritaient le personnel d'infirmiers, le matériel, la salle de visite. »

Des abris analogues ont été utilisés par le médecin-major Sabatier (1), à Madagascar.

Une fois qu'ils ont été construits, certains détails demandent à être observés : c'est ainsi qu'il convient de tasser soigneusement le sol et de le recouvrir soit de planchers, soit d'une toile imperméable, destinée à prévenir les émanations telluriques.

De même, pour la pluie, des toiles imperméables doivent recouvrir la toiture ; enfin, pour éviter la présence des moustiques, M. Ferrier recommande, en l'absence de moustiquaires, de doubler intérieurement la paroi de ces huttes à l'aide de toiles qu'on relèverait dans le jour et qu'on abaisserait et fermerait hermétiquement à la tombée de la nuit.

PROPHYLAXIE GÉNÉRALE CONTRE LES MALADIES TRANSMISSIBLES DANS L'ARMÉE.

L'hygiène générale, dont les détails viennent d'être envisagés, intervient pour assurer à l'organisme la résistance qui lui permettra de lutter efficacement contre les maladies infectieuses. Elle n'est pas toujours suffisante, et tel individu bien portant pourra devenir la proie des germes pathogènes ; c'est ce qu'il faut éviter dans la mesure du possible.

En matière de prophylaxie des maladies transmissibles, il est un principe fondamental dont l'hygiéniste doit être imbu, c'est que, dans la grande majorité des cas, c'est le malade qui constitue la source d'infection, par lui-même, par les produits pathologiques qu'il répand autour de lui.

C'est donc avant tout contre l'homme malade qu'il conviendra d'agir activement ; l'isolement du malade sera dès lors la première mesure à effectuer. Mais, pour le pratiquer, il est nécessaire que le foyer soit décelé.

RECHERCHE DU FOYER D'INFECTION.

La recherche du foyer infectieux, précédant par conséquent l'isolement, peut être considérée comme la partie fondamentale de cette prophylaxie. Le médecin d'armée doit y porter toute son attention, et, à cet égard, la surveillance à opérer doit être effectuée à tous les instants.

Elle sera facile quand le malade se présentera à la visite journa-

(1 Cité par FERRIER, *Loc. cit.*

lière; un diagnostic bien posé, et le foyer est décelé. Mais souvent il s'agit de cas litigieux anormaux, qui doivent être considérés comme suspects tant qu'un diagnostic ferme ne pourra être affirmé ; la même attention doit être portée du côté des cas frustes, qui provoquent d'autant mieux la contagion qu'ils restent méconnus. Il en est de même encore des cas ambulatoires (fièvre typhoïde ambulatoire, méningite cérébro-spinale ambulatoire, etc.).

Mais, en d'autres circonstances, les malades ne se présenteront pas à la visite journalière et continueront leur service ; dans cette catégorie se rangent ceux qui craignent, en entrant à l'hôpital, la privation d'une permission prochaine, ou la réprimande de leurs chefs (maladies vénériennes), ou encore ceux qui agissent par insouciance, par ignorance. D'autres ne se sentent pas malades, mais sont néanmoins porteurs d'une affection qui peut être révélée par les moyens dont la science dispose (tuberculose). Il est donc du devoir du médecin de ne pas attendre que le malade vienne à lui, mais d'aller à lui, et pour cela d'opérer sur tous ces sujets une surveillance des plus étroites. Enfin cette surveillance devra s'exercer encore chez les *sujets sains*, mais qui auront subi ou pu subir un contact avec des malades atteints d'affections contagieuses. Il en sera de même encore des *convalescents*, des *guéris*, qui pourront porter en eux des bactéries pathogènes, capables de se transmettre à des individus en bonne santé (diphtérie, dysenterie, fièvre typhoïde, etc.).

Cette recherche des foyers d'infection, avérés ou latents, se fera, en dehors de la visite journalière, par les *visites dites de santé*. Elles pourront permettre de déceler un certain nombre de cas qui auraient passé inaperçus.

Elles n'auront d'efficacité qu'à une condition, c'est que tout l'effectif d'un corps de troupe, par exemple, y soit présent : les ordonnances, les ouvriers des ateliers, les « embusqués » ne devront s'y soustraire sous aucun prétexte.

« Tous les mois, le médecin-major chef de service fait ou fait faire, à la salle de visite, une visite individuelle des caporaux et soldats pour reconnaître les maladies contagieuses.

« Les officiers de semaine ou les sous-officiers les remplaçant au besoin veilleront à ce que tous les hommes, et surtout les ordonnances, plantons, musiciens, secrétaires, les employés de toutes sortes, se trouvent à cette visite.

« Les sous-officiers remettront au médecin la liste des hommes inscrits sur les contrôles des compagnies, escadrons ou batteries. Le médecin effacera ou fera biffer en sa présence les noms des visités, et il aura soin de réclamer les jours suivants, jusqu'à examen complet de tous les hommes de l'effectif présent, l'envoi à l'infirmerie à l'heure de la visite du matin de ceux qui, pour une raison quelconque, n'auront pas assister à la visite de santé » (Règlement sur le service intérieur).

Cette mesure n'est pas toujours suffisante, et, en cas d'épidémie surtout, développée par exemple dans une unité, c'est la visite quotidienne, voire même bi-quotidienne, qu'il importera d'effectuer.

Des enquêtes devront être faites en certaines circonstances, surtout vis-à-vis des hommes rentrant de permission, de convalescence, vis-à-vis des réservistes, des territoriaux, voire même des recrues à leur arrivée au régiment: ces sujets, en effet, ont pu, dans leurs foyers, être en contact avec des malades présentant des fièvres éruptives, ou bien ils se sont trouvés dans des régions où des épidémies de fièvre typhoïde, de dysenterie, etc., étaient en pleine éclosion. De tels sujets devront être considérés comme suspects et traités comme tels.

Ces mesures pourront arriver à faire déceler les affections vénériennes, cutanées, parfois des maladies contagieuses même à la période prodromique ; mais certaines infections, surtout en leur début, peuvent ne se révéler par aucun symptôme tangible : il en est ainsi de la tuberculose, dont la marche peut être torpide et dont les manifestations ne sont pas toujours appréciables par les signes cliniques : des bronchites répétées, une toux sèche, fréquente, se produisant surtout durant la nuit ou le matin au réveil, peuvent évidemment mettre le clinicien sur la bonne voie; mais combien de fois ces signes eux-mêmes font-ils défaut !

La constatation de l'amaigrissement peut, dans l'espèce, fournir une donnée utile, mais elle est bien aléatoire et assez relative. Il fallait des renseignements plus précis, que les recherches modernes peuvent offrir par la méthode des *pesées périodiques* (1), pratiquées actuellement dans l'armée.

La circulaire ministérielle du 31 octobre 1904 prescrit que « tous les hommes de troupes et les sous-officiers doivent être soumis, dans chaque corps, à des pesées régulières et périodiques...

« Les pesées auront lieu une fois par mois au moins pour tous les hommes de l'effectif; elles seront répétées plus fréquemment pour les malingres et, d'une façon générale, pour tous les hommes que les médecins jugeraient utile de soumettre, au point de vue des modifications du poids, à une observation spéciale.

« Tous les hommes, quel que soit leur emploi, doivent subir la pesée. Il importe même d'appliquer cette opération avec un soin particulier aux hommes employés dans les bureaux ou les magasins, aux ouvriers de toute sorte, aux ordonnances, etc. ; car c'est précisément dans ce catégories d'hommes vivant à part qu'on risque de trouver le plus de suspects. »

Une nouvelle circulaire, toute récente, a établi la modification

(1) Hirtz, *Arch. de méd. milit.*, janvier 1905.

suivante : « Les pesées auront lieu *tous les deux mois* au moins... »

Pour faire effectuer ces pesées, les corps doivent faire l'acquisition « d'une bascule dite automatique à cadran, dont les organes auront été rendus préalablement inattaquables à l'humidité ».

Dans chaque corps, chaque unité fait préparer pour chaque homme une fiche individuelle du modèle ci-contre.

Sur le *recto*, sont indiqués l'âge, la taille, le périmètre thoracique, le poids, etc., les antécédents, données fournies à la suite de la visite d'incorporation, puis l'histoire pathologique résumée du sujet depuis son arrivée au service. Au *verso*, est tracé un quadrillé destiné à établir la courbe des poids de chaque homme pendant son séjour au service. Les pesées semblent devoir être faites de préférence pendant les heures consacrées à l'administration des bains par aspersion.

D'après l'expérience de Hirtz, les courbes établies montrent certaines particularités. On constate parfois une augmentation de poids dès le début de la vie régimentaire; elle concerne vraisemblablement les sujets mal nourris avant l'incorporation. Les diminutions, accusées par la descente de la courbe, sont de plusieurs ordres :

Les unes sont temporaires et sont dues à l'intervention d'affections légères, ayant entraîné quelques jours de repos à la chambre ou à l'infirmerie.

Les autres sont durables. Parmi ces dernières, il en est dont le début est brusque; mais, après quelque temps, l'équilibre s'établit et la courbe reste stationnaire, c'est le cas des obèses. Dans la même catégorie des diminutions durables rentre un type où la décroissance est progressive, malgré les apparences de la santé; c'est le cas des tuberculoses latentes, dont beaucoup ne se révèlent que par ce seul signe.

Outre les services que cette méthode des pesées peut rendre en ce qui concerne la santé générale du soldat, son état de fatigue, de surmenage, elle peut, mieux que l'examen somatique, rendre évidente la tuberculose cliniquement latente.

A cet égard, elle présente la plus haute importance.

DÉCLARATION OBLIGATOIRE.

Le foyer d'infection est décelé, un cas de maladie contagieuse est survenu dans une agglomération militaire. Le premier devoir du médecin est d'en faire la déclaration d'après les règles énoncées par la notice n° 35 du Règlement sur le service de santé à l'intérieur, relative à la protection de la santé publique, en application de la loi du 15 février 1902.

Cette déclaration est obligatoire pour les maladies suivantes (1) :

(1) Décret du 10 février 1903, portant désignation des maladies auxquelles sont applicables, en vertu de l'article 4, les dispositions de la loi du 15 février 1902.

RECTO

FICHE
en carton recouvert
de papier.

Dimensions : { Hauteur 0m,15
{ Largeur 0m,19

e Régiment, e Compagnie, e Escadron ou Batterie.

FICHE SANITAIRE

Nom et prénoms : *Date* { de l'arrivée au service :
{ de la libération :

A L'ARRIVÉE AU SERVICE.	PENDANT LA DURÉE DU SERVICE (à titre d'exemple). Séjours à l'infirmerie.	Séjours à l'hôpital.	Congés de convalescence.
Age : Taille :	Du 1er déc. 04 au 11 déc. 04 Diagnostic, Bronchite aiguë.	Du 11 déc. 04 au 8 janv. 05 Diagnostic,	Du 9 janv. au 8 févr. 05 Bronchite.
Périmètre thoracique : Poids :	Du au Diagnostic,	Du au Diagnostic,	Du au
Acuité visuelle : Antécédents héréditaires : Antécédents personnels :	Du au Diagnostic,	Du au Diagnostic,	Du au
Constitution, Tempérament : Tares physiques :	Du au Diagnostic,	Du au Diagnostic,	Du au

Le médecin chef de service :

VERSO

COURBE DES PESÉES.

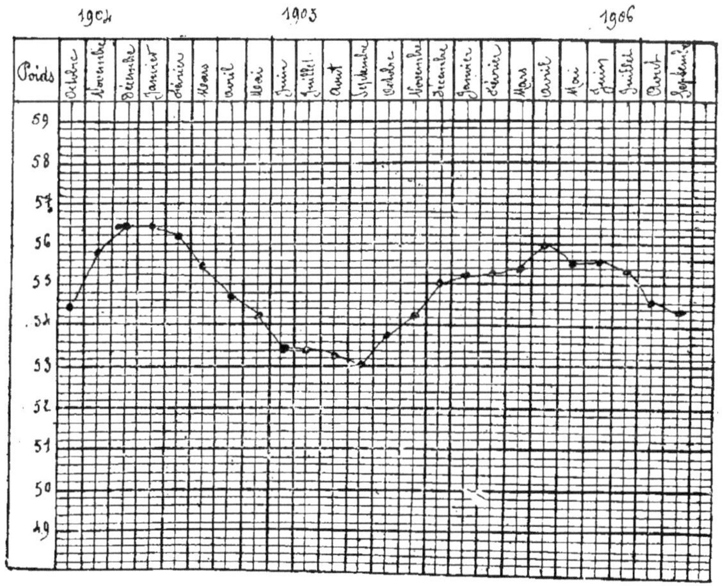

1° Fièvre typhoïde;
2° Typhus exanthématique;
3° Variole et varioloïde;
4° Scarlatine;
5° Rougeole;
6° Diphtérie;
7° Suette miliaire,
8° Choléra et maladies cholériformes;
9° Peste;
10° Fièvre jaune;
11° Dysenterie;
12° Infections puerpérales et ophtalmie des nouveau-nés;
13° Méningite cérébro-spinale.

La déclaration est facultative pour les maladies suivantes :

14° Tuberculose pulmonaire;
15° Coqueluche;
16° Grippe;
17° Pneumonie et bronchopneumonie;
18° Érysipèle;
19° Oreillons;
20° Lèpre;
21° Teigne;
22° Conjonctivite purulente et ophtalmie granuleuse.

« La déclaration des cas de maladies transmissibles observés dans les établissements de l'armée par les médecins militaires doit être faite à la fois à l'autorité militaire et à l'autorité civile.

« Toutes les fois qu'un militaire sera reconnu atteint d'une des maladies visées à l'article 4 de la loi du 15 février 1902, le médecin militaire en fera immédiatement la déclaration, d'une part à son chef de corps ou de service, d'autre part au maire et au préfet ou au sous-préfet (1). Cette déclaration à l'autorité civile sera faite au moyen d'un carnet du modèle défini par l'arrêté du ministre de l'Intérieur en date du 10 février 1903...

« De leur côté, MM. les maires sont expressément invités, en exécution d'instructions de M. le ministre de l'Intérieur, à signaler immédiatement à l'autorité militaire tous les faits épidémiques parvenus à leur connaissance, tant dans les villes de garnison que dans les localités que la troupe doit occuper ou traverser pendant les marches et manœuvres.

« Pour toutes ces questions, les médecins militaires sont assurés de trouver auprès de l'autorité civile, et notamment auprès de MM. les préfets, sous-préfets et médecins des épidémies, le concours le plus empressé : leur participation aux travaux, tant des conseils

(1) A Paris, la déclaration est faite au préfet de police.

d'hygiène que des commissions sanitaires où ils sont appelés à siéger soit par la loi, soit par les désignations dont ils sont l'objet, conformément aux instructions de M. le ministre de l'Intérieur, les mettra particulièrement à même de suivre exactement, de leur côté, toutes les fluctuations de l'état sanitaire de la population civile... Les médecins militaires étant ainsi informés au jour le jour de tout ce qui intéresse la santé publique pourront proposer en temps opportun des mesures prophylactiques... »

La déclaration faite, il importe de rendre stérile le foyer infectieux constaté. On atteindra ce but :

1° En établissant une barrière infranchissable entre le malade et les sujets sains (*isolement*) ;

2° En rendant invulnérables, dans la mesure du possible, les sujets indemnes (*vaccinations*, *immunisations*) ;

3° En stérilisant la graine émise par le foyer d'infection (*désinfection*).

ISOLEMENT.

L'isolement est l'ensemble des mesures qui doivent empêcher le contact entre les sujets sains et les malades, ou même les suspects. Rappelons ici que certains sujets sains, guéris ou convalescents, doivent être considérés comme suspects, tant qu'ils sont reconnus porteurs de germes pathogènes.

Dès que le diagnostic d'affection contagieuse est porté, hors de la visite journalière par exemple, le malade doit être isolé. Il ne retournera, sous aucun prétexte, à l'unité à laquelle il appartient, où il pourrait se retrouver en contact avec ses camarades ; il sera envoyé à l'hôpital. Avant son départ pour l'hôpital, il séjournera à l'infirmerie dans un local spécial, où il n'aura aucun contact avec des sujets indemnes. Pour l'évacuation sur l'hôpital, il sera transporté dans une voiture spéciale, où aucun sujet sain ou atteint d'une autre affection ne prendra place.

A l'hôpital, on évitera son passage par le bureau des entrées ; il sera dirigé immédiatement vers le service, où il sera traité et isolé jusqu'à ce qu'il ne soit plus contagieux (Voy. Hôpitaux : Services de contagieux).

En ce qui concerne la tuberculose, la réforme, c'est-à-dire l'élimination de l'armée, est une sorte d'isolement.

Cet isolement du malade n'est pas le seul à envisager : une fièvre éruptive, par exemple, se déclare dans une compagnie : il y a lieu de considérer comme suspects les voisins de lit et, d'une façon générale, tous les hommes logeant dans la même chambre. Ces derniers devront être isolés et observés journellement pendant une période correspondant à la durée de l'incubation de l'affection en cause.

Des mesures spéciales devront être prises pour les sujets sains qui, partant en permission ou en convalescence, doivent se rendre dans une localité contaminée. L'évolution d'une épidémie dans une commune est signalée à l'autorité militaire par le comité consultatif d'hygiène; toute permission pour le village, foyer de contagion, doit être différée et ajournée jusqu'à la cessation de l'épidémie. Une circulaire ministérielle le prescrit formellement :

« Mon cher général, il importe que les maladies épidémiques qui se produisent dans la population civile, et dont l'autorité militaire ignore l'existence, ne se propagent pas dans l'armée par les permissions accordées à des hommes se rendant dans un milieu contaminé.

« J'ai, en conséquence, l'honneur de vous prier d'employer tous les moyens d'information dont vous pouvez disposer, et vous concerter notamment avec MM. les préfets des départements compris dans votre corps d'armée, pour qu'avis vous soit donné immédiatement des maladies épidémiques constatées dans la population civile, en dehors des villes de garnison, ainsi que de la terminaison de ces maladies.

« Dès la réception d'un avis de cette nature, vous aurez, d'une part, à prescrire l'interdiction de toute permission demandée pour se rendre dans la localité atteinte par l'épidémie, pendant toute la durée de celle-ci, et, d'autre part, à me transmettre d'urgence les avis qui vous auront informé de l'apparition des épidémies ainsi que de leur transmission (1). »

Le commandement pourra consigner à la troupe les établissements publics où des cas de maladies contagieuses sont signalés.

Si, malgré les mesures prises par le Service de santé, une épidémie se prolonge dans un corps de troupe, ce dernier doit être isolé en bloc des corps voisins restés indemnes ; il y aura lieu d'évacuer la caserne et d'installer les hommes dans un camp, où le contact avec les populations voisines, civile et militaire, sera rigoureusement évité.

De même le départ en manœuvres de régiments contaminés devra être différé, tant à cause de la fatigue qui prédisposera les sujets sains à contracter l'infection, qu'en raison des contacts inévitables avec des régiments voisins ou les habitants des localités où les hommes devront passer.

En campagne, l'isolement complet et absolu sera souvent difficile.

En ce qui concerne les sujets sains, on peut agir d'une façon préventive : le commandement portera surtout son attention du côté des cantonnements. Une troupe doit cantonner dans un village : on s'assurera préalablement qu'il n'existe dans la localité aucune

(1) Circulaire ministérielle du 10 décembre 1902.

maladie infectieuse, capable de se transmettre épidémiquement. En cas d'affections contagieuses régnantes, il importera à tout prix d'en écarter les troupes. Le cantonnement pourra être remplacé par le campement ou le bivouac. Si l'épidémie se déclare dans un village occupé déjà depuis quelque temps par des forces militaires, il devra être abandonné sans retard.

Vis-à-vis des malades, les mesures les plus rigoureuses devront être prises. Ils seront évacués au plus tôt, en assurant le plus possible, pendant le transport, tout l'isolement désirable, sur les hôpitaux destinés spécialement aux contagieux (Voy. Hospitalisation en temps de guerre). Ou bien l'évacuation aura lieu sur la zone de l'arrière par des voies indépendantes des grandes lignes d'étapes; elle nécessitera une surveillance étroite des voies fluviales et terrestres. Enfin il serait avantageux, dans les hôpitaux de contagieux, de grouper les malades par catégories et d'affecter ainsi certains hôpitaux au traitement exclusif de certaines variétés d'infection. On établirait par exemple des hôpitaux de typhoïdiques, de dysentériques, de varioleux, etc.

VACCINATIONS. — IMMUNISATIONS.

Malgré toutes les précautions que l'on prend dans une agglomération pour assurer un isolement aussi rigoureux que possible, ce dernier est rarement parfait. Aussi est-il utile, quand il est possible, d'assurer la protection des individus sains par la méthode des immunisations. Cette dernière ne peut malheureusement s'appliquer encore à toutes les maladies infectieuses; elle ne peut actuellement en viser que quelques-unes.

Variole. — La pratique des *vaccinations* et *revaccinations* destinées à prévenir la variole est obligatoire et réglementaire dans l'armée; elle est définie par la notice n° 3 du Règlement sur le service de santé à l'intérieur.

« Les médecins-chefs, dans les corps de troupe, écoles, dépôts de convalescents, prisons militaires, pénitenciers, ateliers de travaux publics, sont tenus :

« 1° De vacciner ou de revacciner tous les jeunes soldats ou élèves dès leur arrivée au corps et aux écoles;

« 2° De renouveler l'opération sur les hommes des contingents antérieurs chez lesquels l'inoculation est restée stérile, et sur les sujets réfractaires pendant l'année qui suit le premier essai, en ayant soin de laisser au moins un espace de deux mois entre les deux inoculations;

« 3° De vacciner ou de revacciner tous les hommes de la réserve, de l'armée territoriale, à la disposition, etc., à l'occasion de périodes d'exercices pendant lesquelles ils sont convoqués, à l'exception de ceux dont le livret individuel portera la mention d'une vaccination ou revaccination opérée avec succès certain depuis moins de huit ans, ainsi que de ceux qui produiront à leur arrivée au corps un certificat établi par un docteur en médecine et dûment légalisé, constatant qu'ils ont subi une vaccination ou revaccination suivie de succès certain, dont la date sera indiquée et ne devra pas être antérieure à une période de huit années ;

4° De soumettre à la revaccination, en temps d'épidémie variolique, tous les hommes chez lesquels les inoculations antérieures seraient restées stériles.

« Tous les hommes de troupe, à quelque arme ou service qu'ils appartiennent, ainsi que les sous-officiers, sont, sans aucune exception, soumis à ces mesures prophylactiques.

« Les médecins-chefs des hôpitaux militaires, des salles militaires, des hospices mixtes ou militarisés et des infirmeries-hôpitaux, ont les mêmes obligations pour les hommes des catégories ci-dessus définies qui seraient entrés à l'hôpital sans avoir été vaccinés ou revaccinés au corps. »

Diphtérie. — En cas d'épidémies limitées de *diphtérie*, des injections préventives de sérum antidiphtérique pourraient être faites sur les sujets qui ont été en contact avec les malades. Mais, pour assurer la protection, ces injections doivent être renouvelées tous les quinze à vingt jours.

Fièvre typhoïde. — Les *vaccinations contre la fièvre typhoïde* n'ont pas été tentées dans notre armée. Elles mériteraient de l'être, étant donné les résultats encourageants obtenus dans l'armée anglaise lors de l'expédition du Transvaal et dans l'armée anglaise des Indes. L'exemple récent de la campagne allemande contre les Herreros mériterait d'être suivi (1).

Dysenterie bacillaire. — Nul doute que des injections préventives de sérum antidysentérique n'opèrent l'immunisation des groupes restreints chez lesquels sévit la *dysenterie bacillaire*. Ces injections demanderaient à être renouvelées tous les dix jours pendant la durée de l'épidémie.

Peste. — Enfin les injections des sérums antipesteux lors d'épidémies de *peste* semblent devoir être indiquées. Elles doivent être renouvelées tous les quinze à vingt jours.

Choléra. — L'expérience des *vaccinations anticholériques* n'est pas assez probante actuellement pour qu'on les puisse conseiller.

DÉSINFECTION.

Dans les différentes situations où la collectivité militaire se trouve, les moyens destinés à obtenir la destruction des agents pathogènes

(1) SCHIAN, *Deutsche militärarztliche Zeitschrift* 905, n° 11.

ne sauraient différer de ceux qu'on emploie dans la population civile ; aussi ne nous étendrons-nous guère sur cette question, qui sera traitée plus loin tout au long (1). Pour nous cantonner dans le cercle de l'armée, nous insisterons seulement sur les données fondamentales fournies par la notice n° 7 du Règlement sur la service de santé à l'intérieur (1902), indiquant les procédés de désinfection et leur emploi :

« Les opérations de désinfection sont effectuées par le personnel des corps et services, sous la direction et la surveillance d'un médecin désigné à cet effet...

« Avant de commencer la désinfection, les désinfecteurs devront se dépouiller de leurs vêtements habituels pour revêtir une calotte et des habits de toile (pantalon de treillis et bourgeron), qui, à la fin des opérations, seront passés à l'eau bouillante ou immergés dans une solution antiseptique.

« Pendant le travail, ils s'abstiendront de boire et de manger.

« Après chaque séance, ils retireront leurs vêtements de travail ; ils se laveront le visage, la barbe, les cheveux et les mains ; ils reprendront leurs vêtements ordinaires ; enfin, autant que possible, il leur sera donné un bain à la fin de la journée du travail.

« Pour donner le plus de sécurité à ces opérations dans chaque corps d'armée, un groupe d'infirmiers doit être instruit, à l'hôpital régional, dans la pratique des désinfections. »

MOYENS DE DÉSINFECTION. — Les moyens de désinfection indiqués par cette notice sont les suivants :

1° L'incinération ;

2° L'ébullition dans l'eau ;

3° L'action d'un courant de vapeur humide sous pression ;

4° Les lavages ou les pulvérisations avec une solution antiseptique :

Le formol en solution à 2 1/2 p. 100 ;

Le chlorure de zinc en solution à 5 p. 100 ;

Le sulfate de cuivre en solution à 5 p. 100 ;

Le chlorure de chaux ;

Le sublimé en solution à 1 p. 1000 ;

L'acide phénique en solution de 2 à 5 p. 100 ;

Le lait de chaux ;

L'huile lourde de houille en émulsion mélangée à l'eau dans la proportion de 50 à 100 p. 1000 ;

5° La sulfuration.

1° et 2° **Incinération et ébullition**. — L'incinération et l'ébullition dans l'eau se feront dans des appareils improvisés.

3° **Courant de vapeur sous pression (étuves)**. — Le courant

(1) Voy. A.-J. Martin, Désinfection, fascicule XVII du *Traité d'hygiène* de Brouardel et Mosny.

de vapeur humide sous pression sera fourni par une étuve avec générateur à vapeur sous pression.

Les étuves employées dans l'armée sont celles de Geneste et Herscher (fig. 63) et de Vaillard et Besson (fig. 64 et 65).

Pour la description et le fonctionnement de ces étuves, nous ren-

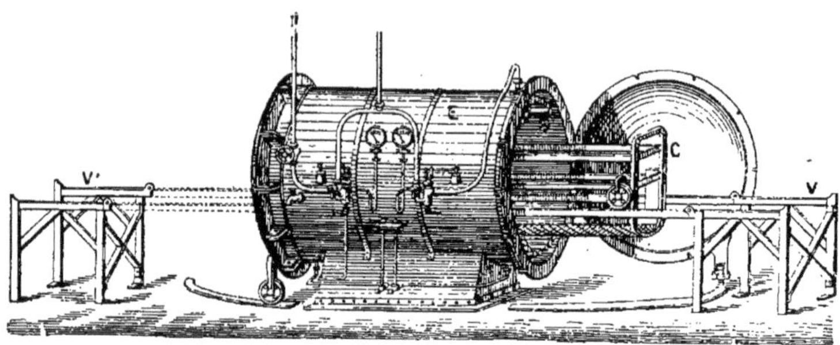

Fig. 63. — Étuve fixe de Geneste et Herscher.

E, corps cylindrique de l'étuve; S, batteries chauffantes intérieures; V, Voie d'entrée; C, chariot; V', voie de sortie.

voyons le lecteur à l'article « Désinfection », où ces données sont décrites en détail (1).

La désinfection par la chaleur sera assurée par l'une ou l'autre de ces étuves, fixes ou mobiles.

Lorsque le corps d'armée est pourvu d'une étuve à désinfection, sous pression, locomobile, cette étuve peut, sur demande au général en chef, être mise temporaïrement à la disposition des corps de troupe ou des services qui ont à effectuer des désinfections importantes.

Leur emploi dans les corps de troupe ou les établissements militaires demande à être précisé.

On utilisera les étuves Vaillard et Besson, dont la capacité est restreinte, pour la désinfection d'une petite quantité d'effets d'habillement et d'objets de literie.

Les étuves Geneste et Herscher présentent de plus grandes dimensions; on les utilisera quand la désinfection devra porter sur un groupe considérable d'effets et d'objets de literie; la durée des opérations en sera par là même abrégée.

Quelle que soit l'étuve utilisée, le personnel attaché à son service doit être divisé en deux groupes; l'un doit faire fonctionner l'appareil et y introduire les objets contaminés; l'autre ne doit jamais être en contact avec le précédent, il ne doit à aucun prix toucher les objets infectés; il est destiné à les retirer de l'étuve, une fois qu'ils ont subi la désinfection.

(1) Voy. A.-J. Martin, Désinfection, fascicule XVII du *Traité d'hygiène* de Brouardel et Mosny.

Certains détails concernant les étuves précitées doivent être mis en lumière quand elles fonctionnent pour l'armée.

Instruction pour les étuves Geneste et Herscher. — Un mécanicien et un aide sont nécessaires pour le fonctionnement d'une de ces étuves. Ce mécanicien doit avoir fait un stage spécial en vue de leur conduite, car les tâtonnements compromettent l'intégrité de ces appareils.

Dans l'étuve fixe du grand modèle (fig. 63), on peut mettre ensemble les groupes d'objets suivants :

	Objets	
1°	Trois literies complètes avec les vêtements des malades	Des hôpitaux militaires.
	ou	
2	60 couvertures	
	ou	
3°	4 matelas et 4 traversins	
	ou	
4°	5 fournitures complètes et 5 paquets d'effets	De la compagnie des lits militaires.
	ou	
5°	60 couvertures	
	ou	
6°	90 couvre-pieds	
	ou	
7°	100 pantalons	Du service de l'habillement.
	ou	
8°	90 capotes	
	ou	
9°	90 tuniques	Du service de l'habillement.
	ou	
10°	100 vestes	

Dans une étuve locomobile, on peut placer ensemble :

1°	Une literie complète	Des hôpitaux militaires.
	ou	
2°	15 couvertures	
	ou	
3°	1 matelas, 1 traversin et les vêtements d'un malade	
	ou	
4°	2 fournitures complètes	De la compagnie des lits militaires.
	ou	
5°	Une literie complète avec les vêtements de l'homme	
	ou	
6°	20 couvertures	
	ou	
7°	40 couvre-pieds	
	ou	
8°	60 pantalons	Du service de l'habillement.
	ou	
9°	40 capotes	
	ou	
10°	50 tuniques	
	ou	
11°	60 vestes	

Dans ces étuves, on place les matelas verticalement; on dispose dans les compartiments, et par couches régulières, les couvertures et les effets pliés dans le sens de la longueur.

Pour faire fonctionner les appareils et conduire l'opération de la désinfection, il faut se conformer strictement à la notice spéciale à chaque appareil, fixe ou mobile; cette notice est fournie par le constructeur.

La désinfection complète est obtenue quand la température est portée à 115° pendant vingt minutes, avec une pression de 7 hectogrammes à la soupape.

Les étuves fixes sont munies d'un appareil enregistreur de pression : il permet de contrôler la conduite, la durée et le nombre des opérations de désinfection pratiquées en un temps donné ; il faut se conformer, pour le fonctionnement de ces appareils spéciaux, à la notice fournie par le fabricant.

Il faut compter environ une heure de chauffage pour la mise en train d'une étuve : elle consomme jusqu'alors 20 kilos de charbon de terre. La durée de chaque désinfection avec ses divers temps demande environ quarante-cinq minutes ; chaque désinfection consomme 5^{kg},500 de charbon de terre.

Par mesure d'économie, il convient de pratiquer de suite plusieurs de ces opérations; on peut, dans une journée de dix heures, en comptant le temps nécessaire pour la mise en train, pratiquer onze à

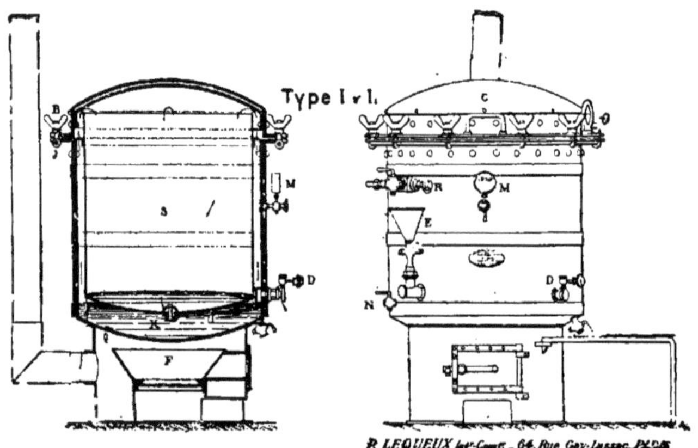

Fig. 64. — Petite étuve verticale (Vaillard et Besson).

E, entonnoir ; N, robinet de jauge ; S, corps de l'étuve ; F. foyer ; C, couvercle D, soupape équilibrée ; M, manomètre.

douze désinfections successives. On consomme alors 90 à 95 kilos de charbon.

L'alimentation de la chaudière pendant la journée de travail exige environ 250 litres d'eau.

Les étuves Geneste et Herscher doivent être visitées au moins une fois par an par les agents locaux du service des mines ou les inspecteurs des associations régionales de propriétaires d'appareils à vapeur. Il incombe aux gestionnaires de provoquer ces visites.

Instruction pour les étuves Vaillard et Besson. — Il est dit dans la notice n° 7 du Règlement sur le service de santé que, « dans les hôpitaux et dans les corps de troupe détenteurs d'étuves, les médecins-chefs et les médecins-majors chefs de service se familiariseront avec le fonctionnement de ces appareils, pour en enseigner le maniement aux infirmiers. Le fonctionnement de l'étuve ne doit jamais être confié qu'à un personnel dressé à cet effet ».

On peut placer ensemble dans l'étuve (fig. 64 et 65) les objets suivants :

	Objets	Provenance
1°	Deux matelas roulés ensemble	De la compagnie des lits militaires.
	ou	
2°	Une literie complète avec les vêtements de l'homme	
	ou	
3°	16 couvertures	
	ou	
4°	40 couvre-pieds	
	ou	
5°	60 pantalons	Du service de l'habillement.
	ou	
6°	35 capotes	
	ou	
7°	40 tuniques	Du service de l'habillement.
	ou	
8°	60 vestes	
	ou	
9°	Une literie complète	Des hôpitaux militaires.
	ou	
10°	12 couvertures	

On place dans cette étuve les matelas roulés. Quant aux autres objets, ils y sont introduits, renfermés dans l'enveloppe qui les contenait pour les transporter. Il importe qu'ils ne soient pas tassés : la vapeur peut ainsi les pénétrer plus facilement.

La conduite des opérations (mise en train, mode de séchage des objets désinfectés, mode d'entretien des appareils) est indiquée dans la notice fournie par le fabricant.

« Il est indispensable que le foyer de l'étuve soit établi dans de bonnes conditions de tirage, sans quoi la mise en pression est difficile à obtenir, et il en résulte une durée plus longue de l'opération et une dépense plus considérable de combustible ; en outre, la chaudière est exposée à se détériorer.

« Bien que le foyer soit adapté pour tous les combustibles, la houille est celui qui convient le mieux.

« Le cendrier doit être nettoyé fréquemment, pour éviter qu'il se forme un second foyer au-dessous de la grille, ce qui l'amènerait à fusion.

« Avec des charbons de bonne qualité et un tirage convenable du foyer, le temps nécessaire à la mise en pression est de 50 à 60 minutes environ pour l'étuve verticale et de 1 h. 15 à 1 h. 30 pour l'étuve horizontale.

« L'aiguille du manomètre marque alors 500 grammes, charge correspondant à 112°, qu'on doit maintenir pendant vingt minutes.

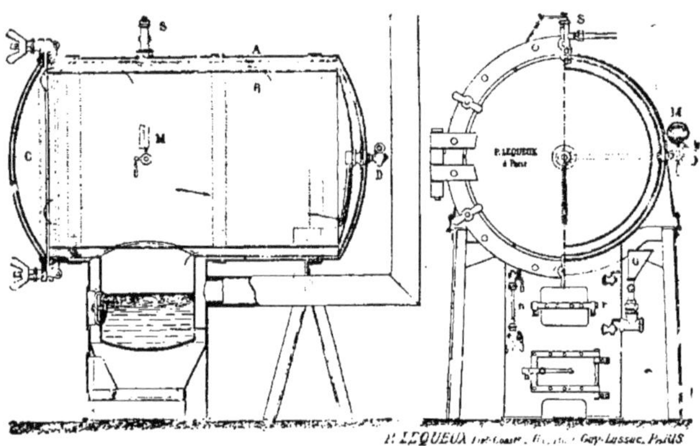

Fig. 65. — Petite étuve horizontale (Vaillard et Besson).

A, corps cylindrique extérieur; B, étuve proprement dite ; C, couvercle; D, soupape équilibrée; M, manomètre.

durée de la désinfection. La durée totale d'une opération est donc de 1 h. 10 à 1 h. 20 avec l'étuve verticale, et de 1 h. 35 à 1 h. 50 avec l'étuve horizontale (fig. 65) (1). »

Suivant qu'on emploie l'un ou l'autre de ces deux types, on arrive donc à effectuer, en une journée de 10 heures, neuf à douze désinfections. La quantité d'eau nécessaire est de 150 à 200 litres pour le chiffre de ces opérations. La quantité de combustible varie suivant la qualité de ce dernier et les conditions de tirage du foyer.

4° **Lavages ou pulvérisations avec une solution antiseptique.** — Les antiseptiques en solution sont employés soit en *lavages*, soit en *pulvérisations*.

Les *lavages* sont effectués avec les solutions de chlorure de chaux, d'acide phénique, de sublimé, de chlorure de zinc. On les pratique à l'aide de pinceaux, de lavettes, d'éponges, etc. Au cours de cette désinfection, il convient de laver ces objets dans de l'eau pure pour éviter de souiller les solutions antiseptiques par les poussières qu'ils entraînent.

Les parois, boiseries, portes, fenêtres, planchers doivent être rigou-

(1) Notice n° 7 du Règlement sur le service de santé à l'intérieur, p. 309.

reusement mouillés pour que la désinfection soit efficace; de même, les liquides utilisés doivent pénétrer dans les fentes et les joints.

Les *pulvérisations* seront faites soit avec la solution de sublimé, soit mieux avec la solution de formol à l'aide du pulvérisateur Geneste et Herscher (fig. 66). Elles doivent être pratiquées lentement, régulièrement, tranche par tranche, sur les surfaces à désinfecter, et d'assez près pour mouiller sans discontinuer les parois.

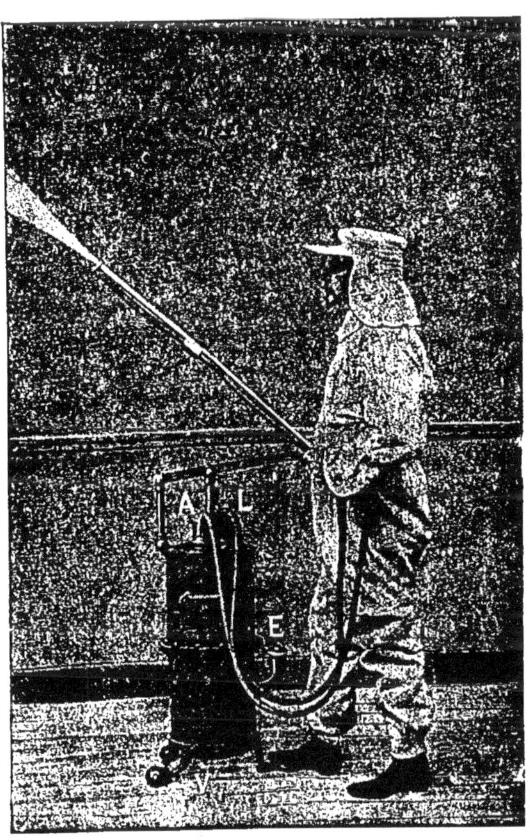

Fig. 66. — Pulvérisateur à désinfection (Geneste et Herscher).

A, L, robinets supérieurs; E, entonnoir servant à l'introduction de la solution antiseptique; V, bouchon de vidange.

Quand la pulvérisation est effectuée au sublimé, le local peut être occupé aussitôt après l'opération.

Si l'on a employé le formol, certaines précautions sont indispensables; pour éviter le picotement des muqueuses oculaire et nasale, on maintient ouvertes les portes et fenêtres pendant la pulvérisation; on recommandera au désinfecteur d'éviter la chute des gouttelettes dans les yeux pendant la pulvérisation du plafond. Après la pulvérisation, le local sera hermétiquement clos pendant vingt-quatre heures. Puis il est ouvert et largement aéré. On peut hâter la désodorisation en projetant quelques centimètres cubes d'une solution étendue d'ammoniaque.

On peut encore utiliser les *vaporisations* de formol par le procédé de Flügge, recommandable par sa simplicité et son efficacité. On verse du formol du commerce étendu de quatre fois son poids d'eau dans un récipient à fond plat, formé par un couvercle muni d'une étroite ouverture; ce récipient peut être remplacé par un simple bouilloire, Le tout est chauffé par une lampe à alcool pour obtenir l'évaporation.

La quantité de vapeurs dégagées doit être proportionnelle au cubage du local à désinfecter. Pour 100 mètres cubes, il faut vaporiser 100 centimètres cubes de formol additionnés de 3lit,200 d'eau. Le local peut être ouvert et aéré au bout de douze heures.

5° **Sulfuration.** — La *sulfuration* s'obtient par la combustion du soufre; elle est employée surtout pour la désinfection des locaux; pour qu'elle soit efficace, le local doit être hermétiquement clos; dans ce but, on recouvre les joints des portes et fenêtres par des bandes de papier collé ; de plus, l'air du local doit être humide pour fixer l'acide sulfureux ; aussi doit-on humecter les parois et le sol à l'aide d'un linge mouillé ; ou bien on fait bouillir de l'eau dans un large bassin.

On dispose sur le sol plusieurs récipients en poterie grossière, larges de 15 à 20 centimètres, hauts de 4 centimètres, pouvant contenir 250 grammes de soufre en canon concassé.

Si le sol est du plancher de bois, pour éviter l'incendie, il est indispensable de faire reposer chaque récipient sur un lit de sable de 50 centimètres carrés de surface et de 25 centimètres d'épaisseur. On calcule la quantité de soufre à brûler en admettant que, pour 1 mètre cube, 20 grammes au moins sont nécessaires.

Par ce procédé, la désinfection est terminée au bout de 36 heures; après ce délai, le local est ouvert; il ne peut être occupé que vingt-quatre heures après une large ventilation.

DÉSINFECTION DES LOCAUX. — La désinfection des locaux peut n'être effectuée que partiellement: il s'agit alors de désinfecter dans une chambre l'emplacement occupé par un malade atteint de fièvre éruptive ou de toute autre affection contagieuse, ainsi que l'emplacement des lits voisins.

On peut l'effectuer sans l'évacuation préalable du local, par le lavage du plancher, des murs, des planches à lit, avec la solution réglementaire de chlorure de chaux, de chlorure de zinc, d'acide phénique, de sublimé.

La désinfection doit être totale quand une affection contagieuse a atteint plusieurs hommes successivement dans une même chambre ; celle-ci constitue alors un vrai foyer d'infection, qu'il convient de stériliser sur place. Dans le cas particulier, le local doit être évacué, et l'on désinfecte par les lavages et les pulvérisations à l'aide des antiseptiques précités, ou bien par la sulfuration.

Dans ce but, on enlève la literie, les vêtements et l'équipement, qui seront désinfectés à part. En ce qui concerne les parois, les fenêtres, les portes, les boiseries, on les soumettra aux lavages antiseptiques ou aux pulvérisations de sublimé ou de formol de préférence.

Une fois que les murs seront ainsi traités, on lavera méthodiquement le plancher à l'aide de la solution de chlorure de chaux. Cette désinfection sera d'autant plus efficace que le plancher aura été imperméabilisé.

Cette désinfection pourra être complétée par le blanchiment à la chaux. Mais ce dernier procédé ne sera mis en œuvre qu'après désinfection préalable; il en est de même du grattage et du peinturage des locaux contaminés, ces dernières pratiques contribuant à déplacer et à faire voltiger des poussières dangereuses. Celles-ci ne seront d'ailleurs enlevées qu'après avoir été humectées d'un liquide antiseptique.

Si l'on s'adresse à la sulfuration, les objets métalliques qui s'altèrent par l'action du soufre seront enduits de corps gras.

Enfin, quand la désinfection de tout un bâtiment ou de tout un casernement doit être effectuée, elle doit être opérée non seulement sur les locaux habités, mais aussi sur les couloirs, les passages, les escaliers.

Parfois l'état de vétusté ou la détérioration des parquets imposent leur remplacement, ou tout au moins leur réparation. La désinfection des poussières accumulées dans l'entrevous ne sera pas omise ; ces poussières seront humectées par un liquide antiseptique; elles seront enlevées seulement après avoir subi cette action désinfectante prolongée.

A cette question se rattache la désinfection des *wagons* et des *voitures* pour le transport des malades atteints d'affections contagieuses.

Les wagons seront désinfectés comme les locaux en général; les voitures et les brancards subiront des pulvérisations ou des lavages antiseptiques.

La désinfection des *tentes* ne pourra être omise. Si elles n'ont pas été souillées par des déjections ou des produits d'expectoration, une simple exposition à l'air ou à la lumière solaire pendant plusieurs jours suffit à les purifier. Si des souillures se sont produites, elles seront lavées soigneusement avec un liquide antiseptique : formol, sublimé, chlorure de zinc, acide phénique, etc.

Les *meubles* contenus dans ces locaux seront désinfectés à l'aide d'antiseptiques forts, employés en lavages.

DÉSINFECTION DES OBJETS. — Les vêtements, les linges, la literie exigent souvent une désinfection radicale. Mais, avant de la leur faire subir, ces objets « doivent être manipulés soigneusement, rapidement et sans secousses, de façon à ne pas disséminer les poussières ou agents infectieux qu'ils supportent. Tout effet suspect doit être immédiatement déposé soit dans un récipient métallique clos, soit dans des sacs à désinfection, soit dans des draps mouillés par une solution antiseptique.

« *Les effets de toile ou de coton*, tels que *chemises*, *bonnets*, *caleçons*, *chaussettes*, *cravates*, *mouchoirs*, *serviettes*, *torchons*, *tabliers*, *bourgerons*, *pantalons de treillis*, *draps de lit*, *alèzes*, *taies d'oreillers*, seront plongés, durant trente minutes, soit dans l'eau bouillante, soit dans une solution antiseptique (chlorure de zinc, sublimé, acide phénique), puis lessivés par les procédés ordinaires.

« *Les vêtements de laine* (*tuniques*, *vestes*, *capotes*, *pantalons*) *et les effets de laine* (*chemises*, *gilets*, *ceintures de flanelle*), *les objets de literie* (*couvertures*, *matelas*, *traversins*, *oreillers*, *édredons*) seront de préférence désinfectés par la vapeur d'eau sous pression et, à défaut, par immersion dans une solution antiseptique (sublimé) ou par la sulfuration. Le sublimé et la sulfuration altèrent les galons d'or et d'argent et les boutons métalliques. Autant que possible, on évitera de soumettre à l'action de la vapeur les effets tachés ; si on doit désinfecter ces effets dans l'étuve, on recommandera d'en enlever préalablement les taches, sinon elles s'incrustent dans les tissus et deviennent indélébiles. Il faut préserver, à l'aide de sacs à désinfection, les effets ou objets à désinfecter de tout contact avec les parties métalliques des appareils pour éviter les taches de rouille.

« Enfin on prend aussi toutes les précautions nécessaires pour que le matériel à désinfecter ne soit pas souillé par l'eau de condensation.

« La désinfection des effets de laine par les bains antiseptiques exige une immersion de douze heures, et il ne faut pas, dans ce cas, aciduler les solutions par l'acide chlorhydrique, car cet acide compromettrait la solidité des tissus. »

Une circulaire récente (1) autorise la désinfection par les vapeurs de formol « des effets d'habillement usagés » avant leur réintégration en magasin.

Les vapeurs de formol proviennent de la volatilisation du trioxyméthylène d'après le procédé breveté sous le nom de *fumigator*. Le *fumigator* est constitué par une cartouche de cuivre contenant du trioxyméthylène. Elle renferme une pâte qui, allumée à sa partie supérieure, brûle lentement, sans flamme ; le trioxyméthylène est ainsi porté à une température telle qu'il se volatilise rapidement en donnant d'abondantes vapeurs d'aldéhyde formique.

Les objets de cuir, *de peau*, *de toiles cirées*, *les objets de bois collés à la colle forte* ne devront jamais subir l'action de la vapeur ni même de l'eau bouillante ; seule, la désinfection par les antiseptiques convient pour éviter leur détérioration.

Il en est de même des *képis*, des *masques d'escrime*, dans la constitution desquels entrent le cuir ou le carton. On les lavera d'abord

(1) Circulaire du 30 avril 1906. *Bulletin officiel*, p. 572.

avec une solution alcaline; ils subiront ensuite l'action du brossage accompagné d'un lavage à l'aide d'une solution phéniquée. Des pulvérisateurs récents, comme le volatilisateur Guasco, par exemple, ont facilement raison des germes adhérents à ces objets (expériences inédites).

Les *chaussures* seront exposées au même traitement. Pour purifier les *pantalons basanés*, il importe de découdre la basane. Le drap est soumis à l'action de l'étuve; la basane est lavée antiseptiquement.

On peut avoir à désinfecter les *effets de pansage* et de *harnachement* quand, dans une écurie, sont apparus des cas de morve.

Les éponges seront détruites; les autres effets seront plongés pendant un quart d'heure au moins dans une solution de crésyl à 3 p. 100, maintenue à la température de 60°. Ils ne seront remis en usage qu'après dessiccation complète à l'air libre. Les brides, bridons, rênes, licols subiront cette même action ; il en sera de même des selles et des couvertures.

Les *instruments de perruquier* seront désinfectés par une immersion dans une solution phéniquée ou formolée tiède. Les *trompettes*, *clairons*, *instruments de musique* (1) seront désinfectés de la même façon; ils doivent subir cette action « chaque fois qu'ils changent de détenteur, ou qu'ils sont réintégrés en magasin ».

Les objets sans valeur, *paille*, *foin*, *chiffons*, *papiers*, *linges de pansement*, *décombres*, *fumiers* et *débris d'animaux* ou de *végétaux* devront être incinérés dans un foyer; si leur volume ne le permet pas, ils seront soumis à cette pratique hors des habitations (caserne ou hôpital). Le fumier, peu combustible, pourra être préalablement arrosé de pétrole.

DÉSINFECTION DES OBJETS DE LITERIE. — Les objets de literie, matelas, traversins, édredons, doivent de préférence être désinfectés par la vapeur sous pression, par une des étuves réglementaires.

A défaut d'étuves, on peut employer d'autres procédés, mais qui sont moins rigoureux. Quel que soit le procédé utilisé, les objets de literie doivent être défaits pour subir aussi complètement que possible l'action des désinfectants choisis.

On commence à les découdre ; on asperge ensuite avec une solution antiseptique les enveloppes, qu'on lessive à part. La laine et le crin sont immergés dans le liquide bactéricide pendant deux heures ; ils sont ensuite lavés à grande eau et séchés ; la plume est remise à la sulfuration.

Pour sulfurer ces objets de literie, on les étale dans un local clos,

(1) Voy. l'Instruction relative au nettoyage et à la désinfection des instruments de musique à vent, en cuivre et en bois, 23 juillet 1890. *Bulletin officiel*, vol. 83, p. 151 et suivantes.

de 40 à 50 mètres de cubage, sur des tringles en bois, ou des cordages scellés au mur, à 2 mètres environ au-dessus du sol ; on les expose aux vapeurs sulfureuses pendant trente-six heures ; puis ils sont aérés durant deux à trois jours pour dissiper l'odeur du soufre.

DÉSINFECTION DES LATRINES. — Le terme de « désinfection » des latrines ne s'adresse en général qu'à la désodorisation. Elle s'opère par le sulfate de fer ou l'huile lourde de houille.

Si des cas de maladie contagieuse avérée, ou seulement des cas suspects se sont produits, les latrines doivent être désinfectées dans le sens le plus strict du mot ; cette désinfection s'adressera au local, dont les parois subiront l'action des antiseptiques en lavages ou sous forme de pulvérisations ; le sol sera lavé avec une solution d'acide chlorhydrique ; les cuvettes, les sièges seront imprégnés d'antiseptiques forts.

La désinfection s'adressera aussi aux matières fécales. Elle s'opérera soit par le mélange de sulfate de cuivre additionné d'acide sulfurique (H. Vincent), soit par le crésyl (10 grammes environ par litre de matières fécales), soit par le lait de chaux.

Dans les hôpitaux, l'usage des latrines doit être interdit aux malades atteints d'affections contagieuses, surtout de fièvre typhoïde, de choléra, de dysenterie et de scarlatine. Ces malades doivent utiliser des seaux inodores, qui contiennent à l'avance des solutions antiseptiques, et entretenus en parfait état de propreté.

« Quand un de ces malades a fréquenté un cabinet commun, le réduit doit être désinfecté avec soin, ainsi que le siège et le tuyau de chute, par les lavages à l'aide de solutions fortes. »

Les urinoirs doivent être fréquemment entretenus à l'huile lourde de houille. Le chlorure de chaux doit être employé pour les désinfecter.

« Les incrustations qui se produisent sur les parois des urinoirs, particulièrement dans les angles et sur la rigole placée au pied des appareils pour collecter les liquides, sont enlevées par des frictions énergiques, faites avec une brosse dure, trempée dans une solution aqueuse d'acide chlorhydrique du commerce à 150 ou 200 p. 1 000.

« On ne peut désinfecter les murs profondément imprégnés d'urine qu'en les faisant repiquer, puis cimenter à nouveau, et en recouvrant leur surface d'une couche de goudron de houille. »

En campagne, la désinfection sera exigée toutes les fois qu'une maladie contagieuse sera déclarée. Elle demandera à être effectuée au même titre qu'en temps de paix. Mais la plupart des formations sanitaires ne comportent pas d'étuve à désinfection ; seuls les hôpitaux de contagieux comptent dans leur matériel une étuve locomobile de Geneste et Herscher.

Néanmoins, la désinfection devra pouvoir être assurée partout à l'aide de moyens improvisés que l'on peut varier à l'infini : la désinfection des locaux pourra s'effectuer par des lavages antiseptiques ; quand il s'agit de tentes ou d'abris de fortune, le règlement prescrit l'incinération. Le sol pourra lui-même être désinfecté suffisamment en brûlant de la paille à sa surface. Il en sera de même des vêtements, couvertures, ustensiles. Le contenu des feuillées devra lui aussi être incinéré. A cet égard, l'emploi des fours locomobiles utilisés pendant la guerre hispano-américaine a rendu des services appréciables.

Si l'on n'a pas d'étuve à sa disposition, on pourra en improviser aisément une d'après les indications données par M. le médecin inspecteur Richard (1) :

« Au-dessus d'une chaudière ou d'une marmite du diamètre de $0^m,80$ par exemple, on place debout un tonneau d'un diamètre très légèrement supérieur, et ayant à peu près $1^m,50$ de hauteur. La paroi inférieure a été percée de nombreux trous au villebrequin pour livrer passage à la vapeur ; on peut remplacer ce fond par un filet de cordes entrelacées. La paroi inférieure est remplacée par un couvercle mobile fermant aussi exactement que possible ; le mieux est de confectionner un couvercle avec deux disques en bois cloués l'un sur l'autre et dont l'inférieur s'engage exactement dans l'ouverture du tonneau ; le supérieur, débordant légèrement le précédent, repose par son bord sur l'extrémité des douves. A son centre, ce couvercle est percé au villebrequin d'un orifice qui est fermé par un bouchon à travers lequel passent : 1° la tige du thermomètre destiné à marquer la température de la vapeur à sa sortie du tonneau ; 2° un tube assez large, ouvert à ses deux bouts, qui doivent livrer passage à la vapeur. Ce tube est assez haut pour que la vapeur, en s'échappant, n'empêche pas de lire les indications du thermomètre ; ce qu'il y a de mieux, c'est de le faire déboucher à l'extérieur du local. Un système de crochets et de cordes est disposé à la partie inférieure du couvercle et sur la paroi interne du tonneau ; on bouche l'interstice avec de la glaise, du feutre mouillé ou des chiffons mouillés. »

Des installations analogues ont été effectuées dans plusieurs armées étrangères et ont donné de bons résultats. Kirchner prétend qu'on peut se contenter de chaudières de buanderie et de tonneaux.

Pour arriver à pratiquer des désinfections méthodiques et efficaces en campagne, il serait désirable d'imiter l'exemple de l'armée russe pendant la guerre des Balkans (1876 et 1877), et de créer dans notre pays une *section d'assainissement et de désinfection*.

Au Congrès international de médecine, réuni à Paris en 1900, le médecin principal de 1re classe Antony (2) l'avait réclamée pour la pro-

(1) Richard, *Arch. de méd. milit.*, 1887, p. 494.
(2) Antony, *Arch. de méd. milit.*, 1900.

phylaxie de la dysenterie ; elle pourrait être utile pour toutes les maladies infectieuses et épidémiques.

D'après lui, « les différentes unités de ce nouveau service devront être réparties dans toutes les zones du théâtre de la guerre.

« Les unes fonctionneront à l'avant-garde. C'est à elles qu'il incombera de faire les enquêtes médicales, de détourner l'armée des localités malsaines, d'assurer aux troupes des locaux sains, de l'eau pure, de faire procéder à toutes les installations propres à empêcher la souillure irrémédiable du sol par les excreta humains.

« Les autres fractions devront accompagner ou suivre les troupes et s'échelonner sur les voies de communication pour continuer à étendre cette œuvre d'assainissement et pour assurer la désinfection des lieux de rassemblement et de combat, des voies de communications et de toutes les lignes d'étapes. »

Une telle organisation sanitaire prophylactique serait évidemment appelée à rendre les plus grands services.

On pourrait utiliser encore les équipes sanitaires proposées par M. le médecin inspecteur Benech (1) ; composées d'infirmiers et de quelques hommes mis à la disposition du Service de santé régimentaire, elles pratiqueraient les désinfections dans les cantonnements et seraient chargées d'assurer l'assainissement des champs de bataille.

ASSAINISSEMENT DES CHAMPS DE BATAILLE.

A l'étude de la désinfection s'adjoint la question, capitale en matière d'hygiène militaire, de l'assainissement du champ de bataille.

« L'assainissement du champ de bataille est une des attributions les plus importantes du Service de santé militaire en temps de guerre. »

INCINÉRATION. — « Il appartient aux directeurs du Service de santé de proposer les mesures qui doivent présider aux inhumations, à quelque nation qu'appartiennent les morts, et de préserver la population des épidémies que ne manquerait pas de causer l'infection de l'air, de l'eau et du sol, produite par la décomposition des cadavres et par celle des détritus de toutes sortes provenant d'une bataille sanglante et du passage des armées.

« C'est à l'armée victorieuse, maîtresse du champ de bataille, qu'incombe le devoir de faire enterrer les morts ; son Service de santé doit prendre les plus grandes précautions hygiéniques pour ses ambulances et ses hôpitaux de campagne, dont quelques-uns vont être immobilisés sur le lieu même de l'action. Quelquefois tout ou partie des troupes devront camper à proximité du champ de bataille.

(1) Benech, Ier Congrès international d'assainissement et de salubrité publique, novembre 1904.

comme par exemple dans les guerres de siège. Enfin il y aurait danger à créer des foyers épidémiques derrière l'armée, parmi les populations civiles, avec lesquelles elle est et restera en constantes relations. »

Telles sont les principales données sur lesquelles s'appuie la notice n° 14 du Règlement sur le service de santé en campagne, pour montrer toute l'importance des mesures hygiéniques qui doivent suivre immédiatement les combats, aussitôt qu'ils ont cessé.

Pour parer aux épidémies qui peuvent survenir en de telles conditions, dont l'évolution peut être favorisée par ces dernières, il y aurait lieu de détruire sur place les foyers d'infection constitués par les cadavres d'hommes et d'animaux. A cet égard, l'incinération serait la méthode la plus sûre et la plus efficace.

Mais cette pratique n'est pas encore admise par les populations européennes ; elle serait cependant de toute utilité ; l'exemple de la guerre russo-japonaise peut, à cet égard, servir d'enseignement, en montrant que, devant le nombre considérable des morts, la crémation est la seule mesure rapide qui puisse écarter sûrement les dangers sans nombre dus à des foyers d'infection aussi multiples.

D'ailleurs l'incinération a déjà été mise en pratique en maintes circonstances.

Troussaint et Schneider (1) rapportent qu'en 1814, après la prise de Sarragosse, 4 000 cadavres furent brûlés; on avait constitué des bûchers de 200 à 400 morts à l'aide de sarments et de fascines. En 1812, le même procédé avait été utilisé par l'armée russe pour détruire un nombre considérable de morts abandonnés par les Français. En 1814, les Allemands incinérèrent 4 000 cadavres à Montfaucon.

Pendant la guerre sino-japonaise, les Japonais avaient placé les cadavres dans des caisses, et l'incinération était pratiquée dans de vastes foyers. Ils suivirent la même pratique dans la guerre récente contre les Russes.

« Il est à peu près certain que dans l'avenir la crémation constituera le procédé de choix, sans avoir besoin pour cela d'appareils spéciaux semblables au wagon ou fourgon crématoire de Kuborn et Jacques, proposé en 1876, au Congrès de Bruxelles, non pas que l'idée soit mauvaise ou impraticable, mais parce que tout ce matériel ferait partie du service de l'arrière, déjà suffisamment encombré, et que le nombre nécessairement très grand de ces voitures n'arriverait peut-être pas toujours en temps voulu pour faire besogne utile et rapide ; on a calculé en effet que, pour détruire les cadavres des batailles des 14, 16 et 18 août dans Metz, il eût fallu 150 wagons Kuborn et Jacques, soit près de quatre trains » (Troussaint et Schneider).

(1) Troussaint et Schneider, Pages d'hygiène militaire pour les officiers, Paris 1906.

Le four crématoire de Kuborn et Jacques ne pourra être utilisé que dans les villes assiégées qui pourront en être pourvues.

Ce procédé de la crémation n'est pas encore adopté, et, pour le faire accepter, il faudra lutter sans doute encore longtemps sur les préjugés d'ordre sentimental, qui règnent encore actuellement chez les populations européennes. En attendant, rien ne s'oppose à ce que l'incinération ne soit employée pour les cadavres d'animaux. En ce qui concerne les cadavres humains, il faut s'en tenir aux données précises fournies par la notice n° 14 du Règlement sur le service de santé en campagne, et commencer l'assainissement du champ de bataille par les inhumations.

Si elles n'arrivent pas à la destruction du foyer d'infection, bien comprises, elles contribuent néanmoins à le mettre dans l'impossibilité de nuire.

INHUMATIONS. — Les inhumations des cadavres d'homme et d'animal doivent être commencées le plus tôt possible après le combat.

Pour les assurer, il faut creuser des tranchées sur place, car il est impossible de transporter les cadavres loin de l'endroit où ils se trouvent ; exception doit être faite pour ceux qui se trouvent à proximité d'un lieu habité.

« Des corvées militaires sont habituellement commandées pour creuser les fosses et procéder aux inhumations ; mais on doit également réquisitionner dans la population civile la plus rapprochée du lieu du combat tous les hommes en état de participer à ce travail. Les corvées ainsi constituées procèdent aux inhumations d'une manière méthodique et continue, d'après les ordres du commandement et selon les indications du médecin ; elles ne doivent se dissoudre qu'après le parfait accomplissement de leur tâche » (Notice n° 14).

Pour pratiquer les inhumations, il faut avant tout choisir un terrain convenable. Évidemment, à la suite d'une bataille importante qui se sera déroulée sur plusieurs lieues, le transport des cadavres à une grande distance est impossible ; le lieu de l'inhumation aura lieu à proximité de l'endroit où ils seront tombés. Il importe cependant au plus haut point de ne pas choisir l'emplacement près d'une ferme ou des points qui auront été choisis pour le fonctionnement d'un hôpital de campagne ; les lieux habités devront être évités (Décret du 23 prairial, an XII).

Ces tranchées seront creusées non en haut, mais en bas d'un lieu habité. Elles seront établies loin des routes fréquentées, loin des rivières, des sources ou des chutes d'eau, ou de tout endroit pouvant, à un moment donné, être inondé ; sans quoi l'eau potable risquerait d'être contaminée.

La nature du terrain à choisir a son importance ; il faut un terrain sec, perméable, légèrement incliné et dépourvu d'arbres; on sait en effet que ces terrains contribuent à hâter la décomposition des matières animales; les terrains argileux, au contraire, ralentissent les phénomènes de putréfaction.

L'inhumation individuelle est réservée aux officiers; les autres militaires sont enterrés dans des fosses communes.

Ces fosses doivent être creusées profondément, de façon que la rangée de cadavres la plus superficielle soit au moins à 2 mètres au-dessous du niveau du sol. Le fond de la fosse est garni de branchages destinés à faciliter l'écoulement de l'eau et le drainage du sol; au-dessus de ce revêtement, les cadavres sont disposés parallèlement par couches; chaque couche est perpendiculaire à celle qui lui est sous-jacente.

Les cadavres doivent être dépouillés de leurs vêtements; on sait que les parties couvertes de vêtements résistent bien plus longtemps à la décomposition que les parties découvertes.

« Lorsque les ressources le permettent, il convient de recouvrir les cadavres avec de la chaux vive; on peut encore arroser les corps avec de l'acide sulfurique ou chlorhydrique; il est bon, en outre, de couvrir la dernière couche de cadavres de charbon de bois ou de coke, de scories ou de cendres provenant des gares et des usines, et destinées à absorber les gaz putrides, et les déblais enlevés pour creuser la fosse servent à recouvrir les cadavres et à élever des *tumuli*.

« Tout le terrain devra être semé de plantes fourragères à croissance rapide et particulièrement de celles qui sont avides d'azote, comme le trèfle ou l'avoine, ou encore la luzerne, le maïs, le chanvre. Les racines pénétrant profondément dans le sol conviennent le mieux. »

Cette technique des inhumations pourra être complétée par un système que Le Goïc et Coupry (1) ont utilisé pour le cimetière de Saint-Nazaire, et qui consiste à drainer convenablement les fosses.

Ces auteurs proposent de creuser des fosses de 10 mètres de long, 2 mètres de large et 2 mètres de profondeur, dimensions telles qu'elles permettraient d'y placer 75 ou 100 cadavres en trois ou quatre rangées superposées.

Tout autour et au fond de la fosse, en contre-bas, on pourra creuser un fossé de 30 centimètres de largeur et 30 centimètres de profondeur destiné à empêcher les cadavres d'être baignés par les eaux. On sait, en effet, que, pour que les corps se décomposent normalement et rapidement, ils doivent être mis à l'abri des eaux (2). Pour arriver à

(1) Le Goïc, Installation à Saint-Nazaire du « Cimetière de l'Avenir » (Système Coupry). *Annales d'hygiène publique et de médecine légale*, 3e série, 1900, t. XLIV.

(2) Les insectes destructeurs de cadavres sont détruits, ou leur éclosion est empêchée par l'eau.

ce but, on mettra ce fossé en communication, par une sorte d'aqueduc, avec une petite fosse du puits perdu, où les eaux venant de la fosse commune se réuniront pour être absorbées naturellement par les terres. Cet aqueduc et ce puits seront tapissés de branchages, de cailloux, de sable, qui laissent passer l'eau.

Enfin, à la hauteur de l'avant-dernière rangée de cadavres, un autre conduit partira de la fosse, venant aboutir à une certaine distance de

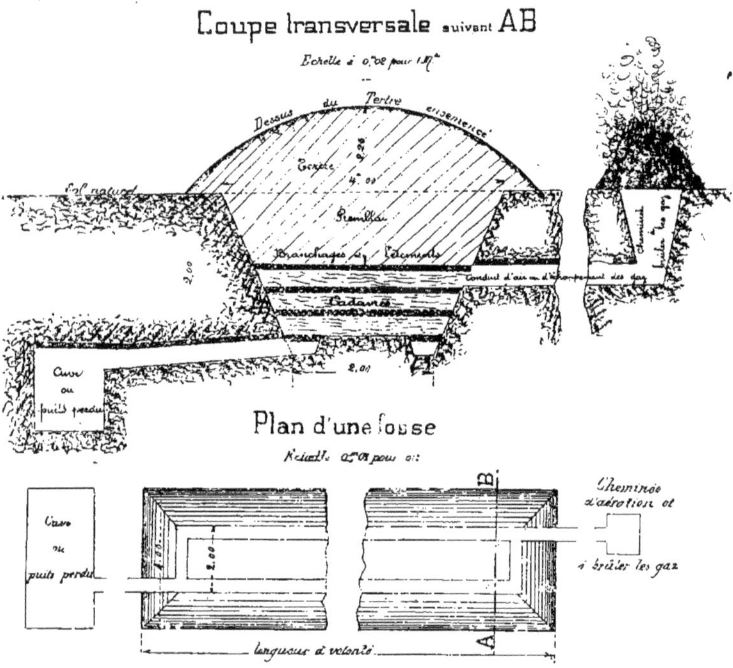

Fig. 67. — Fosse pour inhumation collective (Le Goïc et Coupry).

cette dernière, à une sorte de puits-cheminée, où l'on brûlera les gaz de dégagement, ou bien, sans les brûler, on les fera absorber par du charbon de bois (fig. 67).

Ce système de drainage empêchera les émanations dangereuses et évitera les dangers de l'eau et du sol qui sera asséché.

En ce qui concerne les animaux tués, l'inhumation des cadavres doit être pratiquée ; elle le sera d'une façon identique, à part cette différence que les fosses seront plus profondes. Le règlement stipule d'ailleurs à cet égard qu'on peut avoir recours à l'incinération.

On creuse légèrement le sol, et, dans l'excavation produite, on dispose un bûcher; on arrose les cadavres d'animaux avec du pétrole pour activer la crémation.

Dans les places assiégées, les inhumations doivent être l'objet de la plus grande surveillance, en raison des suites dangereuses que peut amener la négligence sur l'état sanitaire de la place.

« Lorsque, dans certains forts isolés ou dépendant d'une place, la nature du terrain empêche l'inhumation, lorsqu'il n'y a aucune installation spéciale, lorsqu'il n'est pas possible non plus de songer à enterrer en dehors du fort, on peut recourir aux contrescarpes avec revêtement en décharge, dans lesquels on place les corps complètement entourés de chaux.

« En cas de besoin absolu, par exemple pendant un bombardement, les corps nus sont enveloppés dans un drap imbibé d'une solution de sublimé corrosif à 1 p. 1 000 d'acide phénique ou de crésyl à 1 p. 20, et placés, *momentanément*, dans un réduit isolé, où on les recouvre, à défaut de cercueils, d'une poudre absorbante, telle que le charbon, la sciure de bois, les cendres ou les scories, ou même d'une couche de terre. L'inhumation devra être faite aussitôt que possible, quand l'investissement du fort aura pris fin. »

DÉSINFECTION DU CHAMP DE BATAILLE. — La plupart du temps, les inhumations ne sont pas suffisantes pour mettre à l'abri de l'infection les populations environnantes. Même quand elles sont bien pratiquées suivant les règles, la putréfaction commençant, les gaz qui en résultent s'échappent et traversent facilement les plusieurs pieds de terre qui recouvrent les cadavres ; ils diffusent aussi latéralement et vont de même souiller la nappe souterraine.

Cet échappement des gaz de putréfaction se fait d'autant plus aisément si l'inhumation a été effectuée en de mauvaises conditions, ce qui est presque la règle ; quand le combat a été très meurtrier et que de nombreux soldats ont succombé, surtout si les journées de bataille se succèdent rapidement, l'enfouissement des morts n'est pas fait, malgré la meilleure volonté, avec tout le soin désirable ; il devient illusoire.

« Pour supprimer ces gaz et les odeurs méphitiques qui se dégagent d'un champ de bataille, il faut désinfecter le sol lui-même, faire combler les fosses que les pluies ont excavées et surcharger, au contraire, celles dont le sol aurait été soulevé par la poussée des gaz résultant de la putréfaction. »

Procédé Créteur. — Cette désinfection pourra s'opérer de plusieurs façons : le *procédé Créteur* pourra être utilisé efficacement ; voici en quoi il consiste :

On enlève la terre de la fosse jusqu'à ce qu'on arrive à la couche noire fétide, en contact immédiat avec les cadavres. Au cours de ce déblaiement, on arrose la terre avec une solution antiseptique et on l'enlève ; une fois les cadavres découverts, on les saupoudre avec du chlorure de chaux, puis on fait couler sur eux une épaisse couche de goudron, qu'on enflamme au moyen de paille imbibée de pétrole.

Cette opération dure environ une heure ; elle contribue à réduire la fosse à ses trois quarts.

Procédé Larrey. — Le *procédé Larrey* consiste à recouvrir la fosse d'une couche de chaux vive, épaisse de 20 centimètres; on rejette à sa surface une masse de terre suffisante pour surélever le tumulus. Une véritable crémation s'opère ainsi.

Procédé nouveau. — Un autre procédé enfin consiste à creuser une tranchée, disposée à une certaine profondeur, sous les cadavres; on étaye ces derniers par des planches et des fascines; on fait ensuite un lit de chaux vive et de désinfectants; puis on retire les étais, et la totalité de la tombe est ainsi projetée dans la nouvelle fosse.

Cette désinfection du champ de bataille sera opérée sous la direction et la surveillance de l'autorité militaire, par des commissions d'hygiène régionales, ou par les sociétés d'assistance.

La notice n° 14 prescrit encore, pour compléter ces mesures, que des commissions d'assainissement doivent procéder à « la désinfection des hôpitaux, des maisons ayant servi d'ambulance, des effets, des vêtements, de la literie, etc., du sol des camps et du champ de bataille, des rivières, cours d'eau, étangs, etc., situés dans le voisinage; drainer le terrain s'il est marécageux ou s'il est inondé facilement; épurer les eaux d'alimentation ; veiller à l'enlèvement ou à l'enfouissement des matières fécales, à la destruction par le feu des détritus et immondices de toutes sortes ; élever partout des tumuli, exécuter des plantations d'arbres, des semailles de plantes fourragères hâtives, etc.

« Il faut tout faire pour détruire sur place les germes des affections contagieuses et épidémiques, — telles que le typhus, la fièvre typhoïde, la variole, etc., — qui pourraient devenir plus meurtrières pendant et après les opérations de guerre que ne le sont toutes les batailles. »

DESTRUCTION DES MATIÈRES USÉES, DES MATIÈRES FÉCALES ET DES LIQUIDES CONTAMINÉS.

Dans les collectivités, dans l'armée tout particulièrement, les matières usées, les ordures ménagères, les matières fécales, les urines, etc., sont autant de produits résiduaires qui s'accumulent et qui peuvent devenir, à certains moments, de véritables foyers d'infection ; ils sont dangereux pour la collectivité d'où ils viennent. La désinfection par les produits chimiques n'est pas toujours suffisante pour réduire à néant leur pouvoir nocif, d'autant que beaucoup de ces matières y échappent. A la caserne, dans les forts, dans les hôpitaux, dans les formations sanitaires des armées en campagne, leur destruction radicale s'impose. Cette destruction ne semble pouvoir s'obtenir qu'à l'aide de l'incinération, mais alors au prix du dégagement d'odeurs fétides et de fumées dont le rôle nocif suffit pour faire écarter ces mesures.

Procédé Bréchot. — Le problème vient de recevoir à cet égard une solution heureuse, et les appareils Bréchot (fig. 68 et 69) permettent l'incinération de ces produits usés et de tous les immondices sans émission d'odeur ni de fumée. Nous les décrirons succinctement.

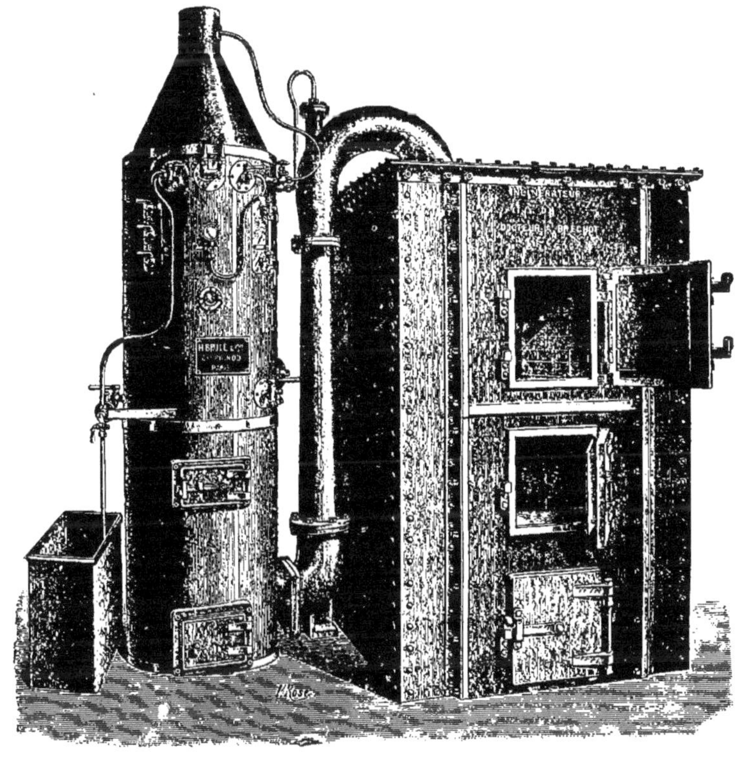

Fig. 68. — Appareil incinérateur du Dr Bréchot.

Il existe un premier appareil, de petites dimensions, destiné à la destruction complète de tous les détritus : pansements, crachats, débris organiques, restes d'aliments mâchés laissés sur des assiettes, ordures ménagères, balayures, etc. Il est composé de deux parties essentielles et distinctes : le *four incinérateur* proprement dit et le *brûleur de gaz*, qui détruit l'odeur et la fumée par l'incinération dans le four.

Le *four destructeur* est construit en matériaux réfractaires, enveloppés d'une maçonnerie de briques ordinaires; le tout est enfermé dans une enveloppe de tôle, destinée à éviter les rentrées d'air.

La façade en fonte présente trois ouvertures : par la supérieure, on charge les matières à incinérer; par la moyenne, on charge le combustible; la troisième donne sur le cendrier.

Le *brûleur* est composé d'une double enveloppe de fonte, à l'intérieur de laquelle se trouve un fourneau de fonte constitué par trois

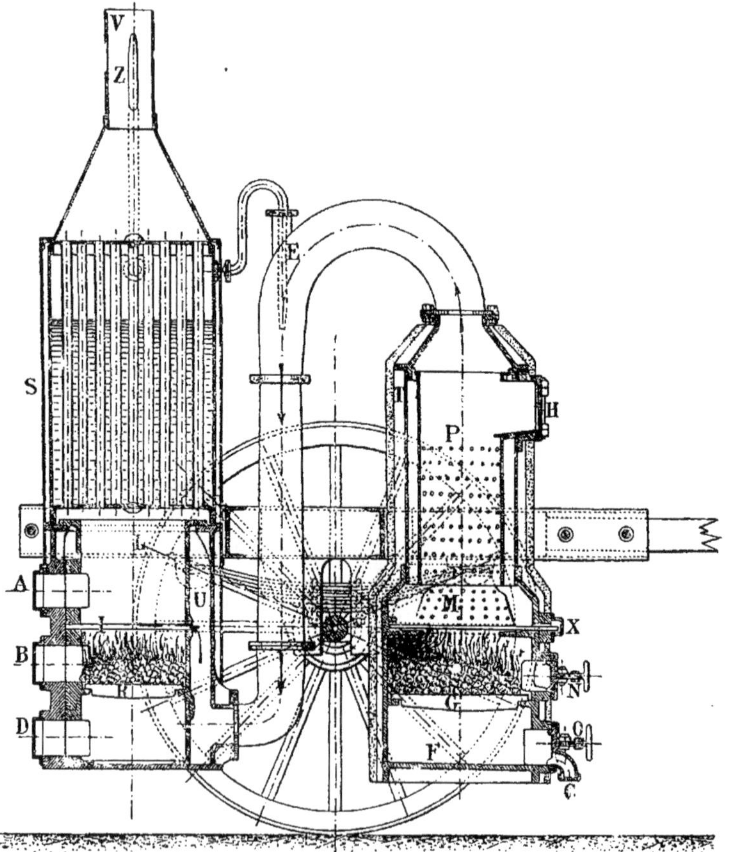

Fig. 69. — Appareil incinérateur mobile du Dr Bréchot.

C, tubulure; H, porte servant à verser les ordures, au moyen d'un entonnoir: P, réservoir ; S, chaudière; E, souffleur; X, tampon; M, grille formée par des barreaux mobiles; F, cendrier, O, porte du cendrier; G, foyer; N, porte du foyer.

parties : les deux inférieures sont emboîtées l'une dans l'autre et forment un foyer où l'on brûle du coke; la troisième est suspendue sur la double enveloppe, de façon à laisser une fente circulaire de 20 millimètres pour la sortie des gaz. Le tout est enfermé dans une enveloppe isolante en tôle vernie.

Ces deux organes, destructeur et brûleur, sont reliés entre eux par une conduite coudée en fonte.

« L'incinération et la destruction complète de l'odeur et de la fumée sont basées sur l'emploi des températures élevées, obtenues dans le four et le brûleur de gaz par un tirage intense produit par des souffleurs de vapeur » (Bréchot). Ceux-ci brassent les gaz et les fumées et les lancent dans un brûleur spécial. Là ils se trouvent brûlés ; une partie des vapeurs, décomposées en carbure d'hydrogène, brûlent à haute température, et il ne reste ni trace d'odeur, ni trace de fumée.

C'est là le grand avantage de tous les appareils Bréchot.

L'appareil qui vient d'être sommairement décrit est fixe. Il sera utile à adopter dans les casernes, où chaque jour l'évacuation journalière de détritus, d'ordures de toute sorte, est importante; cette dernière sera donc ainsi facile à effectuer journellement, et l'efficacité du procédé paraît incontestable quand on songe qu'en été les ordures fermentent très rapidement, et que leur séjour prolongé au milieu d'une agglomération humaine constitue pour elle un véritable foyer d'infection très dangereux.

Ce qui est vrai pour les casernes l'est, à plus forte raison, pour les forts; la destruction journalière des détritus devient une nécessité absolue. En temps de guerre notamment, l'isolement d'un fort peut amener l'impossibilité des évacuations d'ordures ménagères, et le danger de cette accumulation de détritus peut prendre une importance capitale. A cet égard encore, l'incinérateur Bréchot rendra de grands services.

Il en sera de même encore dans les formations sanitaires, soit de l'avant, soit de l'arrière. En plus de l'évacuation des ordures, des débris organiques, des déchets de la vie humaine, l'accumulation des matières fécales surtout de typhoïdiques, de dysentériques, de cholériques, etc., constituera des foyers non plus d'infection banale, mais aussi d'infection spécifique, capable de se propager avec une rapidité inhérente aux circonstances de la guerre. Aussi l'incinération des matières fécales et des urines, si souvent typhoïgènes, ainsi que les recherches récentes l'ont établi, devient une nécessité, car elle constitue le seul procédé radical de désinfection absolue. « Ce n'est que grâce à ce procédé, appliqué sur place aux matières fécales, comme à tous les détritus et ordures ménagères, etc., qu'un hôpital volant pourra s'installer sans danger pour les troupes comme pour la localité, car rien de ce qui est contaminé n'en sortira » (Bréchot).

Mais un tel appareil, pour être applicable dans les hôpitaux et les ambulances, ne saurait être fixe; il doit être mobile et facilement transportable (fig. 69). Aussi Bréchot lui a-t-il fait subir quelques modifications. Le brûleur n'a été l'objet d'aucun changement; le destructeur au contraire a été complètement transformé (1); il est,

(1) Pour la description complète et le fonctionnement de tous ces appareils, nous renvoyons le lecteur au travail original du Dr Bréchot, paru dans les *Annales d'hygiène publique et de médecine légale*, 4e série, t. II, janvier 1905.

avec le brûleur, monté sur un châssis porté sur deux ou quatre roues, revêtant le type des roues d'artillerie, et muni de brancards démontables.

Enfin un troisième type d'appareil, construit par Bréchot, vise uniquement l'incinération des matières fécales.

Tous ces appareils incinérateurs semblent appelés à rendre d'importants services dans l'armée. soit en temps de paix, soit en temps de guerre ; l'utilité en a déjà été reconnue, car au camp de Maisons-Laffitte, où l'accumulation des détritus et des ordures journalières était énorme, deux appareils Bréchot fonctionnent actuellement, et assurent journellement la destruction complète du vaste foyer d'infection dont le camp était l'objet depuis de longues années.

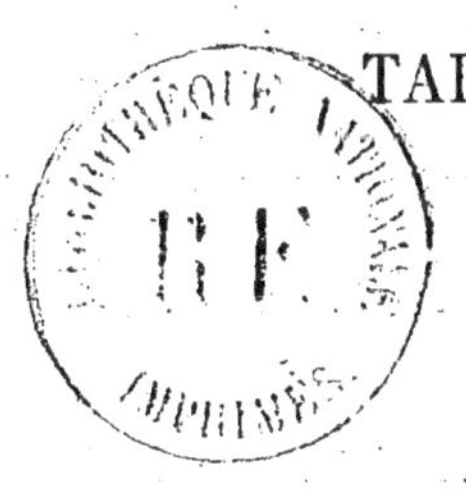

TABLE DES MATIÈRES

4652-05. — Corbeil. Imprimerie Éd. Crété.

J.-B. BAILLIÈRE ET FILS, Éditeurs

19, RUE HAUTEFEUILLE, PARIS (VIe)

Traité d'Hygiène

Publié en fascicules

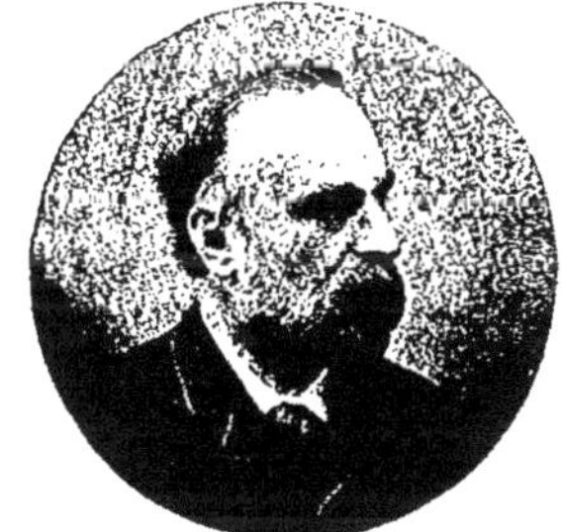

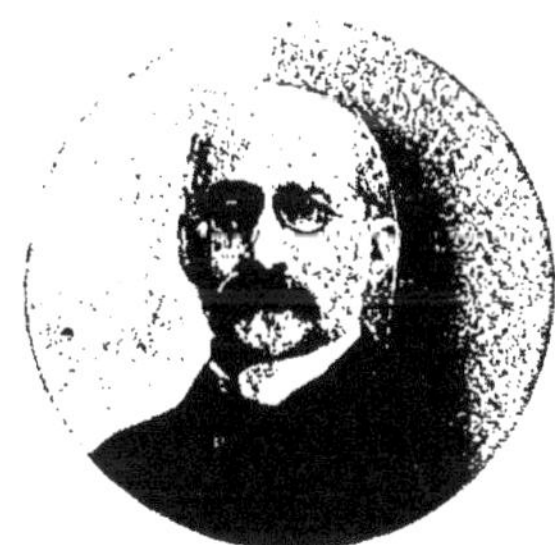

SOUS LA DIRECTION DE MM.

P. BROUARDEL

PROFESSEUR A LA FACULTÉ DE MÉDECINE DE PARIS
MEMBRE DE L'INSTITUT

et

E. MOSNY

MÉDECIN
DE L'HOPITAL SAINT-ANTOINE

DIVISION EN FASCICULES

1. — ***Atmosphère et climats***, par les Drs Courmont et Lesieur. 124 pages, avec 27 figures et 2 planches coloriées .... 3 fr.
2. — ***Le sol et l'eau***, par M. de Launay, E. Martel, Ogier et Bonjean, 460 pages avec 80 figures et 2 planches coloriées .... 10 fr.
3. — ***Hygiène individuelle***, par Anthony, Brouardel, Dupré, Ribierre, Boulay, Morax et Lafeuille, 300 pages, avec 38 figures .... 6 fr.
4. — ***Hygiène alimentaire***, par les Drs Rouget et Dopter. 320 pages .... 6 fr.
5. — ***Hygiène de l'habitation***.
6. — ***Hygiène scolaire***.
7. — ***Hygiène industrielle***.
8. — ***Hygiène hospitalière***, par le Dr L. Martin, 300 pages, avec 25 figures. 6 fr.
9. — ***Hygiène militaire***, par les Drs Rouget et Dopter, 350 pages, avec fig. 7 fr. 50
10. — ***Hygiène navale***, par les Drs Duchateau, Jan et Planté. 356 pages, avec 38 figures et 3 planches coloriées .... 7 fr. 50
11. — ***Hygiène coloniale***.
12. — ***Hygiène et salubrité générales des collectivités rurale et urbaine***.
13. — ***Mesures d'assainissement spéciales aux communes***.
14. — ***Approvisionnement communal***.
15. — ***Enlèvement et destruction des matières usées***.
16. — ***Étiologie générale***.
17. — ***Prophylaxie générale***.
18. — ***Étiologie et prophylaxie spéciales***.
19. — ***Administration sanitaire***.
20. — ***Hygiène sociale***.

Il paraît environ 1 fascicule par mois depuis octobre 1905.

Les Fascicules parus sont soulignés d'un trait noir.

Chaque fascicule se vend séparément.

Chaque fascicule se vend également ***cartonné*** avec un supplément de *1* fr. *50* par fascicule.

L'ouvrage complet coûtera environ *125* fr.

On peut souscrire en envoyant un acompte de 40 fr. à la Librairie J.-B. Baillière et Fils.

LES ACTUALITÉS MÉDICALES

Collection de volumes in-16 de 96 pages et figures, cartonné à 1 fr. 50

Moustiques et Fièvre jaune, par Chantemesse et Borel. 1 vol..... 1 fr. 50
Mouches et Choléra, par Chantemesse et Borel. 1 vol. in-16........ 1 fr. 50
La Déchloruration, par le Dr F. Widal et Javal. 1 vol. in-16....... 1 fr. 50
Trachéobronchoscopie et Œsophagoscopie, par le Dr Guisez. 1 vol. in-16.. 1 fr. 50
Exploration du Tube digestif, par le Dr Gaultier. 1 vol. in-16... 1 fr. 50
Les Traitements des Entérites, par le Dr Jouaust. 1 vol. in-16.... 1 fr. 50
Les États Neurasthéniques, par le Dr Gilles de la Tourette. 1 vol. 1 fr. 50
Traitement de l'Epilepsie, par le Dr Gilles de la Tourette. 1 vol. in-16 1 fr. 50
Les Myélites syphilitiques, par le Dr Gilles de la Tourette. 1 vol. 1 fr. 50
Traitement de la Syphilis, par le Dr Emery. 1 vol. in-16.......... 1 fr. 50
La Grippe, par le Dr L. Galliard. 1 vol. in-16 .... 1 fr. 50
La Diphtérie, par H. Barbier et G. Ulmann. 1 vol. in-16............ 1 fr. 50
Le Rhume des foins, par le Dr Garel. 1 vol. in-16.................. 1 fr. 50
Cancer et Tuberculose, par le Dr Claude. 1 vol. in-16............. 1 fr. 50
Les Rayons de Röntgen et la Tuberculose, par le Dr Béclère. 1 vol. 1 fr. 50
Les Rayons de Röntgen et les Affections Thoraciques, par le Dr Béclère. 1 vol.. 1 fr. 50
Les Rayons de Röntgen et les Maladies internes, par Béclère. 1 v. 1 fr. 50
La Radiographie et la Radioscopie cliniques, par le Dr Régnier. 1 v. 1 fr. 50
La Mécanothérapie, par le Dr Régnier. 1 vol. in-16................. 1 fr. 50
Le Diabète et ses complications, par le Dr R. Lépine. 2 vol. in-16, chaque 1 fr. 50
Les Albuminuries curables, par le Dr J. Teissier. 1 vol. in-16..... 1 fr. 50
Les Glycosuries non diabétiques, par le Dr Roque. 1 vol. in-16.... 1 fr. 50
Le Tétanos, par les Drs J. Courmont et M. Doyon. 1 vol. in-16........ 1 fr. 50
Le Pneumocoque, par le Dr Lippmann. 1 vol. in-16.................. 1 fr. 50
Le Rhumatisme articulaire aigu, par les Drs Triboulet et Coyon. 1 vol. 1 fr. 50
Les Régénérations d'organes, par le Dr P. Carnot. 1 vol. in-16... 1 fr. 50
La Fatigue oculaire, par le Dr Dor. 1 vol. in-16..................... 1 fr. 50
Thérapeutique oculaire, par le Dr Terrien. 1 vol. in-16............ 1 fr. 50
L'Appendicite, par le Dr Broca. 1 vol. in-16....................... 1 fr. 50
Diagnostic de l'Appendicite, par le Dr Auvray. 1 vol. in-16........ 1 fr. 50
Traitement chirurgical des néphrites, par le Dr Pousson. 1 vol.. 1 fr. 50
Chirurgie des Voies biliaires, par le Dr Pauchet. 1 vol. in-16...... 1 fr. 50
La Gastrostomie, par le Dr Braquehaye. 1 vol. in-16................ 1 fr. 50
Les Auto-Intoxications de la grossesse, par B. de Saint-Blaise. 1 vol. 1 fr. 50
Traitement des névralgies et névrites, par le Dr Plicque. 1 vol. in-16. 1 fr. 50
Psychologie du Rêve, par Vaschide et Piéron. 1 vol. in-16.......... 1 fr. 50
Radiothérapie et Photothérapie, par le Dr Régnier. 1 vol. in-16.. 1 fr. 50
Les Enfants Retardataires, par le Dr Apert. 1 vol. in-16........... 1 fr. 50
La Goutte, par le Dr Apert. 1 vol. in-16.............................. 1 fr. 50
Les Oxydations de l'organisme, par Enriquez et Sicard. 1 vol..... 1 fr. 50
Les Maladies du Cuir chevelu, par le Dr Gastou. 1 vol. in-16. ... 1 fr. 50
Les Dilatations de l'Estomac, par le Dr Soupault. 1 vol. in-16..... 1 fr. 50
Le Sang, par le Dr Marcel Labbé. 1 vol. in-16...................... 1 fr. 50
Le Cytodiagnostic, par le Dr Marcel Labbé. 1 vol. in-16............ 1 fr. 50
La Démence précoce, par les Drs Deny et Roy. 1 vol. in-16......... 1 fr. 50
Chirurgie intestinale d'urgence, par le Dr Mouchet. 1 vol. in-16.. 1 fr. 50
Le Canal vagino-péritonéal, par le Dr Villemin. 1 vol. in-16..... 1 fr. 50
Chirurgie nerveuse d'urgence, par le Dr Chipault. 1 vol. in-16... 1 fr. 50
L'Odorat et ses troubles, par le Dr Collet. 1 vol. in-16............ 1 fr. 50
Le Cloisonnement vésical, par le Dr Cathelin. 1 vol. in-16......... 1 fr. 50
La Protection de la santé publique, par le Dr Mosny. 1 vol. in-16.. 1 fr. 50
La Médication phosphorée, par H. Labbé. 1 vol. in-16............. 1 fr. 50
La Médication surrénale, par Oppenheim et Lœper. 1 vol. in-16.... 1 fr. 50
Les Médications préventives, par le Dr Nattan-Larrier. 1 vol. in-16 1 fr. 50
Les Rayons N et les Rayons N', par le Dr Bordier. 1 vol. in-16.... 1 fr. 50
Le Traitement de la Surdité, par le Dr Chavanne. 1 vol. in-16...... 1 fr. 50
Le Rein mobile, par le Dr Legueu. 1 vol. in-16...................... 1 fr. 50
La technique histo-bactériologique moderne, par le Dr Lefas. 1 vol. in-16.. 1 fr. 50

Corbeil. — Imprimerie Ed. Crété

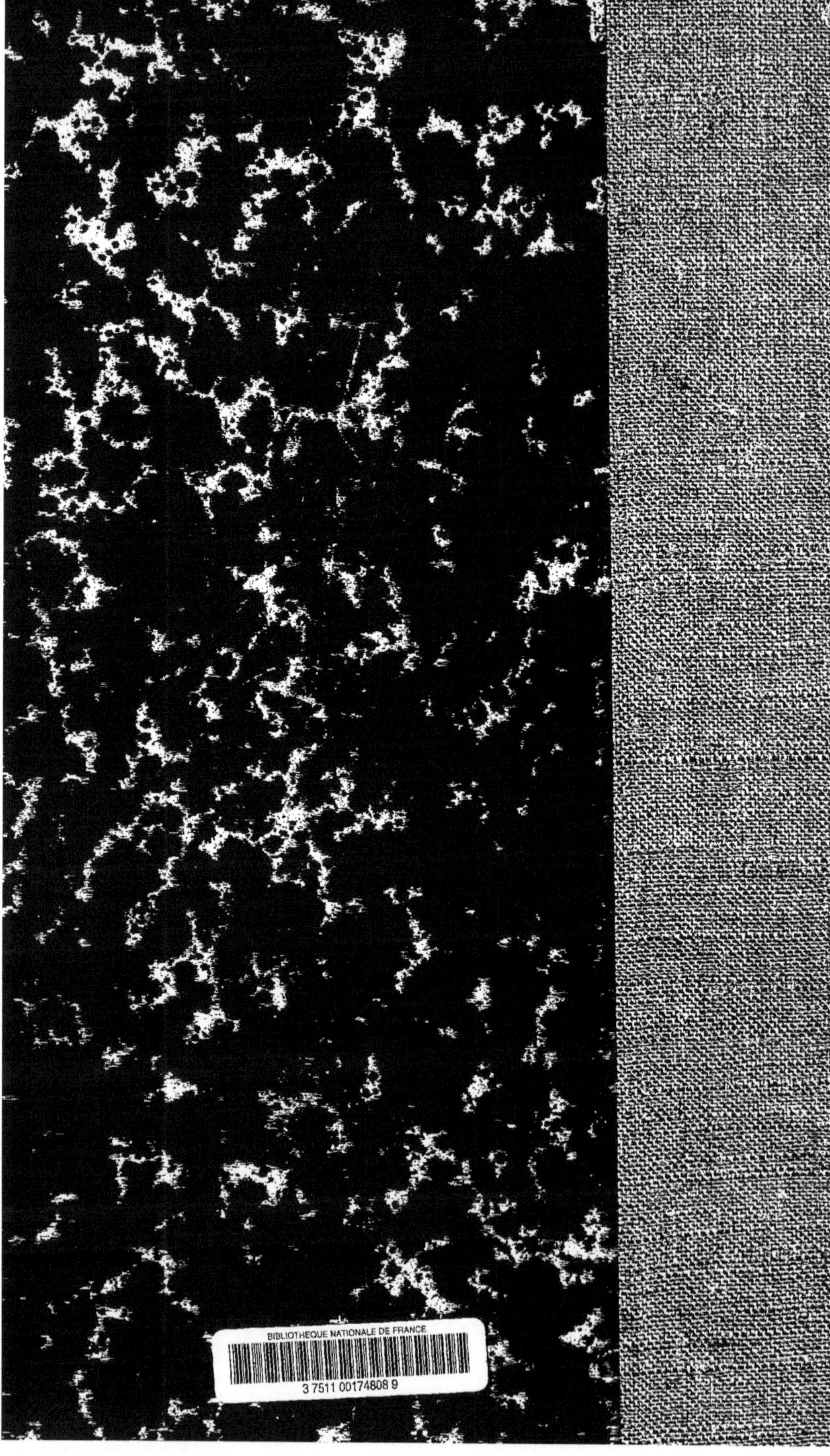
BIBLIOTHEQUE NATIONALE DE FRANCE
3 7511 00174808 9

www.ingramcontent.com/pod-product-compliance
Ingram Content Group UK Ltd.
Pitfield, Milton Keynes, MK11 3LW, UK
UKHW020427200726
13857UKWH00002B/311